WISSENSCHAFTLICHE BEITRÄGE
AUS DEM TECTUM VERLAG

Reihe Pädagogik

AF893351

WISSENSCHAFTLICHE BEITRÄGE AUS DEM TECTUM VERLAG

Reihe Pädagogik

Band 21

David Bender

Voraussetzungen für die nachhaltige Anwendung der Internationalen Klassifikation der Funktionsfähigkeit, Behinderung und Gesundheit (ICF) in der Rehabilitationspraxis

Ergebnisse einer Analyse im Spannungsfeld von globaler Konzeption und lokaler Umsetzung

Tectum Verlag

David Bender

Voraussetzungen für die nachhaltige Anwendung der Internationalen Klassifikation der Funktionsfähigkeit, Behinderung und Gesundheit (ICF) in der Rehabilitationspraxis.
Ergebnisse einer Analyse im Spannungsfeld von globaler Konzeption und lokaler Umsetzung

Wissenschaftliche Beiträge aus dem Tectum Verlag:
Reihe: Pädagogik; Bd. 21

Zugl.: Würzburg, Univ. Diss. 2010

ISBN: 978-3-8288-2486-7

ISSN: 1861-7638

Umschlagabbildung: © caracterdesign | istockphoto.com

Umschlaggestaltung: Felix Hieronimi

© Tectum Verlag Marburg, 2010

Besuchen Sie uns im Internet
www.tectum-verlag.de

Bibliografische Informationen der Deutschen Nationalbibliothek
Die Deutsche Nationalbibliothek verzeichnet diese Publikation in der Deutschen Nationalbibliografie; detaillierte bibliografische Angaben sind im Internet über http://dnb.ddb.de abrufbar.

Vorwort

Waren prämoderne Gesellschaften durch fraglose familiäre Zugehörigkeiten und durch Geburt festgelegte Einschlüsse in differente Schichten gekennzeichnet, lässt sich aus systemtheoretischer Perspektive das Bild einer Gesellschaft der Gegenwart skizzieren, die keine quasi-automatische Einbindung in das Gesellschaftssystem vorsieht. Als zentrale Inklusionsform wird gegenwärtig die Ausübung einer Erwerbsarbeit angesehen. Prognostizierte Arbeitsmarkttrends wie ansteigende Qualifikationserfordernisse und die damit verbundene Reduktion von anspruchslos(er)en Tätigkeiten verschärfen jedoch die Wirkung bereits bestehender Mechanismen, die neben ungelernten, älteren und erwerbslosen Personen vor allem Menschen mit Behinderungen (Beeinträchtigungen der funktionalen Gesundheit) vom Arbeitsmarkt verdrängen. Einer großen Zahl von Individuen wird somit per se der Zugriff auf eine weit über materielle Belange hinaus gehende Vielfalt von Erwerbsarbeitsfunktionen erschwert und mitunter sogar verwehrt.

Maßnahmen der Beruflichen Rehabilitation müssen, um auch den potentiell kaum bis nicht berücksichtigten Erwerbsfähigen einen nachhaltigen Übergang auf den Arbeitsmarkt zu ermöglichen, daher besondere Charakteristika aufweisen. Dazu zählt auch die detaillierte Darstellung der Erwerbsarbeitspotentiale einer Person. Die Potentialillustration ist Ausgangspunkt systematischer Rehabilitationsaktivitäten und nimmt damit eine bedeutende Position im gesamten Rehabilitationsverlauf ein.

An der Schnittstelle von Potentialerfassung und -abbildung setzt die vorliegende Untersuchung an. Sie befasst sich mit der pilothaften Erprobung eines von der Weltgesundheitsorganisation (WHO) entwickelten und in zunehmendem Maße im Gesundheits- und Sozialwesen verbreiteten Klassifikationsinstruments. Dieses wurde im Rahmen eines Modellprojektes der Beruflichen Rehabilitation von psychisch beeinträchtigten Menschen eingesetzt zur Dokumentation individueller Erwerbsarbeitspotentiale. Die Erkenntnisse der praktischen Erprobung stellen in Kombination mit den Ergebnissen zweier Evaluationen und den Resultaten einer Literaturanalyse die Ableitungen der ersten internationalen und interdisziplinären Studie zur Praktikabilität dieser im medizinischen Kontext entwickelten Klassifikation dar. Einen spezifischen Stellenwert im Zusammenhang mit bereits veröffentlichten Anwendungsimplikationen erhält die methodologisch im Bereich der quantitativen und qualitativen Sozialforschung zu verortende Untersuchung zudem durch die

Skizzierung von zentralen Kategorien auf Ebene der für die Einführung und Implementierung des Klassifikationssystems verantwortlichen Führungskräfte.

Das sich im Fokus der vorliegenden Arbeit befindliche Pilotprojekt wurde initiiert von Professor Dr. Grampp. Dafür sowie für die großzügige finanzielle und partnerschaftliche Unterstützung, die die Realisierung des Forschungsvorhabens erst ermöglichte, danke ich ihm herzlich. Ausdrücklich danken möchte ich an dieser Stelle ebenfalls Herrn Professor Dr. Lelgemann und Herrn Professor Dr. Schneider. Beide erklärten sich zusätzlich zu ihrem umfangreichen universitären Tätigkeitsfeld dazu bereit, die Dissertation zu begutachten; Herr Professor Lelgemann war darüber hinaus steter Ansprechpartner in allen Belangen rund um das Promotionsvorhaben, auch dafür gebührt ihm mein größter Dank. Ferner danke ich den in das Projekt einbezogenen Fachkräften der Bildungszentrum Saalfeld GmbH für ihre bereitwillige und fortwährend motivierte Mitarbeit. Ihrer Bereitschaft, die praktische Erprobung der Internationalen Klassifikation der Funktionsfähigkeit, Behinderung und Gesundheit (ICF) durch konstruktive Zusammenarbeit zu unterstützen, verdankt die Wissenschaft essentielle Erkenntnisse zur praktischen Anwendung dieses die funktionale Gesundheit eines Menschen fokussierenden Systems.

Besonderen Dank und tiefste Verbundenheit möchte ich zudem meiner Familie und allen, die mir und den mir nahe stehenden Menschen in der Zeit, in der diese Arbeit entstanden ist, so einzigartig zur Seite gestanden haben, aussprechen.

Inhaltsverzeichnis

Abbildungsverzeichnis

Abkürzungsverzeichnis

abH	Arbeitsbegleitende Hilfe
ABM	Arbeitsbeschaffungsmaßnahme
AC	Assessment-Center
AHA	American Heart Association
AHCPR	Agency for Health Care Policy and Research
AM	Arithmetisches Mittel
ARGE	Arbeitsgemeinschaft
AWO	Arbeiterwohlfahrt
B_0	Arbeitgebersteuersatz
BA	Bundesagentur für Arbeit
BAGüS	Bundesarbeitsgemeinschaft der überörtlichen Träger der Sozialhilfe
BAR	Bundesarbeitsgemeinschaft für Rehabilitation
BBiG	Berufsbildungsgesetz
BBW	Berufsbildungswerk
BDSG	Bundesdatenschutzgesetz
BE	Bruttoeinkommen
BetrVG	Betriebsverfassungsgesetz
BFW	Berufsförderungswerk
BGB	Bürgerliches Gesetzbuch
BGG	Behindertengleichstellungsgesetz
BGJ	Berufsgrundbildungsjahr
BMAS	Bundesministerium für Arbeit und Soziales
BTZ	Berufliches Trainingszentrum
BvB	Berufsvorbereitende Bildungsmaßnahme
BVJ	Berufsvorbereitungsjahr
DIMDI	Deutsches Institut für Medizinische Dokumentation und Information
DIN	Disability Italian Network
DRV	Deutsche Rentenversicherung Bund
DVfR	Deutsche Vereinigung für Rehabilitation

EbM	Evidenzbasierte Medizin
EGZ	Eingliederungszuschuss
EKD	Evangelische Kirche in Deutschland
ESF	Europäischer Sozialfonds
EStG	Einkommenssteuergesetz
FbW	Förderung der beruflichen Weiterbildung
FIC	Familie der internationalen WHO-Klassifikationen
GdB	Grad der Behinderung
GG	Grundgesetz
GZ	Gründungszuschuss
HAA	Hamburger Arbeitsassistenz
HAMET	Handlungsorientierte Module zur Erfassung und Förderung beruflicher Kompetenzen
HwO	Handwerksordnung
IApB	Integration in den Arbeitsmarkt für psychisch Beeinträchtigte
ICD	Internationale Klassifikation der Krankheiten
ICF	Internationale Klassifikation der Funktionsfähigkeit, Behinderung und Gesundheit
ICIDH	Internationale Klassifikation der Schädigungen, Fähigkeitsstörungen und Beeinträchtigungen
IFD	Integrationsfachdienst
IHK	Industrie- und Handelskammer
IPA	Internationales Phonetisches Alphabet
iqpr	Institut für Qualitätssicherung in Prävention und Rehabilitation
KMK	Kultusministerkonferenz
MELBA	Merkmalprofile zur Eingliederung Leistungsgewandelter und Behinderter in Arbeit
MDK	Medizinischer Dienst der Krankenversicherung
MMI	Multimodales Interview

NILS	Neurologische Interdisziplinäre Leistungsbeurteilung in der Sozialmedizin
OPS	Operationen- und Prozedurenschlüssel
PSZ	Psychosoziales Zentrum
S_0	Steuersatz pro Mitarbeiter
s	Standardabweichung
s^2	Varianz
SAFARI	Saalfelder Modell für flexible Arbeit und Integration psychisch beeinträchtigter Menschen
SchwbAV	Schwerbehinderten-Ausgleichsabgabeverordnung
SchwbG	Schwerbehindertengesetz
SGB	Sozialgesetzbuch
SIGN	Scottish Intercollegiate Guidelines Network
SRRS	Social Readjustment Rating Scale
StGB	Strafgesetzbuch
StPO	Strafprozessordnung
VGR	Volkswirtschaftliche Gesamtrechnungen des Bundes
WfbM	Werkstatt für behinderte Menschen
WHO	Weltgesundheitsorganisation

„Auch der längste Weg beginnt mit dem ersten Schritt."

Chinesische Weisheit

> In unserer Gesellschaft werden Menschen mit Behinderungen vor allem als Mängelwesen betrachtet. Wahrgenommen und beschrieben werden in der medizinischen, psychologischen und häufig auch noch in der sonderpädagogischen Praxis die individuellen Schädigungen und die daraus resultierenden Funktionsstörungen als für alle Zeit gültige Diagnosen, auf die der Beschreibende und die Gesellschaft keinen Einfluss haben. Das Verhalten der Zuschreibenden selbst wird nicht als prägend oder stigmatisierend erlebt und alle Schwierigkeiten in der Interaktion deshalb als durch den 'Behinderten' selbst angesehen.
>
> (LELGEMANN, »Gestaltungsprozesse«)
>
> For example, there is a taken-for-granted assumption that whatever other differences there might be between individuals in a democracy they are nevertheless equal as citizens. Unemployed people, on the other hand, frequently feel that they are treated as 'second-class-citizens': and when one examines the conditions for obtaining welfare benefit, especially means-related benefits, it is quite incontrovertible that these involve invasions of the privacy of claimants which would be deemed intolerable in relation to 'ordinary' men and women. It may well be that these invasions of privacy are justified in order to insure as best one can that limited resources go to those who truly need them. That is not the issue here. The issue is that in becoming unemployed many a citizen becomes a second-class citizen.
>
> (KELVIN & JARRETT, »Unemployment«)

1 Einleitung

Behinderte = Mängelwesen. Erwerbslose = Menschen zweiter Klasse. Was zunächst an Grundzüge der sozialdarwinistisch untermauerten Ideologie des Nationalsozialismus erinnert, ist für mit diesen Attributen markierte Individuen zweifelsfrei auch im fortschreitenden 21. Jahrhundert von *zentraler* Bedeutung. Dies wirft zwangsläufig Fragen auf. Fragen nach Mechanismen, die irrational begründeten Theorien dieser Ausrichtung entgegenwirken und damit ganze Bevölkerungsgruppen vor Ausgrenzung und Diskreditierung bewahren. Denn: Es steht außer Frage, dass ebendiese Menschen, um die Typologie des sozialen Copings von LEISERING aufzugreifen, Gefahr laufen, den Modus des ›Erleidens‹ einzunehmen und sich angesichts des Erlebten primär auf die unmittelbare Existenzsicherung konzentrieren. Nur wenige Individuen sind in der Lage, derartige Erfahrungen als Grundlage für ›strategische Handlungen‹ einzusetzen, sich mit der Situation gewissermaßen zu arrangieren und dieser neue Sinnstrukturen zu entnehmen. Ausnahmen bilden ferner auch diejenigen Betroffenen, die mitunter lebenslanger Stigmatisierung und damit einhergehender multipler gesamtbiographischer Restriktion aus eigener Kraft durch ›Bewältigungshandlungen‹ begegnen, sich eo ipso aktiv um berufliche und gesundheitsbezogene Verbesserung bemühen.[1]

Dass (bewusst oder unbewusst generierte) interpersonelle Unterschiede zum Beispiel hinsichtlich komplexer Problemlösungsstrategien zu beobachten sind, erstaunt dabei nicht. Die akzentuierte Verschiedenheit von Individuen erscheint vielmehr als rein ›menschliches‹ Legitimationsschema für Verbesonderungshandlungen und Differenzierungstendenzen jedweder Art. So beschäftigt mit Blick auf das einleitend angeführte sozialdarwinistische Theorieelement die Forderung, dass die Besten über andere herrschen sollen, die Sozialphilosophie bereits seit der Antike. Damit einhergeht „(...) der Gedanke, dass die Menschen von Natur aus ungleich sind. Sie unterscheiden sich durch ihren je besonderen Status voneinander, indem sich einige durch Geburt oder Besitz, Wissen oder Leistung von den anderen abheben."[2] Als theoretisches Fundament des in diesem Zusammenhang häufig vorgebrachten *Elitebegriffs* bezeichnet DREITZEL den Entwurf der Platonischen Staatsgemeinschaft. In dieser sollten die zu Weisheit gelangten Bürger über das Volk herrschen, da Weisheit als die höchste Tugend galt. Das Äquivalent zu den philosophisch fundierten Elitekonzeptionen bilden die theologisch gestützten Prädestinationslehren. Diese betonen den Minoritätenstatus der ›Auserwählten‹ gegenüber der Masse der ›Verdammten‹ und sind in Gestalt religiöser Elite-Ideale - exemplarisch genannt seien hier die Mitglieder des Jesuiten- und des Benediktiner-Ordens - noch heute anzutreffen.[3]

Ohne an dieser Stelle vertiefend auf die geschichtliche Dimension des Elite-Begriffs[4] oder welthistorische Eckpunkte wie der im Dritten Reich pervertierten Sicht der ›Übermenschen‹ und ›Herren der Erde‹ einzugehen, kann festgehalten werden, dass gesellschaftswei-

---

1 Zu den drei Copingvarianten siehe Leisering (1997), S. 1046–1047.

2 Dreitzel (1962), S. 13.

3 Vgl. Dreitzel (1962), S. 13–16.

4 Siehe dazu ausführlich die Arbeit von Dreitzel (1962), S. 1–62 (Kapitel 1 bis 5).

te Individualisierungstendenzen der Moderne wesentlich dazu beitragen haben, dass auch weiterhin stringent zwischen den einen und den anderen/diesen und jenen, differenziert wird. Dabei versteht KEUPP Individualisierung und Entgrenzung zunächst als „(...) Chancen der Befreiung, zumindest der »Erleichterung«, des »Abbaus« von Feindbildern (...)“[5], was auch von ADORNO auf die Formel „Ohne Angst verschieden sein können“[6] gebracht wird. Dem Einzelnen entstehen dadurch multiple individuelle Freiräume - losgelöst von Normen, Werten und tradierten Handlungsgrundsätzen, also ›Grenzpfeilern‹ jeder Art, kann das Individuum selbstbestimmt und eigenverantwortlich am System Gesellschaft partizipieren. Infolge fortschreitender individueller Emanzipation droh(t)en jedoch kollektive Identitätsmuster, stabile Rahmen der Alltagsbewältigung etc. zu zerfallen, wird „(...) der gemeinschaftliche Zusammenhalt in unserer Gesellschaft als bedroht wahrgenommen.“[7]

Auf der Suche nach der Antwort auf die Frage von WILHELM HEITMEYER („Was hält die Gesellschaft zusammen?“[8]) stößt man zuvorderst auf den Faktor *Solidarität*.[9] Diese bezeichnet nach MEYER in letzter Instanz „(...) ein Vertrauensverhältnis auf Gegenseitigkeit (...)“[10], während THIERSE unter Solidarität „(...) die Bereitschaft, über Rechtsverpflichtungen hinaus füreinander einzustehen“[11] versteht. Ferner verweist er auf die grundlegende Funktion von Solidarität für das Gesellschaftssystem: „Ohne Solidarität mit den Schwächeren, aber auch ohne Solidarität als Instrument der Schwachen im Kampf um ihr Recht, gibt es keine menschliche Gesellschaft.“[12]

---

5 Keupp (1997), S. 279.

6 Zitiert nach Keupp (1997), S. 280.

7 Keupp (1997), S. 282. Diesen Problemstellungen nimmt sich der in der Philosophie und der Soziologie verortete Kommunitarismus an. Die amerikanischen Kommunitaristen gehen in diesem Zusammenhang davon aus, dass die uneingeschränkte Entfaltung der individuellen Freiheit auf Dauer die Stützpfeiler der Demokratie untergräbt. Vgl. Keupp (1997), S. 284.

8 Titel des 1997 erschienenen zweiten Bandes der »Bestandsaufnahme Bundesrepublik Deutschland: Auf dem Weg von der Konsens- zur Konfliktgesellschaft«.

9 Siehe dazu exemplarisch die Internetauftritte des Bundesverbandes Arbeiterwohlfahrt (AWO) unter www.whdgz.de, der Allianz Kulturstiftung (www.allianz.com) oder des Bundestages (www.webarchiv.bundestag.de).

10 Meyer (1997), S. 331.

11 Thierse (2004), o.S.

12 Thierse (2004), o.S.

Dieses Verständnis greifen die nachfolgenden Abhandlungen auf. Sie rücken diejenigen in den Mittelpunkt, die wohl zu den Optionsärmsten innerhalb der Gesellschaft zählen: Die Menschen, die aufgrund verschiedenster Beeinträchtigungen nicht am Erwerbsleben teilnehmen können, also in den Markierungsbereich der beiden Eingangs-Apophthegmen fallen und letztendlich - dem im Grundgesetz verankerten Sozialstaatsprinzip (Artikel 20) zum Trotz - der steten Gefahr ausgesetzt sind, ein Leben in dauerhafter Isolation/Segregation zu führen.[13]

Die vorliegende Studie fußt auf einem breiten Theoriefundament. Dieses umfasst neben soziologischen und sozialpsychologischen Aspekten die Auseinandersetzung mit Berufseignungsdiagnostikverfahren sowie den Instrumenten der qualitativen und quantitativen Sozialforschung. Der wissenschaftstheoretischen Fundierung, die über die Rezeption der soziologischen Systemtheorie und deren Inklusionsparadigmen erfolgt, sind zusätzlich zu den genannten Theorieelementen die in praxi ermittelten Studienergebnisse angeschlossen, sodass, wie die nachfolgende Kapitelübersicht verdeutlicht, Hintergrund und Verlauf der Studie exakt nachgezeichnet werden:

Kapitel 2

Zur Darstellung von gesellschaftsbezogenen Teilhabemechanismen der Moderne ist zuvorderst die Illustration des Referenzsystems Gesellschaft angezeigt. Dies geschieht auf Basis der soziologischen Systemtheorie. Das in diesem Kontext beheimatete Konzept der funktional differenzierten Gesellschaft verortet den Menschen in die Umwelt eines Gesellschaftssystems, das für die Lösung spezifischer Probleme zwar entsprechende Funktionssysteme bildet, dem Einzelnen jedoch eindeutige Zugehörigkeit und greifbare Identität verwehrt. Herausgestellt werden daran anknüpfend die systemübergreifende Schlüsselstellung des Wirtschaftssystems unter den gesellschaftlichen Subsystemen sowie die dafür ursächlichen Funktionen von Erwerbsarbeit inklusive ihrer Negativkorrelate, den Auswirkungen ungewollter Erwerbslosigkeit sowohl für das Individuum als auch für das Gesellschaftssystem.

[13] Vorbemerkung: Aus Gründen der Lesbarkeit wird im Verlauf der weiteren Ausführungen die männliche Form zur Bezeichnung von Personen verwendet. Diese Bezeichnung schließt Frauen jedoch ausdrücklich mit ein.

Kapitel 3

Angesichts der gesellschaftsweiten Bedeutung der Ausübung einer Erwerbsarbeit wird in einem weiteren Schritt das deutsche System der Beruflichen Rehabilitation thematisiert. Dieses zielt ab auf die dauerhafte Volleingliederung in den allgemeinen Arbeitsmarkt und hält vor dem Hintergrund eines großen und heterogenen Personenkreises, der auf die Leistungen des Rehabilitationssystems angewiesen ist, ein vielfältiges und differenziertes Leistungsspektrum vor. Inwieweit die Bandbreite der Rehabilitationsangebote und -konzepte allerdings real zur Rehabilitation der Menschen mit Funktionsbeeinträchtigungen beiträgt, wird anhand verschiedener Nachhaltigkeitsindikatoren analysiert.

Kapitel 4

Im Zuge erwerbsbiographischer Übergangsentscheidungen wird Verfahren der Berufseignungsdiagnostik eine tragende Rolle zugeschrieben: Die auf ihrer Methodologie basierenden Informationen dienen als Entscheidungshilfen und eignungsbezogene Erfolgsprognosen im beruflichen Kontext. Für die Rehabilitationspraxis sind sie von großer Relevanz, da nachhaltige Rehabilitationsaktivitäten die Abklärung der beruflichen Eignung respektive die Feststellung des generellen Erwerbsarbeitsleistungspotentials erfordern. Mit Blick auf die praktische Komponente der vorliegenden Untersuchung bilden die Darstellung und die kritische Würdigung von Berufseignungsdiagnostikinstrumenten unter maßgeblichen testtheoretischen Gesichtspunkten das Zentrum dieses Themenblocks.

Kapitel 5

Die Dokumentation individueller Erwerbsarbeitspotentiale ist an keine spezifische Terminologie gebunden. Aus theoretischer Sicht scheint sich dazu mit der 2001 von der Weltgesundheitsorganisation (WHO) verabschiedeten Internationalen Klassifikation der Funktionsfähigkeit, Behinderung und Gesundheit (ICF) ein Klassifikationsschema anzubieten, das auf die Bereitstellung einer internationalen und interdisziplinären Kommunikationsgrundlage für Fachleute des Gesundheits- und Sozialwesens abzielt und durch seine biopsycho-soziale Ausrichtung die neutrale und individuelle Ressourcen einschließende Darstellung der Funktionsfähigkeit eines Menschen ermöglicht. Zur theoretischen Grundlegung der sich anschließenden praxisbezogenen Ausführungen wird die ICF zunächst umfassend hinsichtlich ihres Interieurs sowie literaturbasierter Positionen zur ICF-Anwendung betrachtet.

Kapitel 6

Nachhaltige Rehabilitationsmaßnahmen sind unter anderem dann möglich, wenn diese die Charakteristika Systematik, Passgenauigkeit und Einheitlichkeit vorweisen. Die Abbildung des persönlichen Potentialspektrums steht in Zusammenhang mit allen drei Faktoren. Während die in der Literatur beschriebene Rezeption der ICF auf eine verstärkte Verbreitung und damit die prinzipielle Anwendbarkeit der Klassifikation als Dokumentationssystem verweist, liegen gegenwärtig nur wenige empirisch abgesicherte Erkenntnisse zum praktischen Potential der ICF vor. Die vorliegende Untersuchung erweitert den Bestand der existierenden Daten um Informationen, denen eine Vor- und eine Haupterprobungsstudie in zwei Rehabilitationseinrichtungen zugrunde liegen. Durch die Kombination unterschiedlicher Datenerhebungs- und -auswertungsmethoden, die Triangulation, konnte eine Vielzahl von Implikationen herausgestellt werden, die sich sowohl positiv als auch negativ auf die praktische Anwendung auswirken.

Kapitel 7

In Ergänzung der Erprobungsergebnisse wurden im Rahmen zweier Evaluationsvorhaben deutschsprachige ICF-Anwender respektive sich mit der Internationalen Klassifikation der Funktionsfähigkeit, Behinderung und Gesundheit befassende Personen aus der Schweiz, Österreich und Deutschland hinsichtlich ihrer Erfahrungen und Einschätzungen bezüglich der praktischen ICF-Nutzung befragt.

Kapitel 8

Sowohl die Erprobung als auch die Co-Evaluation förderten vielfältige Informationen mit direktem und indirektem Anwendungsbezug zutage. Diese wurden in einem Literatur-Review aufgegriffen und, um eine ganzheitliche Betrachtung des Untersuchungsgegenstandes zu ermöglichen, verifiziert und erweitert. Analysiert auf ihr Potential wurden dabei auch die Faktoren, denen zugeschrieben wird, dass sie sich förderlich auf das Erlernen der ICF-Anwendung auswirken können.

Kapitel 9

Die Gesamtheit der umfassend gewonnenen Erkenntnisse zur praktischen Anwendung der ICF bildet das Fundament für abschließende Aussagen zu Faktoren, die erfüllt sein müssen, um die ICF in ihrer Fassung aus dem Jahre 2005 nachhaltig einführen und anwenden zu können. Adressat dieser Ausführungen ist die Weltgesundheitsorganisation. An Führungskräfte, die mit der Einführung und Anwendung der ICF betraut sind, richten sich zudem die nachgeschalteten Abhandlungen. Im Sinne eines Praxisleitfadens fassen sie die zentralen Kategorien auf Führungsebene auf und skizzieren damit erstmalig auf ein breites Informationsspektrum zurückgehende Hilfestellungen und Verhaltenskodizes vor allem für im Umgang mit der ICF unerfahrene Führungskräfte.

2 Theoretische Grundlagen

Die theoretischen Ausführungen dieses Einführungskapitels dienen zweierlei: Der Sensibilisierung für den Untersuchungsgegenstand generell sowie der argumentativen Untermauerung der Bedeutung der im Schlusskapitel angeführten Untersuchungsergebnisse. Diese beziehen sich, ohne an dieser Stelle unnötig vorzugreifen, auf ein der Gegenwart anhaftendes Paradigma: Der alternativlosen Teilhabe am Erwerbsleben zur Gewährleistung individueller Teilhabepotentiale an der Gesellschaft.

2.1 Teilhabe an der Gesellschaft der Moderne - eine soziologische Reflexion

Die Abbildung gesellschaftlicher Teilhabepotentiale setzt zunächst ein utilitaristisches Theoriefundament voraus, das „(...) als Passepartout jenen Ausschnitt komplexer Lebenswirklichkeit umrahmt, der mit dem Begriff Gesellschaft erfasst werden soll."[14] Die Bezeichnung *Gesellschaft* stellt aus semantischer Sicht allerdings ein lexikologisches Phänomen dar: Wird der Gesellschaftsbegriff vor dem Hintergrund intraprofessionaler Übereinstimmung zunächst im Sinne eines zentralen Terminus der Soziologie verwendet, besteht in Bezug auf den Inhalt dieser Begrifflichkeit jedoch keine Einigkeit.[15] Die daraus erwachsene Polysemie spiegelt sich in der Varietät zahlreicher Auslegungen dessen, was als Gesellschaft zu gelten hat, wider und findet im Rahmen der vorliegenden Ausführungen daher nur andeutungsweise Beachtung.[16] Analog zur Praxis ambiguitiv formulierter Begriffsbestimmungen konkurriert zudem ein Überangebot von Gesellschaftsdiagnosen und -theorien darum, als Betrachtungsrahmen für den Gesellschaftsbegriff zu gelten.[17] Zentralen Status im Kontext der gegenwärtigen Gesellschaftsanalyse genießen dabei Konzepte wie ›Wissensgesellschaft‹, ›Erlebnisgesellschaft‹, ›Risikogesellschaft‹ und ›Überflussgesellschaft‹, um nur einige Begriffe zu nennen, deren Ubiquität mittlerweile selbst den Alltagssprachgebrauch erreicht zu haben scheint.[18]

---

14 Wansing (2006), S. 9.

15 Vgl. Ritsert (1988), S. 7.

16 Zur lexikalischen Übersicht siehe Ritsert (1988), S. 11–22.

17 Vgl. Wansing (2006), S. 19.

18 Übersichten über alternative Gesellschaftsbegriffe und -konzepte finden sich z.B. bei Schimank/Volkmann (2000), Kneer/Nassehi/Schroer (2001),

Zur Subsummierung dieser Modelle wird in der einschlägigen Literatur der Begriff *moderne Gesellschaft* hervorgehoben[19], ohne dass dadurch die range der Gesellschaftskonzepte beschnitten würde:

> „Wenn man nach einem relativ unstrittigen Label für unsere Gesellschaftsform sucht, dann bietet sich in der Tat der Begriff *moderne Gesellschaft* an, ohne dass damit aber schon viel gesagt wäre. Unstrittig mag vielleicht sein, dass moderne Gesellschaften eine demokratische Staatsform bevorzugen, dass sie einen hohen Grad an Arbeitsteilung aufweisen und für Vollinklusion ihrer Bürger in Bildungssysteme sorgen, dass sie positives Recht als Konfliktregelungsstrategie benutzen, dass sie zunehmend universalistische Werte ausbilden, inzwischen auch: dass ihre Ökonomie kapitalistisch organisiert ist. Aber all das ist wenig tiefenscharf und präzise."[20]

Der an Gesellschaft gekoppelte Begriff der Moderne, dessen Unschärfe NASSEHI hier vor dem Hintergrund eines fast grenzenlosen Bedeutungshorizontes moniert, erhält auch durch die Zuschreibung (weiterer) spezifischer Merkmale[21] nur bedingt Kontur, sodass er an dieser Stelle nicht abschließend diskutiert wird. Im Folgenden soll moderne Gesellschaft vielmehr Ausdruck der umfassendsten Organisationsform menschlichen Zusammenlebens[22] der Gegenwart[23] sein, die in ihrer Ausgestaltung durch die unabhängigen Variablen Dynamik, Komplexität, Diskontinuität, Pluralität und Disparität beeinflusst wird.

Eingebettet in das Konzept der *funktional differenzierten Gesellschaft* stellt Disparität - im erweiterten Sinne gleichzusetzen mit Differenz - eine zentrale Kategorie soziologischer Gesellschaftsforschung dar und bildet seit dem letzten Jahrhundert als differenztheoretische Perspektive gleichermaßen Ausgangspunkt und Hauptstrang ge-

---

Kneer/Nassehi/Schroer (1997) und Zapf (2002). Zum Hintergrund der Benennung spezifischer Gesellschaftsmodelle siehe Bahrdt (2000), S. 185-186.

19 Vgl. Zapf (2002), S. 260.

20 Nassehi (2001), S. 208.

21 Siehe dazu Ritsert (1988), S. 232-267 und Schäfers (1986), S. 112-113, die in Anlehnung an Max Weber und Karl Marx bzw. Ferdinand Tönnies diverse Charakteristika moderner Gesellschaften herausarbeiten.

22 Vgl. Fuchs-Heinritz et al. (1994), S. 235.

23 Der Gegenwartsbezug ist dem Umstand geschuldet, dass der Begriff ›modern‹ bereits im Mittelalter zur Beschreibung zeitlicher Verhältnisse benutzt wurde. Zum Zeitbewusstsein der Moderne vgl. Nassehi (2001), 214-218. Zum sich daran anschließenden Diskurs über Moderne und Postmoderne vgl. ferner Eikelpasch (1997), S. 11-31 und Jäger/Weinzierl (2007), S. 131-137.

sellschaftstheoretischer Analysen.[24] Diesem Konzept liegt die Annahme zugrunde, dass Gesellschaften im Allgemeinen und moderne Gesellschaften im Besonderen aus differenzierten Einheiten bestehen - eine strukturelle Eigenschaft, die als Folge von Modernisierungsprozessen angesehen wird.[25] In Anlehnung an TYRELL muss allerdings festgehalten werden, dass die Arbeiten zur Theorie gesellschaftlicher Differenzierung bis Ende der 1980er Jahre vor allem durch inhaltliche Varianzen sowie Ausarbeitungs- und Systematisierungsdefizite charakterisiert sind.[26] Ausschlaggebende Impulse für die Weiterentwicklung erhielt das Konzept der funktional differenzierten Gesellschaft, das aus diesem Grund bis Mitte der 1990er Jahre relativ unhinterfragt blieb, in erster Linie durch die Arbeiten von NIKLAS LUHMANN.[27] Auf dessen systemtheoretisch aufbereitete Neufassung des Differenzierungskonzepts wird im Folgenden zurückgegriffen, um die Implikationen der modernen Gesellschaft hinsichtlich personaler Teilhabe herauszuarbeiten. Die Festlegung dieses Ansatzes als Referenztheorie geschieht dabei unter eklektischen Gesichtspunkten: Trotz aller Analysevorteile, die die soziologische Systemtheorie und die Differenzierungsperspektive von LUHMANN gegenüber konkurrierenden Forschungsprogrammen aufweisen[28], werden spezifische Elemente weiterer Theoriekonzeptionen in die Abhandlungen aufgenommen, um eine substantiell verbreiterte soziologische Sicht auf gesellschaftliche Teilhabe zu erhalten.

Aufbereitet wird die Darstellung der Teilhabepotentiale der modernen Gesellschaft zunächst auf drei Analyseebenen: In Anlehnung an die von LUHMANN gewählte Theoriestruktur werden vorab systemtheoretische Grundelemente[29] erörtert, bevor in einem zweiten

---

24 Vgl. Kleve (1997), S. 414; vgl. Kneer/Nollmann (1997), S. 76; vgl. Schimank (1999), S. 47; vgl. Schimank (1996), S. 8. Zur Übersicht über die klassischen Differenzierungstheorien siehe ausführlich Schimank (1996), S. 26–78; für eine grobe Skizzierung siehe Kneer/Nollmann (1997), S. 78–82.

25 Vgl. Fuchs/Schneider (1995), S. 203; vgl. Hradil (1997), S. 39; vgl. Kaufmann (1997), S. 142; vgl. Kneer/Nollmann (1997), S. 76; vgl. Nassehi (1997), S. 113.

26 Vgl. Tyrell (1978), S. 176.

27 Vgl. Kneer/Nollmann (1997), S. 77.

28 Vgl. Schimank (1996), S. 277; vgl. Stichweh (2005), S. 9.

29 Dies ist im Rahmen der vorliegenden Arbeit unumgänglich und dem Umstand geschuldet, dass die Behandlung der zirkulär aufgebauten Konzepte systemtheoretischer Prägung nach Luhmann elementare Kenntnisse voraussetzt. Darüber hinaus erfordert das Erklimmen des Luhmannschen Theoriegebildes einen hohen Grad an Abstraktionsfähigkeit, da die von

Schritt soziale Systeme als Sonderform autopoietischer, selbstreferentieller und geschlossener Systeme bestimmt werden. Die Spezifik des Gesellschaftssystems als alle sozialen Systeme umfassendes Sozialsystem wird schließlich auf der dritten Ebene herausgestellt.

Den systemtheoretischen Grundlagen angeschlossen folgt in einem weiteren Abschnitt die Abhandlung konkreter Teilhabeaspekte, die als charakteristisch für die Gesellschaft der Moderne anzusehen sind. Das Pendant zur gesellschaftlichen Teilhabe wird abschließend vor dem Hintergrund sich gegenseitig verstärkender Nichtpartizipationen behandelt.

2.1.1 Grundlagen der soziologischen Systemtheorie

Zur Illustration der modernen Gesellschaft aus Sicht der LUHMANNSCHEN Systemtheorie werden eingangs theorieimmanente, einander bedingende Spezifika vermittelt, um die für das Verständnis des thematisierten theoretischen Ansatzes vorausgesetzten Ausgangspunkte zu skizzieren.

2.1.1.1 Allgemeine Systemtheorie

Ausgangspunkt der systemtheoretischen Überlegungen LUHMANNS bildet die *Differenz von System und Umwelt*.[30] Ein System wird in diesem Zusammenhang als Einheit der Gesamtheit spezifischer Merkmale charakterisiert, deren Entfallen zum Verlust des Systemcharakters des als System deklarierten Gegenstandes führen kann.[31] In Ergänzung dieser allgemeinen Annahme führt LUHMANN zudem an, dass jeder soziale Kontakt als System angesehen wird.[32] Systeme tragen in diesem Zuge dazu bei, beobachtete Sachverhalte gedank-

Luhmann gewählte Ausdrucksweise einen unmittelbaren Zugang zum Interieur vereitelt. Massive Kritik am Sprachstil von Luhmann üben u.a. Fuchs (1992), S. 8, Kneer/Nassehi (1997), S. 12 und Opielka (2006), S. 362.

30 Luhmann beruft sich dabei in erster Linie auf Ludwig von Bertalanffy, den Begründer der General Systems Theory. Diese allgemeine Systemtheorie geht davon aus, dass durch passend gewählte Modellvorstellungen in vielen Wissenschaften Gesetzmäßigkeiten und formal gleichartige Bezugsrahmen erreicht werden können. Vgl. dazu von Bertalanffy (1951), S. 127. Die bis zur Gegenwart bestehende Gültigkeit dieser Annahme sehen Kneer/Nassehi (1997), S. 20 durch die Etablierung systemtheoretischer Denkweisen in den unterschiedlichsten wissenschaftlichen Disziplinen bestätigt.

31 Vgl. Luhmann (1984), S. 15.

32 Vgl. Luhmann (1970), S. 115.

lich ordnen zu können: Sie reduzieren die *Komplexität* der den Menschen umgebenden Welt, indem sie nur eine Auswahl aller möglichen Ereignisse und Zustände darstellen - durch die Bildung von „Inseln geringerer Komplexität“[33] wird so eine Entlastung des menschlichen Vermögens zur Komplexitätsverarbeitung erreicht.[34] Bezogen auf die Lebenswelt des Menschen ist die Reduktion von (Welt-)Komplexität an folgendem Beispiel zu verdeutlichen: Das System Restaurantbesuch lässt die Realisierung nur weniger Handlungsoptionen zu, weil unendlich viele Möglichkeiten des Handelns im Voraus ausgeschlossen werden können: Besticht die Speisekarte auch durch eine ausgeprägte Auswahl an Delikatessen, ist nicht davon auszugehen, dass mit dem Restaurantbesuch gleichzeitig die Möglichkeit verbunden ist, den Impfschutz für eine bevorstehende Reise aufzufrischen. Ermöglicht wird die reduktive Verarbeitung von Komplexität nach LUHMANN durch das Phänomen *Sinn*. Es erscheint hierbei in der Form eines Überangebotes von Verweisungen auf weitere Optionen des Handelns und Erlebens. Einbezogen in das Portfolio potentieller Alternativhaltungen sind neben präsumtiv wirklichen (voraussichtliche) auch konditional wirkliche (mögliche) und negative (unwirkliche, unmögliche) Handlungen und Erlebnisse.[35] Diese weitläufige Verweisungsstruktur evoziert für jedes System einen erheblichen Selektionszwang (welche Anschlussmöglichkeiten liegen nahe, welche sind unwahrscheinlich und zumindest vorläufig auszuschließen?)[36], dem das System nur durch *Unterscheidung* gerecht werden kann. Die Differenz des Systems zu allem, was nicht Bestandteil des Systems und damit der *Umwelt* des Systems zuzurechnen ist, erfüllt dabei eine essentielle Doppelfunktion: Das System konstituiert und erhält sich durch die Abgrenzung gegenüber Außersystemischem (was gehört zum System Restaurantbesuch, was gehört wiederum zum System Impfschutzerhaltung?) und ermöglicht somit die Durchführung voraussichtlicher Handlungen (denkbar wäre für das System Restaurantbesuch zum Beispiel nach-

33 Luhmann (1970), S. 116.

34 Vgl. Kneer/Nassehi (1997), S. 40–41; vgl. Wansing (2006), S. 22–23.

35 Infolgedessen handelt es sich nur um eine jeweils situative Komplexitätsreduktion: Der Besuch eines Restaurants schließt zwar die gleichzeitige Aufwertung des individuellen Impfstatus aus, generell bleibt die Möglichkeit zur Realisierung des Impfschutzes jedoch aufrechterhalten. Dass diese Lesart von Komplexitätsreduzierung nicht in allen Beiträgen zu Luhmanns Systemtheorie auf Verständnis im Sinne von verstehen, nicht akzeptieren! stößt, ist z.B. bei Stichweh (2002), S. 209 zu erkennen.

36 Vgl. Luhmann (1984), S. 93–94.

stehende Handlungsfolge: Betreten des Restaurants, Auswahl, Verzehr und Bezahlen der Speisen bzw. Getränke, Verlassen des Restaurants).

Neben der dieser Denkweise innewohnenden untrennbaren Kopplung von System und Systemumwelt[37] zählt die Konstitution systemeigener Elemente zum wichtigsten Erfordernis der Systemausdifferenzierung.[38] Das in diesem Kontext relevante und seit dem Erscheinen von LUHMANNS Hauptwerk »Soziale Systeme« (1984) in der Systemtheorie präsente Konzept der *Autopoiesis* ist auf die Arbeiten der Biologen und Neurophysiologen HUMBERTO R. MATURANA und FRANCISCO J. VARELA zurückzuführen und dient zur Beschreibung der Organisation von Lebewesen[39]: Autopoietische Systeme werden verstanden als lebende[40] Systeme, die ihre Bestandteile selber erzeugen und ihre Organisation fortwährend durch die Operation der Herstellung der für die Systemerhaltung relevanten Elemente aufrechterhalten.[41] Die damit implizierte Selbstreferentialität autopoietischer Systeme steht jedoch nicht im Widerspruch zum eingangs thematisierten systemerhaltenden Verhältnis zur Systemumwelt, sondern bewirkt ein Bedingungsverhältnis von Geschlossenheit (Selbsterhaltung durch Selbstbezug und Selbstherstellung) und Offenheit (die strukturelle Orientierung an der Umwelt

---

37 Luhmann (1984), S. 35 umschreibt dieses grundlegende systemtheoretische Charakteristikum mit folgenden Worten: „Systeme ... könnten ohne Umwelt nicht bestehen. Sie benutzen ihre Grenzen zur Regulierung dieser Differenz. In diesem Sinne ist *Grenz*erhaltung (boundary maintenance) Systemerhaltung."

38 Vgl. Luhmann (1984), S. 54.

39 Vgl. Kneer/Nassehi (1997), S. 48; vgl. Treibel (2000), S. 36. Für die biologischen Grundlagen des Autopoiesis-Konzeptes siehe Maturana/Varela 1987 sowie Riegas/Vetter (1990).

40 Das Pendant zu lebenden Systemen bilden nicht-lebende Systeme, die allopoietisch organisiert sind und am Modell eines Kraftwagenmotors erklärt werden können: Trotz reibungsloser Funktion ist der Motor nicht in der Lage, seine Bestandteile im Verlaufe des Funktionierens zu reproduzieren-Elemente wie Vergaser, Zündkerzen, Kurbelwelle etc. müssen vielmehr vom Menschen angefertigt und eingesetzt werden. Vgl. dazu Kneer/Nassehi (1997), S. 49. Eine ähnliche Argumentation vertritt von Foerster (1984), S. 9–13, der das Phänomen Selbstreferentialität anhand der Unterscheidung ›triviale‹ und ›nicht-triviale‹ Maschinen erklärt.

41 Vgl. Maturana/Varela (1985), S. 184–185. Beispiele für die autopoietische Organisation von Lebewesen finden sich bei Köck (1990), S. 168, der in diesem Zusammenhang unter anderem das Pantoffeltierchen, die Fliege, den Vogel oder den Menschen anführt.

ermöglicht erst die Abgrenzung von derselben).[42] Die das System umgebende Umwelt vermag die Strukturen des Systems aber nicht unmittelbar verändern: Sie kann Strukturveränderungen lediglich durch Perturbation, das heißt Zustandsveränderungen einer systeminternen Struktur durch Zustände im Umfeld des Systems, auslösen (nicht verursachen).[43]

2.1.1.2 Theorie sozialer Systeme

Gestützt auf die von ihm entwickelten systemtheoretischen Fundamente verlässt LUHMANN die Ebene der Allgemeinen Systemtheorie und wendet sich im Zuge seiner theoretischen Konzeption dem Phänomenbereich des *Sozialen* zu. Soziale Systeme beschreibt er infolgedessen als geschlossen operierende Einheiten, deren selbstreferentielles Prozessieren ihnen Autonomie in Bezug auf Selbsterzeugung- und erhaltung ermöglicht. Die Elemente und Operationen, auf die sich soziale Systeme dabei zirkulär beziehen, sind jedoch weder Menschen noch Handlungen, sondern *Kommunikationen*.[44] Der Transfer des Autopoiesis-Konzeptes auf soziale Zusammenhänge steht damit im Widerspruch zum in der Soziologie und in der Philosophie bis dato fest verankerten Subjektbezug, demzufolge der Mensch die kleinste Einheit des Sozialen bildet. Nachvollziehbar wird die von LUHMANN praktizierte Fokussierung des Kommunikationsaspektes schließlich aus systemtheoretischer Perspektive: Der Mensch als Ganzes besteht aus vielzähligen selbstreferentiell-geschlossen operierenden Systemen wie beispielsweise dem organischen, dem neurophysiologischen oder dem psychischen System. Diese Systeme sind allerdings nicht in der Lage, eigenständig kommunikative Beziehungen zu den Systemen eines anderen Menschen aufzunehmen. Bezogen auf das System Bewusstsein kann daher exemplarisch festgehalten werden: Das Bewusstsein denkt, formuliert Gedanken und Vorstellungen (autopoietische Letztelemente), kann

---

42 Vgl. Luhmann (1984), S. 63. Kneer/Nassehi (1997), S. 51 formulieren diesen Umstand konkludierend: „Autopoietische Systeme sind autonom, aber nicht autark. Sie sind nicht autark, insofern sie in einer bestimmten Umwelt, in einem Milieu leben, auf dessen … Zufuhren sie angewiesen sind. Sie sind aber autonom, insofern die Aufnahme bzw. Abgabe von Energie und Materie … eigengesetzlich bestimmt wird."

43 Vgl. Maturana/Varela (1987), S. 27.

44 Vgl. Luhmann (1984), S. 192.

diese aber nicht an die Bewusstseinsprozesse eines anderen psychischen Systems anschließen.[45]

Semantisch grenzt LUHMANN den Kommunikationsgriff explizit von der herkömmlichen Übertragungs-Metapher (Kommunikation überträgt Informationen oder Nachrichten des Absenders auf den Empfänger) ab, indem er Kommunikation mit Bezug auf den Sinnbegriff als selektives Geschehen bezeichnet: „Sinn lässt keine andere Wahl als zu wählen. Kommunikation greift aus dem je aktuellen Verweisungshorizont ... *etwas* heraus und lässt *anderes* beiseite. Kommunikation ist Prozessieren von Selektion."[46] Integriert in einen dreistelligen Selektionsprozess vollzieht sich Kommunikation auf den Ebenen Information, Mitteilung und Verstehen: Die Information ist dabei Resultat einer Selektion aus einem Repertoire möglicher Informationen. Für die Mitteilung der Information stehen dem Mitteilenden mehrere Verhaltensweisen zur Verfügung, wobei die Operation Mitteilung nicht zwangsläufig an ein Mitteilungsbedürfnis gebunden ist. Das Verstehen der mitgeteilten Information ist in diesem Zusammenhang nicht gleichzusetzen mit dem formalen Verständnis einer Mitteilung - es ergibt sich vielmehr durch die vom Adressaten der Mitteilung durchgeführte Selektion aus unterschiedlichen Verstehensmöglichkeiten.[47] Die auf die Synthese der drei Selektionsleistungen folgenden Anschlussakte dienen hier als Medium zum Informationstransport: Sie suggerieren dem Mitteilenden, *dass* die Mitteilung verstanden wurde (in welcher Weise auch immer).[48] Da das Kommunikationssystem (soziales System) analog zum Bewusstseinssystem (psychisches System) als autopoietisch organisiertes System die es erhaltenden Komponenten selber

---

[45] Vgl. Kneer/Nassehi (1997), S. 65-67; vgl. Luhmann (1985), S. 404 und 406. Luhmann (1990), S. 31 beschreibt diesen Umstand in der für ihn typischen Ausdrucksweise: „Der Mensch kann nicht kommunizieren; nur die Kommunikation kann kommunizieren."

[46] Luhmann (1984), S. 194.

[47] Vgl. Luhmann (1984), S. 195; vgl. Luhmann (1986), S. 267. Luhmann orientiert sich damit-bewusst oder unbewusst-am Kommunikationsverständnis, das von Searle (1971) entwickelt wurde und Kommunikation weder an Absicht, noch an Sprache bindet, Kommunikationsprozessen einen Handlungsteil zurechnet, Anschlusskommunikationen und damit Rekursivität von Kommunikationshandlungen vorsieht und das Prozessieren mindestens zweier Systeme für Kommunikationen voraussetzt.

[48] Gripp-Hagelstange (1995), S. 67 schlägt in diesem Kontext das Gegensatzpaar angekommen/nicht-angekommen vor, um missverständliche Deutungen der Selektionsebene Verstehen zu vermeiden.

erzeugt, um sich dadurch zu erhalten, bleiben die innersystemischen Prozesse für das jeweils andere System intransparent, wie an folgendem Beispiel deutlich wird: Wird der Gast des Restaurants vor dem Bezahlen der Speisen bzw. Getränke vom Geschäftsführer der Lokalität nach seiner Zufriedenheit gefragt, kann er die ausgezeichnete Menüfolge lobend erwähnen, ebenso gut aber auch monieren, dass die zu laute Musik des Pianisten Unterhaltungen erschwert hat. Er beantwortet die Frage und versteht die Mitteilung im Sinne der Kommunikations-Komponente Verstehen (Zeigen einer Reaktion), bewusstes Verständnis (Nennung der für den Mitteilenden relevanten Zufriedenheitsindikatoren) muss sich jedoch nicht einstellen.[49]

Aus der aufgezeigten operativ geschlossenen selbstreferentiellen Organisation von Kommunikations- und Bewusstseinssystemen lässt sich dennoch nicht folgern, dass kommunikative Prozesse ohne Bewusstsein ablaufen können: Kommunikation setzt Bewusstsein ebenso voraus, wie die Evolution von Bewusstsein an Kommunikation gebunden ist. Trotz ihrer differierenden operativen Konstitution sind beide Systemarten damit aneinander gekoppelt.[50] LUHMANN bezeichnet diese Verbindung in Anlehnung an Maturana als *strukturelle Kopplung* bzw. *Interpenetration*.[51] Interpenetration im kommunikativen Kontext kommt dabei nur zustande, wenn mindestens zwei informationsverarbeitende Prozessoren (psychische Systeme) an das Kommunikationssystem gekoppelt sind.[52] Die an der Kommunikation beteiligten psychischen Systeme spricht LUHMANN als Personen an.[53] Er zielt damit aber eindrücklich nicht auf den Menschen und die ihm eigenen psychischen, neuronalen oder organischen Systeme ab, sondern auf Personen als *Identifikationspunkte* für kommunikati-

---

49 In letzter Konsequenz ließe sich aus diesem Beispiel ableiten, dass autopoietisch organisierte Kommunikation nicht an Zweckerfüllung gebunden ist bzw. sein kann, da das bewusste Verstehen der Mitteilung nicht vorausgesetzt werden kann.

50 Vgl. Luhmann (1990), S. 38; vgl. Luhmann (1998) [a], S. 103.

51 Zum besseren Verständnis ist an dieser Stelle hinzuzufügen, dass strukturelle Kopplung die generelle Kopplung von System und Umwelt beinhaltet, Interpenetration hingegen bezieht sich auf die Verbindung von sozialen und psychischen Systemen. Vgl. dazu Maturana (1985), S. 143–144 und Luhmann (1984), S. 296–297.

52 Vgl. Luhmann (1984), S. 191.

53 Vgl. Luhmann (1998) [a], S. 106. Stichweh (2005), S. 68 sieht dies genauso: „Sobald in sozialen Systemen psychische Systeme bezeichnet werden, kann von Personen die Rede sein."

ve Prozesse[54], was dem oben angedeuteten Monopol der Kommunikationsfähigkeit von sozialen Systemen entspricht.

Die aus Kommunikationen be- und entstehenden sozialen Systeme gliedert LUHMANN in drei Typen: Interaktionssysteme, Organisationssysteme und das diese Systeme umfassende Gesellschaftssystem. Interaktionssysteme als einfache Sozialsysteme entstehen nach LUHMANN dadurch, dass sich gleichzeitig an einem Ort befindende Personen wechselseitig wahrnehmen. Organisationssysteme hingegen berufen sich nicht auf die zufällig entstandene Anwesenheit mehrerer Personen, sondern regulieren das Passieren der Systemgrenzen (den Zugang zum und den Austritt aus dem System) über formale Kriterien für ihre Mitglieder.[55] Für diese beiden Systemtypen kann der Restaurantbesuch exemplarisch angeführt werden: Im Interaktionssystem befindet sich der Gast, der sein Essen alleine oder in Begleitung im Restaurant einnimmt. Damit derselbe Gast aber an dem ebenfalls im Restaurant stattfindenden Treffen des Rotary-Clubs teilnehmen kann, muss er zunächst die formellen Kriterien der Mitgliedschaft (z.B. Besitz entsprechender Vermögenswerte) erfüllen. Der Begriff Gesellschaft ist in diesem Zusammenhang mit einem Totalitätsanspruch behaftet: Gesellschaft, so LUHMANN, schließt alles Soziale (hier: den Restaurantbesuch und alle anderen sozialen Kommunikationen wie beispielsweise die Teilnahme am Treffen des Rotary-Clubs) in sich ein und stellt infolgedessen als umfassendes Sozialsystem ohne *soziale* Umwelt das Sozialsystem par excellence dar.[56]

2.1.1.3 Theorie der funktional differenzierten Gesellschaft

Die Sonderstellung, die das Gesellschaftssystem als alle sozialen Systeme umfassendes System einnimmt, unterscheidet sich damit explizit vom traditionellen Verständnis gesellschaftlicher Ordnung. Indem LUHMANN einen radikal antihumanistischen, radikal antiregionalistischen und radikal konstruktivistischen Gesellschaftsbegriff[57] konstruiert, erklärt er grundlegende Annahmen für obsolet: Da

---

54 Vgl. Kneer/Nassehi (1997), S. 87; vgl. Nassehi (2003), S. 31.

55 Vgl. Luhmann (1984), S. 263 und 268–269.

56 Vgl. Luhmann (1984), S. 555. Luhmann (1975), S. 11 bezeichnet Gesellschaft daher auch als „(…) System höherer Ordnung, ein System anderen Typs." Für eine kritische Auseinandersetzung mit der Theorie sozialer Systeme siehe Krawietz/Welker (1992).

57 Vgl. Luhmann (1998) [a], S. 35. Zu den Erkenntnisblockaden, die Luhmann damit aufhebt, vgl. Luhmann (1998) [a], S. 24–25.

sich der Mensch, wie aufgezeigt wurde, aus organischen, neurophysiologischen und psychischen Elementen konstituiert, wird er nicht als Bestandteil einer aus Kommunikationen bestehenden Gesellschaft angesehen, sondern in der Umwelt des Gesellschaftssystems verortet.[58] Neben dem humanistischen erscheint auch der regionalistische (nationale) Gesellschaftsbegriff nicht mehr satisfaktionsfähig, weil es im Sinne einer Gesellschaft als umfassendes Sozialsystem nur ein Gesellschaftssystem geben kann, das alle Kommunikationen (ergo: nationale Grenzen übergreifend) in sich vereinen kann: Die Weltgesellschaft.[59] Als System, das sich einzig auf Kommunikation beruft, kann Gesellschaft keine externe Beschreibung zugewiesen werden, weil jede Kommunikation über Gesellschaft die Gesellschaft konstituiert.[60] Die Gesellschaft wird demzufolge nicht durch eine zu bewertende Komponente oder eine bestimmte Moral (Solidarität, Verbreitung von Glück etc.) charakterisiert[61], sie erhält in Bezug auf das Gegensatzpaar gut/schlecht vielmehr neutralen Charakter: „Eine Vorstellung, wie die Gesellschaft gut oder auch nur besser sein könnte, habe ich gar nicht. Ich finde, dass unsere Gesellschaft mehr positive und mehr negative Eigenschaften hat als jede frühere Gesellschaft zuvor."[62]

Aus struktureller Perspektive vertritt LUHMANN jedoch das für die moderne Gesellschaft vorbehaltene *Konzept der funktionalen Differenzierung*.[63] Als evolutionäre Vorstufen dieser Differenzierungsform

---

58 Vgl. Luhmann (1998) [a], S. 30. Die von Luhmann propagierte Externalität des Menschen gehört zu den von Kritikern am häufigsten genutzten Ansatzpunkten. Siehe dazu beispielhaft die Arbeiten von Fuchs (1994) und Bergmann (1994), die die adäquate Berücksichtigung des Menschen als (inkontingente) Einheit und damit als Bezugspunkt für die Gesellschaft fordern. Zur Fundierung der Luhmannschen Sichtweise vor dem Hintergrund obsoleter humanistischer Traditionen siehe Luhmann (1994) [a] und Heller (1990).

59 Vgl. Luhmann (1998) [a], S. 150. Luhmann bedient sich damit einer Idee, die bereits im 18. Jahrhundert im Kontext der Herausbildung eines europäischen Staatensystems entwickelt wurde. Konträrer Ansicht ist Reese-Schäfer (1992), S. 89, die die Existenz von Einzelstaaten und damit verbundenen Staatsgrenzen als gesellschaftliche Grenzen bedingende Faktizitäten ansieht. Zu postnationalen Konstellationen generell siehe Habermas (1998).

60 Vgl. Luhmann (1998) [a], S. 89.

61 Vgl. Luhmann (1998) [a], S. 70.

62 Luhmann (1987), 139.

63 Vgl. dazu die einleitenden Ausführungen unter Punkt 2.1. Für einen Überblick über die differenzierungstheoretische Agenda der soziologischen Klassiker siehe Schimank (1997), S. 78–79.

gelten die (partiell noch bestehenden[64]) Formen segmentärer und stratifikatorischer Differenzierung. Segmentäre Gesellschaften sind dabei gekennzeichnet durch Gleichheit und Gleichrangigkeit ihrer Teilsysteme, die aufgrund familiärer Zugehörigkeit oder dem Einschluss in Wohn- und Lebensgemeinschaften (Familie, Stamm, Clan) zustande kommen.[65] Ungleichartige und ungleichrangig angeordnete Teilsysteme hingegen prägen das Bild vormoderner stratifizierter Gesellschaften (15. bis 16. Jahrhundert), in denen die soziale Zugehörigkeit zur entsprechenden Schicht (Adel, Klerus, Bauernschaft) durch Geburt festgelegt wird.[66] Eine Sonderform stratifikatorischer Differenzierung stellt in diesem Zusammenhang die Differenzierung in Zentrum und Peripherie dar. Diese tritt dann zutage, wenn städtische Verdichtungsräume ihre ländliche Umwelt dominieren bzw. beherrschen.[67] Seit dem 16. Jahrhundert schließlich lässt sich die Bildung ungleichartiger und gleichrangiger Teilsysteme beobachten, deren Ausdifferenzierung beispielsweise durch die im Zuge der Reformation vollzogene Trennung von Religion und Politik notwendig wird. Die am Beispiel von Religion und Politik angedeutete Entkettung vormals geeinter Handlungsbereiche vollzieht sich bis Mitte des 19. Jahrhunderts mutadis mutandis auch in anderen gesellschaftlichen Bereichen, wie die Herausbildung von Pädagogik und Erziehung, das Ablösen der Wirtschaft von Moral und Religion, die Entkopplung von Recht und Politik etc. verdeutlichen. Statt an Lokalitäten und relativ undurchlässigen Schichten verlaufen die gesellschaftlichen Strukturen nun entlang füreinander nicht substituierbarer Funktionserfordernisse.[68] Mit dem Übergang zur funktional differenzierten Gesellschaft werden gesellschaftliche Problembereiche demgemäß spezifischen Funktionssystemen zugeordnet, deren Kompetenz sich einzig auf das für sie relevante Bezugsproblem erstreckt: „Eine Gesellschaft kann als funktional differenziert betrachtet werden, wenn sie ihre wichtigsten Teilsysteme im Hinblick auf spezifische Probleme bildet, die dann in dem jeweils zuständigen Funktionssystem gelöst werden müssen."[69] Die Herausbildung der gesellschaftlichen Funktionssysteme erfolgt dabei

---

64 Siehe dazu Schimank (1997), S. 152–153 und Stichweh (1988), 88–89.

65 Zu den Hintergründen der segmentär differenzierten archaischen Gesellschaften siehe Luhmann (1998) [b], S. 634–662.

66 Vgl. Luhmann (1998) [b], S. 678–706.

67 Vgl. Luhmann (1998) [b], S. 663–678.

68 Vgl. Kneer/Nassehi (1997), S. 131.

69 Luhmann (1987), S. 34, zitiert nach Wansing (2006), S. 32.

als evolutionärer Prozess, der sich auf den Stufen Interaktion, Rolle, Organisation und Gesellschaft vollzieht. Aus einer situativ ausgegrenzten Tätigkeit (Heilen einer Krankheit) entwickelt sich in der Folgezeit ein kontinuierlicher Vollzug derselben, der zur Zuweisung spezieller Funktionsrollen (Arzt, Heiler) führt. Daran anschließend bilden sich größere soziale Gebilde (Krankenhäuser, Gemeinschaftspraxen), die zu einem gesellschaftsweiten Handlungszusammenhang (Verbund von Ärzten, Krankenhäusern bzw. Anbietern stationärer und teilstationärer Rehabilitation) miteinander verbunden sind.[70] In diesem Zusammenhang tragen vor allem exogene Faktoren dazu bei, dass es zur Bildung von Funktionssystemen kommt.[71] Festgehalten werden muss hier jedoch, dass die Funktionssysteme nicht im Sinne gesellschaftlicher Arbeitsteilung als überschneidungsfreie Segmente gebildet werden[72], sondern in Gestalt autopoietisch organisierter Teilsysteme, die, wie zu zeigen sein wird, offen und geschlossen zugleich operieren. Für die Gesellschaft der Moderne lassen sich mindestens die im Folgenden aufgeführten Funktionssysteme ermitteln: Recht, Religion, Politik, Wirtschaft, Kunst, Wissenschaft, Intimbeziehungen, Bildung/Erziehung, Gesundheitssystem, Sport, Tourismus, Massenmedien, Militär.[73]

Die Ausdifferenzierung der Funktionssysteme vollzieht sich, systemtheoretischer Tradition konsequent folgend, anhand der System-Umwelt-Unterscheidung. Dazu bildet jedes Funktionssystem einen *binären Code* heraus, der als Strukturvorgabe die funktionsspezifische Kommunikation reglementiert und dadurch Anschlusskommunikation ermöglicht. Dies geschieht, indem für jede Information, die im Anwendungsbereich (Funktionsspektrum) vorkommen kann, ein Negativkorrelat geschaffen wird: Wahrheit/Unwahrheit (Funktionssystem Wissenschaft), Recht/Unrecht (Funktionssystem Recht), Zahlung/Nicht-Zahlung (Funktionssystem Wirtschaft) etc.[74] Erscheinen diese Unterscheidungen zunächst recht trivial, muss al-

---

70 Vgl. Mayntz (1988), S. 20; vgl. Türk (1995), S. 192–194.

71 Vgl. Mayntz (1988), S. 28. Für eine anschauliche Darstellung der Ausdifferenzierung des Gesundheitssystems siehe Mayntz/Rosewitz (1988), S. 117–172. Für den historischen Überblick zur Ausdifferenzierung der Funktionssysteme siehe Stichweh (2005), S. 163–165.

72 Schimank (1999), S. 51 widerspricht damit Mayntz (1988), S. 15.

73 Vgl. Bora (1999), S. 59–60; vgl. Münch (1997), S. 66; vgl. Stichweh (2005), S. 163–165; vgl. Wansing (2006), S. 42. Eine gegenwärtige Diagnose der gesellschaftlichen Teilsysteme findet sich bei Schimank (2002).

74 Vgl. Luhmann (1998) [b], S. 749–750.

lerdings konstatiert werden, dass sie die autopoietischen Letztelemente sind, die die jeweiligen Subsysteme als Kommunikationssysteme konstituieren. Damit bildet beispielsweise die Summe aller Kommunikationen, die gemäß dem binären Schema Zahlung/Nicht-Zahlung strukturiert werden, das ökonomische System.[75] Dadurch, dass jedes Funktionssystem nur unter dem funktionsspezifischen Leitcode zu operieren vermag, bleibt die autopoietische Geschlossenheit der Subsysteme gewahrt, auch wenn jedes soziale Ereignis einer Vielzahl an Teilsystemen zugeordnet werden kann.[76] Zur Sicherung der teilsystemischen Autopoiesis flankiert jedes Funktionssystem die strukturellen Vorgaben der binären Codes durch eine spezifische *Programmstruktur*. Die Programme vermitteln der funktionsspezifischen Kommunikation Orientierungssicherheit, indem sie die Anforderungen des binären Codes operationalisieren und die Bedingungen vorgeben, anhand derer für die eine oder die andere Seite des binären Codes optiert wird. Das Wissenschaftssystem verfügt zum Beispiel über eine Programmstruktur, die sich aus etablierten Methoden, Methodologien und Theorien zusammensetzt. Lässt sich in diesem Zusammenhang etwa beobachten, dass viele Programmstrukturen Elemente anderer Teilsysteme enthalten (Bsp. Genforschung: Politik, Religion, Recht), gefährdet dies nicht die operative Geschlossenheit des Kommunikationssystems, sondern ermöglicht vielmehr die Aufnahme externer Einflüsse, ohne die systemeigene Codierung verlassen zu müssen.[77] So kann sich das Wissenschaftssystem unter anderem auf politische, religiöse

---

[75] Vgl. Mayntz (1988), S. 30. Funktionssysteme sind nach Hillebrandt (1999), S. 245, zitiert nach Wansing (2006), S. 35 daher nicht Abbild der Gesamtheit ihrer Handlungsträger, Organisations- oder Interaktionssysteme, sondern die Summe der spezifischen Kommunikationen: „Funktionale Differenzierung ist keine Personendifferenzierung, d.h. sie teilt nicht Personen, sondern Sachthemen bestimmten Teilsystemen der Gesellschaft zu. Sie [Funktionssysteme *D.B.*] sind an sachlichen Funktionen orientierte Systeme, die sich kommunikativ in einer Umwelt reproduzieren."

[76] Vgl. dazu Schimank (1999), S. 51, der dies am Beispiel eines Zugunglückes illustriert. Da das Zugunglück als Kommunikationsgegenstand passiert, ist es zugleich rechtliches, politisches, wirtschaftliches, massenmediales, medizinisches und gegebenenfalls militärisches Geschehen.

[77] Vgl. Schimank (1996), S. 162–165. Der in diesem Kontext von Münch (1991), S. 23 und Scharpf (1989), S. 12 vertretene Abbau teilsystemischer Eigenlogik berücksichtigt allerdings nicht, dass Geschlossenheit und Offenheit zwei wesentliche Aspekte des Autopoiesis-Konzeptes sind (siehe Kapitel 1.1.1.1). Schimank (1996), S. 158 spricht in diesem Zusammenhang von ›withinputs‹, die dafür sorgen, dass die inputs der Systemumwelt so verarbeitet werden, dass die Identität des Teilsystems erhalten bleibt.

und rechtliche Limitationen/Zielvorstellungen einstellen, ohne dass sich dadurch zwangsläufig der Code Wahrheit/Unwahrheit verändert.[78] Aus der autopoietischen Organisation der Funktionssysteme resultiert gleichzeitig die Abhängigkeit von den anderen Teilsystemen: Da jedes Funktionssystem die exklusive Kompetenz für einen bestimmten, nicht substituierbaren gesellschaftlichen Funktionsbereich besitzt, ist es darauf angewiesen, dass andere Funktionen durch die übrigen Teilsysteme ausgefüllt werden.[79] Weiterhin impliziert diese theoretische Kopplung von Abhängigkeit, Unabhängigkeit, Spezifikation und systemeigener Kontrolle die Gleichheit (im Sinne von Bedeutung/Wertigkeit) ungleicher Teilsysteme. Weil ein Funktionssystem nur die ihm zugrunde liegende Kommunikation betreibt und daher die anderen Funktionssysteme nicht dominieren kann[80], entwickelt jedes Teilsystem trotz der strukturellen Kopplung an andere Funktionssysteme eine monokontexturale Perspektive auf die Gesellschaft.[81] Der monokontexturalen Ausrichtung der Funktionssysteme entsprechend wird jedem Teilsystem ein symbolisch generalisiertes *Kommunikationsmedium* (Wirtschaftssystem: Geld, Politik: Macht, Intimbeziehungen: Liebe etc.) zugeordnet. Dieses stärkt den positiven Wert des jeweiligen binären Codes und erhöht die Wahrscheinlichkeit funktionsspezifischer Kommunikation, wodurch die Autopoiesis des Funktionssystems abgestützt wird. So fällt es beispielsweise nicht schwer, (mitunter wertvolle eigene) Güter zu verkaufen oder unbequeme Dienstleistungen zu erbringen, wenn man dafür bezahlt wird und sich auf diese Weise gleichermaßen die Chancen zur Kommunikation ent-

78 Vgl. Kneer/Nassehi (1997), S. 140.

79 Vgl. Hellmann (1996), S. 133; vgl. Luhmann (1986), S. 86.

80 Vgl. Luhmann (1998) [b], S. 753. Wenn man in diesem Zusammenhang überhaupt von Dominanz sprechen kann, dann nur in Bezug auf die Teilsysteme mit der höchsten Versagensquote, da deren Ausfall nicht kompensiert werden könnte und systemspezifische Anpassungen nach sich zöge. Vgl. dazu Luhmann (1998) [b], S. 769.

81 Vgl. Luhmann (1998) [b], S. 745. Nach Luhmann sind faktisch alle Funktionssysteme miteinander durch strukturelle Kopplung verbunden. Exemplarisch zu nennen ist hier die Kopplung von Wirtschaft und Politik, die durch Steuern und Abgaben erreicht wird. Die Geldverwendung unterliegt generell zwar den Gesetzmäßigkeiten des Wirtschaftssystems, die Verfügung darüber, wenn es nicht am Profit ausgerichtet, sondern dem Staatsbudget zugesteuert wird, liegt beim Funktionssystem Politik. Vgl. dazu Luhmann (1997), S. 779–781.

lang des Codes Zahlung/Nicht-Zahlung prinzipiell offen hält.[82] Infolge der unilateralen Orientierung der Funktionssysteme an spezifischen binären Codes, Programmen und Kommunikationsmedien bietet sich dem Menschen als Identifikationspunkt für Kommunikation das Bild einer *polykontexturalen* Gesellschaft[83], die durch den Verlust fragloser Zugehörigkeiten, sozialer Bindungen und fassbarer Identität gekennzeichnet ist.[84] Dieser modus coexistendi mit toleranten, uneindeutigen und differenten Verhältnissen wird auch von LUHMANN vertreten, der damit den HABERMASCHEN Begriff der unversehrten vergesellschafteten Lebenswelt[85] ablehnt und an dessen Stelle eine Gesellschaft ohne Zentrum, ohne Spitze setzt, die keine verbindliche Repräsentation zulässt.[86]

2.1.2 Inklusion und Exklusion zur Beschreibung gesellschaftlicher Teilhabe vor dem Hintergrund der funktional differenzierten Gesellschaft

Ausgehend von der skizzierten kontingenten repraesentatio identitatis, der prinzipiell nicht festzumachenden Repräsentation der funktional differenzierten Gesellschaft, grenzt sich die systemtheoretische Architektur LUHMANNS explizit von klassischen und zeitgenössischen Theorien personaler Teilhabe am Gesellschaftssystem ab. Die Einbindung des Menschen in die Gesellschaft, die im Rahmen der vorliegenden theoretischen Zugänge zur Integrationsthematik auch als soziale Integration bezeichnet wird, vollzieht sich daher weder auf Basis eines Gesellschaftsvertrages (HOBBES, HABERMAS) noch durch einen gemeinsamen Wertebezug (DURKHEIM, ETZIONI) oder mittels der gelungenen Bearbeitung von Konflikt- und Ungleichheitsmechanismen (MARX, DUBIEL).[87] Da die funktionalistische Darstellung der Gesellschaft, wie herausgestellt wurde, keine ge-

---

82 Vgl. Wansing (2006), S. 36. Das die gesellschaftliche Autopoiesis garantierende Kommunikationsmedium ist nachvollziehbarerweise die Sprache, da sie in der Regel zur Mitteilung der Information eingesetzt wird. Vgl. dazu Luhmann (1998) [a], S. 205–208.

83 Vgl. Schimank (1996), S. 185.

84 Vgl. Nassehi (2001), S. 227.

85 Vgl. Habermas (1999), S. 180 und 183.

86 Vgl. Kneer/Nollmann (1997), S. 85–86.

87 Vgl. Bora (1999), S. 38–55; vgl. Imbusch/Rucht (2005), S. 58–59; vgl. Schimank (1996), S. 26–78. Für eine vertiefende Auseinandersetzung mit dem Phänomen der sozialen Integration siehe ferner Friedrichs/Jagodzinski (1999).

samtgesellschaftliche Einheitsperspektive vorsieht, bezieht sich Integration im systemtheoretischen Kontext lediglich auf die Leistungsbeziehungen zwischen gesellschaftlichen Funktionssystemen.[88]

Entgegen der als Interferenz (strukturelle Kopplung zwischen Teilsystemen)[89] organisierten Beziehung der Funktionssysteme untereinander muss die Teilhabe des Menschen am Gesellschaftssystem über die in Kapitel 2.1.1.2 behandelte Interpenetration (strukturelle Kopplung zwischen psychischen und sozialen Systemen) zustande kommen. Der Integrationsbegriff wird von LUHMANN daher durch das Dogma der *Inklusion* ersetzt und konsequent an funktionsspezifische Kommunikationskontexte geknüpft: „Inklusion ... kann sich nur auf die Art und Weise beziehen, in der im Kommunikationszusammenhang Menschen bezeichnet, also für relevant gehalten werden. Man kann auch sagen: die Art und Weise, in der sie als »Personen« bezeichnet werden."[90] Die Markierung des Menschen im funktionssystemspezifischen Kommunikationskontext kann dabei auf unterschiedliche Weise geschehen. Ausschlaggebend dafür ist, dass LUHMANN, wie bereits NADEL (1957), die Herausbildung von *Komplementärrollen* zur Stabilisierung der Funktionssysteme annimmt.[91] Demgemäß entstehen komplementär zu den funktionsspezifischen und damit systemdefinierenden Leistungsrollen (Arzt, Richter, Lehrer etc.) so genannte Publikumsrollen, die die Inklusion der Bevölkerung in das Funktionssystem sichern und die Autopoiesis des gesellschaftlichen Subsystems durch permanente Kommunikation gewährleisten.[92] Exemplarisch für komplementäre Leistungs- und Publikumsrollen in den Funktionssystemen Wirtschaft, Recht und Bildung/Erziehung seien hier genannt: Produzent, Erwerbstätiger (Leistungsrolle) - Konsument (Publikumsrolle); Anwalt, Rich-

88 Vgl. Luhmann (1998) [b], S. 603.

89 Vgl. Bora (1999), S. 63.

90 Luhmann (1994) [b], S. 20. Diese Definition ist Ergebnis einer mehr als 20 Jahre dauernden Auseinandersetzung mit dem Inklusionskonzept. Siehe dazu sehr ausführlich Farzin (2006), S. 39–108.

91 Die in diesem Zusammenhang von Wansing (2006), S. 40, geäußerte Kritik, der zufolge Luhmann nicht über eine allgemeine Beschreibung des Inklusionsparadigmas hinausgeht, erscheint daher nicht angebracht.

92 Vgl. Luhmann (1977), S. 237. Die Ausdifferenzierung komplementärer Leistungs- und Publikumsrollen wird damit zum zentralen Inklusionsmodus der modernen Gesellschaft und zum konstitutiven Moment funktional differenzierter Gesellschaften. Vgl. dazu Farzin (2006), S. 68, Göbel/Schmidt (1998), S. 103 und Stichweh (2005), S. 70.

ter (Leistungsrolle) - Ankläger, Beklagter, Zeuge (Publikumsrolle); (Hochschul-) Lehrer, Erzieher (Leistungsrolle) - Auszubildender, Schüler, Student (Publikumsrolle).[93] Die Ausdifferenzierung der Publikumsrollen, deren Inhaber im Gegensatz zu den Leistungsrollenträgern mit dem Laien-Status versehen sind, impliziert dabei drei wesentliche Modifikationen früherer Sichtweisen auf nichtprofessionell agierende Bevölkerungsteile: Durch die generalisierte Auffassung der Laien werden soziale/familiäre Attribute für das Funktionssystem irrelevant und eine Universalisierung des Laien-Status evoziert, sodass prinzipiell jede Person als Gegenüber eines funktionsdefinierenden Rollenträgers fungieren kann. Darüber hinaus entstehen Respezifikationen, die den Status des nichtprofessionellen Akteurs in eine Vielzahl funktionssystemspezifischer Komplementärrollen transformieren.[94]

Die Möglichkeit der potentiellen Einnahme mehrerer Rollen in unterschiedlichen Funktionssystemen korrespondiert folglich mit dem eingangs dargestellten Konzept der Autopoiesis, das weder den Menschen noch die funktional differenzierte Gesellschaft als zusammenhängende Einheit betrachtet. Während Menschen in segmentär und stratifikatorisch differenzierten Gesellschaften aufgrund familiärer Zugehörigkeit oder dem äquivalenten Einschluss entsprechenden Wohn- und Lebensgemeinschaften bzw. durch Geburt einer bestimmten Schicht angehören, werden sie in der funktional differenzierten Gesellschaft über Kommunikation in ein polykontexturales Netzwerk autopoietisch operierender Funktionssysteme inkludiert. Aus dem sich daraus ableitenden Erfordernis, an mehreren Subsystemen teilzuhaben (niemand ist nur in das Wirtschaftssystem inkludiert, niemand führt eine ausschließlich wissenschaftliche oder politische Existenz etc.)[95], resultieren Mischexistenzen, die durch die multiple, partielle Inklusion in unterschiedliche Funktionssysteme gekennzeichnet sind.[96] Angesichts der kontingenten, polykontextu-

---

93 Vgl. Göbel/Schmidt (1998), S. 103; vgl. Wansing (2006), S. 40, wobei sich a.a.O. jeweils umfangreiche Aufzählungen finden lassen.

94 Vgl. Stichweh (2005), S. 14. Der von Liebau geprägte Begriff des ›uomo universale‹, des sich in verschiedenen Lebensbereichen beteiligen könnenden Menschen bietet in diesem Zusammenhang m.E. eine treffende Beschreibung. Vgl. dazu Liebau (2001), S. 12.

95 Vgl. Luhmann (1989), S. 158.

96 Vgl. Farzin (2006), S. 44; vgl. Kneer/Nassehi (1997), S. 158; vgl. Nassehi (1999), S. 123; vgl. Nassehi/Nollmann (1997), S. 396. Fuchs/Schneider (1995), S. 206 sprechen in diesem Zusammenhang von Dividualisierung, da die Identität des Menschen als Ganzen durch die multiple Teilhabe an der

ralen Abbildung der funktional differenzierten Gesellschaft kann die personale Multiinklusion in die Funktionssysteme jedoch keinem zentralen Inklusionsmechanismus folgen.[97] Die Inklusionsbedingungen orientieren sich vielmehr an den spezifischen Funktionserfordernissen der Teilsysteme, den damit verbundenen Programmen, die die Kommunikationen entlang des funktionssysteminternen binären Codes regulieren, und den sich auf dieser Basis generierenden Komplementärrollen.[98] STICHWEH schlägt in diesem Zusammenhang vier teilsystemübergreifende Inklusionsformen vor, die Inklusion a) über die *professionelle Betreuung* des Publikums durch komplementäre Leistungsrollenträger (betrifft die Funktionssysteme Recht, Religion, Gesundheit, Bildung/Erziehung), b) über *exit/voice-Optionen,* zwei Publikumsoptionen, die kommunikative Äußerungen in Form von Beitrag oder Ausstieg ermöglichen (Einbeziehungen dieser Art vollziehen sich in den Funktionssystemen Wirtschaft, Kunst, Politik, Sport, Massenmedien, Militär), c) über die *gleichzeitige bzw. wechselweise Einnahme von Publikums- und Leistungsrolle* (dies ist nur im Funktionssystem Intimbeziehung möglich, da einzig die Sexualität augenblickshaftige Rollenwechsel vorsieht) und d) über *indirekte Inklusion* (das Funktionssystem Wissenschaft inkludiert die Personen eher über das Erziehungs-/Bildungssystem denn über ›eigenes‹ Publikum) realisieren.[99]

Sichern die Ausdifferenzierung komplementärer Leistungs- und Publikumsrollen sowie die funktionssystemspezifischen Inklusionsmodi zwar die Autopoiesis der Teilsysteme, indem sie potentiell jedem Menschen die Möglichkeit zur Teilhabe am Funktionssystem eröffnen, kann die Vollinklusion (Inklusion aller Menschen in alle Funktionssysteme) jedoch nicht realisiert werden. Dies ist auf mehrere Ursachen zurückzuführen: Durch den Übergang zur funktional differenzierten Gesellschaft, die, wie angedeutet, als Weltgesellschaft gedacht ist, verliert die Nation den ihr eigenen Aufforde-

Gesellschaft unmöglich wird. Kneer/Nassehi (1997), S. 163 kommen aus der entgegengesetzten Richtung zum selben Schluss: „Gesellschaft betrachtet je nur partikulare Personenmerkmale und bekommt die ganze Person nicht in den Blick." Für Fromm stellt sich die Gesellschaft des beginnenden 21. Jahrhunderts daher als dehumanisiertes Gebilde dar. Vgl dazu Fromm (1980), S. 281.

97 Vgl. Bohn (2006), S. 41; vgl. Luhmann (1994) [b], S. 25; vgl. Luhmann (1998) [b], S. 630.

98 Vgl. Bohn (2006), S. 55; vgl. Bora (1999), S. 67; vgl. Farzin (2006), S. 27; vgl. Göbel/Schmidt (1998), S. 108.

99 Vgl. Stichweh (2005), S. 21–29.

rungs- und Verpflichtungscharakter.[100] Der für die Mitte des 20. Jahrhunderts beispielsweise pflichtgemäßen Zugehörigkeit zu einer Religionsgemeinschaft und der zwangsläufig mit einer Intimbeziehung verbundenen Ehe steht heute der Aspekt der *Freiwilligkeit* gegenüber. Die Entscheidung für oder wider das Eingehen einer Ehe, der Eintritt in eine religiöse Vereinigung oder die Verweigerung des Glaubens sind gegenwärtig individuelle Entscheidungen ohne Zwangsmomente.[101] Eine weitere Inklusionsvariable stellt die *Temporalisierung* von Inklusionszuständen dar. Der Patient ist sinnvollerweise nur im Krankheitszustand Träger seiner Publikumsrolle, genauso wie der Beobachter eines Verkehrsunfalls nur während der Fallbearbeitung durch die Exekutive (Justiz) als Zeuge auftritt.[102] Wenn sich die Inklusion in ein Funktionssystem auf die Inklusion in andere Teilsysteme auswirkt, spricht man von *prekärer Inklusion*.[103] Diese kann in zwei Formen auftreten, der limitierten Inklusion und der Hyperinklusion. Unter limitierter Inklusion versteht man den Sachverhalt, dass die Teilhabemöglichkeiten an einem Funktionssystem durch die Inklusion in ein anderes beeinflusst, aber nicht unmöglich gemacht wird. Dies ist zum Beispiel der Fall, wenn medizinische Behandlungen Zahlungsfähigkeit voraussetzen. Die Kommunikation folgt in diesem Falle zunächst dem Code Zahlung/Nicht-Zahlung (Funktionssystem Wirtschaft), bevor sie, sofern Zahlungsfähigkeit vorliegt, im Gesundheitssystem nach dem Code Gesundheit/Krankheit geführt wird. Von Hyperinklusion hingegen kann gesprochen werden, wenn durch die Inklusion in ein Funktionssystem Inklusionen in andere Systeme konterkariert bzw. undurchführbar werden.[104] Ein geläufiger Fall von Hyperinklusion ist in diesem Zusammenhang die Inklusion in eine ›totale Institution‹, wie sie von GOFFMANN am Beispiel von Gefängnissen, Psychiatrien, Klöstern, Internaten und vergleichbaren Einrichtungen beschrieben wird.[105]

Sobald Menschen in Funktionssysteme inkludiert, also im Kommunikationskontext der Subsysteme als relevant bezeichnet werden, sind sie für die Funktionssysteme adressabel.[106] Da niemand, wie

---

100 Für einen Einblick in die Rolle des Staatsbürgers siehe Brubaker (2000).

101 Vgl. Stichweh (2005), S. 43–44.

102 Vgl. Farzin (2006), S. 27; vgl. Wansing (2006), S. 43.

103 Vgl. Farzin (2006), S. 68.

104 Vgl. Göbel/Schmidt (1998), S. 109–111.

105 Vgl. Goffmann (1972), S. 16.

106 Vgl. Fuchs (1997), S. 61–62.

aufgezeigt wurde, in allen kommunikativen Hinsichten als Adressat für Kommunikation in Frage kommen kann, ist die soziale Adresse (Kommunikationen stellen bekanntermaßen soziale Handlungen dar) gleichermaßen das spiegelverkehrte Abbild dessen, was die Inklusion nicht zu leisten vermag: Die als *Exklusion* bezeichnete Nicht-Berücksichtigung im funktionssystemspezifischen Kommunikationskontext.[107] Der Exklusionsbegriff erfreut sich, eingebettet in das Begriffspaar Inklusion/Exklusion, dabei erst seit wenigen Jahren vielfältiger, professionsübergreifender und zum Teil unscharfer, diffuser Verwendung.[108] Kritisch betrachtet wird in diesem Zusammenhang vor allem das von LUHMANN zur Erklärung von gesellschaftlichen Ungleichheitslagen entwickelte Begriffsverständnis, das Exklusion als logischen Schatten, der Inklusion folgend, beschreibt.[109] An die dargestellte Kritik anknüpfend soll den folgenden Ausführungen das dynamische Exklusionsverständnis von STICHWEH zugrunde gelegt werden. Dieses beschreibt Exklusion als ein zunächst wertneutrales mehrdimensionales Phänomen, das sich aus der Nichtzugehörigkeit zu einzelnen Funktionssystemen ergibt und erst durch die Kumulation oder die Vernetzung kommunikativer Nichtberücksichtigungen zum Problem für die betroffene Person wird.[110]

Exklusionen beziehen sich in erster Linie auf die Träger von Publikumsrollen und stehen, da Funktionssysteme prinzipiell auf die sie konstituierende Vollinklusion ausgelegt sind, unter erheblichem Legitimationszwang. Die Rechtfertigung von Exklusionen resultiert in diesem Zusammenhang aus funktionalen Erfordernissen wie beispielsweise der gesetzlich geregelten Bindung des Wahlrechtes an

107 Vgl. Stichweh (2005), S. 45.

108 Zur Übersicht über die divergierenden Begriffsverwendungen siehe Bohn (2006), S. 30-31 und Göbel/Schmidt (1998), S. 88-90. Hinweise zur Begriffsgenese finden sich bei Göbel/Schmidt (1998), S. 92-95 und Stichweh (2005), S. 47-48.

109 Vgl. Luhmann (1994) [b], S. 43. Luhmann (1998) [b], S. 621 begründet sein Verständnis von Exklusion vor einem Bedingungshintergrund: „Also gibt es Inklusion nur, wenn Exklusion möglich ist." Die in Bezug auf das von Luhmann vorgesehene Erklärungsmuster von sozialer Ungleichheit, hervorgerufen durch Exklusion, geäußerte Kritik bezieht sich dabei auf einen Widerspruch der Luhmannschen Theorieauslegung: Da Exklusionen aus Funktionssystemen gleichermaßen Personen in den Kontext sozialer Benach-teiligung inkludieren, erhält diese Lesart einen paradoxen Charakter. Vgl. dazu Farzin (2006), S. 112; vgl. Nassehi (2004), S. 336; vgl. Wansing (2006), S. 51.

110 Vgl. Stichweh (2004), S. 361; vgl. Stichweh (2005), S. 136.

ein bestimmtes Alter.[111] Dass Exklusionen nicht zwangsläufig expliziten Charakters sein müssen, kann anhand von Stellenausschreibungen verdeutlicht werden, deren Veröffentlichungen den Zeitpunkt der Personalauswahl bereits überschritten haben. In solchen Fällen wird die Negation quasi invisibilisiert, da für den Betroffenen kein explizit exkludierendes Ereignis erkennbar ist.[112] Analog zur widerlegten Hypothese der Vollinklusion können sich Personen allerdings auch selbst exkludieren (entspricht der freiwilligen Nicht-Inklusion), indem sie sich wie schon der mittelalterliche Mönch einem asketischen, von der Gesellschaft abgeschotteten Leben verschreiben.[113] Dass es trotz zeitlich begrenzter expliziter bzw. irreversibler selbst auferlegter Exklusion (man erreicht das zur Wahl berechtigende Alter, man verlässt das Kloster etc.) aus einzelnen Funktionssystemen zu so genannten spill-over-Effekten kommen kann, ist im Netzwerkcharakter des Inklusion-/Exklusion-Paradigmas begründet. Während Inklusionen durch lose Kopplungen unterschiedlichster Kommunikationskontexte charakterisiert sind, lassen sich häufig sequentiell vernetzte Exklusionen beobachten, die sich gegenseitig verstärken und demgemäß in eine starke Verbindung integriert sind.[114] Diese für Exklusionsprozesse der modernen Gesellschaft charakteristische dynamische Kumulation von funktionssystemspezifischen Nichtberücksichtigungen führt im Extremfall zu einer ›Negativkarriere‹, die die individuelle Lebenslage an vorangegangene biographische Faktoren knüpft: „Frühere Weichenstellungen bestimmen den späteren Lebenslauf, und die Positionierung in einem Differenzierungsbereich bestimmt die in einem

111 Vgl. Farzin (2006), S. 101. Dass eher Publikums- als Leistungsrollenträger exkludiert werden, ist dadurch zu erklären, dass einer Vielzahl Publikumsträger in der Regel eine Minderheit Leistungsrollenträger gegenübersteht, deren Kompetenz aufgrund ihrer quantitativen Knappheit nicht übergangen werden kann. Vgl. dazu Stichweh (2005), S. 56.

112 Vgl. Stichweh (2005), S. 186–187. Weitere anschauliche Exklusionsbeispiele finden sich bei Göbel/Schmidt (1998), S. 104.

113 Vgl. Bohn (2006), S. 34.

114 Vgl. Bohn (2006), S. 31; vgl. Farzin (2006), S. 55; vgl. Luhmann (1994) [b], S. 41; vgl. Stichweh (2005), S. 192–193. Luhmann (1995), S. 259–260, zitiert nach Farzin (2006), S. 55 beschreibt dies unter dem Eindruck der brasilianischen favelas (In Randlagen großer Städte liegende Armenviertel) wie folgt: „Familien, die auf der Straße leben und keine feste Adresse haben, können ihre Kinder nicht zur Schule anmelden. Oder: wer keinen Ausweis hat, ist von Sozialleistungen ausgeschlossen, kann nicht wählen, kann nicht legal heiraten. Wirtschaftliche Not erzeugt eine hohe Indifferenz gegenüber dem Rechtscode rechtsmäßig/rechtswidrig."

anderen."[115] Diese Auffassung muss allerdings funktionssystemrelativ betrachtet werden, da beispielsweise weder der Austritt aus der Kirche noch das Nichteingehen von Intimbeziehungen noch der Verzicht auf das politische Wahlrecht weitreichende Konsequenzen für die zukünftige Lebensgestaltung haben. Als Exklusionsrisiken im Sinne einer möglichen Negativbiographie werden im Kontext europäischer Sozialpolitik vielmehr Faktoren wie fehlende Erwerbstätigkeit, unqualifizierte Beschäftigung, Langzeitarbeitslosigkeit oder Behinderung gehandelt.[116]

2.1.3 Zusammenfassung

Die Theorie der funktional differenzierten Gesellschaft der Moderne impliziert in Hinblick auf die Gesellschaftsstruktur und den sich daraus ableitenden Teilhabepotentialen Positionen, die sich grundlegend von vorherrschenden theoretischen Konzeptionen demarkieren. Der Mensch wird als Konglomerat unabhängig voneinander operierender, sich durch konsequenten Selbstbezug aufrechterhaltender neuronaler, organischer und psychischer Systeme in die Umwelt des Gesellschaftssystems verortet. Die Gesellschaft erweist sich dabei als Sozialsystem höherer Ordnung, als Gesamtheit aller sozialen Systeme, die sich aus Kommunikationen, verstanden als selektive Prozesse zur Generierung systemerhaltender Anschlusskommunikation, konstituieren. Durch die strukturelle Kopplung von sozialen und psychischen Systemen, gedacht als Bewusstseinssysteme, deren Bezugselemente Gedanken und Vorstellungen darstellen, wird die Kommunikation zwischen psychischen Systemen ermöglicht und der Erhalt der Gesellschaft gesichert. Diese unterliegt entgegen tradierter Anschauungen dem Primat der funktionalen Differenzierung, das die Gesellschaftsstruktur als Vernetzung lebensweltlicher problembezogener Funktionssysteme ausweist. Jedem Funktionssystem sind dabei ein binärer Code als Leitunterscheidung, spezifische Programme zur Anwendung des Codes so-

115 Schwinn (2000), S. 473. Dies unterstreicht die Exklusionsdynamik der funktional differenzierten Gesellschaft. Während Exklusion in segmentären und stratifizierten Gesellschaften nur durch einen einmaligen Totalausschluss wie Tötung oder Exkommunizierung vollzogen werden kann, bezieht sich Exklusion in der modernen Gesellschaft auf unterschiedliche Kontexte. Vgl dazu Luhmann (1998) [b], S. 623–624.

116 Vgl. Rat der Europäischen Union (2001), S. 21. Schimank (1998), S. 68 spricht, bezogen auf die genannten Exklusionsrisiken, von basalen Ansprüchen, die der Einzelne an die Funktionssysteme Wirtschaft, Bildung/Erziehung und Gesundheit herausbildet, um seine Lebenschancen zu verbessern.

wie entsprechende Kommunikationsmedien zu Eigen, wodurch sich die funktionssysteminterne Kommunikation nur auf das spezifische Funktionsproblem beziehen kann. Diese monokontexturale Ausrichtung gewährleistet zwar den Bestand bzw. Erhalt des jeweiligen Funktionssystems, stellt für den Menschen als Bestandteil der Umwelt der Gesellschaft jedoch den Verlust eindeutiger Zugehörigkeit, greifbarer Identität und Sozialität dar. Die Beziehung zwischen Individuum und Gesellschaft kann vor dem Hintergrund einer fehlenden gesamtgesellschaftlichen Abbildung nur partieller Natur sein und wird daher an das Begriffspaar Inklusion/Exklusion gebunden. Werden Menschen im gesellschaftlichen Kommunikationszusammenhang berücksichtigt, also in den Kommunikationskontext der Funktionssysteme einbezogen, gelten sie als inkludiert. Die Inklusion in ein Funktionssystem folgt dabei den Funktionserfordernissen, die im binären Code, den Programmen und den Kommunikationsmedien manifestiert sind. Das konstitutive Moment der gesellschaftlichen Funktionssysteme bildet die Ausdifferenzierung von Publikumsrollen, die als komplementäre Institution zu den das Funktionssystem definierenden Leistungsrollen Einzug in das funktionssysteminterne Kommunikationsgeschehen halten. Da die Inklusion aller Menschen in alle Funktionssysteme allerdings utopisch erscheint, kommt es selbst- oder fremdgesteuert immer wieder zur Exklusion von Individuen aus Funktionssystemen. Die Nichtberücksichtigung im funktionssystemspezifischen Kommunikationskontext kann dabei fatale Folgen haben: Stellen einzelne Exklusionen aus Funktionssystemen zunächst kein Problem für das Individuum dar, können sich mit zunehmender Exklusionsdichte aus basalen Funktionssystemen dynamisierende Effekte herausbilden, die die potentiell mögliche Lebensgestaltung des Einzelnen konterkarieren.

2.2 Erwerbsarbeit als Inklusionsfaktor - eine sozio-ökonomische Reflexion

Die im Kontext der soziologischen Systemtheorie vertretene Abbildung der funktional differenzierten Gesellschaft als polykontexturales Netzwerk ungleichartiger, aber gleichrangiger Funktionssysteme ist mit Blick auf die konkret zu *aktivierenden* Teilhabepotentiale der einzelnen Subsysteme nur bedingt aussagekräftig: Bei näherer Betrachtung offenbart die theoretisch unterstellte Äquivalenz der Teilsysteme argumentative gaps (Lücken), da die in der gesellschaftlichen Praxis beobachtbaren Teilhabemechanismen durchaus auf unterschiedliche *Inklusionseffekte* hinweisen. Angesichts der den individuellen Lebensverlauf offensichtlich negativ beeinflussenden funktionssystemspezifischen Nichtberücksichtigungen und in Anlehnung an die basalen Ansprüche von Individuen kann festgehalten werden, dass die Inklusion in die Funktionssysteme Wirtschaft, Bildung/Erziehung und Gesundheit aus rein überlebenszentrierter Sicht bedeutsamer ist als beispielsweise die Teilhabe an Kommunikationshandlungen in den Teilsystemen Sport, Kunst oder Massenmedien.[117] In Hinblick auf die teilsystemischen Inklusionspotentiale ist das Funktionssystem Wirtschaft in diesem Zusammenhang das einzige Subsystem, dessen Rollenverteilung nicht in einem starren Verteilungsgefälle mit wenigen Leistungs- und vielen Publikumsrollen mündet. Trotz einer - wie zu zeigen sein wird - nicht unerheblichen Anzahl erwerbsloser Menschen stellt sich das Verhältnis von Leistungs- zu Publikumsrollenträgern weitaus positiver (im Sinne von Gleichverteilung) dar, als es zum Beispiel in den Funktionssystemen Gesundheit (wenige Spezialisten - viele Bedürftige) oder Bildung/Erziehung (wenige Bildende - viele zu Bildende) zu beobachten ist. Ein weiteres Spezifikum des Wirtschaftssystems ist die Kausalbeziehung zwischen den non- bzw. bi-optional aufgebauten Handlungsstrukturen: So setzt die Einnahme einer Publikumsrolle als Konsument in der Regel die Ausübung einer Leistungsrolle als Erwerbstätiger oder zumindest die aus einer Erwerbstätigkeit resultierenden finanziellen Mittel voraus. Konträr dazu muss der Patient im Gesundheitssystem nicht als Arzt und somit als Leistungsrollenträger praktiziert haben, sondern er kann, wie der nicht als Berufspolitiker eingesetzte Mensch, der von seinem Wahlrecht Gebrauch macht, seine Publikumsrolle auch ohne den Zwillings-Status des Leistungs- *und* Komplementärrollenträgers einnehmen. Eine Sonderstellung ist der Erwerbsarbeit[118] darüber hinaus auch aufgrund der für die Moderne zugeschriebenen Differenzierungsform zu attestieren: Da, wie aufgezeigt wurde, die für segmentär und stratifikatorisch differenzierte Gesellschaften charakteristischen Merkmale wie soziale Bindungen, fraglose Zugehörigkeiten und Solidaritätserfahrungen der Unverbindlichkeit der funktional differenzierten Gesellschaft weichen mussten, liegt die individuelle Lebensgestal-

---

117 Großmann/Melzer (2004), S. 4 sprechen in Bezug auf materielle Ressourcen und Gesundheit in diesem Zusammenhang von existentiellen Grundbedürfnissen, die verlässlich gedeckt werden müssen. Eine ähnliche Lesart findet sich bei Marcuse (1979), S. 21, in dessen Verständnis menschlichen Lebens die Befriedigung überlebensnotwendiger Bedürfnisse durch Faktoren wie Nahrung, Unterkunft, Kleidung, etc. gesichert werden muss.

118 Wie in diesem Abschnitt bereits angedeutet, werden die Begriffe Erwerbsarbeit und Erwerbstätigkeit im weiteren Verlauf synonym verwendet.

tung/-bewältigung[119] in der Hand des Einzelnen. Dieser *muss* zur Existenzsicherung individuell auf ausreichend finanzielle Mittel zurückgreifen können, da die polykontextural ausgerichtete Gesellschaft nur bedingt über soziale Auffangmechanismen[120] wie Arbeitslosengeld, Sozialhilfe, Alterssicherung etc. verfügt.[121]

Das Ergebnis der professionenübergreifenden Literaturanalyse zur begrifflichen Bestimmung von Erwerbsarbeit vermittelt im inferenzstatistischen Sinne das Bild einer negativen Korrelation (Variablen: Individuelle/gesellschaftliche Relevanz, Begriffsverständnis/-abgrenzung): Scheint die hier angedeutete hervorgehobene Position der im Wirtschaftssystem verankerten Leistungsrolle als erwerbstätige Person hinsichtlich ihrer gesellschaftlichen Teilhabeoptionen plausibel, lässt sich in Bezug auf die wissenschaftstheoretische Auslegung von Erwerbsarbeit vor allem ein Phänomen beobachten: Die wenig trennscharfe, unpräzise Gleichsetzung von Arbeit und Erwerbsarbeit.[122]

---

119 Zum Konzept der Lebenslage, die sich aus der individuellen Lebensgestaltung/-bewältigung ableiten lässt, siehe Posch (1988).

120 Für einen detaillierten Überblick über die deutsche Sozialgesetzgebung und die damit verbundenen Regelungen siehe Großmann/Melzer (2004). Zur Organisation der sozialen Sicherheit und der Sozialpolitik generell findet sich bei Schäfers (1990), S. 226–227 eine komprimierte Darstellung.

121 Die Relevanz der anderen Funktionssysteme wird vor diesem Hintergrund keinesfalls in Frage gestellt: Offensichtlich wurde jedoch, dass der Status erwerbstätig in der Leistungsrolle des Wirtschaftssystems einen besonderen Effekt–auch auf die Inklusion in andere Funktionssysteme–hat, da multioptionales Handeln in der Regel einen entsprechenden finanziellen Spielraum voraussetzt (z.B. im Falle von Kunstliebhabern, Reisebegeisterten, Extremsportlern etc.).

122 Siehe dazu besonders die Untersuchung von Krebs (2002), in der gesellschaftlich-ökonomisch anzuerkennde Arbeit unter anderem gegenüber Arbeitsverständnissen wie Arbeit als zweckrationales Handeln, Arbeit als gesellschaftlich notwendige Tätigkeit, Arbeit als Tätigkeit für andere etc. abgegrenzt wird. Als Ergebnis ist festzuhalten, dass Arbeit nicht mit Erwerbsarbeit gleichgesetzt werden kann, da beispielsweise das Zähneputzen oder das Autofahren zweckrationale, jedoch keine ökonomischen Handlungen darstellen. Vergleichbare Aussagen finden sich in diesem Zusammenhang auch bei Gorz (1989), S. 192–194 sowie bei Willke (1998), S. 15.

Vor diesem diffusen[123] Hintergrund soll Erwerbsarbeit in der vorliegenden Arbeit verstanden werden als die Ausübung einer bezahlten, gesetzlich zulässigen, geistigen und/oder körperlichen Tätigkeit, die in einem Beschäftigungsverhältnis fixiert werden kann und deren Ertrag ab einer rechtlich definierten Höhe fiskalischen Vorgaben unterliegt. Diese Lesart von Erwerbsarbeit berücksichtigt damit nebenstehende Aspekte: *Bedarfsdeckung*: Für die ausgeübte/auszuübende Tätigkeit besteht eine Nachfrage, deren Deckung monetär entlohnt wird und die damit gleichzeitig Grundlage der Deckung eigener Bedarfe sein kann.[124] *Legalität*: Die Tätigkeit bezieht die Strafgesetzgebung ein, die beispielsweise die Herstellung/Produktion und/oder den Vertrieb/das Angebot verbotener Güter oder Leistungen/Dienste untersagt.[125] *Komplexität*: Entgegen tradierter Vorstellungen berücksichtigt der vorstehende Entwurf die posttayloristisch diskutierte Verbindung von Kopf- und Handarbeit und erkennt so die wachsende Flexibilitätsanforderung (mentale Flexibilität) gegenwärtiger und zukünftiger Erwerbstätigkeiten an.[126] *Deregulierung*: Die Erwerbsformen selbständiger und unselb-

---

123 Die in der Literatur anzutreffende Weitläufigkeit = Unbestimmtheit des Arbeitsbegriffes scheint jedoch grundsätzlich bekannt, was folgende Aussagen bestätigen: Hann (2000), S. 49: „Die Definition von Arbeit erinnert an die Büchse der Pandora." Marcuse (1979), S. 7: „Der Versuch einer grundsätzlichen Bestimmung des Begriffs Arbeit scheint überflüssig, seit in der ökonomischen Theorie das stillschweigende Übereinkommen besteht, von einer »definitorischen« Bestimmung der Arbeit als solcher abzusehen (...)."

124 Dass die Ausübung einer Erwerbstätigkeit die Deckung eigener Bedarfe nicht gewährleisten muss, ist zwar seit der aktuell geführten Mindestlohn-Debatte Bestandteil der öffentlichen Kommunikation, stellt jedoch kein modernes Phänomen dar, wie Hyman (1979), S. 297 in Anlehnung an eine Untersuchung von Rowntree aus dem Jahre 1899 feststellt: So konnte herausgefunden werden, dass bei 52 Prozent aller armen Familien in York, England, mindestens ein Hauptverdiener lebte, der allerdings nur unzureichend bezahlt wurde.

125 Dieser Aspekt bleibt bis auf wenige Ausnahmen, zu finden beispielsweise bei Krebs (2002), S. 51, die das Dealen mit Drogen zwar als ökonomischen, aber gleichzeitig illegalen Leistungsaustausch versteht, unberücksichtigt. In dieser Hinsicht mangelhafte Definitionen finden sich tabellarisch aufgestellt zum Beispiel bei Neuberger (1985), S. 4.

126 Eine detaillierte Darstellung der von Frederick W. Taylor (1856–1915) propagierten Arbeitsteilung, hier: Trennung von Kopf- und Handarbeit, und der daraus resultierenden Monotonie für die Arbeitskräfte findet sich unter anderem bei Hebeeisen (1999), S. 119–135. Schmidt (1998), S. 6–21 vertritt entgegen der tayloristischen Lehre den Standpunkt einer generellen Kopplung geistiger und körperlicher Betätigung und beobachtet in diesem Zusammenhang die stetige Zunahme geistiger Arbeit. Dass dieses Phänomen

ständiger Ausprägung unterliegen seit Ende der 1980er Jahre einem organisatorischen Wandel, sodass vor allem selbständige Erwerbstätige ihren Beruf in unterschiedlichsten Beschäftigungsverhältnissen ausüben können. Exemplarisch zu nennen sind hier, subsumiert unter dem Begriff Ein-Personen-Selbständigkeit, Subunternehmer, Zeit- und Vertragsarbeiter, abhängige Selbständige oder freie Mitarbeiter.[127] *Verbindlichkeit*: Personen, die in Deutschland wohnen bzw. solche, die inländische Einkünfte aufweisen und ihren Wohnsitz im Ausland haben, sind unbeschränkt einkommenssteuerpflichtig.[128] Die Besteuerung gemäß Einkommenssteuergesetz (EStG) setzt die Meldung der steuerpflichtigen Einnahmen voraus, was im Falle steuerpflichtiger, jedoch unversteuerter Einnahmen, also durch die Ausübung von Schwarzarbeit[129], unterbleibt. Tätigkeiten dieses Formats schließt die vorliegende Definition aus.

Nachdem somit eine konkrete Begriffsbestimmung von Erwerbsarbeit vorgestellt wurde, werden die weiteren Ausführungen zunächst den Stellenwert des Erwerbstätigen-Status für den Einzelnen und die Gesellschaft thematisieren, bevor daran anknüpfend auf den Emanzipationsprozess der Erwerbsarbeit, das nicht einklagbare

---

nicht auf Deutschland beschränkt ist, eröffnet die Untersuchung von Elwert (2000), S. 177–178, der bei einer bäuerlichen Gemeinschaft im westafrikanischen Benin einen Zusammenhang zwischen Arbeitserfolg und der Verbindung geistig-körperlicher Arbeit festgestellt hat.

127 Vgl. Egbringhoff (2002), S. 23-24. Eine in diesem Kontext häufig genannte Tätigkeit ist die des Künstlers, der in keinem Arbeitsverhältnis (Verhältnis im Sinne des Verhältnisses Arbeitgeber–Arbeitnehmer) steht, das kulturelle Leben der Gesellschaft bereichert und dafür finanziell entlohnt wird. Vgl. dazu Krebs (2002), S. 50 und Rosenberg (2000), S. 410. Konträr argumentiert O'Brien (1986), S. 254, der Erwerbsarbeit an die Zugehörigkeit zu einer Arbeitsorganisation (Unternehmen) bindet.

128 Vgl. NWB-Textausgabe (2004), S. 190–191, zu den Grundzügen der Steuererhebung siehe ferner ders., S. 289–326.

129 In der Literatur wird der Schwarzarbeit ein eigener ökonomischer Sektor zugewiesen: Der Sektor der informellen Ökonomie, der sich dementsprechend von der formellen Ökonomie und der Einbeziehung in die volkswirtschaftliche Gesamtrechnung abspaltet. Vgl. dazu Hann (2000), S. 45–48 und Posch (1988), S. 5–8. Konkrete Hinweise zum Facettenreichtum der Schwarzarbeit enthalten die Ausführungen des Bundesministeriums der Finanzen (2005), S. 2. Zur Entwicklung, Umfang und Struktur des informellen Sektors, der als tragende Säule der Schattenwirtschaft (Summe aller illegalen, bezahlten Handlungen) angesehen wird, siehe ferner die Ausführungen von Pelzmann (1985), S. 83–107 und Posch (1988), S. 8–12.

Recht auf eine Erwerbstätigkeit und den aktuellen Arbeitsmarkt[130] eingegangen wird. Ferner werden die individuellen, interpersonalen und möglichen gesellschaftlichen Folgen von dauerhaft ungewollter Erwerbslosigkeit aufgezeigt (*sozio*). Im Anschluss an die im Fokus der folgenden Abhandlungen stehende Konsequenzanalyse finden theoretische Erklärungsmuster von und mögliche Maßnahmen gegen ungewollte Erwerbslosigkeit Berücksichtigung (*ökonomisch*). Abgeschlossen wird der sozio-ökonomische Themenkomplex zur Erwerbsarbeit durch die Abbildung prognostizierter Zukunftsszenarien.

2.2.1 Individuelle und gesellschaftliche Funktionen von Erwerbsarbeit

Gehen Individuen einer Erwerbsarbeit nach, geschieht dies auf den ersten Blick aus einer Notwendigkeit heraus: Der selbst verantworteten Existenzsicherung. Bei näherer Betrachtung wird jedoch deutlich, dass Erwerbsarbeit weit mehr Funktionen erfüllt, die sich auf individueller und gesellschaftlicher Ebene illustrieren lassen.

2.2.1.1 Referenzsystem Individuum

Aus individueller Sicht ist die Ausübung einer Erwerbstätigkeit an eine Reihe zentraler Funktionen gekoppelt. Zu diesen für den Menschen essentiellen Faktoren zählen - idealtypisch[131] aufbereitet: a) *Vermittlung personaler Identität*: Erwerbsarbeit ermöglicht dem Einzelnen die Entwicklung einer individuellen Identität, die beispielsweise auf speziellen Kenntnissen/Kompetenzen, die zur Ausführung der Arbeitstätigkeit vonnöten sind, basiert.[132] b) *Schaffung einer Existenzgrundlage*: Als Grundtätigkeit der menschlichen Existenz

---

130 Begriffe wie Arbeitsmarkt, Arbeitsplatz, Arbeitsvolumen, Arbeitszeit etc. werden im Folgenden als bekannt vorausgesetzt und ohne die Vorsilbe ‚Erwerbs-' aufgeführt.

131 Der Begriff idealtypisch soll hier in Anlehnung an den von Max Weber verwendeten Terminus Idealtypus gebraucht werden, der substantielle Abstriche zur Wahrung des Realitätsbezuges erfordern kann. In Bezug auf das Wirken Webers wird dieses Phänomen vor allem in der Theorie über die drei reinen Typen der legitimen Herrschaft (legale Herrschaft kraft Satzung, traditionelle Herrschaft, charismatische Herrschaft) sichtbar. Siehe dazu Weber (1988).

132 Vgl. Arend/Hesse/Prahl (1983), S. 104; vgl. Baur (2001), S. 146; vgl. Hegner (1991), S. 28; vgl. Jahoda (1986), S. 136. Siehe dazu auch Rubinstein (1984), S. 706, der Arbeit in einer kompetenzorientierten Lesart betrachtet und als Mittel der Persönlichkeitsformung ansieht.

wird Erwerbsarbeit vorrangig zum Zwecke der Existenzsicherung (materielle Güter) ausgeübt und in diesem Zusammenhang auch als zivilisatorisches Minimum bezeichnet, da die bezahlte Leistung zur materiellen Absicherung (inklusive soziale Sicherung) = Lebenserhaltung beiträgt.[133] c) *Strukturierung des Lebensentwurfes*: Das System der Erwerbsarbeit bildet den Bezugspunkt der Lebensplanungen, strukturiert den modernen dreiteiligen Lebenslauf, bestehend aus Schulsystem, Erwerbsarbeitssystem, Rentensystem, und bietet dem Tag eine Zeitstruktur.[134] d) *Bereithaltung immaterieller Güter*: Neben der ökonomischen Bedarfsdeckung kann eine Erwerbstätigkeit, die Selbstverwirklichung, Entfaltung und/oder (gemeinsame) Erfolgserlebnisse zulässt, immaterielle Faktoren wie Freude, Stolz, das Gefühl, gebraucht zu werden etc. für den Einzelnen hervorbringen, was zu einem nichtmateriellen Bedürfnis nach bedeutungsvoller/sinnstiftender Erwerbsarbeit führt und persönlichkeitsfördernd wirkt.[135]

2.2.1.2 Referenzsystem Gesellschaft

Für die funktional differenzierte Gesellschaft der Moderne, deren Funktionssysteme jeweils die exklusive Kompetenz für einen bestimmten, nicht substituierbaren gesellschaftlichen Funktionsbereich besitzen, lassen sich in Bezug auf die Inklusion in das Funktionssystem Wirtschaft (hier: die Leistungsrolle Erwerbstätiger) Effekte ausmachen, die aus gesellschaftlicher Sicht weit über triviale wirtschaftliche Kommunikation hinausgehen. Diese die Relevanz der anderen Funktionssysteme nicht beschneidenden Effekte lassen

---

133 Vgl. Arendt (1960), S. 14; vgl. Arend/Hesse/Prahl (1983), S. 105; vgl. Ehrlich (1997), S. 43; vgl. Hirsch (2000), S. 11; vgl. Jahoda (1986), S. 13; vgl. Schäfers (1990), S. 140; vgl. Schreiner (1994), S. 13. Siehe dazu unterstützend auch die einleitenden Ausführungen zur Kausalbeziehung zwischen den non- bzw. bi-optional aufgebauten Handlungsstrukturen des Wirtschaftssystems und den Verweis auf die bedingten sozialen Auffangmechanismen.

134 Vgl. Jahoda (1986), S. 136; vgl. Kreher (2007), S. 18; vgl. Resch (1997), S. 230; vgl. Schultz-Wild (1984), S. 42; vgl. Strasser (1997), S. 22.

135 Vgl. Arendt (1960), S. 98; vgl. Arend/Hesse/Prahl (1983), S. 104; vgl. Bontrup/Niggemeyer/Melz (2007), S. 28; vgl. Hirsch (2000), S. 5; vgl. Noelle-Neumann/Strümpel (1985), S. 29; vgl. Schultz-Wild (1984), S. 42; vgl. Walter (1995), S. 38; vgl. Werner (1992), S. 31; vgl. Willke (1998), S. 14 und 29. Für die Hauptbedingungen der Persönlichkeitsentwicklung im Erwerbsarbeitsprozess siehe die Ausführungen von Hacker (1986), S. 512, Generelles zum Konzept der Persönlichkeitsentwicklung durch Erwerbsarbeit findet sich bei Richter (1997), S. 234–236.

sich folgendermaßen beschreiben: a) *Stabilisierung gesellschaftlicher Ordnung*: Eine Gesellschaft, zu deren zentralen Kategorien analog zu SCHILLERS »Lied von der Glocke«[136] Fleiß und Arbeitseifer gehören, weist Erwerbsarbeit als Zentrum ›gelungenen‹ Lebens einen hohen Stellwert zu und erfährt durch diesen common sense (Erwerbsarbeit als gesellschaftlicher Sinnhorizont) sozialen Zusammenhalt respektive Stabilität.[137] b) *Eröffnung subsystemübergreifender Partizipationschancen*: Die Teilhabe an der Erwerbsarbeit trägt maßgeblich zur Steigerung sozialer Partizipationsmöglichkeiten bei, indem sie sich dem Einzelnen als außerfamiliäres Kontaktfeld darstellt, ihm - eingegliedert in ein Netz von Austauschbeziehungen - als Lohn für erfüllte Pflichten Rechte zuschreibt und ihn damit an funktionssystemübergreifenden Kommunikationshandlungen teilhaben lässt.[138] c) *Zuweisung gesellschaftlichen Status*: In Ergänzung der personalen Identität kreiert die Erwerbstätigkeit als eine Schlüsselkategorie menschlicher Existenz dem sie Ausübenden eine soziale Identität, die an die gesellschaftliche Anerkennung[139] seiner Tätigkeit gekoppelt ist und sich demzufolge in seinem gesellschaftlichen Status beziehungsweise seinem Selbstwert widerspiegelt.[140]

---

136 Schiller (1799) preist Fleiß und Arbeitseifer poetisch: „Arbeit ist des Bürgers Zierde, / Segen ist der Mühe Preis. / Ehrt den König seine Würde, / ehret *uns* der Hände Fleiß."

137 Vgl. Belitz (1995), S. 247; vgl. Gorz (1989), S. 28; vgl. Hann (2000), S. 24; vgl. Kreher (2007), S. 18; vgl. Offe (2000), S. 501; vgl. Paul (2000), S. 154; vgl. Strasser (1997), S. 22.

138 Vgl. Arend/Hesse/Prahl (1983), S. 103; vgl. Ehrlich (1997), S. 44; vgl. Gorz (1989), S. 27; vgl. Resch (1997), S. 230; vgl. Schreiner (1994), S. 12; vgl. Schultz-Wild (1984), S. 42; vgl. Strasser (1997), S. 22, vgl. von Rothkirch (1995), S. 38.

139 Anerkennung kann nach Voswinkel (2001), S. 45 in rechtliche und soziale Anerkennung unterteilt werden. Die soziale Anerkennung als Wertschätzung Einzelner für Ihren Beitrag zur Realisierung kollektiver Ziele und Werte ist dabei im Kontext der Erwerbsarbeit relevant.

140 Vgl. Arend/Hesse/Prahl (1983), S. 106; vgl. Frey (1986), S. 7; vgl. Gorz (1989), S. 27; vgl. Jahoda (1986), S. 136; vgl. Kreher (2007), S. 18; vgl. Rifkin (1996), S. 13; vgl. Schaub/Zenke (2002), S. 36; vgl. Schreiner (1994), S. 12; vgl. Vilmar/Kißler (1982), S. 11; vgl. Willke (1998), S. 11, 14-15 und 31-32. Nach Hann (2000), S. 51 trägt Erwerbsarbeit generell zur Generierung positiver sozialer Identitäten bei-Belitz (1995), S. 174 spricht gar von der „(...) wesentlich durch Arbeit [Erwerbsarbeit *D.B.*] vermittelten menschlichen Würde." Die enge Bindung von Erwerbsarbeit und sozialem Status findet sich auch in den Ausführungen von Conrad/Macamo/Zimmermann (2000), S. 454-461, die die Erwerbsarbeit als Fundament individueller und kollektiver Verhältnisse bezeichnen.

2.2.2 Die historische Konstruktion des modernen Erwerbsarbeitsverständnisses

Die zentrale Position, die Erwerbsarbeit im Kontext gesamtgesellschaftlicher Kommunikation innerhalb der funktional differenzierten Gesellschaft einnimmt, ist als Produkt einer sich über mehr als zwei Jahrtausende erstreckenden Entwicklung zu betrachten. Diese wird im Folgenden anhand stark verkürzt abgebildeter Wirkungszusammenhänge dargestellt. Das Verständnis von Erwerbsarbeit ist dabei geprägt von der eher negativen Einschätzung, die dem Arbeitsbegriff in der griechischen und jüdisch-christlichen Tradition anhaftet.[141] Deutlich werden diese Negativtendenzen auch aus etymologischer Perspektive: So zielen alle europäischen Worte für Arbeit auf „(...) ‚Mühsal' im Sinne einer Unlust und Schmerz verursachenden körperlichen Anstrengung (...)"[142] ab. Vor diesem Hintergrund erstaunt nicht, dass Arbeit in der griechischen pólis der Antike nur von Sklaven (sklàbos), Banausen (bánausoi) und Bauern (colon) verrichtet wurde und diese vom Bürgerrecht auszuschließen waren. Subsistenzarbeit, also Arbeit, die nur auf die Produktion des Lebensunterhaltes bezogen war, galt gesellschaftlich als Ausschlussfaktor, als unterste Kategorie und wurde nicht-menschlichen Lebensformen zugerechnet.[143] Für den freien Bürger hingegen war es angesichts der Allgegenwärtigkeit von Sklaven- bzw. Unterprivilegiertenarbeit undenkbar, einer Erwerbstätigkeit nachzugehen: Derjenige, der sich für seine Arbeit bezahlen ließ, verfiel unter dem Eindruck des Sich-Verkaufens der sozialen Missachtung, da selbstbestimmtes Tun (anspruchsvolle geistige Tätigkeiten, die Mitwirkung im Gemeinwesen etc.) als Domäne der Freien und auferlegter Zwang (Sklavenarbeit, Arbeit zur Sicherung des Lebensunterhaltes etc.) wiederum als Domäne der Unfreien angesehen wurde.[144] Im spätantik-mittelalterlichen Christentum erfuhr Arbeit jedoch eine Aufwertung: Diese lässt sich in den Schriften des Neuen Testaments beispielsweise daran festmachen, dass der sich um JESUS VON NAZARETH gescharte Personenkreis überwiegend aus - nach antiken Maßstäben - sozial deklassierten Menschen wie Zöllnern und Fischern rekrutierte. Mit der daraus resultierenden Hochschätzung körperli-

141 Vgl. Neuberger (1985), S. 2.

142 Arendt (1960), S. 327. Auf die deutsche Sprache beschränkte Wortstammanalysen finden sich bei Schäfers (1990), S. 140 und Siebert (1995), S. 11.

143 Vgl. Arendt (1983), S. 77-80; vgl. Gorz (1989), S. 28; vgl. Neuberger (1985), S. 2; vgl. Nippel (2000), S. 55.

144 Vgl. Gorz (1989), S. 29; vgl. Neuberger (1985), S. 2; vgl. Nippel (2000), S. 61.

cher Arbeit wurde die griechisch-römische Maxime von der Betonung des freien geistreichen Handelns als höchste Form des Lebens erstmals in ihr Gegenteil verkehrt.[145] Eine weitere Wegemarke für den Aufstieg der Arbeit markiert die im 16. Jahrhundert einzuordnende Reformation. Die von MARTIN LUTHER in der Schrift »An den christlichen Adel deutscher Nation« (1520) postulierte Kopplung von Lebensberechtigung und Arbeitstätigkeit (wer nicht arbeiten will, der soll auch nicht essen) führte zur weit verbreiteten Ächtung der Untätigkeit. Der Verlust oder die Verweigerung von Arbeit wurden fortan als Sünden gegen Gott angesehen und zählten als Laster, denen zwangsläufig andere Laster folgen mussten.[146] Das dergestalt gefestigte Ethos der Arbeit bildete, nachdem im 17. und 18. Jahrhundert beispielsweise von ADAM SMITH, DAVID RICARDO und JEAN-BAPTISTE SAY bedeutende Schriften zur Nationalökonomie[147] verfasst wurden, die geistige Grundlage für die Mitte des 19. Jahrhunderts in Deutschland einsetzende Industrielle Revolution.[148] Mit der Industrialisierung änderten sich jedoch nicht nur Methodik, Organisation und Technologie der Arbeit - der Arbeitsbegriff wurde geradezu neu konstituiert: Erwerbsarbeit bildete nun eine Sphäre für sich, ein nach eigenen Regeln funktionierendes *Teilsystem* mit eigenem Raum und eigener Zeit. Eingebettet in die Konstellation aus sich entwickelndem National- und Sozialstaat etablierte sich die Erwerbsarbeit demgemäß in der an Wachstum, Produktivität und Innovation orientierten Industriewirtschaft bis in die Gegenwart als die zentrale Kategorie der sozialen und politischen Ordnung.[149]

2.2.3 Zum nicht justitiablen Rechtsanspruch auf Erwerbsarbeit

Beleuchtet man die epochal erwachsene Bedeutung der Erwerbsarbeit für Individuum und Gesellschaft aus dem Blickwinkel der aris-

[145] Vgl. Kocka (2000), S. 477; vgl. Oexle (2000), S. 69–70; vgl. Schäfers (1990), S. 140.

[146] Vgl. Neuberger (1985), S. 2; vgl. Oexle (2000), S. 78–79; vgl. Pankoke (1990), S. 25–27; vgl. Schmidt (1998), S. 27; vgl. Senghaas-Knobloch (2005), S. 55.

[147] Karl Marx formulierte darauf abzielend in seinem aus drei Bänden (erschienen zwischen 1867 und 1895) bestehenden Hauptwerk »Das Kapital« seine zentrale These vom Klassengegensatz zwischen Bourgeoisie und Proletariat.

[148] Vgl. Pankoke (1990), S. 27; vgl. Schäfers (1990), S. 140. Eine ausführliche Darstellung des knapp skizzierten Entwicklungsverlaufes ist zu finden bei Mikl-Horke (1991), S. 7–46.

[149] Vgl. Conrad/Macamo/Zimmermann (2000), S. 450–454; vgl. Kocka (2000), S. 479–481.

totelischen Verteilungsgerechtigkeit (gleiches Recht bei Gleichheit der Personen = Verhältnisgleichheit)[150], stößt man gegenwärtig schnell auf die Frage nach dem individuellen *Recht* auf Erwerbsarbeit. Dieser Anspruch begründet sich vorrangig aus sozialmoralischen Aspekten und findet darüber hinaus auch in der Rechtsprechung ansatzweise Bestätigung. So heißt es beispielsweise im ersten Absatz des Artikel 24 in der Verfassung des Landes Nordrhein-Westfalen: „Im Mittelpunkt des Wirtschaftslebens steht das Wohl des Menschen. Der Schutz seiner Arbeitskraft hat den Vorrang vor dem Schutz materiellen Besitzes. Jedermann hat ein Recht auf Arbeit."[151] Diese 1950 erlassene Bestimmung wird im Grundgesetz (GG) der Bundesrepublik Deutschland zwar nicht explizit garantiert - die Allgemeine Erklärung der Menschenrechte der Vereinten Nationen aus dem Jahre 1948, der Deutschland qua Gesetz zugestimmt hat, impliziert in Artikel 23, Absatz 1 jedoch eine eindeutige Zielstellung: „Jeder Mensch hat das Recht auf Arbeit, auf freie Berufswahl, auf angemessene und befriedigende Arbeitsbedingungen sowie auf Schutz gegen Arbeitslosigkeit."[152] Aus sozialmoralischer Sicht lassen sich die rechtlichen Aspekte durch weitere Positionen untermauern: Der Einzelne ist auf Erwerbsarbeit angewiesen, das Recht auf Leben ist in diesem Sinne eine Konkretion des Rechts auf Erwerbsarbeit. Weitere, dem Menschen gesetzlich zugesicherte, Freiheitsrechte sind ohne das Grundrecht auf Leben und damit auf Erwerbsarbeit nicht realisierbar. Analog zur Sicherung von Eigentum muss denjenigen, die nicht über materielle Güter verfügen, ihr Besitz (= ihre Arbeitskraft) zugesichert werden, um gesellschaftliche Spannungen zu vermeiden.[153] Dass das Recht auf Erwerbsarbeit im Glauben an die Gerechtigkeit der sozialen Marktwirtschaft in der Vergangenheit vielfach eingeklagt bzw. dessen Kodifizierung im Grundgesetz ersucht wurde[154], erscheint zunächst plausibel. Die Einsetzung des

---

150 Zum Konzept der Gerechtigkeit nach Aristoteles siehe die Ausführungen von Krebs (2002), S. 170–175.

151 Belitz (1995), S. 243.

152 Friedrich/Wiedemeyer (1998), S. 70. Zur Einführung in das Grundgesetz, die Allgemeine Erklärung der Menschenrechte und die Charta der Vereinten Nationen siehe auch die Abhandlungen des Hessischen Kultusministeriums (2005).

153 Vgl. Rath (1974), S. 18. Nach Krebs (2002), S. 198–206 sind es allerdings nicht Faktoren wie Existenzsicherung und andere Grundrechtsbestandteile, sondern anerkennungstheoretische Aspekte, die das Recht auf Erwerbsarbeit begründen.

154 Vgl. Belitz (1995), S. 247.

Staates als einzig möglicher ›Träger‹ dieser beschäftigungspolitischen Verantwortung und damit auch als Anspruchsgegner einklagbaren Rechts erhält jedoch ein geteiltes Echo: Während von Seiten der Gewerkschaften ähnliche Forderungen ausgesprochen werden[155], ruft dieses Szenario schwerwiegende Bedenken auf der Arbeitgeberseite bzw. bei dieser nahe stehenden Interessengruppen hervor. Rein juristisch betrachtet bedeutet das staatlich garantierte Anrecht auf Erwerbsarbeit nämlich eine Kollision mit dem marktwirtschaftlichen System, das über eigene, grundgesetzlich garantierte Rechte (zum Beispiel Tarifautonomie) verfügt.[156] Darüber hinaus müssen auch praktische und individualrechtliche Aspekte in die entsprechenden Überlegungen mit einbezogen werden: Versteht man unter Erwerbsarbeit mehr als ein Mittel zur ökonomischen Bedarfsdeckung[157], dann darf die sozialstaatliche Bereithaltung eines Erwerbsarbeitsangebotes nicht in einer Beschäftigungstherapie münden[158], sondern muss vielmehr anspruchsvolle, den Einzelnen ausfüllende und gesellschaftlich anerkannte Tätigkeiten garantieren. In diesem Zusammenhang muss auch die Zumutbarkeit von Erwerbstätigkeiten angeführt werden. Realistisch betrachtet mutet die Vorstellung einer individuell gestalteten Vollbeschäftigung allemal utopisch an, da nicht jeder Erwerbsfähige eine angemessene oder zumutbare (im Sinne des Sozialgesetzbuch, hier: Zweites Buch - Grundsicherung für Arbeitssuchende, § 10, Absatz 1 - 2) erhalten *kann*.[159] Die Zumutbarkeitsklausel, der eingangs erwähnte Artikel 23 der Menschenrechtserklärung sowie Artikel 12 des Grundgesetzes (freie Berufwahl = niemand darf zu einer Arbeit gezwungen werden)[160] entkräften die Forderung nach einem vollzugsreifen und individuell einklagbaren Recht auf Erwerbsarbeit damit so massiv, dass man sich lediglich auf ein sozialmoralisch begründetes Menschenrecht auf die Ausübung einer Erwerbstätigkeit berufen kann.[161]

155 Vgl. Schmitthenner/Bobke (1990), S. 644.

156 Vgl. Belitz (1995), S. 248–249; vgl. Friedrich/Wiedemeyer (1998), S. 73.

157 Siehe dazu vertiefend die Ausführungen in Kapitel 1.2.1.

158 Vgl. Montada (1994), S. 71.

159 Vgl. Großmann/Melzer (2004), S. 294.

160 Vgl. Hessisches Kultusministerium (2005), S. 193.

161 Schneider (2004), S. 9 führt die aufgezeigte Nichtjustitiabilität des Rechts auf Erwerbsarbeit auf den fakultativen Charakter zurück, der der staatlichen Verpflichtung zur Erfüllung wirtschaftlicher, sozialer und kultureller Rechte anhaftet.

2.2.4 Erwerbslosigkeit als bedingt quantifizierbarer Arbeitsmarktindikator

Aus der fehlenden juristischen Handhabe von Seiten des Staates (weder kann die Nachfrage nach Erwerbsarbeitsplätzen befriedigt noch können Erwerbsunwillige zur Ausübung einer Erwerbstätigkeit gezwungen werden) resultieren zwangsläufig Exklusionen aus dem Wirtschaftssystem (hier: in erster Linie[162] bezogen auf die Erwerbstätigkeit). Die in diesem Kontext nicht Berücksichtigten werden in den Wirtschaftswissenschaften als Erwerbs- bzw. Arbeitslose bezeichnet. Diesen im alltäglichen Sprachgebrauch häufig synonym verwendeten Begriffen liegen allerdings vielfach differierende Verständnisse vom Nicht-Erwerbstätigen-Status zugrunde. Für die im Rahmen der Volkswirtschaftlichen Gesamtrechnungen des Bundes (VGR) getätigte periodische Erwerbstätigenrechnung sind gegenwärtig vor allem zwei Variablen bedeutsam[163]: Die *Erwerbslosenquote* des Statistischen Bundesamtes und die *Arbeitslosenquote* der Bundesagentur für Arbeit (BA). Beide Quoten beziehen sich gleichsam auf die Gesamtmenge (N) der Erwerbspersonen, die sich aus den Erwerbstätigen[164] und den Erwerbslosen zusammensetzt. Als erwerbslos im Sinne des Statistischen Bundesamtes gelten dabei „(…) Personen ohne Erwerbstätigkeit, die sich in den letzten vier Wochen aktiv um eine Arbeitsstelle bemüht haben und sofort, d.h. innerhalb von zwei Wochen, für die Aufnahme einer Tätigkeit zur Verfügung stehen."[165] Die Definition von Arbeitslosigkeit der Bundesagentur für Arbeit hingegen schließt ein „(…) wer keine Beschäftigung hat

162 Diese Einschränkung dient dem Realitätsbezug: Wie mehrfach angedeutet, kann die Existenzsicherung und damit die Einnahme der Konsumentenrolle im Wirtschaftssystem auch ohne Erwerbsarbeit geleistet werden, wobei dies–wie im Folgenden gezeigt werden wird–mit Einschränkungen verbunden ist.

163 Die Erwerbstätigenrechnung der VGR des Bundes berücksichtigt zurzeit insgesamt 47 Quellen, die laufend beobachtet und analysiert werden. Vgl. dazu Statistisches Bundesamt (2007), S. 73. Über die zeitliche Verortung des statistischen Umgangs mit dem Phänomen Erwerbslosigkeit herrscht allerdings Uneinigkeit: Nach Strasser (1997), S. 12 wird Erwerbslosigkeit bereits seit 1892/93 systematisch statistisch erfasst, wohingegen von Ekesparre (2000), S. 52 den Ursprung der Erwerbslosenstatistik auf das Jahr 1928 verlagert.

164 Die Erwerbstätigen können dabei–abhängig vom Verwendungszweck–nach dem Inländer- (Wohnort in Deutschland) oder dem Inlandskonzept (Ort der Tätigkeit in Deutschland) dargestellt werden. Vgl. dazu Statistisches Bundesamt (2007), S. 73.

165 Statistisches Bundesamt (2007), S. 77.

(weniger als 15 Wochenstunden), Arbeit sucht, dem Arbeitsmarkt zur Verfügung steht und bei einer Agentur für Arbeit oder einem Träger der Grundsicherung arbeitslos gemeldet ist."[166] Neben den definitorischen Unterschieden basieren die konkreten Daten allerdings auch auf abweichenden Erhebungsmethoden, was divergente Ergebnisse zutage fördert.[167] Explizit zu beobachten ist dieses Phänomen beispielsweise anhand der für den März 2008 errechneten Erwerbslosen- respektive Arbeitslosenquote von 8,1 % (3,5 Millionen Menschen) und 8,6 % (3,62 Millionen Menschen) bei insgesamt 39,63 Millionen Erwerbstätigen.[168] Unterteilt wird der deutsche Arbeitsmarkt in diesem Zusammenhang in drei Sektoren: Land- und Forstwirtschaft, inklusive Fischerei, Produzierendes Gewerbe und Dienstleistungen. Der Dienstleistungssektor war im Jahr 2006 mit 28.299.000 Beschäftigten gegenüber dem Produzierenden Gewerbe (9.958.000 Beschäftigte) und dem Sektor Land- und Forstwirtschaft, Fischerei (849.000 Beschäftigte)[169] dabei das Zugpferd des von der Bundesagentur für Arbeit prognostizierten Wirtschaftswachstums.[170]

Losgelöst von definitorischen Abgrenzungen[171] und erwartetem Wirtschaftswachstum finden sich jedoch große Teile der deutschen Bevölkerung als aus der Leistungsrolle des Erwerbstätigen exkludierte Individuen wieder. Für die gegenwärtig zu beobachtende Erwerbslosigkeit lassen sich aus makroökonomischer Sicht vier reguläre Erscheinungsformen ausmachen: a) *strukturelle Erwerbslosigkeit*: Diese meist langfristig ausgeprägte Form entsteht beispielsweise, wenn die Nachfrage in einzelnen Wirtschaftszweigen nachhaltigen Veränderungen unterliegt und durch den Einsatz neuer Technologien/Techniken Arbeitsplätze abgebaut werden, da die nachgefragte Qualifikation und die Qualität des Arbeitsangebotes

166 Bundesagentur für Arbeit (2008) [a], S. 33.

167 Siehe dazu ausführlich die Ausführungen der Bundesagentur für Arbeit (2008) [a], S. 35 und des Statistischen Bundesamtes (2007), S. 76.

168 Vgl. Bundesagentur für Arbeit (2008) [a], S. 7 und 15–16.

169 Vgl. Statistisches Bundesamt (2007), S. 80.

170 Vgl. Bundesagentur für Arbeit (2008) [a], S. 7. Für einen detaillierten Einblick in die Entwicklung des deutschen Arbeitsmarktes von 1951 bis 2006 siehe die Ausführungen des Statischen Bundesamtes (2007), S. 79.

171 Im Folgenden wird–anknüpfend an die einleitend dargestellte Definition von Erwerbsarbeit–auf die Bezeichnung ›Erwerbslosigkeit‹ zurückgegriffen, um die Nichtausübung einer Erwerbstätigkeit zu umfassen.

nicht übereinstimmen.[172] b) *saisonale Erwerbslosigkeit*: Jahreszeitliche Änderungen evozieren Schwankungen hinsichtlich der Arbeitskräftenachfrage, die anhand witterungsbedingter Beschäftigungsrückgänge bzw. -zuwächse beobachtbar sind.[173] c) *konjunkturelle Erwerbslosigkeit*: Die gesamtwirtschaftliche Entwicklung wird von zyklischen Nachfrageschwankungen und daraus resultierenden Produktionsrückgängen beeinflusst, was Massenerwerbslosigkeit hervorrufen kann.[174] d) *friktionelle Erwerbslosigkeit*: Ausgehend von einem Wechsel des Arbeitsplatzes, der sowohl freiwillig als auch unfreiwillig geschehen kann, bezeichnet diese Erscheinungsform (auch bekannt als Sucharbeitslosigkeit bzw. Job-search-Konzept) den Zeitraum zwischen der Beendigung der alten und der Aufnahme der neuen Erwerbstätigkeit.[175] Die Gesamtheit der nicht bei einer Agentur für Arbeit oder einem Träger der Grundsicherung erwerbslos gemeldeten Personen, die prinzipiell arbeitswillig sind, hingegen bildet die so genannte ›Stille Reserve‹.[176] Diese statistisch nicht erfasste und damit versteckte[177] Erwerbslosigkeit zählt nach MUSSEL und PÄTZOLD zwar zu den Kenngrößen des Arbeitsmarktes[178], findet wie dargestellt jedoch keine Berücksichtigung innerhalb der Volkswirtschaftlichen Gesamtrechnungen des Bundes. Auf die daraus erwachsene Kritik, die sich auf den augenscheinlich ver-

172 Vgl. Arend/Hesse/Prahl (1983), S. 51; vgl. Bundeszentrale für politische Bildung (2004), S. 119; vgl. Friedrich/Wiedemeyer (1998), S. 102; vgl. Hradil (2001), S. 185; vgl. Schäfers (1990), S. 162; vgl. Willke (1998), S. 24.

173 Vgl. Bundeszentrale für politische Bildung (2004), S. 117; vgl. Hradil (2001), S. 184; vgl. Wacker (1983), S. 17.

174 Vgl. Bundeszentrale für politische Bildung (2004), S. 110; vgl. Hradil (2001), S. 184; vgl. Schäfers (1990), S. 228; vgl. Strasser (1997), S. 16; (1983), S. 17.

175 Vgl. Bundeszentrale für politische Bildung (2004), S. 102; vgl. Hradil (2001), S. 184; vgl. Jahoda (1986), S. 68–69; vgl. Mikl-Horke (1991), S. 223; vgl. Pelzmann (1989), S. 13–14; vgl. Pelzmann (1985), S. 115. Eine im angelsächsischen Raum verbreitete Erscheinung friktioneller Natur wird als multiple spells bezeichnet und bezieht sich in erster Linie auf Erwerbstätige, die entweder nur befristet erwerbstätig sein wollen oder vom Arbeitgeber in regelmäßigen Abständen freigesetzt (lay-off) und wieder beschäftigt (recall) werden. Vgl. dazu Prisching (1988), S. 149–150.

176 Vgl. Brinkmann/Wiedemann (1994), S. 177; vgl. Ehrlich (1997), S. 8; vgl. Hradil (2001), S. 183; vgl. Klein (1987), S. 71; vgl. Willke (1998), S. 11. Mäder (1999), S. 109, Mikl-Horke (1991), S. 221 und Rifkin (1996), S. 28 sprechen in diesem Zusammenhang weniger neutral von Reservearmee und Jongliermasse.

177 Vgl. Dieth (1996), S. 8; vgl. Ehrlich (1997), S. 8.

178 Vgl. Mussel/Pätzold (1993), S. 26.

zerrten Eindruck des tatsächlichen Ausmaßes der Erwerbslosigkeit und die Dynamik des Arbeitsmarktes bezieht, wird in diesem Zusammenhang lediglich hingewiesen[179]; im Folgenden angeführte Daten zur Erwerbslosigkeit sollen ausschließlich auf die *bekannte* Größenordnung dieses Phänomens hinweisen, dessen faktische Ausbreitung wesentlich voluminöser ist als offiziell ausgewiesen.[180]

2.2.5 Die Folgen ungewollter Erwerbslosigkeit

Wird ein Mensch gegen seinen Willen erwerbslos, hat dies Konsequenzen, die sich nach HAMMARSTRÖM auf individueller, interpersonaler und gesellschaftlicher Ebene beobachten lassen.[181] Angelehnt an diese Ebenenspezifikation werden im Folgenden mögliche, sich in der Regel mittelbar einstellende Folgen ungewollter Erwerbslosigkeit dargestellt. Dies geschieht angesichts der Publikationsfülle zum behandelten Themenkomplex auf allgemeingültigem Niveau; die isolierte Darstellung merkmalsbezogener empirischer Befunde, die beispielsweise abzielen auf Erwerbslosigkeitsdauer, Alter, Geschlecht, geographische Faktoren oder epochale Aspekte[182] wird - jeder Anforderung nach Trennschärfe zum Trotz - vermieden, um das Wesentliche, den Menschen in der Gesamtheit seiner Merkmale, im Auge zu behalten, anstatt sich in stigmatisierenden und/oder verharmlosenden Ausführungen zu verlieren.

179 Siehe dazu die Ausführungen von Bontrup/Niggemeyer/Melz (2007), S. 32-36, Friedrich/Wiedemeyer (1998), S. 21, Stihl (1995), S. 40-41 und Strasser (1997), S. 23. Ausführlich zur Dateninterpretation auf Basis verschiedener theoretischer Ansätze siehe die Abhandlungen von Baur (2001), S. 85-93.

180 Siehe dazu die von Friedrich/Wiedemeyer (1998), S. 24 dargestellte Entwicklung der Stillen Reserve in Deutschland von 1970 bis 1996, derzufolge die Zahl der nicht registrierten Erwerbslosen 1996 fast doppelt so hoch war wie die der registrierten Erwerbslosen.

181 Vgl. Hammarström (1994), S. 701-705.

182 Resultate differenzierter Untersuchungen finden sich u.a. bei Bergmann (1994): *Freistaat Sachsen*; Brinkmann (1978): *Alter, Geschlecht, Familiensituation*; Brinkmann/Wiedemann (1994): *Ost- und Westdeutschland*; Dieth (1996): *Akademiker und Führungskräfte*; Frese (1994) und Kieselbach/Voigt (1993): *neue Bundesländer*; Jahoda (1986) und Pelzmann (1985): *1930/80er Jahre*; Klems/Schmid (1990): *Langzeiterwerbslosigkeit, Frankfurt/Main, Europa*; Mohr (1997) [a]: *Frauen, ältere Erwerbstätige*; Strittmatter (1992): *Frauen, Großbritannien*; Vonderach/Siebers/Barr (1992): *Jugendliche*.

2.2.5.1 Individuelle Folgen unfreiwilliger Erwerbslosigkeit

Für den von Erwerbslosigkeit Betroffenen hat die Exklusion aus dem Erwerbsarbeitsbereich mitunter weitreichende negative Auswirkungen, die sich dem Einzelnen in finanzieller und gesundheitlicher Hinsicht, konkret: psychische und physische Gesundheit, bemerkbar machen können.

2.2.5.1.1 *Einkommensverlust*

Erwerbslosigkeit ist objektiv betrachtet generell mit finanziellen Einbußen verbunden. Für erwerbslose Personen bedeutet dies, dass sie trotz staatlicher Unterstützung in Form von Arbeitslosengeld I und II (seit der Einführung der Hartz-Gesetze auch Hartz IV genannt) vor finanzielle Herausforderungen/Probleme gestellt werden. Auf diese Situation reagiert der überwiegende Teil der Erwerbslosen durch ein Absenken des Konsumniveaus bzw. durch Einschränkungen persönlicher Natur (Urlaub, Auto, Kultur, Lebensstandard allgemein).[183] In vielen Fällen stellt diese Kompensationshaltung jedoch nur die Vorstufe zur Verarmung dar: Verschuldung, in Verzug geratene Zahlungsverpflichtungen, aufgekündigte Sparverträge und ähnlich gravierende Folgeereignisse bilden Tendenzen einer Gegenwart ab, in der Erwerbslosigkeit neben der Altersarmut als Hauptursache von *Armut* gilt.[184]

2.2.5.1.2 *Gesundheitliche Auswirkungen unfreiwilliger Erwerbslosigkeit*

Gelten die finanziellen Folgen der Erwerbslosigkeit als weitestgehend empirisch gedeckt, erscheint hinsichtlich der subjektiven Verarbeitung von aufgezwungener Erwerbslosigkeit ein eher uneinheitliches Bild: Trotz der diesbezüglich seit Anfang des 18. Jahrhunderts durchgeführten Untersuchungen, deren erster Meilenstein die in der wirtschaftspsychologischen Literatur omnipräsente[185] Marienthal-Studie von JAHODA, LAZARSFELD und ZEISEL aus dem Jahre 1933 dar-

[183] Vgl. Brinkmann (1978), S. 62–66; vgl. Brinkmann/Wiedemann (1994), S. 181; vgl. Friedrich/Wiedemeyer (1998), S. 19; vgl. Klems/Schmid (1990), S. 44.

[184] Vgl. Brinkmann (1978), S. 62; vgl. Brinkmann/Wiedemann (1994), S. 181; vgl. Klein (1987), S. 397; vgl. von Rosenbladt (1991), S. 150.

[185] Von Ekesparre verweist in diesem Zusammenhang darauf, dass die Marienthal-Studie die bekannteste, bis heute die Konzeptualisierung von Stress-Reaktionsmodellen beeinflussende Untersuchung darstellt.

stellt[186], lassen sich nach gegenwärtigen Aussagen allerdings weder stereotypische Verhaltensmuster noch spezifische (Erwerbslosen-)Krankheitsbilder diagnostizieren.[187] Die gesundheitlichen Auswirkungen unfreiwilliger Erwerbslosigkeit lassen sich vielmehr als multikausale dynamische Wirkungsketten bezeichnen, deren Ausgangspunkt der Eintritt in die Erwerbslosigkeit bildet, ohne dass dadurch jedoch starre Verlaufsmuster vorprogrammiert werden.[188]

Auswirkungen auf die seelische Gesundheit

Die menschliche Psyche bildet eine der Belastungseinheiten für die immateriellen Folgen aufgezwungener Erwerbslosigkeit, woraus grundsätzlich drei einander evozierende bzw. koexistierende Erscheinungsformen psychischer Belastungen erwachsen können: Deprivation, Frustration und Depression.

Ausgehend von Entbehrungs- oder Mangelzuständen hinsichtlich wichtiger Determinanten psychischer Gesundheit postulieren die *Deprivationstheorie* von JAHODA und das *Vitaminmodell* von WARR vor allem seelische Beeinträchtigungen als Folge ungewollter Erwerbslosigkeit: Leiden und Verlustgefühle durch fehlende Beschäftigung, nicht vorhandene Zeitstruktur, verlorenes Ansehen/Anerkennung, Ziellosigkeit, Kontrollverlust, Eintönigkeit, finanzielle

---

186 Zur chronologischen Aufbereitung der Erwerbslosigkeitsforschung siehe die Ausführungen von Mohr (1997) [a] und Thomann (1978).

187 Vgl. Arend/Hesse/Prahl (1983), S. 107; vgl. Brenner/Levi (1987), S. 157; vgl. Brinkmann/Wiedemann (1994), S. 182; vgl. Elkeles/Kirschner (2003), S. 5; vgl. Resetka/Liepmann/Frank (1996), S. 36; vgl. Thomann (1978), S. 199; vgl. Wacker (1983), S. 17 und 66–67. Zurückzuführen sind die unterschiedlichen Betroffenheitsniveaus auch auf den Einfluss diverser Variablen, die die individuelle Bewältigung ungewollter Erwerbslosigkeit mitbestimmen. Zu diesen als Moderatorenvariablen bezeichneten Faktoren zählen beispielsweise Alter, Geschlecht, Berufsorientierung, soziale Unterstützung, Dauer der Erwerbslosigkeit, allgemeines Aktivitätsniveau, Persönlichkeitsstruktur, Erwartungshaltungen etc. Vgl. dazu Arend/Hesse/Prahl (1983), S. 108–111; vgl. Brinkmann/Wiedemann (1994), S. 182; vgl. Dieth (1996), S. 19-32; vgl. Kieselbach (1993), S. 55–56; vgl. Klems/Schmid (1990), S. 54; vgl. Paul (2000), S. 98–110; vgl. Paul (2005), S. 21–34; vgl. Thomann (1978), S. 196–198; vgl. Wacker (1983), S. 66. Eine Übersicht zur Verwendung von Moderatoren in der Erwerbslosigkeitsforschung findet sich bei Mohr (1997) [a], S. 19.

188 Vgl. Wacker (1978), S. 25. Grimmeisen und Rosenbrock (2008), S. 33 formulieren in diesem Sinne: „Dabei gibt es allerdings keine typische Arbeitslosigkeitskrankheit. Vielmehr ist Arbeitslosigkeit geprägt von einer Kumulation physischer und psychischer Morbiditäten ... die häufig mit massiven Gesundheitsproblemen einhergehen."

Einbußen, eingeschränkten zwischenmenschlichen Kontakt etc.[189] können im Extremfall zu psychischem Hospitalismus (Kontaktstörungen, Angst, Apathie) führen.[190]

In Opposition zu den deprivationstheoretischen Ansätzen stehen die *Handlungstheorie* von FRYER und PAYNE und die *Schwellentheorie* von COFER und APPLEY. Beiden Theorien ist gemein, dass sie dem passiven Menschenbild des Deprivationsmodells generell ein intrinsisch motiviertes, planendes und handelndes Individuum gegenüberstellen. Dieses versucht, die problematische Situation aktiv zu verändern, was bei wiederholtem Misserfolg[191] allerdings erzwungene Passivität und damit dauerhafte Frustration, gerichtet gegen sich selbst und andere, hervorrufen kann.[192]

Erleben Individuen ihre Umgebung/Situation über einen längeren Zeitraum als durch sie nicht (mehr) kontrollierbar, nährt dies gemäß der *Theorie der Erlernten Hilflosigkeit* von SELIGMAN die Überzeugung, keinen Einfluss mehr auf das eigene Leben ausüben zu können.[193] In Kombination mit dem *Konzept der Selbstwirksamkeitserwartung* von BADURA, demzufolge die Anstrengungsbereitschaft/-intensität proportional zum Ausprägungsgrad der wahrgenommenen Selbstwirksamkeit steigt/sinkt[194] und der *Selbstkonzept-Theorie* von KELVIN und JARRETT, nach der unfreiwillige Erwerbslosigkeit zur psychischen Abhängigkeit von der Meinung anderer Menschen führt[195], kann Folgendes festgehalten werden: Attribuiert das Individuum seine

---

189 Vgl. Jahoda (1986), S. 45–51 und 99; vgl. Kania (2005), S. 6; vgl. Paul (2000), S. 40–43; vgl. Paul (2005), S. 19–20.

190 Vgl. Pschyrembel (2004), S. 381 und 792.

191 Zum Erleben von Misserfolgen aus lern-, tiefen- und sozialpsychologischer Sicht siehe die Untersuchung von Höhn (1967), insbesondere Kapitel 1, S. 9–35.

192 Vgl. Cofer/Appley (1967), S. 451–452; vgl. Fryer/Payne (1984), S. 290; vgl. Fryer/Payne (1986), S. 267. Nährboden dieser Frustration sind vor allem zwei Erkenntnisse: a) die Suche nach einem neuen Arbeitsplatz ist in der Regel erfolgreicher, wenn sie ›on the job‹, also noch als Erwerbstätiger vorgenommen wird, sodass eine generell hohe Frustrationstoleranz vonnöten ist. Vgl. dazu Pelzmann (1985), S. 128. b) Handeln ist nach Greif (1987), S. 92 am effizientesten, wenn man einen Plan entwickeln kann, was allerdings durch die mit Misserfolg einhergehende erzwungene Passivität zunichte gemacht wird.

193 Vgl. Hammarström (1994), S. 700; vgl. Paul (2000), S. 46.

194 Vgl. Badura (1977), S. 194.

195 Vgl. Kelvin/Jarrett (1985), S. 47.

Hilflosigkeit als stabilen und internalen Zustand, resultieren daraus in der Regel depressive Zustände, die auf dem Verlust jeglichen Selbstwertgefühls beruhen.[196] Mögliche Zustandsformen sind dabei neurotische, psychogene und reaktive Depressionen, die infolge kritischer Lebensereignisse und schwerwiegender Veränderungen eintreten.[197]

Die vorliegenden Ausführungen berücksichtigen damit Teilaspekte[198] diverser Verarbeitungsstile und -abläufe, die unter anderem von JAHODA, AIKEN, STRITTMATTER, (Verarbeitungsstiltheorien mit jeweils vier bzw. drei Reaktionsmustern)[199] und DIETH, WACKER, PELZMANN (aus vier Phasen bestehender Anpassungszyklus an die Erwerbslosigkeit)[200] praktisch und hermeneutisch ermittelt wurden.

Auswirkungen auf die körperliche Gesundheit

In Fachkreisen herrscht analog zu den Erscheinungsformen psychischer Belastungen fast ausschließlich Einigkeit darüber, dass die durch ungewollte Erwerbslosigkeit angestoßenen psychischen Be-

---

196 Vgl. Balz et al. (1985), S. 91; vgl. Kieselbach (1993), S. 51; vgl. Mohr (1997) [a], S. 27; vgl. Mohr/Frese (1978), S. 192; vgl. Paul (2000), S. 36. Klein (1987), S. 58 spricht in diesem Zusammenhang von psychological scars, psychologischen Mechanismen, die die Minderung von Ehrgeiz, Selbstvertrauen und anderen arbeitsbezogenen Einstellungen nach sich ziehen.

197 Vgl. Pschyrembel (1994), S. 311; vgl. Pschyrembel (2004), S. 381. Siehe dazu auch die Untersuchung von Paykel (1980), S. 201, in der depressive Menschen ungewollte Erwerbslosigkeit zu den nicht wünschenswerten lebensverändernden Ereignissen zählen.

198 Auch damit folgen die vorliegenden Ausführungen dem Anspruch nach allgemeiner Akzeptanz, da sich im Gegensatz zu den genannten Befürwortern/Begründern der Phasenmodelle auch ablehnende Aussagen finden lassen. Vgl. dazu Pelzmann (1989), S. 18; Strittmatter (1990), S. 184–185.

199 Siehe dazu im Detail Jahoda/Lazarsfeld/Zeisel (1960), S. 54–55: Ungebrochene, resignierte, gebrochene, apathische Haltungstypen; Wacker (1983), S. 51: Ärger/Bestürzung, geringe Betroffenheit, Zukunftsangst allgemein, Sorge um Erwerbsarbeitsperspektive als Verarbeitungsmuster; Strittmatter (1990), S. 140–166: Entrepreneurs (regelmäßige Schwarzarbeit), Sufferers (Schwierigkeiten bei der Verarbeitung der Erwerbslosigkeit), Survivors (aktiver Umgang mit der Erwerbslosigkeit) als Verarbeitungsstile.

200 Konkret beziehen sich alle Autoren auf die Phasen (1) Schock, (2) Wiederbeschäftigungsbemühungen, (3) Erschöpfung, (4) Fatalismus/Aufgabe. Vgl. dazu Dieth (1996), S. 9; vgl. Pelzmann (1985), S. 123; vgl. Wacker (1978), S. 31.

lastungen auch somatische Erkrankungen hervorrufen können.[201] Ätiologisch begründet wird deren Auftreten auch durch eine verringerte Immunabwehr[202], deren Ausgangspunkt ROBB in der aufgezeigten Entmutigung (discouragement) sieht: „When the will to live is sapped, the way is open to every kind of illness, wheter acute or chronic, psychic or organic."[203] Weiter finden sich Ansätze, die die Fehlregulation von Stress[204] als Krankheiten begünstigend ansehen. Hierbei kommt es infolge anhaltender Stresszustände unter anderem zu einer erhöhten Sympathikusaktivität (Organ des vegetativen Nervensystems, das Abläufe im Inneren des Körpers reguliert), zur Steigerung des Blutdrucks und zur vermehrten Ausschüttung von Katecholaminen (Substanzen zur Steigerung der Herzleistung, wie beispielsweise Adrenalin, Noradrenalin oder Dopamin), was schließlich zur Verringerung der Abwehrkräfte führt.[205] Neben der Immunschwäche verweisen einige Arbeiten auch auf das verstärkte Einsetzen von Ulkuskrankheiten (Magen- und Zwölffingerdarmgeschwüre) sowie Adipositas (Fettsucht)[206], wobei jedoch nicht auszuschließen ist, dass durch die Folgen unfreiwilliger Erwerbslosigkeit bereits bestehende gesundheitliche Probleme ›nur‹ noch verstärkt werden.[207]

---

201 Vgl. Catalano (1993), S. 91; vgl. Jahoda/Lazarsfeld/Zeisel (1960), S. 84; vgl. Kania (2005), S. 7; vgl. Kieselbach (1993), S. 51; vgl Klems/Schmid (1990), S. 55; vgl. Robert-Koch-Institut (2003), S. 20; vgl. Robert-Koch-Institut (2006), S. 87; vgl. Wacker (1983), S. 71. Konträrer Auffassung sind Pelzmann (1989), S. 36 und Strittmatter (1992), S. 129, die keinen signifikanten (überzufälligen) Zusammenhang zwischen dem Erwerbslosenstatus und dem Auftreten von körperlichen Krankheiten feststellen konnten.

202 Vgl. Kieselbach (1993), S. 51.

203 Robb (1973), S. 276.

204 In Bezug auf die Folgeerscheinungen andauernder Stresszustände spielt es in diesem Zusammenhang keine Rolle, ob man Erwerbslosigkeit als dauerhaften Stress evozierendes Lebensereignis (Katschnig 1980) oder als fortdauernden Stressprozess (Mohr 1997a) sieht. Zur geschätzten Intensität lebensverändernder Ereignisse siehe auch die Social Readjustment Rating Scale (SRRS) von Holmes/Rahe (1980), S. 164, auf der Erwerbslosigkeit den achten Platz innehat.

205 Vgl. Pschyrembel (2004), S. 1748; vgl. Thomann (1978), S. 200.

206 Vgl. Thomann (1978), S. 220–222; vgl. Wacker (1983), S. 72–73.

207 Vgl. Kieselbach (1994), S. 248; vgl. Kieselbach et al. (1997), S. 338; vgl. Pelzmann (1989), S. 19.

Gesundheitsgefährdendes Verhalten infolge unfreiwilliger Erwerbslosigkeit

Die Gefährdung der eigenen Gesundheit kann indes auch vom Betroffenen selbst ausgehen. In diesem Zusammenhang muss neben geminderter gesundheitlicher Prophylaxe (Arztbesuche, Ernährungsverhalten etc.)[208] vor allem auf den unter erwerbslosen Personen verbreiteten drogenhaften Alkoholkonsum hingewiesen werden. Dieser begründet sich im Gegensatz zum konvivalen Konsumtypus nicht in kulturellen/rituellen Kontexten, sondern stellt ein problemzentriertes Konsumverhalten dar[209], das nach BAUER et al. „(...) als potentielle Vorstufe der manifesten Alkoholkrankheit (...)" gilt.[210] Dass das vermeintliche Vergessen/Bewältigen von Problemen auch über den rauschhaften Alkoholkonsum hinausgehen und zum Missbrauch illegaler Drogen/Schmerzmittel führen kann, verdeutlichen die Ausführungen von THOMANN sowie AßMANN und ROSSA.[211] Wie im Fall exogen verursachter Gesundheitsbeeinträchtigungen muss allerdings auch für die selbst verschuldete Gesundheitsgefährdung festgehalten werden, dass die Suchtproblematik durch ungewollte Erwerbslosigkeit verursacht bzw. intensiviert werden kann, diese jedoch nicht zwangsläufig daraus resultieren muss.[212]

Im Fatalismus gefangen und unfähig, konstruktiv auf die problembehaftete Erwerbslosigkeit zu reagieren, begehen Erwerbslose des Weiteren überzufällig oft suizidale und/oder parasuizidale Handlungen (absichtlich oder unabsichtlich fehlgeschlagene Versuche, sich das Leben zu nehmen).[213]

2.2.5.2 Interpersonale Folgen unfreiwilliger Erwerbslosigkeit

Betroffen von den negativen Auswirkungen der Erwerbslosigkeit sind nicht nur die Erwerbslosen selbst, sondern in erheblichem Ma-

---

208 Vgl. Aßmann/Rossa (1993), S. 246; vgl. Grimmeisen/Rosenbrock (2008), S. 33; vgl. Hammarström (1994), S. 702.

209 Vgl. Hagen (1983), S. 145; vgl. Kürbisch (1983), S. 184; vgl. Schweer (1997), S. 223.

210 Bauer et al. (1976) S. 167.

211 Vgl. Aßmann/Rossa (1993), S. 246; vgl. Thomann (1978), S. 224-225.

212 Vgl. Henkel (1992), S. 167; vgl. Schweer (1997), S. 246. Mohr (1997) [b], S. 241 führt in diesem Kontext an, dass die Rückfallquote Erwerbsloser nach Entzug jedoch um das Doppelte über der Erwerbstätiger liegt.

213 Vgl. Catalano (1993), S. 90; vgl. Kieselbach (1993), S. 51; vgl. Rifkin (1996), S. 139; vgl. Strittmatter (1992), S. 12.

ße auch diejenigen Personen, die zum Kreis der Familie und dem der Freunde und Bekannten zählen.

2.2.5.2.1 *Veränderung der innerfamiliären Sozialbeziehungen*

Familie und Kindern wird in der Erwerbslosigkeitsforschung eine ambivalente und potentiell tragische Bedeutung zugemessen: Nehmen sie einerseits eine wichtige soziale Unterstützungsfunktion in kritischen Lebenssituationen ein, bedeuten sie für den Erwerbslosen auf der anderen Seite jedoch eine enorme Belastung, die sich in erster Linie auf dem Verlust der Rolle als ›Ernährer‹ begründet.[214] Die durch die ungewollte Erwerbslosigkeit erzwungene Umstrukturierung tradierter Rollenbeziehungen mit dem Mann als „Träger der materiellen Existenzsicherung“[215] birgt hohes Konflikt-/Krisenpotential für die Beziehung der (Ehe-)Partner und das Eltern-Kind-Verhältnis: So wird vielfach von einem emotionalen und/oder sachlichen (Trennung/Scheidung) Auseinanderbrechen der Familien berichtet, da diese mit den durch den Autoritätsverlust[216] des Mannes ausgelösten familiären Spannungen überfordert sind.[217] Diese Überforderung rührt daher, dass, wie von HORKHEIMER bereits 1936 aufgezeigt, die Dynamik der familiären Unterstützung mit der Dauer der Erwerbslosigkeit an Kraft verliert und die Familie mit der Zeit an einen Punkt gerät, an dem Schuldzuweisungen positive Gefühle und Äußerungen dominieren.[218] Relativierend muss hier allerdings hinzugefügt werden, dass auch bereits bestehende Konflikte bzw. eine negative Beziehungsqualität innerhalb

---

214 Vgl. Ehrhardt (1993), S. 222; vgl. Kieselbach (1993), S. 53–54; vgl. Kieselbach (1994), S. 245; vgl. Wacker (1983), S. 76.

215 Wacker (1983), S. 76.

216 Komarovsky unterscheidet in diesem Zusammenhang zwischen instrumentellen (durch Furcht oder Zweckmäßigkeiten bestimmt) und primären (gefühlsmäßige Bindungen) Autoritätsbeziehungen und konstatiert, dass vor allem in Familien des ersten Typs ein Autoritätsverlust zu beobachten ist. Vgl. dazu Wacker (1983), S. 79. Horkheimer (1936), S. 71 umschreibt diesen Umstand folgendermaßen: „Wenn er aufhört, Geld zu verdienen oder zu besitzen, wenn er seine soziale Position verliert, kommt auch sein Prestige in der Familie in Gefahr.“

217 Vgl. Arend/Hesse/Prahl (1983), S. 112; vgl. Bongartz/Gröhnke (1997), S. 216; vgl. Friedrich/Wiedemeyer (1998), S. 57; vgl. Harrison (1978), S. 45; vgl. Jahoda/Lazarsfeld/Zeisel (1960), S. 88; vgl. Kürbisch (1983), S. 10; vgl. Schütt (1983), S. 161–162; vgl. Schultz-Wild (1984), S. 8; vgl. Strittmatter (1992), S. 17.

218 Vgl. Pelzmann (1985), S. 122; vgl. Pelzmann (1989), S. 155.

der Familie Verstärkung durch die Erwerbslosigkeit erhalten und zum endgültigen Bindungsverlust führen können.[219]

Die Veränderungen innerhalb der familiären Sozialbeziehungen bekommen häufig auch die Kinder direkt zu spüren: Wie Studien belegen konnten, besteht ein deutlicher Zusammenhang zwischen Kindesmissbrauch und Erwerbslosigkeit.[220] Indirekte Auswirkungen dieses ›Opfer durch Nähe‹-Verhältnisses[221] lassen sich vor allem im Bereich der schulischen Leistungen und in der mit der (Erlebens- bzw. Leidens-)Zeit gewachsenen resignativen Lebens-haltung beobachten.[222]

2.2.5.2.2 *Soziale Isolation*

Das neben der Familie bestehende soziale Netzwerk aus Freunden und Bekannten unterliegt infolge unfreiwilliger Erwerbslosigkeit ebenfalls massiver Um- bzw. Destrukturierung. Viele Erwerbslose geraten sukzessive in einen Prozess der Selbstisolierung, da sie ihre Sozialbeziehungen und sich selbst in einem negativen Licht sehen.[223] So nimmt die Häufigkeit der außerhäuslichen Kontakte mit zunehmender Erwerbslosigkeitsdauer ab, was darüber hinaus auch auf die finanzielle Situation (für Besuche kann man sich nicht mit reziproken Einladungen revanchieren) oder die vorurteilsbehaftete Abwehrhaltung[224] seitens des sozialen Umfelds zurückzuführen ist.[225]

---

219 Vgl. Arend/Hesse/Prahl (1983), S. 112; vgl. Mohr (1997) [b], S. 241.

220 Vgl. Catalano (1993), S. 90–91; vgl. Mäder (1999), S. 49; vgl. Wacker (1983), S. 85.

221 Vgl. Kieselbach (1993), S. 53; vgl. Kieselbach (1994), S. 245.

222 Vgl. Brinkmann (1984), S. 467; vgl. Wacker (1983), S. 83–86.

223 Vgl. Arend/Hesse/Prahl (1983), S. 112.

224 Ablehnende und stigmatisierende Haltungen gegenüber erwerbslosen Personen stellen in diesem Zusammenhang keinen Einzelfall dar. In der Literatur finden sich vielmehr deutliche Hinweise auf diskriminierende Pauschalierungsmuster, die vom Aufzeigen verbreiteter Drückebergerei über offensichtliches Sozialschmarotzertum bis hin zur Zuschreibung individueller Charakterfehler gehen und unsachlicher Missdeutung individueller Biographien damit Tür und Tor öffnen. Vgl. dazu Arend/Hesse/Prahl (1983), S. 115; vgl. Bongartz/Gröhnke (1997), S. 197; vgl. Cox/Schwedler (1997), S. 101; vgl. Friedrich/Wiedemeyer (1998), S. 44; vgl. Paul (2000), S. 153; vgl. Paulitschke/Freitag (2006), S. 3; vgl. Pelzmann (1985), S. 153; vgl. Prisching (1988), S. 108–112; vgl. Schreiber (2007), S. 29; vgl. Schultz-Wild (1984), S. 45–48 und 76; vgl. Uske (1995), S. 43–75; vgl. Wacker (1983), S. 125; vgl. Zoll (1984), S. 121–139.

Selbst gewählte oder erzwungene soziale Isolation kann dabei mitunter einen vicious circle (Teufelskreis) begründen: Die berufliche Perspektivlosigkeit wird potentiell verstärkt, da die berufliche Wiedereingliederung in erheblichem Maße von Informationen und Vermittlungsaktivitäten durch persönliche Kontakte beeinflusst wird.[226]

2.2.5.3 Anhaltende Massenerwerbslosigkeit als gesellschaftsweites Stabilitätsrisiko

Andauernde, weit verbreitete Erwerbslosigkeit kann die Stabilität der funktional differenzierten Gesellschaft, deren Teilsysteme durch ihre autopoietische Organisation gleichermaßen abhängig wie unabhängig voneinander operieren, nachhaltig bedrohen. Dabei können vor allem für die Bereiche politische, soziale und öffentliche Ordnung sowie für die Nutzung materieller und immaterieller Ressourcen Gefährdungspotentiale aufgezeigt werden.

2.2.5.3.1 Politische Stabilität

Aus historischer Sicht wird insbesondere die Gefährdung demokratisch organisierter Staaten durch hohe Erwerbslosenzahlen angeführt und dabei in erster Linie auf den Aufstieg des Nationalsozialismus verwiesen.[227] Gegenwartsbezogene Untersuchungen betonen hingegen zwei mögliche Entwicklungslinien: Die durch mangelndes Vertrauen in die Politik begründete politische Apathie, die durch berufliche Wiedereingliederung aufgehoben wird[228], und die wachsende Gefahr politischer Radikalisierung, die sich aufgrund einseitiger Deutungsmuster vor allem als Reservoir rechtsradikaler Strö-

---

225 Vgl. Bongartz/Gröhnke (1997), S. 199; vgl. Brinkmann/Wiedemann (1994), S. 183; vgl. Schultz-Wild (1984), S. 104; vgl. Wacker (1983), S. 80.

226 Vgl. Bongartz/Gröhnke (1997), S. 199; vgl. Hahn/Schön/Wittich (1996), S. 36. Ferner erfährt der Erwerbslose nach Klein (1987), S. 53 einen Verlust der ›economical scars‹, indem er innerbetriebliche Qualifikationsaktivitäten verpasst. Diese sind jedoch von immenser Bedeutung, wenn man davon ausgeht, dass die Halbwertszeit von Qualifikationen aufgrund rasanter technologischer Entwicklungen rapide absinkt. Vgl. dazu Mai (1998), S. 9.

227 Vgl. Friedrich/Wiedemeyer (1998), S. 20 und 60; vgl. Schreiner (1994), S. 12.

228 Vgl. Arend/Hesse/Prahl (1983), S. 113; vgl. Bahnmüller (1978), S. 132; vgl. Hentschel (1978), S. 106; vgl. Jahoda (1986), S. 155; vgl. Mohr (1997) [b], S. 241; vgl. Pelzmann (1985), S. 157; vgl. Prisching (1988), S. 152; vgl. Schreiner (1994), S. 11; vgl. Strittmatter (1992), S. 15; vgl. Uske (1995), S. 29–32; vgl. Wacker (1983), S. 100.

mungen darstellt.[229] Dieser wissenschaftstheoretischen Pattsituation zweier das demokratische System Deutschlands potentiell destabilisierender Tendenzen ist jedoch keinesfalls die damit real einhergehende politische Brisanz abzusprechen: Einerseits bedarf gelebte Demokratie engagierter Wähler, andererseits stellt eine politische Radikalisierung unabhängig von ihrer Ausrichtung eine Gefährdung rechtsstaatlicher Strukturen dar.[230]

2.2.5.3.2 *Soziale Stabilität*

Bezog sich die infolge der Industrialisierung aufgeworfene Soziale Frage im Deutschland des 19. Jahrhunderts auf die Ausbeutung der Erwerbsarbeiter, so findet sie ihren Ausdruck gegenwärtig in der sozialen Spaltung zwischen denen, die erwerbstätig sind, und denen, die keiner Erwerbsarbeit nachgehen.[231] Die in Bezug auf die wirtschaftliche Leistungsrolle als Erwerbstätiger zwischen Zentrum und Peripherie (Innen und Außen) verlaufende Spaltungslinie stellt in zweifacher Hinsicht eine Bedrohung für den sozialen Frieden in Deutschland dar: Erstens droht die gesellschaftliche Segmentierung

---

229 Vgl. Prisching (1988), S. 154–155; vgl. Schreiner (1994), S. 12; vgl. Schubarth (1993), S. 391; vgl. Schweer (1997), S. 195; vgl. Siebert (1994), S. 21; vgl. Wacker (1983), S. 102; vgl. Zoll (1984), S. 131–143. Dass die Erklärung verbreiteter Erwerbslosigkeit nicht allein mit Zuwanderung (= importierte Erwerbslosigkeit) zu erklären ist, verdeutlicht Siebert (1994), S. 32–34, der der Zuwanderung durchaus positive Effekte auf den deutschen Arbeitsmarkt, konkret: die Schaffung weiterer Arbeitsplätze, zuschreibt. Ein außereuropäisches Beispiel für die mögliche Radikalisierung infolge weit verbreiteter Erwerbslosigkeit stellt der Konflikt zwischen der Türkei und der Kurdischen Arbeiterpartei PKK dar: Dessen Epizentrum, so DER SPIEGEL (2008), S. 140, ist die Stadt Diyarbakir, die Metropole der Kurden mit einer Erwerbslosigkeit zwischen 70 und 90 Prozent.

230 Vgl. Schmal (1994), S. 92. Relativierend könnte man natürlich das Argument der verbesserten Lebensbedingungen, wonach Erwerbslosigkeit nicht Hunger und Elend hervorruft (Jahoda 1986, Pelzmann 1985) oder das System arbeitsmarktpolitischer Maßnahmen für Erwerbslose (Kühl 1988) anführen; angesichts der aufgezeigten Funktionen von Erwerbsarbeit/individuellen Auswirkungen unfreiwilliger Erwerbslosigkeit erscheint es jedoch mehr als fahrlässig bzw. kurzsichtig, wie Uske (1995), S. 31 generell von der „(…) Harmlosigkeit der Massenarbeitslosigkeit für das politische System (…)" zu sprechen. Baur (2001), S. 156 formuliert dazu: „Die Folge kann sein, dass die unzufriedenen Bürger versuchen, das politische System zu stürzen oder sich dem Rechtsradikalismus zuwenden."

231 Vgl. Dettling (2000), S. 205; vgl. Kreher (1997), S. 35; vgl. Schäfers (1990), S. 226; vgl. Vogel (1997), S. 135.

zwischen Erwerbstätigen und Erwerbslosen, was zu Unruhen und offenen Auseinandersetzungen führen kann[232], und zweitens ist ein Auseinanderklaffen des gesellschaftsweiten Solidaritätsgefüges zu befürchten, wie OTTOMEYER anhand zweier psychosozialer Desaster in der Bevölkerung beobachtet: Traumatisierung durch Erwerbslosigkeit und paranoide Identifizierung mit der Leistungsideologie.[233]

Dass das angespannte Festhalten an der Erwerbstätigkeit durchaus belastend auf den Erwerbstätigen wirken kann, zeigen Untersuchungen zu den *economic stressors*, die die Auswirkungen angedrohter/befürchteter Erwerbslosigkeit auf Erwerbstätige behandeln. Dabei konnte nachgewiesen werden, dass Arbeitsplatzunsicherheit zur Entstehung von Neurosen und psychischen Fehlreaktionen, geäußert beispielsweise in paralysierender Angst und Aggression sowie zu stressbedingten Beschwerden wie Herz- und Gefäßkrankheiten führen kann.[234] MONTADA zufolge wäre daher sogar mehr als die Hälfte der Europäer bereit, mehr Steuern zu zahlen, um den eigenen Arbeitsplatz zu sichern bzw. neue zu schaffen.[235]

2.2.5.3.3 *Stabilität der öffentlichen Ordnung*

Die im Laufe der Jahre angestiegene Erwerbslosigkeit scheint sich darüber hinaus auch auf die Kriminalitätsrate auszuwirken: Laut unterschiedlichen Studien ist der Anteil der erwerbslosen Täter um ein Vielfaches höher als in der entsprechenden Kontrollgruppe mit erwerbstätigen Kriminellen.[236] Das Ableiten eines Kausalzusammenhanges muss in diesem Zusammenhang allerdings kritisch hinterfragt werden. Denn: Das bloße Korrelieren von Kriminalitätsraten und Erwerbslosenraten berücksichtigt nicht, dass es Serientäter gibt, geht nicht auf erwerbstätige Straftäter ein, ignoriert, dass die Dunkelziffer der Verbrechen genauso wie die der Erwerbslosen (hier: nicht registrierte Erwerbslose) generell größer ist als bekannt etc. Die Auswirkungen der Erwerbslosigkeit auf die Kriminalität dürfen unabhängig vom Täterprofil (kriminell *weil* erwerbslos oder krimi-

---

232 Vgl. Brinkmann/Wiedemann (1994), S. 190; vgl. Friedrich/Wiedemeyer (1998), S. 67; vgl. Laszlo (1995), S. 160; vgl. Rifkin (1996), S. 216; vgl. Siebert (1995), S. 21; vgl. Stihl (1995), S. 39.

233 Vgl. Ottomeyer (2000), S. 41.

234 Vgl. Kieselbach (1994), S. 244–245; vgl. Mohr (1997) [a], S. 133–134; vgl. Pelzmann (1985), S. 171–173; vgl. Pelzmann (1989), S. 73–74; vgl. Strittmatter (1992), S. 13; vgl. Thomann (1978), S. 231–234.

235 Vgl. Montada (1994), S. 54.

236 Vgl. Jahoda (1986), S. 80; vgl. Strittmatter (1992), S. 19–20.

nell *und* erwerbslos) dennoch nicht unterschätzt werden, wie FLUM anmahnt.[237] Daher muss abschließend auf die kriminelle Energie, die infolge unfreiwilliger Erwerbslosigkeit geweckt werden kann und die ihren Ursprung beispielsweise in finanziellen Engpässen, Statusverlust oder Frustration hat, hingewiesen werden. US-amerikanische Verhältnisse, in denen Menschen zu Verbrechern werden müssen, um zu überleben[238], stellen zwar ein worst-case-Szenario dar, nach BRAUN kann es allerdings auch in Deutschland zur „(...) Herausbildung von Gewohnheitskriminalität und organisiertem Verbrechen in bisher unbekannten Größenordnungen (...)" kommen.[239]

2.2.5.3.4 *Effiziente Nutzung materieller und immaterieller Ressourcen*

Verbreitete Erwerbslosigkeit stellt indes auch einen erheblichen gesamtfiskalischen Kostenfaktor dar: Neben den Kosten, die aus dem Bereich der sozialen Sicherung anfallen, müssen auch finanzielle Belastungen, die sich unter anderem aus den Ausgaben des Gesundheitssystems (medizinische Leistungen), des Rechtssystems (Bekämpfung der Kriminalität) und des Wirtschaftssystems (verminderte Kaufkraft/verminderte Steuereinnahmen) ergeben, beachtet werden.[240] Mit Blick auf die immateriellen Ressourcen der Bundesrepublik Deutschland kann darüber hinaus festgehalten werden, dass die Massenerwerbslosigkeit zur Minderung der Wett-

---

[237] Vgl. Flum (1998), S. 15.

[238] Vgl. Rifkin (1996), S. 157.

[239] Braun (1988), S. 25. Aus psychotherapeutischer Sicht muss in diesem Zusammenhang auf die Ausführungen Freuds (1980), S. 77 hingewiesen werden, der Erwerbsarbeit die Möglichkeit der Triebsublimierung (hier: Aggression) zuschreibt: „Die Sublimierung der Triebe leiht dazu ihre Hilfe. Am meisten erreicht man, wenn man den Lustgewinn aus den Quellen psychischer und intellektueller Arbeit genügend zu erhöhen versteht. ... Die Befriedigungen solcher Art, wie die Freude des Künstlers am Schaffen ... die des Forschers an der Lösung von Problemen und am Erkennen der Wahrheit, haben eine besondere Qualität (...)."

[240] Vgl. Brinkmann/Wiedemann (1994), S. 191; vgl. Frese (1994), S. 211; vgl. Hickel (1995), S. 47; vgl. Pelzmann (1985), S. 248. Um eine Orientierung zu geben: Im Jahre 1993 gab es in Deutschland 3,42 Millionen registrierte Erwerbslose, womit eine Vergleichbarkeit zur gegenwärtigen Lage gegeben ist. Die gesamtfiskalischen Kosten der Erwerbslosigkeit beliefen sich in diesem Jahr auf 116 Milliarden DM, was in etwa einer Summe von 59.310.000.000 € entspricht und einen Kostensatz von 17.342€ pro Erwerbslosen bedeutet. Vgl. dazu Schreiner (1994), S. 103.

bewerbsfähigkeit beiträgt[241] und dass das Produktionspotential der deutschen Volkswirtschaft nicht ausgeschöpft wird: Auf die Innovation, die Leistungsbereitschaft und die Produktivität eines jeden Erwerbslosen wird verzichtet[242], anstatt ihn mit einer Leistungsrolle im Wirtschaftssystem auszustatten.

2.2.5.4 Exkurs: Erwerbslosigkeit als individuelle Chance

Den aufgezeigten Szenarien zum Trotz kann Erwerbslosigkeit auch freiwillig eingegangen bzw. im Falle aufgezwungener Erwerbslosigkeit als Positivereignis angesehen werden.

Begründet wird dies vor allem[243] durch einen negativen Grundtatbestand, der auf die potentiell negativen Aspekte einer Erwerbstätigkeit abzielt: Unfaire Bezahlung, monotone Tätigkeiten, respektlose Vorgesetzte, Überlastung, Zeitdruck, Unterforderung, Überwachung etc.[244] Analog zu den pathogenen (krankmachenden) Faktoren unfreiwilliger Erwerbslosigkeit können sich diese Aspekte auch auf die physische und psychische Gesundheit des Erwerbstätigen auswirken und so genannte Berufskrankheiten (auch technosomatische[245] Krankheiten genannt) begünstigen. Zu diesen zählen beispielsweise Herz-Kreislaufkrankeiten, Hauterkrankungen, Erkrankungen des Verdauungstraktes und Wirbelsäulenerkrankungen.[246] Befreit „(…) von der Last der Erwerbstätigkeit und dem Joch der Notwendigkeit (…)"[247], eröffnen sich dem Erwerbslosen in die-

241 Vgl. Flum (1998), S. 15.

242 Vgl. Frese (1994), S. 211; vgl. Friedrich/Wiedemeyer (1998), S. 20; vgl. Heise (1997), S. 107; vgl. Siebert (1994), S. 21.

243 Weitere Einflussvariablen sind die in Fußnote 171 angeführten Moderatorenvariablen, die die individuelle Verarbeitung ungewollter Erwerbslosigkeit beeinflussen.

244 Vgl. Hirsch (2000), S. 7; vgl. Jahoda (1986), S. 74; vgl. Resch (1997), S. 231; vgl. Schreiber (2007), S. 25; vgl. Schultz-Wild (1984), S. 13; vgl. Vilmar/Kißler (1982), S. 60–64.

245 Vgl. Thomann (1978), S. 201.

246 Vgl. Borsch-Galetke/Siegmund (1997), S. 286–287; vgl. Mikl-Horke (1991), S. 272–274; vgl. Schultz-Wild (1984), S. 15–16; vgl. Sonnentag/Speier (1997), S. 281–282; vgl. Vilmar/Kißler (1982), S. 81–91. Vor diesem Hintergrund fordern einige Autoren die Humanisierung der Arbeitswelt: Diese sieht zum Beispiel bessere Arbeitsbedingungen, Mitbestimmung, Reduzierung der körperlichen Belastung, Wertschätzung und ähnliche Schlüsselvariablen vor. Vgl. dazu Belitz (1995), S. 245; vgl. Jahoda (1986), S. 141–143; vgl. dazu Vilmar/Kißler (1982), S. 197–235.

247 Arendt (1960), S. 11.

sem Zusammenhang Chancen auf einen beruflichen Neuanfang bzw. Umorientierung, selbstgesteuerten Umgang mit der disponiblen Zeit, Freiräume jeglicher Art, Wiedergewinnung von Spontaneität und Kreativität etc.[248] Nach WACKER verfügt die Mehrheit der Erwerbslosen jedoch nicht über die finanziellen, psychischen und sozialen Voraussetzungen der Gruppe der ›good copers‹, sodass der relativierend artikulierte Hinweis auf diese, die Erwerbslosigkeit nutzende Teilmenge der Erwerbslosen, durchweg bei reaktionären bis zynischen Positionen endet.[249]

2.2.6 Die Ursachen von ungewollter Erwerbslosigkeit

Aus volkswirtschaftlicher Perspektive ist das Phänomen Massenerwerbslosigkeit unbestritten das Resultat sich gegenseitig beeinflussender Wirkungsmechanismen ökonomischer Natur. In der Literatur finden sich jedoch überdies Hinweise, die auf - in wirtschaftlicher Hinsicht - exogene Effekte verweisen.

2.2.6.1 Ökonomischer Betrachtungsrahmen

Die gängigen Arbeitsmarkttheorien implizieren vor allem zwei Erklärungsmodelle: Angebotsorientierung und Nachfrageorientierung. Das angebotsorientierte, neoklassische Modell basiert dabei auf der Annahme, dass der Arbeitsmarkt wie jeder andere (Güter-) Markt funktioniert; Angebot und Nachfrage kommen demzufolge über den Preis ins Gleichgewicht. Je billiger die Ware Arbeitskraft ist, desto größer ist ihr Absatz. Verkürzt dargestellt bedeutet dies: Massenerwerbslosigkeit ist die Folge zu hoher Löhne, überhöhter Lohnnebenkosten und Ausgaben für unproduktive Tätigkeiten (SAYSCHES Theorem).[250] Ausschlaggebend für die Erwerbslosigkeit bedingenden marktinkonformen Löhne/Unternehmensausgaben ist eine Vielzahl von Faktoren: Mangelnde Mobilitätsbereitschaft der Arbeitnehmer bei gleich bleibendem oder steigendem Strukturwandel (Traditionelle Theorie), mit der Dauer der Arbeitsplatzsuche steigende Lohnerwartung (Suchtheorie), an die Amortisierung von

---

248 Vgl. Brinkmann/Wiedemann (1994), S. 183; vgl. Prisching (1988), S. 152; vgl. Schreiber (2007), S. 26; vgl. Strittmatter (1992), S. 21.

249 Vgl. Wacker (1983), S. 9. Bei Strasser (1997), S. 22–23 findet sich dazu folgende Aussage: „Die Optionen, die die individualisierte Gesellschaft bereithält, dürften eher von einer „privilegierten" Klientel genutzt werden, während die „Problemgruppen des Arbeitsmarktes" weitgehend optionslos sind."

250 Vgl. Baur (2001), S. 40; vgl. Bundeszentrale für politische Bildung (2004), S. 99; vgl. Cox/Schwedler (1997), S. 75.

Ausbildungsinvestitionen gebundene Erwartungshaltung (Humankapitaltheorie), Unproduktivität evozierende und damit kostentreibende Informationsschieflage hinsichtlich der Erwerbstätigenproduktivität (Filter- und Diskriminierungsmodelle), trotz Nachfrageschwankungen beibehaltene starre Löhne (Kontrakttheorie), überdurchschnittlich hohe, die Erwerbstätigenproduktivität steigernde Löhne (Effizienzlohntheorie), Spaltung des Arbeitsmarktes in verschiedene, voneinander abgeschottete Teilarbeitsmärkte, in denen die Qualifikation einerseits den Lohn und andererseits das Erwerbslosigkeitsrisiko bestimmt (Segmentationstheorie) sowie an Transaktionskosten (Kosten für Rekrutierung, Vereinbarung Kontrolle und Anpassung) gekoppelte Arbeitsverträge (institutionalistische Arbeitsvertragstheorie).[251] Weitere angebotsseitige Störungen können auch von Angebotsschocks ausgehen: Veränderungen des Weltzinsniveaus, Erhöhungen der Rohstoffpreise etc. bedingen mitunter erhöhte Produktionskosten, die - vor dem Hintergrund der intendierten Gewinnmaximierung seitens des Unternehmens - zu Entlassungen führen.[252] Auf der Angebotsseite wirken sich ferner Faktoren wie zunehmende Technisierung und Internationalisierung ursächlich auf die Verknappung von Beschäftigungsverhältnissen aus: Der technische Fortschritt im Sinne von Prozessinnovationen führt zur Freisetzung von Arbeitskraft, da er Rationalisierungen und sich daraus ableitenden Arbeitsplatzabbau begünstigt.[253] Ähnlich verhält es sich mit der verglobalisierten Wirtschaftspolitik: Durch Standortverlagerungen respektive der Auslagerung von Arbeitsplätzen in Niedriglohnländer gelingt es Unternehmen, dem zunehmenden Wettbewerbsdruck qua Kostensenkung stand zu halten.[254] Abschließend muss in diesem Zusammenhang auch auf eine demographische Komponente hingewiesen werden: Infolge des Eintrittes geburtenstarker Jahrgänge in das Berufsleben oder einem zunehmenden Anteil erwerbstätiger Frauen beispielsweise kann es dazu kommen, dass das Erwerbspersonenpotential das Arbeits-

[251] Vgl. Baur (2001), S. 54–56; vgl. Cox/Schwedler (1997), S. 79–81; vgl. Ehrlich (1997), S. 123–142 und 153–161; vgl. Franz (2003), S. 375; vgl. Friedrich/Wiedemeyer (1998), S. 89–98; vgl. Heise (1997), S. 111–113 und 122–124; vgl. Klems/Schmid (1990), S. 57–77; vgl. Mikl-Horke (1991), S. 216–220.

[252] Vgl. Ehrlich (1997), S. 147–151; vgl. Franz (2003), S. 374–375.

[253] Vgl. Arend/Hesse/Prahl (1983), S. 51; vgl. Baur (2001), S. 50–54; vgl. Ehrlich (1997), S. 151–153; vgl. Friedrich/Wiedemeyer (1998), S. 107–119; vgl. Hesse (1996), S. 28.

[254] Vgl. Friedrich/Wiedemeyer (1998), S. 144–157; vgl. Hesse (1996), S. 21–26; vgl. Klodt (1999), S. 41.

platzangebot überragt, wodurch Erwerbslosigkeit verursacht wird.[255]

Den neoklassischen Ansatz ablehnend, geht das von KEYNES entwickelte Nachfragemodell davon aus, dass mehr Nachfrage mehr Beschäftigung und mehr Einkommen der Haushalte nach sich zieht und demzufolge zu erhöhter Kaufkraft führt, was folglich die gesamtwirtschaftliche Nachfrage steigert.[256] Die von SAY begründete neoklassische Argumentation bewirkt nach diesem Ansatz daher genau das Gegenteil: Sinkendes Einkommen führt zum Absinken der Konsumgüternachfrage, was in der Folge nachlassende Produktion und damit den Abbau von Beschäftigung hervorruft. Dieser Fall tritt im Keynesianismus ein, wenn es tatsächlich zu gesamtwirtschaftlichen Nachfrageschwankungen (Nachfrageschocks) kommt. Nachfrageeinbrüche wirken sich negativ auf die Auslastung der Produktionskapazitäten aus, Gewinnerwartung und Investitionsgüternachfrage gehen zurück, die Produktion wird eingeschränkt und es kommt, wie bereits aufgezeigt, zu Entlassungen.[257]

Der neoklassisch begründeten Segmentationstheorie kommt theorieübergreifend eine abgehobene Position zu, da sie einen für die vorliegende Untersuchung relevanten Sachverhalt verdeutlicht: Die bewusste Verdrängung/Ausgrenzung bestimmter potentiell erwerbsfähiger Personengruppen vom Arbeitsmarkt.[258] Diese auch als *Problemgruppenerwerbslosigkeit* bezeichnete Sonderform struktureller Erwerbslosigkeit (siehe Kapitel 2.2.4) entsteht infolge der Spaltung des Arbeitsmarktes in zwei Segmente: „(…) in ein relativ beschäftigungssicheres Segment mit höherqualifizierten Arbeitskräften und in ein weniger stabiles Segment mit unzureichend gesicherten Arbeitsplätzen von weniger Qualifizierten (…).“[259] Stimmt das Anfor-

---

255 Vgl. Baur (2001), S. 41–46; vgl. Friedrich/Wiedemeyer (1998), S. 104–107. Dies erklärt auch, warum wirtschaftliches Wachstum nicht zwangsläufig zur sichtbaren Verringerung der Erwerbslosenquote führen muss. Vgl. dazu Rifkin (1996), S. 214–215; vgl. Siebert (1995), S. 61–70.

256 Vgl. Bundeszentrale für politische Bildung (2004), S. 99.

257 Vgl. Ahrns/Feser (1984), S. 99–102; vgl. Ehrlich (1997), S. 145–147; vgl. Friedrich/Wiedemeyer (1998), S. 79–87.

258 Vogel (1997), S. 137–138 spricht in diesem Zusammenhang von weicher und harter Arbeitsmarktverdrängung. Formen weicher Ausgrenzung stellen beispielsweise der Ruhestand oder der freiwillige Rückzug aus dem Erwerbsleben dar. Von harter Ausgrenzung hingegen ist die Rede, wenn man dauerhaft von der Rückkehr ins Erwerbssystem abgeschnitten ist.

259 Friedrich/Wiedemeyer (1998), S. 138.

derungsprofil der Erwerbstätigkeit vor diesem Hintergrund nicht mit dem Potentialprofil des vermeintlich Erwerbsfähigen überein, so spricht man von einem Ungleichgewicht von Angebot und Nachfrage bezüglich des Faktors Arbeitskraft, konkret: von Mismatching-Erwerbslosigkeit.[260] Nach HESSE hat sich die Übereinstimmung zwischen Anforderungs- und Potentialprofil spürbar verringert, was sich deutlich in der ›Beveridge-Kurve‹, die das Verhältnis offener Stellen zur Erwerbslosenquote abbildet, widerspiegelt.[261] Einer hoch qualifizierten, von Rezessionen verschonten Stammbelegschaft stehen jedoch nicht nur eine lose an das Unternehmen gebundene minder qualifizierte Randbelegschaft[262], sondern vielmehr ganze Personengruppen gegenüber, die aufgrund askriptiver Merkmalszuschreibung wenig bis gar keine Chance auf die Übernahme einer Erwerbstätigkeit (mehr) erhalten. Neben ungelernten Personen bzw. Personen ohne Berufsabschluss sind davon vor allem Jugendliche, Frauen, Ausländer, ältere Menschen, Langzeiterwerbslose (Erwerbslosigkeitsdauer über einem Jahr) und Personen mit gesundheitlichen Einschränkungen (bis hin zur Behinderung) betroffen.[263] Drastisch und auch durch den verbreiteten Hinweis auf das universelle Zugangsrisiko zur Erwerbslosigkeit (überspitzt formuliert: Normalbiographie und temporäre Erwerbslosigkeit gehören heutzutage zusammen)[264] nicht relativierbar ist dabei der von Langzeiterwerbs-

---

260 Vgl. Baur (2001), S. 37–39; vgl. Ehrlich (1997), S. 164–171; vgl. Franz (2003), S. 377–378.

261 Vgl. Hesse (1996), S. 12–13.

262 Vgl. Klems/Schmid (1990), S. 81–82; vgl. Pankoke (1990), S. 262.

263 Vgl. Arend/Hesse/Prahl (1983), S. 52; vgl. Balon/Dehler/Schön (1978), S. 7; vgl. Cox/Schwedler (1997), S. 71 -73; vgl. Ehrlich (1997), S. 18; vgl. Hesse (1996), S. 10–12; vgl. Hradil (2001), S. 181; vgl. Klems/Schmid (1990), S. 15; vgl. Krömmelbein/Schmid/Weinbörner (1997), S. 294; vgl. Kürbisch (1983), S. 9–10; vgl. Mikl-Horke (1991), S. 220–221; vgl. Pelzmann (1985), S. 117; vgl. Prisching (1988), S. 156; vgl. Rauch et al. (2008), S. 1; vgl. Rudolph (2005), S. 260; vgl. Schmal (1994), S. 92–95; vgl. Schmidt/Froböse/Schian (2006), S. 198; vgl. Strasser (1997), S. 24; vgl. Uske (1995), S. 91; vgl. von Ekesparre (2000), S. 58. Ferner vertreten einige Autoren die Ansicht, Erwerbslosigkeit sei ein regional bestimmbares Problem. Vgl. dazu Friedrich/Wiedemeyer (1998), S. 140–143; vgl. Hradil (2001), S. 181; vgl. Schmal (1994), S. 93; vgl. Uske (1995), S. 26; vgl. Vonderach/Siebers/Barr (1992), S. 9. Generell kann festgehalten werden, dass Problemgruppenerwerbslosigkeit kein modernes Phänomen ist, sondern schon in der frühneuzeitlichen Gesellschaft zu beobachten war. Vgl. dazu van Dülmen (2000), S. 83.

264 Vgl. Strasser (1997), S. 10; vgl. Vogel (1997), S. 133.

losigkeit ausgehende verfestigende Effekt im Erwerbslosenstatus. Dieser, den Naturwissenschaften zuzuordnende und als *Hysterese* bezeichnete Effekt besagt, dass der momentane Zustand eines Systems pfadabhängig ist: „Wo ein System schließlich ankommt, hängt auch davon ab, wie es dorthin gekommen ist."[265] Kurz gesagt: Das arbeitsmarkttheoretische Vermittlungshemmnis Langzeiterwerbslosigkeit führt zur Verfestigung der Erwerbslosigkeit[266] und damit möglicherweise zur Entstehung einer auf Erwerbslosigkeit bezogenen Endlosschleife: „Arbeitslosigkeit erzeugt Arbeitslosigkeit."[267]

2.2.6.2 Umfassender Betrachtungsrahmen

Theorien zur Überwindung des Kapitalismus vermitteln darüber hinaus weitere Erwerbslosigkeit verursachende Mechanismen. Diese lassen sich grob in drei Kategorien einordnen: Die mangelnde Steuerbarkeit der Wirtschaft durch die Politik, ökologische und technologische Grenzen des Wirtschaftswachstums: So hat die Politik auch vor dem Hintergrund globaler Wirtschaftsmärkte ihre Steuerkompetenz fast gänzlich verloren; der internationale Handel ermöglicht vielmehr die Entstehung eines denationalen Weltmarktes mit globalen Richtlinien.[268]

Ferner belastet das steigende Wirtschaftsvolumen die Ökologie. Die Umwelt, die die Produktion mit natürlichen und auch mit nicht erneuerbaren Ressourcen versorgt, den Menschen durch weitestgehende Klimastabilität schützt und die Rückstände menschlichen

---

265 Franz (2003), S. 376.

266 Vgl. Cox/Schwedler (1997), S. 82; vgl. Haefner (1995), S. 50; vgl. Kieselbach et al. (1997), S. 317; vgl. Strasser (1997), S. 23; vgl. Trube (1997), S. 254; vgl. Vogel (1997), S. 133.

267 Franz (1996), S. 10. Unproblematischer stellt es sich nach Schultz-Wild (1984), S. 113 für die ›Idealgruppe‹: jüngere, qualifizierte Männer dar; diesen gelingt vergleichsweise schnell (Erwerbslosigkeit unterschreitet die Dauer von einem Jahr) die berufliche Wiedereingliederung. In soziologischer Lesart kommt der Hysterese-Effekt der Langzeiterwerbslosigkeit damit der Hyperinklusion nahe: Betrachtet man Langzeiterwerbslosigkeit nicht als Funktionssystem, sondern als Dauerzustand, wird deutlich, dass dieser Zustand das Erreichen anderer Zustände bzw. die Inklusion in andere Funktionssysteme konterkariert und gegebenenfalls undurchführbar macht.

268 An diesem Punkt setzen Montada (1994), S. 270 und Pelzmann (1985), S. 247 an: Beide attestieren dem Staat die Kompetenz bzw. Pflicht zur Sicherung von Arbeitsplätzen im Wirtschaftssektor. Mohn (1995), S. 15 hingegen verweist auf die Erweiterung der Wirtschaftsgrenzen „(…) vom nationalen zum globalen Wirtschaftsraum (…)."

Wirtschaftens (wieder) aufnimmt, wird durch die Anforderungen einer expandierenden Wirtschaft überbeansprucht und damit langfristig/grundlegend gestört. Verfestigt sich dieser Zustand, führt dies auf lange Sicht zum Zusammenbruch der Wirtschaft.

Der technische Fortschritt ist endlich. Produktinnovationen führen im Gegensatz zu Prozessinnovationen zwar zunächst zur Schaffung neuer Arbeitsplätze - ob sich diese in den so genannten KONDRATIEFF-Zyklen regelmäßig umgesetzten Basisinnovationen (Dampfmaschine - Eisenbahn - Elektrizität - Automobil - Informationstechnologie - Zukunftstechnologie) auch weiterhin positiv auf die Arbeitsmarktsituation auswirken, ist jedoch unklar. Denn die Umsetzung von Basisinnovationen erfordert auch permanentes Wachstum im Güterbereich. Dieses ist wie aufgezeigt allein aus ökologischen Gründen bestimmten Beschränkungen unterlegen.[269]

2.2.7 Maßnahmen gegen Massenerwerbslosigkeit

Die Bekämpfung der seit den siebziger Jahren schubhaft angestiegenen Erwerbslosigkeit[270] erfreut sich einer schwer zu quantifizierenden bzw. subsumierenden Verbreitung auf theoretischem und praktischem Gebiet. Im Folgenden werden daher lediglich andeutungsweise praktische Ansätze vonseiten des deutschen Staates und zwei populäre theoretische Anstöße aufgeführt.

2.2.7.1 Aktive Arbeitsmarktpolitik des Staates

Arbeitsmarktpolitische Maßnahmen staatlicherseits umfassen zwei Bereiche: *Aktive* und *passive* Hilfestellung. Die passive Arbeitsmarktpolitik grenzt sich in diesem Zusammenhang dadurch von der aktiven ab, dass sie auf reine Unterstützungsleistungen für Erwerbslose abzielt (Arbeitslosengeld I und II). Aktives arbeitsmarktpolitisches Engagement hingegen dient dazu, die (Wieder-) Einstellungschancen der erwerbslosen Person zu erhöhen, deren arbeitsmarktrelevanten Fähigkeiten zu verbessern und durch die direkte Beeinflussung des Arbeitskräfteangebots/der Arbeitskräftenachfrage langfristig zur Absenkung der Erwerbslosigkeit beizutra-

[269] Vgl. Baur (2001), S. 79–83 und 94–125; vgl. Schreiner (1994), S. 63–66; vgl. Werner (1992), S. 38–40.

[270] Zur Entwicklung der Erwerbslosigkeit in Deutschland siehe zum Beispiel die Arbeiten von Ehrlich (1997), Friedrich/Wiedemeyer (1998), Hesse (1996), Hradil (2001), Kohli (2000), Kreher (2007), Schreiner (1994) und Statistisches Bundesamt (2006) [a].

gen.[271] Rechtliche Grundlage der aktiven Arbeitsmarktpolitik und deren Instrumente bildet das seit 1997 im Dritten Buch des Sozialgesetzbuches (SGB) verankerte Arbeitsförderungsrecht.[272] Zur Bewältigung der Kernaufgabe aktiver Arbeitsmarktpolitik - Unterstützung und Beratung bei der Vermittlung Erwerbsloser an Arbeitgeber - steht dem Staat eine Vielzahl unterschiedlicher Instrumente zur Verfügung. Diese lassen sich in fünf Kategorien zusammenfassen:[273] a) *Quasi-marktlich organisierte Vermittlungsleistungen*: Neben der Bundesagentur für Arbeit können auch Kommunen als öffentliche Träger und private Dienstleister, so genannte Dritte, Erwerbslosen eine Erwerbstätigkeit vermitteln. Der so initiierte Wettbewerb ist allerdings quasi-marktlich, da der öffentliche Träger darüber entscheidet, welcher Dienstleister den Zuschlag erhält und welche Erwerbslosen seine Dienste in Anspruch nehmen. b) *Förderung der beruflichen Weiterbildung*: Ein bedeutender Anteil aktiver arbeitsmarktpolitischer Maßnahmen stellt die im Schwerpunkt für erwerbslose Personen angebotene, aber auch für Erwerbstätige mögliche Förderung der beruflichen Weiterbildung (FbW) dar. Diese bezieht sich auf zwei Bereiche: Berufliche Weiterbildungen, aus denen ein Abschluss in einem anerkannten Ausbildungsberuf resultiert, und sonstige Maßnahmen, die der Qualifikationserweiterung dienen. Dazu zählen beispielsweise das nachgeholte Ablegen einer Abschlussprüfung, berufliche Aufstiegsweiterbildungen und berufsbezogene übergreifende Weiterbildungen. c) *Eignungsfeststellungs- und Trainingsmaßnahmen*: Diese Kategorie beinhaltet eine große Anzahl von Maßnahmen, die den Erwerbslosen Bewerbungstraining, Kenntnisvermittlung (EDV-Anwendungen, Existenzgründung, Sprachkurse etc.) und Eignungsfeststellungen in unterschiedlichen Berufsfeldern ermöglichen. d) *Beschäftigungsbegleitende Maßnahmen*: Maßnahmen dieser Art sehen differenzierte Varianten der Gründungsförderung sowie von Lohnkostenzuschüssen vor: Zur Förderung einer Gründung werden Gründungszuschüsse (GZ) und Einstiegsgelder gezahlt, während vor allem die potentiellen

271 Vgl. Ehrlich (1997), S. 38–39.

272 Vgl. Institut für Arbeitsmarkt- und Berufsforschung (2008), S. 6. Zum Entstehungszusammenhang des Arbeitsförderungsgesetzes siehe Schreiner (1994), S. 93–94. Neben den einschlägigen Gesetzestexten bieten vor allem die Arbeiten von Brand (2005) und Bubeck (2000) in komprimierter Form sowohl für Betroffene als auch für Interessierte Informationen rund um das Thema Erwerbslosigkeit.

273 Vgl. dazu und im Folgenden Institut für Arbeitsmarkt- und Berufsforschung (2008), S. 17–43.

Arbeitgeber von Menschen mit Vermittlungshemmnissen (bezogen auf die Leistungsfähigkeit) durch Eingliederungszuschüsse (EGZ), konkret: zeitlich befristete Zuschüsse zum Arbeitsentgelt, dazu bewogen werden sollen, Erwerbslose einzustellen. e) *Beschäftigung schaffende Maßnahmen*: Im Instrumentarium der Bundesagentur für Arbeit befinden sich in diesem Zusammenhang drei einander sehr ähnelnde Maßnahmen: Die seit mehr als 30 Jahren existierenden Arbeitsbeschaffungsmaßnahmen (ABM) und Arbeitsgelegenheiten, die von der Bundesagentur für Arbeit entweder im Sinne einer Mehraufwandsentschädigung (Mehraufwandsvariante) oder eines Arbeitsentgeltes (Entgeltvariante) subventioniert werden.[274]

2.2.7.2 Anstoß I: Investition in Humankapital

Ähnlich wie bei den staatlich initiierten Maßnahmen bezieht sich dieser Ansatz auf den Erwerb arbeitsmarktrelevanter Fähigkeiten. Der Einstiegszeitpunkt ist allerdings ein anderer: Zur Steigerung der Wertschöpfung und der damit verbundenen Aussicht auf Arbeitsplatzerhalt bzw. -ausbau sollen die Erwerbstätigen, optimalerweise bereits in der Schule, der Ausbildung und/oder dem Studium, spätestens aber im Unternehmen in die Lage versetzt werden, sich neben Basiskenntnissen unverzichtbare und universell einsetzbare Fertigkeiten wie Lernfähigkeit, Flexibilität und Anpassungsvermögen anzueignen.[275]

2.2.7.3 Anstoß II: Umverteilung der Arbeitsvolumina

Ebenfalls auf unternehmerischer Ebene, jedoch um ein Vielfaches kontroverser, wird bereits seit den Vorjahren der Industrialisierung

---

274 Vor diesem Hintergrund wird häufig angeführt, dass der Staat auf diese Weise einen ›zweiten Arbeitsmarkt‹ implementiert. Dieser ist nach Bosch et al. (1994), S. 50 charakterisiert durch das primäre Abzielen auf Beschäftigung, arbeitsmarkt- und sozialpolitische Einstellungskriterien (Langzeiterwerbslose) und zeitlich befristete Beschäftigung, die zusätzlich, also nicht verdrängend, ausgeführt wird. Zum Konzept des zweiten Arbeitsmarktes und seiner Existenzberechtigung siehe unter anderem die Arbeiten von Ehrlich (1997), Schreiner (1994), Siebert (1995) und Trube (1997). Innovative Ansätze im Stile einzelner/autonomer Ansätze finden sich beispielsweise bei Hutter (1983): *Neue Arbeit GmbH*; Kieselbach (1994): *Selbsthilfe-Gruppen*; Scheer (1999): *Beratungsstellen „Frau und Beruf"*; Weinkopf (1997): *Soziale Betriebe*.

275 Vgl. Ahrns/Feser (1984), S. 134–135; vgl. Ehrlich (1997), S. 205–206; vgl. Montada (1994), S. 270; vgl. Siebert (1995), S. 63; vgl. Siebert (1996), S. 6; vgl. Siebert (2002), S. 7–8.

über generelle Arbeitszeitverkürzungen diskutiert.[276] Befürworter der ohnehin rückläufigen individuellen Arbeitszeit[277] sehen in der Etablierung der 30-Stunden-Woche den Königsweg zur Schaffung neuer Arbeitsplätze und der Kompensation von Freizeit und Erwerbsarbeit.[278] Untermauert werden diese Aussagen durch Beispielrechnungen, die einen direkten Zusammenhang zwischen der Reduzierung/Verteilung der Wochenarbeitszeit oder der Vermehrung der Urlaubstage und der Neuentstehung von Arbeitsplätzen illustrieren. Exemplarisch soll dazu die von FLUM aufgestellte Steuerersparnisrechnung für Arbeitgeber dargestellt werden. Nach dieser spart ein Arbeitgeber, der statt eines Erwerbstätigen mit acht Stunden Arbeitszeit (täglich) zwei Erwerbstätige mit jeweils vier Stunden Arbeitszeit beschäftigt, dank des halbierten Steuersatzes pro Mitarbeiter (S_0) exakt 50 Prozent des Arbeitgebersteuersatzes (B_0). Errechnet sich B_0 als Ergebnis von S_0 * Bruttoeinkommen (BE)/100, ergibt sich folgendes Bild: B_0 (ein Beschäftigter) = 32 * 3040/100 = 972,80 €, während B_0 (zwei Beschäftigte) = 16 * 1520/100 = 243,20 € bzw. 486,40 € (und damit die Hälfte von 972,80 €) für beide Erwerbstätige beträgt.[279]

Die Kritiker dieses Ansatzes formieren sich dabei um eine zentrale Position: Die durch generelle Arbeitszeitverkürzung evozierten geringen Beschäftigungseffekte, die sich vielfach zu sinkendem Output bzw. verringertem Arbeitsvolumen ausweiten und (aus Unternehmensperspektive) damit Entlassungen erfordern.[280] Um einen Engpassfaktor, der von der Verkürzung hochqualifizierter, nicht substituierbarer Tätigkeiten ausgeht (zum Beispiel Facharbeiter, Entwickler, Forscher) und der die sinkende Nachfrage nach Arbeitskräften zu Folge hat, zu umgehen, wird eine spezifische Arbeitszeitverkürzung empfohlen. Diese bezieht sich auf das Anforde-

---

276 Vgl. Ehrlich (1997), S. 315; vgl. Schreiner (1994), S. 134.

277 Vgl. Dettling (2000), S. 209; vgl. Wagner (2000), S. 220. Zur konkreten Darstellung dieser Entwicklung siehe Bontrup/Niggemeyer/Melz (2007), S. 10–29 und Posch (1988), S. 25.

278 Vgl. Bontrup/Niggemeyer/Melz (2007), S. 29; vgl. Gorz (1989), S. 272; vgl. Jahoda (1986), S. 160; vgl. Mai (1998), S. 8; vgl. Posch (1988), S. 15; vgl. Rifkin (1996), S. 160; vgl. Spitzley (1998), S. 87.

279 Vgl. Flum (1998), S. 19–20. Siehe in diesem Zusammenhang ferner die Berechnungen von Dießenbacher /Scheilke (1979), S. 118 und die Verweise von Rifkin (1996), S. 168–171.

280 Vgl. Ehrlich (1997), S. 315-316; vgl. Schreiner (1994), S. 138; vgl. Wagner (2000), S. 225.

rungsprofil der Erwerbstätigkeit und kann sich - wenn überhaupt - in der *Jahresarbeitszeit* niederschlagen.[281]

2.2.8 Erwerbsarbeit der Zukunft - Zukunft der Erwerbsarbeit

Konstatiert die Bundesagentur für Arbeit zwar auch für das Jahr 2008 eine „(...) positive Grundtendenz am Arbeitsmarkt (...)"[282], muss jedoch hinterfragt werden, wer sich zu den Konjunkturgewinnern zählen darf bzw. welche möglichen Veränderungen sich für den potentiell und den bereits erwerbstätigen Menschen ergeben. Aus pragmatischer, das heißt rein auf die Erwerbstätigkeit als Handlung bezogener Perspektive lassen sich gegenwärtig drei ineinander greifende Entwicklungslinien aufzeigen: Der unilaterale Konjunkturaufschwung zugunsten des Dienstleistungssektors, der zunehmende Wegfall traditioneller Arbeitsverhältnisse und der technologisch begründete Wandel der Tätigkeits- bzw. Anforderungsprofile.

2.2.8.1 Verschiebung der Beschäftigtenstruktur (struktureller Wandel)

Die im Rahmen der ökonomischen Ursachenanalyse der Massenerwerbslosigkeit bereits angeführte Technologisierung wird auch zukünftig immer weniger produktionsbezogenen Erwerbspersoneneinsatz erfordern.[283] Der Beschäftigungstrend geht in diesem Zusammenhang eindeutig in folgende Richtung: Die einseitig gerichtete Umverteilung des Erwerbsarbeitsvolumens vom Industrie- zum *Dienstleistungssektor.* Diese seit 1920 andauernde Entwicklung[284] wirkt sich dabei künftig vor allem im Bereich der produktionsnahen Dienstleistungen und der Humandienstleistungen aus: So werden speziell für technische Dienste, Versicherungs-, Finanz-, Verwaltungs-, Organisations-, Sicherheits-, Unterhaltungs-, Kom-

---

281 Vgl. Arend/Hesse/Prahl (1983), S. 129; vgl. Fiedler (1999), S. 73; vgl. Gorz (1989), S. 275; vgl. Siebert (1995), S. 190–191; vgl. Werner (1992), S. 76.

282 Bundesagentur für Arbeit (2008) [b], S. 6.

283 Vgl. Jahoda (1986), S. 13; vgl. Hagen (1983), S. 142–143; vgl. Mäder (1999), S. 25; vgl. Rifkin (1996), S. 19–22. Ausführliche Darstellungen zu einzelnen Berufsbereichen finden sich bei Rifkin (1996), S. 84–96.

284 Vgl. Biernacki (2000), S. 112–113. Detaillierte Angaben zur Erwerbsquote der Sektoren finden sich unter anderem bei Ehrlich (1997), S. 15, Friedrich/Wiedemeyer (1998), S. 123, Siebert (1995), S. 68–69 und Statistisches Bundesamt (2007), S. 71.

munikations-, Touristik-, Erziehungs-, Bildungs-, Pflege- und Gesundheitsdienstleistungen wachsende Bedarfe prognostiziert.[285]

Skeptiker bezweifeln allerdings die temporäre Reichweite dieser Entwicklung und gehen davon aus, dass das VERDOORNSCHE Gesetz (Wirkungsreihe bestehend aus steigendem Absatz, zunehmender Produktivität, sinkenden Preisen, weiter expandierendem Absatz und steigender Beschäftigung) den Dienstleistungssektor nur zeitlich begrenzt in die Lage versetzt, kompensatorisch auf die sich ausbreitende Technologisierung zu wirken.[286] Der Grund dafür scheint in der eigentlichen Umstrukturierungsursache zu liegen. Die rapide fortschreitende technologische Entwicklung eröffnet auch im Bereich der Dienstleistungen enormes Rationalisierungspotential. Damit wird gewahr, was mancherorts bereits zur Normalität geworden ist: Das Angebot computergestützter, innovativer und unpersönlicher Leistungen, welches beispielsweise mittels Bankautomaten, Informationsterminals, Kassenautomaten, virtueller Büros, in der Medizin eingesetzter Roboter, elektronischer Verkäufer, digitaler Datenverarbeitungsmechanismen etc. zeit- und personenunabhängig genutzt werden kann.[287]

2.2.8.2 Erosion des Normalarbeitsverhältnisses (erwerbsbiographischer Wandel)

Es ändert sich jedoch nicht nur die sektorale Beschäftigungsstruktur. Das, was nach SCHMID gemeinhin als *Normalarbeitsverhältnis* bezeichnet wird: „Abhängige, vollzeitige und unbefristete Arbeitsverträge (...), stabile Entlohnung der Arbeitsleitung (...), betriebsförmige Organisation der Arbeit und häufig lebenslange Anstellung in einem Betrieb, weitgehende Unkündbarkeit (...)"[288] verliert seinen fassbaren Charakter und weicht einem fluiden, elastischen und po-

---

285 Vgl. Baur (2001), S. 129–133; vgl. Bertram (2000), S. 337; vgl. Ehrlich (1997), S. 30-31; vgl. Heinze/Streeck (2000), S. 252–254; vgl. Kreher (2007), S. 28; vgl. Schmid (2000), S. 275; vgl. Siebert (1995), S. 137; vgl. Stihl (1995), S. 45.

286 Vgl. Schmidt (1998), S. 25.

287 Vgl. Baur (2001), S. 133–134; vgl. Friedrich/Wiedemeyer (1998), S. 126; vgl. Haefner (1995), S. 52–58; vgl. Rifkin (1996), S. 108–123. Die Prognose von Laszlo (1995), S. 164 fällt dabei noch düsterer aus: Spätestens bis 2025 sagt er die Übernahme hoch komplizierter menschlicher Tätigkeiten durch DV-gestützte Informationssysteme voraus.

288 Schmid (2000), S. 268. Vergleichbare Lesarten vertreten Dettling (2000), S. 204, Hofmann/Walwei (2002), S. 23, Kreher (2007), S. 19, Pankoke (1990), S. 265, Willke (1998), S. 11.

rösen Verständnis von Erwerbsarbeit.[289] Dieses zeigt sich in erster Linie anhand neuer Erwerbsarbeitsformen wie Teilzeit-, Leih- oder Zeitarbeit[290] und einer (vielfach auch mit diesen Erwerbsarbeitsformen einhergehenden) enormen Fluktuationsrate.[291] Charakteristisch für die (noch) atypischen Beschäftigungsverhältnisse sind dabei die zu beobachtende Dominanz weiblicher Erwerbstätiger, unzureichende soziale Sicherung und unterdurchschnittliche Entlohnung.[292]

2.2.8.3 Anstieg des Qualifikationsniveaus (qualifikatorischer Wandel)

Weiterhin ist im Zuge zunehmender branchenübergreifender Technisierung eine sich verfestigende Tendenz auszumachen, die eine genauso klare wie irreversible Grenze zwischen den Gewinnern und den Verlierern der ansteigenden Konjunktur zieht: Die Ablösung einfacher Tätigkeiten durch komplexere, qualitativ anspruchsvollere Erwerbsarbeitsinhalte, was die Veränderung der Tätigkeitsprofile bedingt und damit gleichermaßen ein permanentes Upgrade der persönlichen *Qualifikationen* erfordert.[293] Da zukünftig zumeist spezifische Fachqualifikationen und/oder akademische Abschlüsse die wesentliche Voraussetzung für den Einstieg in das und die Etablierung im Erwerbsarbeitsleben bilden[294], erfahren vor allem diejenigen einen drastischen Einbruch ihrer Inklusions- beziehungsweise Verbleibschancen, deren Potentialprofil nicht (mehr) dem erwerbsarbeitsseitigen Anforderungsprofil entspricht: Ungelernte respektive minder qualifizierte und nicht weiter qualifizierbare Menschen, also Menschen aus dem Kreis der Problemgruppenerwerbslosen.[295]

---

289 Vgl. Kocka (2000), S. 491; vgl. Robert-Koch-Institut (2003), S. 21; vgl. Schmidt/Froböse/Schian (2006), S. 195; vgl. Vogel (1997), S. 134–135.

290 Vgl. Hradil (2001), S. 193–195; vgl. Schmid (2000), S. 271–273.

291 Vgl. Pelzmann (1985), S. 127.

292 Vgl. Hradil (2001), S. 193–195; vgl. Schmidt/Froböse/Schian (2006), S. 195.

293 Vgl. Friedrich/Wiedemeyer (1998), S. 136; vgl. Kreher (2007), S. 27–28; vgl. Mikl-Horke (1991), S. 141; vgl. Uske (1995), S. 94; vgl. von Rothkirch (1995), S. 27; vgl. Willke (1998), S. 36. Sanders (2006), S. 83 führt dazu an, dass Qualifizierung und Kompetenzentwicklung nicht nur für professionalisierte Fach- und Führungskräfte entscheidend sind, sondern in allen Unternehmensbereichen und -ebenen notwendig sind.

294 Vgl. Schmid (2000), S. 280–281. Berechnungen, die diese Auffassung unterstreichen, finden sich unter anderem bei Ehrlich (1997), S. 31, Friedrich/Wiedemeyer (1998), S. 137 und Willke (1998), S. 246.

295 Vgl. Hesse (1996), S. 10–12 und 28; vgl. Kürbisch (1983), S. 9. Satilmis/Baatz (2005), S. 211 plädieren in diesem Zusammenhang wider die aktuelle Ten-

Mit anderen Worten: Wer sein Humankapital angesichts steigender Anforderungen nicht oder nicht mehr marktökonomisch verwerten kann, bleibt vielfach exkludiert bzw. ist vom Exklusionsrisiko, konkret: Mismatching-Erwerbslosigkeit, bedroht.[296]

2.2.9 Zusammenfassung

Der Erwerbsarbeit, systemtheoretischem Verständnis folgend als Voraussetzung einer Leistungsrollenübernahme im Wirtschaftssystem positioniert, muss im systemübergreifenden Vergleich eine Schlüsselstellung unter den gesellschaftlichen Subsystemen zugesprochen werden. Diese begründet sich durch explizit abbildbare Inklusions- und Exklusionseffekte gesellschaftlicher Reichweite: Hervorgehend aus einem über zwei Jahrtausende andauernden Emanzipationsprozess bildet die Erwerbsarbeit - verstanden als entlohnte, legale Tätigkeit geistiger oder körperlicher Natur, die im Regelfall in einem Beschäftigungsverhältnis fixiert ist und deren Ertrag ab einer rechtlich definierten Höhe der Einkommenssteuer unterliegt - gegenwärtig die zentrale Kategorie auf der Ebene des Sozialsystems Gesellschaft. Deutlich wird dies angesichts der mannigfaltigen Funktionen von Erwerbsarbeit, die das Individuum sowohl materiell als auch immateriell stabilisieren und gleichermaßen die Stabilität und die Strukturierung der Gesellschaftsordnung gewährleisten. Entfallen dem Einzelnen diese Stützfunktionen, hat das zumeist ökonomische und gesundheitliche Folgen, die einen Kompetenzverlust auf psychischer, physischer und sozialer Ebene und damit eine definitive Bedrohung des gesamten Lebenszusammenhanges nach sich ziehen. Bezogen auf die funktional differenzierte Gesellschaft birgt dies als Massenerscheinung enormes Risikopotential: Zusätzlich zu den gesamtfiskalischen Kosten und der Minderung wirtschaftlicher Wettbewerbsfähigkeit wirkt sich anhaltende, weit verbreitete Erwerbslosigkeit mitunter destabilisierend auf die politischen, solidarischen und normativen Eckpfeiler des Gesellschaftssystems aus. Die Ursachen ungewollter Erwerbslosigkeit

denz für ein Recht/die Möglichkeit auf einfache Arbeit, da eben nicht alle Menschen weiterqualifiziert werden können und wollen.

296 Vgl. Haefner (1995), S. 47; vgl. Kreher (2007), S. 27; vgl. Strasser (1997), S. 17. Nach Mikl-Horke (1991), S. 216–217 bildet diese Vorstellung die Basis des Manpower-Ansatzes, demzufolge ein Gleichgewicht zwischen Humankapitalstock (ökonomisch verwertbares Wissen) und dem Produktionsvolumen einer Volkswirtschaft erhalten werden muss. Denn: Produktionserhöhungen sind nur möglich, wenn in entsprechender Weise in den Humankapitalstock investiert wird und umgekehrt.

können dabei mit ökonomischen Argumentationsmustern oder Theorien zur Überwindung des Kapitalismus erklärt werden; fest steht allerdings, dass deutliche Unterschiede bezüglich des Zugangs- und des Verbleibsrisikos in der Erwerbslosigkeit bestehen. Vonseiten des Staates wird daher mittels aktiver Arbeitsmarktpolitik versucht, das Arbeitskräfteangebot und die Nachfrage nach Arbeitskräften direkt zu beeinflussen, um Verfestigungseffekten in der Erwerbslosigkeit vorzubeugen. Ferner existieren theoretische Ansätze, deren generelle Effektstärke noch erhoben werden muss. Für den Faktor Humankapital lässt sich jedoch schon heute konstatieren, dass ihm zukünftig eine besondere Bedeutung zukommt: Hervorgerufen durch zunehmende Technologisierung und der damit einhergehenden Reduktion anspruchsloser(er) Tätigkeiten in allen Wirtschaftsbereichen ist die Investition in das individuelle Qualifikationsprofil ausschlaggebend für die potentiell diskontinuierliche Erwerbsarbeitsbiographie. Das aus vorstehenden Gründen sozialmoralisch begründbare Menschenrecht auf Erwerbsarbeit ist allerdings nicht einklagbar, sodass auch in Zukunft weite, nicht konkret quantifizierbare Teile der Gesellschaft mitunter dauerhaft/optionslos von der Leistungsrolle des Erwerbstätigen abgeschnitten und auf die Unterstützung des Gemeinwesens angewiesen sind.

2.3 Schlussfolgerungen aus den soziologisch-sozioökonomischen Reflexionen

In der funktional differenzierten Gesellschaft der Moderne herrscht ein arbeitsmarktgesteuerter *Allokationsdarwinismus*. Dieser wird bestimmt durch zwei wesentliche Arbeitsmarkttrends: Die sinkende Nachfrage nach Arbeitskräften und die daraus erwachsene, sich im Zuge der Technologisierung ausweitende Konkurrenzsituation um elaborierte, mittel bis hoch qualifizierte Arbeitsplätze. Die Optionen für die Gestaltung/Entwicklung der individuellen Erwerbsarbeitsbiographie sind daher grundlegend gebunden an die Kompetenzen/Fähigkeiten, die der (potentielle) Arbeitnehmer dem Arbeitsmarkt zur Verfügung stellen kann bzw. stellt, um bei der Verteilung der knapper, aber beanspruchender werdenden Arbeitsplätze langfristig Berücksichtigung zu finden.

Das Risiko für den Einzelnen erwerbslos zu werden bzw. zu bleiben, dem Anpassungsprozess und damit der Arbeitsmarktselektion temporär oder dauerhaft zum Opfer zu fallen, lässt sich wahrscheinlichkeitstheoretisch in zwei Gleichungen abbilden. Angelehnt an die Mengenlehre wird für die vorliegende Ausleseproblematik auf die ›Ereignis-Vereinigungs-Regel‹ zurückgegriffen: „Die Vereinigung zweier oder mehrerer Ereignisse führt wiederum zu einem Ereignis, das eintritt, wenn mindestens ein (Elementar-)Ereignis der verknüpften Ereignisse eintritt."[297] Als Ereignis im erweiterten Sinne kann auch die Zugehörigkeit zur Problemgruppe des Arbeitsmarktes gesehen werden (Ereignis P). Verknüpft man dieses Ereignis (dargestellt über den Operator U) mit der Arbeitsmarktlage (Ereignis A), ergibt sich daraus folgende Zugangswahrscheinlichkeit (p) zur Erwerbslosigkeit:

- Ereignisverknüpfung

$$p(ZUGANG) = \mathbf{P}_{roblemgruppenzugehörigkeit} \cup \mathbf{A}_{rbeitsmarktlage}$$

- aufgeschlüsselt nach Elementarereignissen/-merkmalen

$$p(ZUGANG) = \mathbf{A}_{lter} \cup \mathbf{N}_{ationalität} \cup \mathbf{G}_{esundheit} \cup \mathbf{Q}_{ualifikation} \cup \mathbf{A}_{rbeitskraftangebot/-nachfrage}$$

Abbildung 2-1: Zugangswahrscheinlichkeit zur Erwerbslosigkeit

Quelle: Eigene Darstellung.

Die Zugangswahrscheinlichkeit der Problemgruppenangehörigen zur Erwerbslosigkeit - aufgrund der wachsenden Anzahl weiblicher Erwerbstätiger wurden Frauen nicht in die Berechnungen aufgenommen - beläuft sich, bezogen auf den Dekaden-Durchschnitt von 1997 bis 2006, auf *45,3 %* der registrierten Erwerbslosen.[298] Fast die Hälfte der gemeldeten Erwerbslosen ist damit entweder aufgrund ihres Alters (zu jung/zu alt), ihrer Herkunft oder ihrer Gesundheit (psychische und physische Erkrankungen) nicht erwerbstätig. Nicht statistisch erfasst bzw. erfassbar sind dabei die Zugänge, die aufgrund fehlender Qualifikationen zustande gekommen sind, die durch eine Arbeitsmarktschieflage erwerbslos gewordenen Personen sowie die versteckten Erwerbslosen.

Ferner muss festgehalten werden, dass - ebenfalls aus dem angesprochenen Dekaden-Durchschnitt ermittelt - *35,3 %* aller Erwerbslosen mehr als ein Jahr lang keiner Erwerbstätigkeit nachgehen, also langzeiterwerbslos sind.[299] Analog zum dargestellten Zugangsrisiko ergibt sich auch die Verbleibswahrscheinlichkeit aus der Vereinigung von statistisch erfassbaren sowie nicht erfassten Ereignissen. Neben der Arbeitsmarktlage muss hier vor allem auf den im letzten Kapitel angesprochenen Hystereseeffekt hingewiesen werden. Dieser Effekt bildet die Summe der möglichen individuellen Auswir-

[297] Bortz (1999), S. 51.

[298] Vgl. Statistisches Bundesamt (2007), S. 92.

[299] Vgl. Statistisches Bundesamt (2007), S. 92.

kungen unfreiwilliger Erwerbslosigkeit, die wiederum zur Verfestigung im Erwerbslosenstatus führen können, wie folgende Formel verdeutlicht:

- Ereignisverknüpfung

$$p(\mathit{VERBLEIB}) = \mathbf{H}_{ystereseeffekt} \cup \mathbf{A}_{rbeitsmarktlage}$$

- aufgeschlüsselt nach Elementarereignissen/-merkmalen

$$p(\mathit{VERBLEIB}) = \mathbf{S}_{ozialverhalten} \cup \mathbf{G}_{esundheit} \cup \mathbf{Q}_{ualifikation} \cup \mathbf{A}_{rbeitskraftangebot/\text{-}nachfrage}$$

Abbildung 2-2: Verbleibswahrscheinlichkeit in der Erwerbslosigkeit

Quelle: Eigene Darstellung.

Aus *berufsrehabilitativer* Sicht können folglich vier Schlussfolgerungen formuliert werden:

a) Die statistisch erfassten Problemgruppen- und Langzeiterwerbslosen verfügen über mindestens ein Merkmal, dessen Ausprägung *nicht direkt*, das heißt vom Einzelnen beeinflussbar ist und das gemäß der Ereignis-Vereinigungs-Regel gekoppelt an andere Elementarereignisse wie die Arbeitsmarktlage höchstwahrscheinlich zur Erwerbslosigkeit führt.

b) Direkten Einfluss genommen werden kann allerdings auf ein nicht quantifizierbares Ausschlusskriterium: Die *Qualifikation* des potentiell Erwerbstätigen. Dies trifft dabei sowohl auf die Minderung des Zugangs- als auch des Verbleibsrisikos hinsichtlich ungewollter Erwerbslosigkeit zu und berücksichtigt eo ipso die zunehmende Relevanz arbeitsmarktrelevanter Fähigkeiten/Kompetenzen.

c) Um Mismatch-Erwerbslosigkeit und damit einer der zukünftig weit verbreiteten Formen struktureller Erwerbslosigkeit vorzubeugen, bedarf es allerdings *spezifischer Qualifikationen*, da das jeweilige Anforderungsprofil der Erwerbstätigkeit mit dem Potentialprofil des Erwerbstätigen übereinstimmen muss.

d) Die Generierung von passgenauen Profilen, die mitunter individuellen Förderbedarf abbilden, setzt den Einsatz eines Instrumentes voraus, das eine *umfassende Betrachtung* des Menschen ermöglicht. Neben den tätigkeitsbezogenen Faktoren (Geist und Körper) müssen daher auch die person- und umweltbezogenen Kontextfaktoren in das individuelle Potentialprofil einfließen. Die beiden Kontextkategorien beziehen sich auf das Erwerbsarbeitspotential des Menschen beeinflussende Aspekte, wie beispielsweise den individuellen Hintergrund des Lebens und der Lebensführung (personbezogen) sowie externe Faktoren, die unter anderem auf der Ebene sozialer Beziehungen oder gesellschaftlicher Strukturen (umweltbezogen) auf den Einzelnen wirken.

3 Das System der Beruflichen Rehabilitation in Deutschland - eine Analyse aus der Sicht potentiell Erwerbsloser

Erwerbsarbeit weist offenkundig auf individueller als auch auf der Ebene der funktional differenzierten Gesellschaft mannigfaltige Funktionen auf.[300] Angesichts dessen muss danach gefragt werden, welche Mechanismen dazu beitragen, dass dem in Artikel 20 Absatz 1 des deutschen Grundgesetzes verankerten Sozialstaatlichkeitsprinzip[301] Rechnung getragen wird, indem die Gestaltung der individuellen Erwerbsarbeitsbiographie prinzipiell offen ist, anstatt berufliche Optionen mitunter von Selektionen großer Reichweite (Problemgruppenzugehörigkeit führt höchstwahrscheinlich zum dauerhaften Ausschluss von der Erwerbstätigkeit) ›beeinflussen‹ zu lassen.

Die Bandbreite der potentiell von Erwerbslosigkeit Bedrohten ist wie aufgezeigt jedoch relativ groß, sodass eine differenzierte Betrachtung immer an die askriptiven Problemgruppenangehörigen-Merkmale Alter, Nationalität, Gesundheit und Qualifikation gebunden ist. Im Folgenden soll auf eine Personengruppe eingegangen werden, deren Angehörige wohl selbst innerhalb der Problempopulation des Arbeitsmarktes zu den Optionsärmsten zählen, weil ihre Gesundheit oftmals nur geminderte arbeitsmarktrelevante Qualifikationen zulässt/bedingt: Die so genannten Menschen mit Behinderungen. Unterstellt wird dabei, dass - ohne den Abhandlungen bezüglich des Behinderungsbegriffs vorzugreifen - die Ausübung einer Erwerbstätigkeit auch oder gerade für diese Personen von zentraler Bedeutung ist[302] und dass sie wie andere Menschen arbei-

300 Aus diesem Grund wird auf in der Literatur angeführte Alternativen zur Erwerbsarbeit wie beispielsweise *Freizeit* (Dings 1988), (Opaschowski 1983); *Nichterwerbsarbeit* (Bieker 2005) [a]; *Teil-Rente* bzw. *Teil-Erwerbsarbeit* (Becker 2008) nicht eingegangen. Abgelehnt werden zudem Umschreibungen wie krankmachende Arbeitswelt, vgl. Theunissen/Plaute (2002), S. 322; diese sind für die vorliegende Arbeit nicht zielführend, da sie tradierte Denkweisen betonen und Verharrungstendenzen verstärken.

301 Vgl. Ewert (1995), S. 38.

302 Vgl. Behncke/Ciolek/Körner (1993), S. 4; vgl. Bieker (2005) [a], S. 16-17; vgl. Bundesvereinigung Lebenshilfe für Menschen mit geistiger Behinderung e.V. (2003), S. 7-8; vgl. Deutscher Bundestag (2004), S. 66; vgl. Dings (1988), S. 10; vgl. Dörner (1995) [a], S. 7; vgl. Fasching (2003), S. 81; vgl. Jagoda (1995), S. 17; vgl. Längle (1999), S. 37-38. Die Nennungen der Autoren beziehen sich in diesem Zusammenhang vor allem auf Aspekte wie Teilha-

ten können[303] und wollen[304]. Ferner müssen aus der Perspektive der in diesem Bereich Tätigen/Forschenden allerdings auch diejenigen hier Erwähnung finden, die aus gesundheitlichen Gründen nicht arbeiten können[305] sowie diejenigen, die nicht bereit sind, einer Erwerbsarbeit nachzugehen.[306] Nüchtern betrachtet verheißen aktuelle und prognostizierte Entwicklungen des deutschen Arbeitsmarktes dabei trotz aktiver Arbeitsmarktpolitik (siehe Kapitel 2.2.4) nichts Gutes: Die Lage der unter dem Oberbegriff ›Menschen mit Behinderungen‹ subsumierten Bevölkerung stellt sich in Bezug auf die Ausübung einer Erwerbstätigkeit, sei es im Bereich der Berufsausbildung oder der Erst- oder Wiederaufnahme einer Erwerbstätigkeit, schlecht bis aussichtslos dar[307] - ein Sachbestand, der sich künftig unter den *gegenwärtigen* Vorzeichen auch nicht ändern, sondern eher weiter verschärfen wird.[308] Deutlich wird die überproportionale Arbeitsmarktselektion dabei anhand zweier Kennzahlen: Die in der Grauzone staatlicher Statistiken verborgene und daher generell als

---

be, Selbstvertrauen, Selbständigkeit, Unabhängigkeit, Anerkennung, Bestätigung, Gleichwertigkeit und Zugehörigkeit.

303 Vgl. Auer (2001), S. 163 und S. 215-216; vgl. Speck (1992), S. 19; vgl. Wüllenweber (2004) [a], S. 250-251.

304 Vgl. Dörner/Feischen (1995), S. 50; vgl. Haerlin (1995), S. 96.

305 Vgl. Baudisch (2004) [a], S. 234; vgl. Bleidick (1989), S. 170; vgl. Deutscher Bundestag (2004), S. 67; vgl. Metzler (1999), S. 170; vgl. Schmidt/Froböse/Schian (2006), S. 198; vgl. Speck (1992), S. 19-20.

306 Vgl. Bundesvereinigung Lebenshilfe für Menschen mit geistiger Behinderung e.V. (2003), S. 6; vgl. Dings (1988), S. 118.

307 Vgl. Biermann (2005) [a], S. 131; vgl. Deutscher Bundestag (2004), S. 8 und 68; vgl. Doose (2007) [a], S. 15, 75 und 169; vgl. Eiterer/Eiterer (2006), S. 113; vgl. Ewert (1995), S. 39; vgl. Fasching (2004), S. 53; vgl. Gericke (2001), S. 5; vgl. Hohmeier (2001), S. 15vgl. Holthaus/Pollmächer (2007), S. 38; vgl. Jagoda (1995), S. 17; vgl. Pfeiffer (2006), S. 100; vgl. Seyd (1997), S. 13; vgl. Speck (1991), S. 397; vgl. Weber (2002), S. 37; vgl. Wüllenweber (2004) [b], S. 96. Ewert (1995), S. 40 weist in diesem Zusammenhang zu Recht auf die Gefahr zunehmender Hsyterese-Effekte hin, die bekanntlich zu dauerhafter Erwerbslosigkeit führen können. Mair (2001), S. 30 beziffert die Erwerbschancen älterer Erwerbsloser mit gesundheitlichen Einschränkungen auf weniger als 10 Prozent, unabhängig von der Berufsausbildung!

308 Vgl. Hohmeier (2001), S. 29; vgl. Lelgemann (2005), S. 114-115; vgl. Niehaus/Schmal (2005), S. 246-247; vgl. Wüllenweber (2004) [b], S. 96-97. Schwendy (2008), S. 235 bezeichnet den Arbeitsmarkt daher als „(...) den brutalsten aller Märkte (...).“

höher einzustufende Erwerbslosenquote von ca. 17 %[309] (bezogen auf die Zahl der erwerbstätigen Menschen mit Behinderungen; im Bundesdurchschnitt ergibt dies eine Quote von ungefähr vier Prozent) und die zwischen 30 und 40 % liegende Erwerbsquote[310] (ebenfalls bezogen auf die erwerbstätigen Behinderten), die im Bundesdurchschnitt, also gemessen an allen Erwerbspersonen, nur bei etwa dreieinhalb Prozent[311] liegt. Der Prozentsatz behinderter Studenten, die angesichts der technologischen Veränderungen (siehe Kapitel 2.2.8) als potentielle Arbeitnehmer betrachtet werden könnten, ist mit gut zwei Prozent[312] darüber hinaus ebenfalls verschwindend gering.

Dass die Beschäftigungssituation von Menschen mit Behinderungen schon seit längerer Zeit absolut unzureichend ist, steht spätestens seit 1981, dem von den Vereinten Nationen als Internationales Jahr der Behinderten[313] deklarierten Jahr, fest. Die Europa- und Bundespolitik fokussiert seitdem die verstärkte Teilhabe von behinderten Menschen durch Initiativen und Gesetzesentwürfe.[314] Die Behandlung dieser Problematik ist jedoch nicht allein eine politische, sondern vielmehr eine Abbildung des gesellschaftlichen Umgangs mit Menschen mit Behinderungen, deren Träumen und Rechten[315]. Denn: Jeder kann von Behinderung betroffen werden.[316] Es sollte

309 Vgl. Auer (2001), S. 69; vgl. Deutscher Bundestag (2004), S. 89; vgl. Eitle (2008), S. 56; vgl. Rauch (2005), S. 28 und 35; vgl. Schäfers/Schüller/Wansing (2005), S. 81.

310 Vgl. Rauch (2005), S. 28 und 31.

311 Vgl. Mair (2001), S. 30; vgl. Welte (1999), S. 34. Siehe dazu ebenfalls die Zahlen des Statistischen Bundesamtes, beispielsweise für das Jahr 2005, 2003 und 1999.

312 Vgl. Deutscher Bundestag (2004), S 65; vgl. Krohn (2005), S. 363.

313 Vgl. Auer (2001), S. 230; vgl. Dings (1988), S. 9; vgl. Theunissen/Plaute (2002), S. 47.

314 Vgl. Auer (2001), S. 231; vgl. Deutscher Bundestag (2004), S. 8, 68 und 77; vgl. Niedermair (2005), S. 65.

315 Vgl. Wendt (1992), S. 429. Es muss an dieser Stelle allerdings darauf hingewiesen werden, dass auch für diese Menschen kein grundsätzliches Recht auf Erwerbsarbeit besteht, wie dies fälschlicherweise von der Bundesvereinigung Lebenshilfe für Menschen mit geistiger Behinderung e.V. (2003), S. 5 und Doose (2007) [a], S. 15 behauptet wird.

316 Vgl. Krohn (2005), S. 360; vgl. Lohborn (1995), S. 36. Um es zu quantifizieren: nur etwa sechs Prozent aller Schulabsolventen benötigen aufgrund von Behinderungen Unterstützung bei der beruflichen Ersteingliederung,

also im gesellschaftsweiten Interesse liegen, möglichst viele Optionen zu schaffen, die es Menschen jeglichen Gesundheitsstandes ermöglichen, „(...) auf den produktiven Zug [der Gesellschaft *D.B.*]“[317] aufzusteigen, anstatt das Verbleiben „(...) in der marginalen Rolle des Unterstützungsempfängers (...)“[318] durch Passivität oder unangemessene Aktivität zu forcieren. Die kumulativ gewachsene soziale Benachteiligung, die für Menschen mit Behinderungen durch Erwerbslosigkeit verstärkt wird[319], muss vielmehr Ansatz- und Ausgangspunkt sein, wenn es darum geht - wie von LÄNGLE, WELTE und BUCHKREMER gefordert - die Tragfähigkeit und die Erfolgswahrscheinlichkeit aktueller Ansätze zur Verbesserung der Beschäftigungssituation von Menschen mit Behinderungen zu überprüfen.[320]

Dies geschieht im Folgenden in zwei Schritten: Anschließend an eine umfassende Darstellung des gegenwärtigen Systems der Beruflichen Rehabilitation, die grundlegende Begriffsabgrenzungen, die Entstehungszusammenhänge und die Handlungs- und Gestaltungsprinzipien des Rehabilitationssystems, ausgewählte Rechtsgrundlagen sowie eine differenzierte Abhandlung zu den Rehabilitationseinrichtungen beinhaltet, wird das System der Beruflichen Rehabilitation auf seine Tragfähigkeit hin untersucht. Die Analyse stützt sich dabei auf geläufige Kritikpunkte und zentrale Forderungen an das Rehabilitationssystem, was eine tiefergehende Betrachtung erlaubt und bisweilen stark zu kritisierende Faktoren offen legt.

3.1 Grundlegende Begrifflichkeiten und Eingrenzungen

Zur theoretischen Grundlegung der weiteren Ausführungen werden in den beiden folgenden Kapiteln zwei für die vorliegende Arbeit wesentliche Begriffe diskutiert: *Behinderung* und *Berufliche Rehabilitation*.[321] Dies geschieht gleichermaßen differenziert wie

alle anderen kommen erst im Laufe der Jahre hinzu. Vgl. dazu Deutscher Bundestag (2004), S. 70.

317 Seyd (1988), S. 3.

318 Dings (1988), S. 10.

319 Vgl. Badelt/Österle (2001), S. 91.

320 Vgl. Längle/Welte/Buchkremer (1999), S. 9.

321 Der Termini Berufliche Rehabilitation wird im Folgenden als Eigenname behandelt und daher groß geschrieben.

umfassend, um die angebrachte Sensibilität bezüglich der Begriffsverwendung aufzuzeigen.

3.1.1 Behinderung - eine kontingente Variable arbeitsmarktlicher Selektion

Behinderung zählt wie dargestellt zu den personbezogenen Variablen, die fast immer einen arbeitsmarktlichen Ausschluss, eine Exklusion hinsichtlich der Ausübung einer Erwerbstätigkeit nach sich ziehen. Es muss daher danach gefragt werden, welches Verständnis von Behinderung vorherrscht, in welchen Formen Behinderung vorliegen kann und ob es schließlich zeitgemäß ist, mit Behinderung einen Oberbegriff zu installieren, der - wie zu sehen sein wird - durch theoretische und praktische Kontroversen/unabgeschlossene Diskussionen in seiner Aussagekraft massiv beschnitten ist.

Im Folgenden soll dazu zunächst auf den Behinderungsbegriff eingegangen werden, bevor - terminologisch abweichend vom erkenntnisleitenden Begriffsverständnis - die Darstellung der in der einschlägigen Literatur am häufigsten genannten Behinderungsformen erfolgt.[322] Dies bildet die Grundlage für die im nächsten Kapitel angeführte abschließende Beantwortung der Frage nach der zeitgerechten Nutzung des Behinderungsbegriffes im Kontext anderer Wissenschaftsschwerpunkte, hier: die Berufliche Rehabilitation.

3.1.1.1 Zum Begriff ›Behinderung‹

Der 1958 erstmals in der Heilpädagogik verwendete, auf EGENBERGER zurückgehende Behinderungsbegriff[323] stieg im Jahre 1972 mit der Veröffentlichung des Werkes »Pädagogik der Behinderten« von BLEIDICK zum indikativen Oberbegriff und theoretischen Kernstück einer speziellen Pädagogik auf: Eine Pädagogik, die auf die spezifische Bildung und Erziehung - zurückzuführen auf die von der Behinderung ausgehenden Störungen innerhalb des Bildungs- und Erziehungsprozesses - abzielt.[324] Angeführt werden muss in diesem Zusammenhang allerdings, dass die konkrete Begriffsbestimmung des Terminus Behinderung durch drei Faktoren erschwert bzw. vereitelt wird: Die Verwendung des Begriffes in unterschiedlichen Dis-

---

322 Für die im Weiteren nicht aufgeführten Formen von Behinderung siehe die heilpädagogisches Grundlagenwissen vermittelnden Arbeiten von Eitle (2008), Schmutzler (1994) und Speck (1991).

323 Vgl. Schmutzler (1994), S. 15; vgl. Speck (1991), S. 104.

324 Vgl. Moser/Sasse (2008), S. 22-23; vgl. Speck (1991), S. 104.

ziplinen mit partiell voneinander abweichenden Inhalten[325], den inkongruenten Gebrauch von Behinderungsbegriffen im Bereich des Behindertenrechts[326] und die immense Kritik am defizitorientierten, stigmatisierenden und diskreditierenden Assoziationshintergrund des Wortes Behinderung. Die generelle Ablehnung dieses Terminus wird in erster Linie untermauert von vier synergetischen Argumentationssträngen, die sich auf folgende Aspekte beziehen: a) *wissenschaftliche Unzulänglichkeit*: Der Begriff Behinderung erlaubt noch keine Ableitung spezieller pädagogischer (der Heterogenität der Personengruppe entsprechend[327]) Maßnahmen, sondern stellt vielmehr eine für Praxiszwecke zu allgemeine, schwerlich zu operationalisierende und damit nicht aussagekräftige Kategorie dar.[328] b) *unabgeschlossene Verwissenschaftlichung*: Angesichts fehlender Trennschärfe und mangelnder empirischer Absicherung von Zusammenhängen zwischen Behinderung und Bildungs- und Erziehungsproblemen erweist sich die behindertenpädagogische Theoriebildung als schwer in den vorherrschenden erziehungswissenschaftlichen Kanon einfügbar.[329] c) *Etikettierung*: Ferner wirkt die Allgemeinheit der Kategorie Behinderung ontologisierend, da die Reduktion auf das Behindert-Sein gleichsam Personenmerkmale konstruiert und diese zur Verbesonderung/Aussonderung der so etikettierten Menschen führen.[330] d) *Relativität*: Dem Behinderungsbegriff haftet im Alltagsverständnis seit jeher ein als negativ bewerteter Zustand an, der als abweichend/belastend/unnormal betrach-

---

325 Vgl. Mühlum/Oppl (1992), S. 3; vgl. Speck (1991), S. 109 und 113.

326 Vgl. Speck (1992), S. 15.

327 Vgl. Wüllenweber (2004) [c], S. 51; vgl. Bieker (2005) [a], S. 13; vgl. Bieker (2005) [b], S. 7; vgl. Böhringer (1999), S. 179; vgl. Dederich (2005), S. 173; vgl. Hohmeier (2001), S. 15; vgl. Kaltenborn (2007), S. 55.

328 Vgl. Moser (2005), S. 89; vgl. Moser/Sasse (2008), S. 35; vgl. Speck (1991), S. 13; vgl. Speck (1992), S. 14–15.

329 Vgl. Moser (2005), S. 90; vgl. Moser/Sasse (2008), S. 36.

330 Vgl. Baudisch (2004) [b], S. 19; vgl. Dederich (2005), S. 172; vgl. Moser (2005), S. 90; vgl. Moser/Sasse (2008), S. 35–36. Fischer (2008), S. 13 warnt in diesem Zusammenhang davor, Menschen einzig auf ihre Behinderung zu reduzieren und sie damit in eine pathologische Ecke zu stellen. Speck (2003), S. 253 verweist ferner darauf, dass nicht alle Menschen mit Sprach-, Verhaltens- oder Entwicklungsproblematiken automatisch zu Behinderten gemacht werden dürfen, da sich beispielsweise der hohe Anteil von Kindern und Jugendlichen mit Migrationshintergrund im deutschen Bildungssystem mit Sprachproblemen konfrontiert sieht.

tet wird.[331] Die Bezugsgröße bildet dabei das Normale, was sich allerdings als eindimensional erweist, da Normalität immer eine kulturell und historisch geprägte Konstruktion ist, die keiner Gesetzmäßigkeit unterliegt, sondern flexibel/veränderbar ist und das, was unter Behinderung verstanden wird, somit nur von relativem Format ist.[332]

Die Kontroverse um die Sinnhaftigkeit eines Behinderungsbegriffes in den Hintergrund rückend, verweisen einige Autoren[333] auf die in § 2 II SGB IX verankerte Definition von Behinderung:

> „Menschen sind behindert, wenn ihre körperliche Funktion, geistige Fähigkeit oder seelische Gesundheit mit hoher Wahrscheinlichkeit länger als sechs Monate von dem für das Lebensalter typischen Zustand abweichen und daher ihre Teilhabe am Leben in der Gesellschaft beeinträchtigt ist. Sie sind von Behinderung bedroht, wenn die Beeinträchtigung zu erwarten ist."[334]

Angelehnt ist diese Definition an die im Jahre 2001 von der Weltgesundheitsorganisation (WHO) verabschiedete Internationale Klassifikation der Funktionsfähigkeit, Behinderung und Gesundheit (ICF).[335] Die Funktionsbeeinträchtigung wird hier explizit von der Beeinträchtigung der Teilhabe am gesellschaftlichen Leben

331 Vgl. Mühlum/Oppl (1992), S. 3; vgl. Speck (1991), S. 103. Zur Konstruktion des pädagogischen Behinderungsbegriffes mit den Diskursen um das Normale und das Abweichende siehe die Abhandlungen von Moser/Sasse (2008), S. 24–25 und Speck (1991), S. 99–102.

332 Vgl. Eberwein (1995), S. 471; vgl. Hermes (2007), S. 69; vgl. Mühlum/Oppl (1992), S. 6; vgl. Rohrmann (2007), S. 93 und 95; vgl. Schmutzler (1994), S. 21–22; vgl. Speck (2003), S. 244. Sehr treffend wird dieser Umstand von dem bereits Mitte des 18. Jahrhunderts erschienen Gedicht »Das Land der Hinkenden« von Gellert illustriert. Siehe dazu Speck (1991), S. 102. Maulwurf (1995), S. 186 nimmt die damit verbundene Relativität des Normalen zum Anlass und fragt danach, was als normal zu sehen ist–die Bundesarbeitsgemeinschaft Werkstätten für behinderte Menschen e.V. (2001), S. 12–13 beantwortet dies folgendermaßen: Der Normalbürger (männlich) ist 1,76 m groß, 38,83 Jahre alt und hat die Kleidergröße 48/50, die Normalbürgerin ist 1,65 m groß, 42,63 Jahre alt und trägt Kleider der Größe 40. Abgeleitet werden kann daraus, dass statistisch normal lediglich 48 Prozent aller bundesdeutschen Bürgerinnen und Bürger sind, alle anderen liegen über bzw. unter dem Durchschnitt, der Normalität.

333 So zum Beispiel Bruning (2008), Deutscher Bundestag (2004), Doose (2007) [a], Doose (2007) [b], Eitle (2008), Haines (2005), Kaltenborn (2007), Niehaus/Schmal (2005), Schuntermann (2007), Weber (2002), Weiand (2005).

334 Großmann/Melzer (2004), S. 330.

335 Vgl. Doose (2007) [a], S. 47; vgl. Kaltenborn (2007), S. 53.

getrennt: Behinderungen resultieren gemäß dem der ICF zugrunde liegenden *bio-psycho-sozialen* Paradigma nicht allein aus Schädigungen der Körperfunktionen (psychologische und physiologische Funktionen) und -strukturen (anatomische Komponenten wie Organe); konstituiert wird Behinderung vielmehr aus dem Zusammenspiel biologischer (Körper), individueller (Person) und sozialer (Umwelt/Gesellschaft) Faktoren und dessen Auswirkungen auf die Teilhabe am Leben in der Gesellschaft (Aktivität/Partizipation)[336]: Im Sinne der ICF kann Behinderung „(...) auch definiert werden als das Ergebnis der negativen Wechselwirkung zwischen einer Person mit einem Gesundheitsproblem ... und ihren Kontextfaktoren auf ihre funktionale Gesundheit, d.h. jede Beeinträchtigung der funktionalen Gesundheit (...)."[337] Nach EGGER soll das bio-psycho-soziale Paradigma generell zum Verständnis von Behinderung hinzugezogen werden, denn es ist „(...) das gegenwärtig kohärenteste, kompakteste und auch bedeutendste Theoriekonzept, innerhalb dessen der Mensch in Gesundheit und Krankheit erklärbar und verstehbar wird."[338] Im Rahmen der vorliegenden Arbeit soll diesem Verständnis von Behinderung als Verbindung körperlicher Schädigungen mit behindernden person- und umweltbezogenen Kontextfaktoren daher gefolgt werden.

3.1.1.2 Funktionelle und strukturelle Schädigungen des Körpers

Die im Folgenden angeführten Schädigungen beziehen sich auf die in der Literatur am häufigsten gelisteten Beeinträchtigungsbereiche. Als Schädigungen werden gemäß der ICF „(...) Beeinträchtigungen einer Körperfunktion oder -struktur wie z.B. eine wesentliche Abweichung oder ein Verlust"[339] bezeichnet. Aus Gründen der terminologischen Beschaffenheit muss allerdings auf Begrifflichkeiten zurückgegriffen werden, die sich nicht auf die Wechselwirkungen der angesprochenen Faktoren beziehen, sondern (noch) Schädigung/Beeinträchtigung mit Behinderung gleichsetzen.

---

336 Vgl. Doose (2007) [a], S. 45–47; vgl. Eitle (2008), S. 12–14; vgl. Kaltenborn (2007), S. 52–53; vgl. Wüllenweber (2004) [c], S. 52.

337 Schuntermann (2007), S. 34.

338 Zitiert nach Kaltenborn (2007), S. 50. Kaltenborn (2007), S. 52 sieht dies ähnlich und bezeichnet das bio-psycho-soziale Paradigma als das „(...) im erkenntnis- und wissenschaftstheoretischen Diskurs ... vorherrschende Modell (...)."

339 Schuntermann (2007), S. 10.

Prinzipiell besteht jedoch keine Einigkeit in Bezug auf die Klassifikation der Beeinträchtigungen[340], sodass die folgende Aufstellung eklektischer Natur und als eine Auswahl ohne Anspruch auf Vollständigkeit anzusehen ist.[341]

3.1.1.2.1 Körperliche Beeinträchtigungen/Körperbehinderungen

Nach EITLE werden drei Formen der Körperbehinderungen unterschieden: Gehirn und Rückenmark betreffende Schädigungen, Schädigungen des Skelettes und der Muskulatur sowie Schädigungen, hervorgerufen durch Fehlfunktionen innerer Organe oder chronische Krankheiten.[342] Nach medizinischen Krankheitsbildern handelt es sich dabei vor allem um infantile Cerebralparesen = Bewegungsstörungen[343], die von einer frühkindlichen Hirnschädigung verursacht wurden, spinale Kinderlähmungen, Querschnittslähmungen, progressiver Muskelschwund, Gliedmaßenfehlbildungen[344], Amputation(en), Schädigungen des Skelettsystems, Erkrankungen der Wirbelsäule und des Hüftgelenks, Kleinwüchsigkeit, Erkrankungen des Zentralnervensystems, Rheumaerkrankungen, chronische Nierenleiden, Herzkrankheiten, Krankheiten der Haut, Krebserkrankungen und Ernährungs- und Stoffwechselkrankheiten.[345] Die Ursachen von Körperbehinderungen sind dabei sehr viel-

340 Vgl. Wüllenweber (2004) [d], S. 76. Siehe zum exemplarischen Vergleich die Aufstellungen von Eitle (2008), S. 17, Keune (1998), S. 9, Schmutzler (1994), S. 16–17 und Wüllenweber (2004) [d], S. 24.

341 Das Grundgerüst der Aufstellung ist dabei entnommen aus Eitle (2008), S. 17.

342 Vgl. Eitle (2008), S. 77. Als körperlich wesentlich behinderte Menschen gelten nach § 53, Absatz 1, Satz 1, Zwölftes Buch des Sozialgesetzbuches „1. Personen, deren Bewegungsfähigkeit durch eine Beeinträchtigung des Stütz- oder Bewegungssystems in erheblichem Umfange eingeschränkt ist, 2. Personen mit erheblichen Spaltbildungen des Gesichts oder des Rumpfes oder mit abstoßend wirkend wirkenden Einstellungen vor allem des Gesichts, 3. Personen, deren körperliches Leistungsvermögen infolge Erkrankung, Schädigung oder Fehlfunktion eines inneren Organs oder der Haut in erheblichem Umfange eingeschränkt ist (…)." Ferner werden in diesem Paragraphen Sehbehinderte, Gehörlose und Menschen mit Sprechbeeinträchtigungen aufgeführt. Vgl. dazu Großmann/Melzer (2004), S. 203.

343 Zu cerebralen Störungen siehe die Ausführungen von Schmutzler (1994), S. 181–185.

344 Ausführliche Informationen zum Dysmelie-Syndrom (Gliedmaßenfehlbildungen) finden sich ebenfalls bei Schmutzler (1994), S. 188–189.

345 Vgl. Bischoff/Rathgeber (1987), S. 41–43; vgl. Eitle (2008), S. 77; vgl. Rüdell (1983), S. 14; vgl. Schmutzler (1994), S. 16–17; vgl. Speck (1991), S. 122–123.

fältig (Krankheiten, genetische Veränderungen, Unfälle) und nur selten angeboren, da nur etwa 0,5 bis 1 Prozent aller Kinder von körperlichen Beeinträchtigungen betroffen sind.[346]

3.1.1.2.2 Beeinträchtigungen der Sinne/Sinnesbeeinträchtigungen

Unter Sinnesbehinderungen versteht man Beeinträchtigungen und Ausfälle im Bereich des *Sehens* und *Hörens*. Weiterhin kann auch eine Einschränkung des Körpersinnes[347], auf die in diesem Zusammenhang nicht näher eingegangen wird, zu den Sinnesbehinderungen gezählt werden.[348]

Sehbeeinträchtigungen

Die sozialrechtlich den Körperbehinderungen angegliederten Schädigungen im Bereich des Sehens sind in unterschiedlichen Graduierungen anzutreffen. So differenziert beispielsweise EITLE zwischen Sehbeeinträchtigung, wesentlicher Sehbeeinträchtigung und Blindheit.[349] SCHMUTZLER, der sich auf HUDELMAYER und MERSI beruft, kommt hingegen zu der Feststellung, dass man nur zwischen Blindheit und der darüber liegenden Sehbehinderung unterscheiden muss.[350] Sehr viel differenzierter als im Zuge der beiden angeführten Ansätze wird bei SPECK argumentiert: Dieser betont die fließenden Übergänge zwischen völliger Blindheit, hochgradiger Sehbehinderung, Sehbehinderung und annähernder Normalsichtigkeit.[351] Als häufige Ursachen für Sehbeeinträchtigungen werden in diesem Kontext vererbliche Krankheiten wie grauer und grüner Star, Schielen und Augenzittern, Erkrankungen der tieferen Augenabschnitte

---

Lelgemann (1999), S. 43–46 verweist in diesem Zusammenhang auf die Menschen mit sehr schweren Körperbehinderungen, deren Krankheitsbilder der obigen Aufstellung entsprechen.

346 Vgl. Eitle (2008), S. 77. Zu einem ähnlichen Ergebnis kommt Schmutzler (1994), S. 29, der in Anlehnung an Kuntze/Eckart Behinderungen auf exogene Faktoren zurückführt.

347 Siehe dazu die Ausführungen von Eitle (2008), S. 72–76.

348 Vgl. Eitle (2008), S. 58.

349 Vgl. Eitle (2008), S. 59.

350 Vgl. Schmutzler (1994), S. 237–238. Dieselbe Argumentation findet sich bei Keune (1998), S. 14.

351 Vgl. Speck (1991), S. 120. Eine ähnliche Differenzierung findet sich bei Bischoff/Rathgeber (1987), S. 46, die zwischen Sehbehinderung, hochgradiger Sehbehinderung und Blindheit unterscheiden.

inklusive Geschwülsten und Missbildungen, Infektionen, Entwicklungsschädigungen und Verletzungen genannt.[352]

Hörbeeinträchtigungen

Die laut Sozialgesetzgebung ebenfalls zu den Körperbehinderungen zählenden Beeinträchtigungen im Bereich des Hörens werden auf einem graduellen Kontinuum mit den Polen Schwerhörigkeit und Taubheit/Gehörlosigkeit angeordnet. Unterschieden wird die Ausprägung der Schwerhörigkeit als Vorstufe der Gehörlosigkeit dabei je nach Autor zwischen leichter, mittlerer und starker Ausprägung: So optieren EITLE und SCHMUTZLER für drei Abstufungen[353], während SPECK und BISCHOFF/RATHGEBER lediglich von mittlerer und starker Schwerhörigkeit ausgehen.[354] Ursächlich für Hörbeeinträchtigungen sind in der Regel prä-, peri- und postnatale Ursachen wie Vererbung, Verletzungen oder Infektionskrankheiten.[355]

Treten Hör- und Sehbeeinträchtigungen parallel auf, so spricht man von *Hörsehschädigungen*. Diese können aus bis zu 70 verschiedenen Ursachen erwachsen und stellen keine Addition zweier Schädigungen, sondern jeweils eigene Beeinträchtigungsformen unterschiedlichen Ausmaßes dar, die dazu führen, dass der Ausfall des eines Sinnes nicht oder nur geringfügig durch den anderen Sinn kompensiert wird.[356]

3.1.1.2.3 Sprachbeeinträchtigungen/Sprachbehinderungen

Wie die angeführten Sinnesbeeinträchtigungen werden im Sozialgesetzbuch auch die so genannten Sprachbehinderungen den Körperbehinderungen zugeordnet. Die Beeinträchtigungen der Sprache werden in vier Kategorien unterteilt: *Artikulations-* und *Lautbildstörungen* (z.B. Stammeln, Sigmatismus = Falschbildung der Zischlaute S, Z und Sch, Rhotazismus = Auslassen des R-Lautes, dieser wird meist durch ein L ersetzt), *Redefluss-* und *Rhythmusstörungen* (z.B. Stottern, Poltern = überstürztes Reden, bei welchem Satzteile, Wörter oder Silben ausgelassen, verstümmelt oder verwechselt werden), *Stimm-* und *Stimmklangstörungen* (z.B. Näseln = Veränderung des Stimm- bzw. Sprachklanges), *Sprach-* und *Sprachaufbaustörungen*

---

352 Vgl. Schmutzler (1994), S. 239–242; vgl. Speck (1991), S. 120.

353 Vgl. Eitle (2008), S. 62; vgl. Schmutzler (1994), S. 245.

354 Vgl. Bischoff/Rathgeber (1987), S. 45; vgl. Speck (1991), S. 121.

355 Vgl. Eitle (2008), S. 63; vgl. Schmutzler (1994), S. 245–246; vgl. Speck (1991), S. 122.

356 Vgl. Eitle (2008), S. 66.

(z.B. Mutismus = Stummheit, Dysgrammatismus = Unvermögen, gedankliche Inhalte in die richtige grammatische Form, den richtigen Satzbau zu bringen, Sprachentwicklungsverzögerungen).[357] Sprachbehinderungen werden nach BERNITZKE bedingt durch organische Ursachen (z.B. Funktionsstörungen des Zentralnervensystems), situative Komponenten (z.B. Sprechsituation), soziokulturelle Einflüsse (z.B. z.B. Sprachvorbilder) und Persönlichkeitsfaktoren (z.B. Lernfähigkeit).[358] Eine andere Kategorisierung bei vergleichbarer Ursachenzuordnung findet sich bei SCHMUTZLER. Dieser gruppiert die die Sprachbehinderung bedingenden Faktoren in Anlehnung an HEINELT in Persönlichkeitsdeterminanten (z.B. Intelligenz, Selbstgefühl), physische Determinanten (z.B. neurologische Grundlagen, Hörvermögen) und Milieudeterminanten (z.B. familiäres Milieu, sozio-kulturelle Faktoren).[359]

3.1.1.2.4 Beeinträchtigungen der Intelligenz/geistige und Lernbehinderungen

Beim Ende der 1950er Jahre[360] eingeführten Terminus der geistigen Behinderung handelt es sich um einen der schwierigsten und in der wissenschaftlichen Auseinandersetzung umstrittensten Begriffe.[361] Kennzeichen der kontroversen, nicht abgeschlossenen Debatte sind dabei GOLL zufolge vier Aspekte der Begriffsverwendung: Nichtsubstantivierte Formen des Begriffes, Umschreibungen, neue Begriffe und der völlige Verzicht auf die Nutzung des Begriffs.[362] Dass geistiger Behinderung als terminus major der Charakter eines Sammelbegriffes[363] anhaftet, der schwierig/kaum präzise zu umschreiben ist[364], ist dem Umstand geschuldet, dass verschiedene Wissen-

357 Vgl. Eitle (2008), S. 68–70; vgl. Schmutzler (1994), S. 256–262; vgl. Speck (1991), S. 123–124.

358 Vgl. Bernitzke (2001), S. 183.

359 Vgl. Schmutzler (1994), S. 254–256.

360 Vgl. Wüllenweber (2004) [c], S. 49.

361 Vgl. Schmutzler (1994), S. 217; vgl. Wüllenweber (2004) [c], S. 49.

362 Vgl. Eitle (2008), S. 78–79. Eine Auswahl von acht Begriffsalternativen findet sich bei Wüllenweber (2004) [c], S. 49–50. Konkrete Ablehnung erfährt der Begriff zum Beispiel bei Feuser (1996), S. 5, der diesen als Mythos bezeichnet.

363 Vgl. Bundesvereinigung Lebenshilfe für Menschen mit geistiger Behinderung e.V. (2003), S. 27.

364 Vgl. Duschek (1997), S. 11; vgl. Eitle (2008), S. 78; vgl. Furger (1992), S. 462. Exemplarisch für diesen Umstand ist die in § 2 in der Eingliederungsverordnung des Bundessozialhilfegesetzes aufgeführte diesbezügliche Defini-

schaften, insbesondere die Psychologie, die Medizin und die Heilpädagogik, an der Begriffsbildung beteiligt sind.[365] Die begriffsimmanente Unschärfe spiegelt sich auch unter anderen Gesichtspunkten wider: So bestimmt die jeweilige Sichtweise/der jeweilige wissenschaftliche Background die Symptome geistiger Behinderung.[366] In der Psychologie und der Medizin nimmt beispielsweise der *Intelligenzquotient* (IQ) eine hervorgehobene Rolle ein: Unterteilt nach IQ-Ausprägung werden auf medizinischem Terrain drei Grade geistiger Behinderung (Oligophrenie) unterschieden: Hochgradige Oligophrenie (IQ von 0 bis 20), Imbezillität (IQ von 20 bis 50) und leichte Oligophrenie, auch Debilität genannt (IQ von 50 bis 70).[367] Die Psychologie hingegen stuft Menschen mit einem IQ unter 55/60 als geistig behindert ein.[368] Die Pädagogik orientiert sich nach EITLE dagegen an folgender Einteilung: Ein- und Ausdrucksfähigkeit (entspricht der medizinischen Kategorie hochgradige Oligophrenie), Gewöhnungsfähigkeit (entspricht der medizinischen Kategorie Imbezillität), Erfahrungsfähigkeit (entspricht der medizinischen Kategorie Imbezillität) und Handlungs- bzw. Erkenntnisfähigkeit (entspricht den medizinischen Kategorien Imbezillität und Debilität).[369] Ferner finden sich in der Literatur Ansätze, die mehrere Kriterien zum Gesamtkonstrukt geistige Behinderung zusammenfügen. Dies geschieht beispielsweise bei WÜLLENWEBER, der Lernbeeinträchtigung bzw. Intelligenzminderung und verminderte soziale Kompetenz als die beiden zentralen Merkmale geistiger Behinderung an-

---

tion: „Geistig wesentlich behindert ... sind Personen, bei denen infolge einer Schwäche ihrer geistigen Kräfte die Fähigkeit zur Eingliederung in die Gesellschaft in erheblichem Umfang beeinträchtigt ist." Entnommen aus Großmann/Melzer (2004), S. 203.

365 Vgl. Schmutzler (1994), S. 218.

366 Die Sichtweise ist generell die entscheidende Komponente. Eine dritte mögliche Perspektive ist die der Behinderung als soziale Kategorie, die das Phänomen Behinderung in Beziehung zur Gesellschaft beschreibt. Siehe dazu Speck (1991), S. 134–149.

367 Vgl. Eitle (2008), S. 79; vgl. Schmutzler (1994), S. 218. Ebenfalls gebräuchlich ist nach Wüllenweber (2004) [c], S. 58–59 die Unterscheidung der Schweregrade in leichtgradige, mittelgradige, schwere und schwerste geistige Behinderung, die durch die Ausprägung der Merkmale Sprachentwicklung, Integration in Arbeit und Beruf, alltägliche Selbstversorgung, selbständige Lebensführung und Erwerb von Kulturtechniken beschrieben werden.

368 Vgl. Eitle (2008), S. 79. Duschek (1997), S. 15 dagegen spricht sich unter Berufung auf eine nicht näher erläuterte Untersuchung gegen die Kopplung mangelnder Intelligenz und geistiger Behinderung aus.

369 Vgl. Eitle (2008), S. 79–80.

sieht.[370] EITLE stützt sich ebenfalls auf die Komponente Lernbeeinträchtigung, koppelt diese aber an die Gesamtentwicklung der behinderten Person.[371] Ähnlich positioniert sich SCHMUTZLER, der das wesentliche Merkmal geistig Behinderter, die Lernbeeinträchtigung, um die „(...) sozial-emotionalen und organischen sowie sensomotorischen Schwächen bzw. Schädigungen"[372] ergänzt.

Die geistiger Behinderung zugrunde liegenden Theorieansätze stellen sich ebenfalls als sehr differenziert dar. Um nur zwei Beispiele zu nennen: MARZELLI-PAINTNER führt in ihrer Dissertation drei Theoriekonstrukte an. Demgemäß lassen sich die theoretischen Ansätze in Defekttheorien (die Hauptursache der geistigen Behinderung liegt in einer physiologischen Schädigung), Differenztheorien (geistige Behinderung kann entstehen aufgrund kultureller und familiärer Bedingungen sowie infolge hirnorganisch-funktionaler Ursachen) und Entwicklungstheorien (die geringere intellektuelle Leistung resultiert nicht aus prinzipiellen Defekten, sondern aus unterschiedlichem Entwicklungstempo und einer abweichenden Lernmotivation) unterteilen.[373] Bei FISCHER finden sich darüber hinaus acht Theorieansätze zum Phänomen geistige Behinderung. Eingeordnet in eine defizitorientierte (Behinderung bzw. Ausgangsschädigung als Orientierungspunkt) und eine kompetenzorientierte (im Vordergrund stehen die Persönlichkeit und die Kompetenzen des Menschen) Kategorie unterscheidet er zwischen medizinisch-psychiatrischen, phänomenologischen, anthroposophischen, auf Lernen und Kognition bezogenen, personorientierten, dekategorisierenden, konstruktivistischen und gesellschaftskritischen Ansätzen/Sichtweisen.[374]

Die Medizin geht hinsichtlich der Ursachen geistiger Behinderung von endogenen und exogenen Faktoren aus. Zu den endogenen Ursachen zählen Erbschäden, Keimschäden (häufig durch Infektionskrankheiten hervorgerufene Schädigung der männlichen oder weiblichen Keimzelle), Chromosomenveränderungen und Stoffwechselstörungen (vererbt oder angeboren). Exogene Faktoren bei-

370 Vgl. Wüllenweber (2004) [c], S. 53–54.

371 Vgl. Eitle (2008), S. 80–81.

372 Schmutzler (1994), S. 218. Jantzen (1980), S. 10 bezeichnet geistige Behinderung dabei als Arbeitskraft minderer Güte.

373 Vgl. Marzelli-Paintner (1999), S. 14–18.

374 Vgl. Fischer (2008), S. 20-31. Ein den theoretischen Kontext erweitender Beitrag zur geistigen Behinderung aus Sicht der Psychoanalyse findet sich in den Ausführungen von Preiß (2008).

spielsweise sind Rhesusunverträglichkeit (vom Blut der Mutter gebildete Antikörper schädigen das Kind) sowie vorgeburtliche (pränatale), während der Geburt auftretende (perinatale) oder nachgeburtliche (postnatale) Schädigungen.[375]

Oftmals mit geistiger Behinderung in Verbindung gebracht wird das Phänomen der Lernbeeinträchtigung, je nach Autor auch *Lernbehinderung* genannt. Vergleichbar mit der wissenschaftlichen Auseinandersetzung zur geistigen Behinderung ist auch in diesem Zusammenhang wenig Präzision/wenig Übereinstimmung bezüglich der Begriffsabgrenzung und der Zuschreibungsmerkmale zu verzeichnen. So liegt der Theorie der Lernbehindertenpädagogik bis Dato keine eindeutige Begriffsbildung zugrunde.[376] Vielmehr wird von schwieriger, weil einseitiger/verständnisspezifischer Auslegung gesprochen[377], die dem damit einhergehenden breiten „(…) Spektrum an Zuordnungen, die sich zwischen geistiger Behinderung und schwerwiegenden Lernproblemen in der Schule bewegen"[378], geschuldet ist. Die hier zu beobachtende Überkomplexität[379] des Lernbehinderungsbegriffes, der in den 1960er Jahren mit der Einführung von Sonderschulen für Lernbehinderte entstand[380], führt eo ipso auch dazu, dass dieser, wie bei JACOBS zu lesen, als diffuses Phänomen bezeichnet wird.[381] Das in diesem Zusammenhang grundlegende Problem besteht nach Ansicht einiger Autoren darin, spezifische Abgrenzungsmerkmale, beispielsweise zur geistigen Behinderung, zu bestimmen.[382] So spricht Speck in Bezug darauf,

375 Vgl. Eitle (2008), S. 81–82; vgl. Marzelli-Paintner (1999), S. 10–11; vgl. Schmutzler (1994), S. 218; vgl. Speck (1991), S. 124–125; vgl. Wüllenweber (2004) [c], S. 55. Zu den Syndromen mit geistiger Behinderung als Hauptsymptom siehe die Abhandlungen von Eitle (2008), S. 82-84 und Wüllenweber (2004) [c], S. 55–56.

376 Vgl. Fasching (2003), S. 19. Interessant ist in diesem Zusammenhang, dass es nach Werning/Lütje-Klose (2006), S. 20 weder in Europa noch in den USA einen vergleichbaren Terminus gibt.

377 Vgl. Schmutzler (1994), S. 283.

378 Keune (1998), S. 10.

379 Vgl. Wüllenweber (2004) [d], S. 76.

380 Vgl. Eitle (2008), S. 95; vgl. Kanter/Scharff (2002), S. 156; vgl. Werning/Lütje-Klose (2006), S. 18; vgl. Wüllenweber (2004) [d], S. 77.

381 Vgl. Jacobs (1997), S. 97.

382 Vgl. Fasching (2003), S. 20; vgl. Werning/Lütje-Klose (2006), S. 19. Kritisiert wird in diesem Kontext darüber hinaus auch der Wortbestandteil ›Behinderung‹, da dieser diskriminierend wirke. Vgl. dazu Wüllenweber (2004) [d], S. 79.

dass sich gewisse Formen von Lernbehinderung durchaus unter der Bezeichnung geistige Behinderung subsumieren lassen[383], von einem „(...) Grenzbereich, bei dem es keine scharfe Trennung gibt (...)."[384]

Gleichwohl werden in der Literatur überzufällig oft zwei Attribute zur Beschreibung von Lernbehinderung angeführt: (Unspezifische) Intelligenzminderung und schulisches Versagen. Vor allem pädagogisch-psychologische Ansätze fokussieren Aspekte wie Lernen, Lernaufbau und Schulleistungs- und Intelligenzschwächen.[385] An Konkretheit gewinnt der Begriff Lernbehinderung damit allerdings nicht. WÜLLENWEBER spricht vielmehr von einer nicht primär wissenschaftlichen Begrifflichkeit, die durch ihren administrativen/schulpolitischen Charakter (die Zuweisung von Kindern auf die Sonderschule soll so begründet werden) bestimmt wird.[386] Den Begriff vor diesem Hintergrund als Verlegenheitsbezeichnung kritisierend fasst BLEIDICK seine Ausführungen skeptisch zusammen: „Lernbehindert ist, wer eine Schule für Lernbehinderte besucht."[387]

Eine generell etwas vereinfachendere Position nehmen diejenigen Autoren ein, die Lernbehinderung an die Ausprägung des Intelligenzquotienten binden.[388] Der Wertebereich des Intelligenzquotienten, der Lernbehinderungen impliziert, ist allerdings nicht eindeutig festgelegt: Die IQ-Untergrenze liegt bei 50 - 65 und die Obergrenze beträgt Werte zwischen 70 und 85 IQ-Punkten.[389] Trotz massiver Kritik an dieser simplifizierenden Perspektive hat sich diese „(...) fest im Alltagsverständnis von Lernbehinderung etabliert und beinhaltet den Kern der Stigmatisierung der so genannten Lernbehinder-

---

383 Nicht zwangsläufig lernbehindert jedoch sind nach Schmutzler (1994), S. 285 geistig behinderte Menschen.

384 Speck (1991), S. 410. Vergleichbar argumentiert Doose (2007), S. 50, der die fehlende Trennschärfe zwischen geistiger Behinderung und Lernbehinderung moniert. Er schlägt daher vorher, beide Phänomene unter der Bezeichnung Lernschwierigkeiten anzuführen.

385 Vgl. Biermann/Bleidick (2002), S. 295; vgl. Eberwein (1996), S. 36; vgl. Eitle (2008), S. 95; vgl. Kaltenborn (2007), S. 166; vgl. Kanter/Scharff (2002), S. 155; vgl. Schmutzler (1994), S. 284; vgl. Speck (1991), S. 409; vgl. Thesing/Vogt (1999), S. 161; vgl. Weiß (2003), S. 2; vgl. Werning/Lütje-Klose (2006), S. 18; vgl. Wüllenweber (2004) [d], S. 78.

386 Vgl. Wüllenweber (2004) [d], S. 79.

387 Zitiert nach Schröder (2000), S. 88.

388 Siehe dazu exemplarisch Doose (2007), S. 48 und Schmutzler (1994), S. 283.

389 Vgl. Lauth (2000), S. 21; vgl. Werning/Lütje-Klose (2006), S. 48.

ten."[390] Auch WOCKEN muss dazu feststellen: „In der gesamten wissenschaftlichen Literatur lassen sich kaum Definitionen ausmachen, die sich nicht des Intelligenzkriteriums bedienen."[391]

Zurückgeführt werden Lernbehinderungen auf einen multiplen Satz von Ursachen, da sich monokausale Erklärungen als falsch erwiesen haben.[392] In Betracht kommen dabei biologische Ursachen (z.B. Störungen im Zentralnervensystem ausgelöst durch prä-, peri- oder postnatale Ursachen im Zusammenhang mit Mangelgeburten, Unfällen, Krankheiten etc.), umweltbedingte Ursachen (z.B. Belastungen durch Erschwernisse der Lebens-, Entwicklungs- und Lernbedingungen, hervorgerufen von der sozialen Herkunft, konkret: Armut) und ungünstige schulische Bedingungen (z.B. erschwerende Bedingungen, die sich in den Lehr- und den Lernbedingungen widerspiegeln, wie beispielsweise die Erwartungen des Lehrers oder die Größe der Klasse).[393]

3.1.1.2.5 Beeinträchtigungen der Psyche/psychische bzw. seelische Behinderungen

Psychische, auch als seelische bezeichnete Behinderungen sind *nicht* mit geistigen Behinderungen gleichzusetzen.[394] Obgleich der oftmals synonym zur psychischen Behinderung verwendete Begriff der seelischen Behinderung von LEMPP als Kunstbegriff bezeichnet wird[395], findet sich in § 3 der Eingliederungsverordnung des Bundessozialhilfegesetzes ein entsprechender Eintrag, der seelische Behinderungen definiert. Dies sind:

> „1. körperlich nicht begründbare Psychosen, 2. seelische Störungen als Folge von Krankheiten oder Verletzungen des Gehirns, von Anfallsleiden oder von anderen Krankheiten oder körperlichen Beeinträchtigungen, 3. Suchtkrankheiten, 4. Neurosen und Persönlichkeitsstörungen."[396]

Die augenscheinliche störungsbezogene Heterogenität des angesprochenen Personenkreises spiegelt sich ferner in der Biographie

---

390 Wüllenweber (2004) [d], S. 77.

391 Wocken (2000), S. 493.

392 Vgl. Schmutzler (1994), S. 287.

393 Vgl. Eitle (2008), S. 97–98; vgl. Keune (1998), S. 10; vgl. Schmutzler (1994), S. 286 ; vgl. Speck (1991), S. 126; vgl. Werning/Lütje-Klose (2006), S. 45–46; vgl. Wüllenweber (2004) [d], S. 82–84.

394 Vgl. Wüllenweber (2004) [e], S. 140.

395 Vgl. Lempp (2006), S. 20–21.

396 Großmann/Melzer (2004), S. 204.

der Betroffenen wider[397], sodass auch für diese Form der Beeinträchtigung nicht *die* Umschreibung gefunden werden kann. LEMPP spricht dementsprechend von einem „(...) recht offenen Begriff, der sich einer scharf abgrenzenden Definition entziehen muss."[398]

Vergleichbar offen ist auch der Zusammenhang zwischen einer psychischen Störung und einer psychischen Behinderung. Denn: Nicht jeder der Millionen von psychischen Störungen/Erkrankungen betroffenen Bundesbürger[399] zählt irgendwann zu den Menschen mit psychischen Behinderungen.[400] Die psychische Krankheit, beispielsweise eine Neurose/Psychosestörung (z.B. eine Phobie = Angststörung), ein schizophrenes Leiden (grundlegende Störung von Wahrnehmung und Denken sowie verflachte oder inadäquate Affektivität), eine Depression (gedrückte und bedrückte Stimmung über einen längeren Zeitraum) oder eine Borderline-Störung (Persönlichkeitsstörung, gekennzeichnet durch eine Instabilität im affektiven und sozialen Bereich, des Selbstbildes und der Stimmung)[401] wird als primär aufgefasst, als Ausnahmesituation, als heilbarer Zustand.[402] Die psychische Behinderung hingegen stellt sich als konsekutives, also nachfolgendes Phänomen dar: So sprechen HAERLIN und BUNGARD/BÄHR analog zur Sozialgesetzgebung von *Folgezuständen*, die sich in körperlichen Krankheiten und psychosomatischem Leiden manifestieren.[403] Im Vergleich mit Körperbehinderungen führt HAERLIN in diesem Zusammenhang drei wesentliche Charakteristika psychischer Behinderungen an: Einschränkung der von der sozialen Umwelt geforderten Rollenausführung (Lebens-

---

397 Vgl. Becker (2008), S. 30.

398 Lempp (2006), S. 22.

399 Eitle (2008), S. 101 beziffert die Zahl der Betroffenen zwischen 18 und 65 Jahren unter Bezugnahme eines Briefes der Bundespsychotherapeutenkammer auf 15,6 Millionen! Speck (1991), S. 411 stellt dazu fest, dass jeder dritte Bundesbürger im Laufe seines Lebens an einer psychischen Krankheit erkrankt.

400 Vgl. Gromann (2002), S. 1.

401 Vgl. Eitle (2008), S. 103–104. Weitere Informationen zu psychischen Erkrankungen und deren Symptomen sind beispielsweise zu finden bei Eitle (2008), S. 102–103, Speck (1991), S. 411 oder Wüllenweber (2004) [e], S. 142.

402 Vgl. Wüllenweber (2004) [e], S. 141. Oftmals gehen diesen Krankheiten nach Eitle (2008), S. 102 so genannte Prodrome = vorausgehende Erscheinungen wie beispielsweise auffallende Interessenverlagerung oder Veränderungen der Affektivität voraus.

403 Vgl. Bungard/Bähr (1987), S. 21; vgl. Haerlin (2005), S. 233.

partner, Kollege, Nachbar etc.), Dynamik (psychische Behinderungen verlaufen in Wellen, können sich verbessern, aber auch verschlimmern) und mangelnde Objektivierbarkeit (sie sind nicht/kaum sichtbar und daher nicht messbar/graduierbar).[404] Daran anschließen lassen sich abschließend die von WÜLLENWEBER formulierten vier grundlegenden Merkmale einer psychischen Behinderung: Chronifizierung (die psychische Behinderung wirkt sich umfänglich und dauerhaft aus), pessimistische Prognose (viele Betroffene haben bereits erfolglos zahlreiche Behandlungen und Therapien in Anspruch genommen), Vorrang psychosozialer Hilfen (oft benötigen die Menschen mit psychischen Behinderungen psychosoziale Hilfe und Lebensbegleitung) und eingeschränkte selbständige Lebensgestaltung (es kommt zu einer Erschwerung der Alltagsbewältigung/zu Einschränkungen der Alltagskompetenzen).[405]

Die der psychischen Behinderung im Regelfall vorgeschalteten psychischen Erkrankungen können nach EITLE reaktiv (psychosozial), endogen (genetisch) oder organisch (körperlich) bedingt sein. Festzuhalten ist in diesem Zusammenhang allerdings, dass vielfach eine Multikausalität zu beobachten ist: So zum Beispiel „(...) stellen Neurosen eine [sic!] durch Lernvorgänge ausgelöstes Fehlverhalten dar."[406]

3.1.1.2.6 *Exkurs: Beeinträchtigungen mehrerer Funktionen/Mehrfachbehinderungen*

In Bezug auf das Vorkommen von Behinderungen ist zu beobachten, dass diese selten isoliert und vielmehr in Kombination mit anderen vorliegen. In diesem Fall spricht man von einer Mehrfachbe-

404 Vgl. Haerlin (2005), S. 233–234. Aus dem auch bei Ewert (1995), S. 37 zu findenden Aspekt der Nicht-Sichtbarkeit resultiert nach Schneider (2008), S. 226 oftmals die Schwierigkeit, die sozialrechtliche Anerkennung (Anerkennung im Sinne der Anerkennung einer Behinderung) zu erlangen. Zur nicht existenten Fähigkeit, eine oder mehrere der besagten Rollen auszuüben, siehe ferner Bungard/Bähr (1987), S. 21.

405 Vgl. Wüllenweber (2004) [e], S. 143–144. Weitere, jedoch nicht grundsätzlich zutreffende Merkmale sind nach Ansicht desselben Autors die fehlende Vermittlungsfähigkeit für den allgemeinen Arbeitsmarkt, Verwahrlosungstendenzen, Suchtprobleme, Beeinträchtigungen in der Kommunikation und der Beziehungsaufnahme, beeinträchtigte Faktoren wie Motivation, Antrieb, Belastbarkeit, Konzentration sowie die fehlende Krankheitseinsicht. Vgl. dazu Wüllenweber (2004) [e], S. 144–145.

406 Eitle (2008), S. 104. Vgl. dazu auch Eitle (2008), S. 86.

hinderung.[407] Diese Behinderungsform wird als *Regelfall* angesehen, da fast jede Beeinträchtigung weitere nach sich zieht.[408]

Nach BLEIDICK können Mehrfachbehinderungen in drei Formen auftreten: Behinderungen in Kausalzusammenhang (die Primärbehinderung verursacht die Sekundär- bzw. Folgebehinderung, beispielsweise hat Gehörlosigkeit Sprachbehinderung zur Folge), ätiologische Kombinationen (die zusammentreffenden Behinderungen sind wie im Falle von Taubblindheit nicht kausal, sondern separat erwachsen) und Behinderungen, die in einem Kausalverhältnis stehen können, aber nicht müssen.[409]

Die Auswirkungen der einzelnen Behinderungen oder der Mehrfachbehinderungen auf die Teilhabe am Leben in der Gesellschaft werden dabei als Grad der Behinderung (GdB) festgestellt. Dies geschieht in Zehnergraden, wobei der maximale Grad 100 beträgt.[410] Liegt ein Grad von 50 und mehr vor, wohnt der behinderte Mensch in Deutschland oder geht dieser hier einer Erwerbsarbeit nach, gilt die betroffene Person laut § 2 (2) SGB IX als *schwerbehindert*.[411] Festgehalten werden muss in diesem Zusammenhang allerdings, dass sich die Feststellung des Grades der Behinderung nur auf das Ausmaß der Beeinträchtigung, nicht auf deren Art oder Ursache bezieht.[412] Nach HAINES ist die besagte Feststellung daher lediglich für die im Neunten Buch Sozialgesetzbuch „(…) vorgesehenen besonderen Hilfen und Rechte sowie für steuerliche und sonstige Nachteilsausgabe von Bedeutung."[413]

3.1.2 Berufliche Rehabilitation

Die Berufliche Rehabilitation ist der entscheidende Schlüssel, Menschen mit Behinderungen an der Gesellschaft, hier: am Arbeitsleben

---

407 Vgl. Eitle (2008), S. 106.

408 Vgl. Bischoff/Rathgeber (1987), S. 11; vgl. Bleidick (1981), S. 23; vgl. Eitle (2008), S. 106; vgl. Schmutz-ler (1994), S. 17 und 18. Marzelli-Paintner (1999), S. 11 spricht in diesem Zusammenhang von rund einem Drittel aller geistig behinderten Personen, die gleichzeitig mehrfach behindert sind.

409 Vgl. Bleidick (1981), S. 23. Eine vergleichbare Aufstellung findet sich auch bei Speck (1991), S. 117.

410 Vgl. Schneider (2008), S. 225.

411 Vgl. Großmann/Melzer (2004), S. 330.

412 Vgl. Schneider (2008), S. 225.

413 Haines (2005), S. 45.

teilhaben zu lassen.[414] Vor diesem Hintergrund muss geklärt werden, was unter Beruflicher Rehabilitation subsumiert wird und wie dies sinnvoll in die Diskussion um den Behinderungsbegriff integriert werden kann.

Dies wird im Folgenden in zwei Schritten geschehen: Zunächst wird der Gegenstandsbereich Beruflicher Rehabilitation umrissen, bevor darauf aufbauend auf den Behinderungsbegriff im Kontext der Beruflichen Rehabilitation eingegangen wird.

3.1.2.1 Zum Begriff ›Berufliche Rehabilitation‹

Abstammend vom französischen Wort ›réhabiliter‹ wurde der Begriff Rehabilitation im 19. Jahrhundert zunächst im Sinne der Armenpflege gebraucht, die die Wiederherstellung der Rechte der Armen fokussierte.[415] In Deutschland ist Rehabilitation als Oberbegriff seit den 1960er Jahren gebräuchlich[416], wobei bis heute keine allgemeingültige Definition vorliegt, sondern unzählige anerkannte, jedoch dem Bedeutungswandel unterliegende Begriffsbeschreibungen existieren.[417] Das die verschiedenen Definitionsansätze unterscheidende Element ist die Akzentuierung der *Erwerbsarbeit*. So finden sich in einigen Arbeiten relativ allgemeine Aussagen zur Befähigung des Einzelnen zur Teilhabe am Leben in der Gesellschaft[418], während andere Autoren Rehabilitationsprozesse (auch) an die Übernahme einer Erwerbstätigkeit binden.[419]

Unterschieden werden in diesem Zusammenhang vier rehabilitative Schwerpunkte[420]: *Medizinische* Rehabilitation (Maßnahmen präventiver und kurativer Natur, die der (Re)Funktionalisierung der be-

414 Vgl. Kemper (1992), S. 206. Zur kontrovers geführten Diskussion darüber, ob die Soziale Arbeit, die auch die Berufliche Rehabilitation beinhaltet, als eigenständiges Funktionssystem der funktional differenzierten Gesellschaft der Moderne angesehen werden kann, siehe die Ausführungen von Baeker (1994), Bommes/Scherr (1996), Fuchs/Schneider (1995) und Kleve (1997).

415 Vgl. Mecklenburg (2008), S. 110.

416 Vgl. Speck (1991), S. 43.

417 Vgl. Weber (2002); vgl. Welte (1999), S. 27.

418 Dies ist beispielsweise der Fall bei Schuntermann (1999), S. 353 und Vereinte Nationen (1993), S. 222.

419 Siehe dazu unter anderem Auer (2001), S. 21, Baudisch (2004) [c], S. 9–10, Bischoff/Rathgeber (1987), S. 31, Stadler (1992) [a], S. 146 und Welte (1999), S. 27–28.

420 Diese werden wie die Berufliche Rehabilitation im Weiteren als Eigenname behandelt und groß geschrieben.

troffenen Person dienen)[421], *Schulisch-Pädagogische* Rehabilitation (sonderpädagogische Förderung mit dem Ziel des Erwerbes erwerbstätigkeitsrelevanter schulischer Voraussetzungen)[422], *Berufliche* Rehabilitation (Maßnahmen, die zur Wiederherstellung, der Erhaltung und der Verbesserung der Arbeitsfähigkeit beitragen)[423] und *Soziale* Rehabilitation (Einbezug in alle Bereiche gesellschaftlichen Lebens als Zusammenspiel/Summe medizinischer, schulisch-pädagogischer und beruflicher Rehabilitationsmaßnahmen).[424]

Das *zentrale* Element im viergliedrigen Rehabilitationssystem bildet dabei die bereits angesprochene Berufliche Rehabilitation.[425] Angelehnt an die gängigen Begriffsabgrenzungen[426] sollen diesbezüglich folgende, die vorliegende Analyse theoretisch einrahmende Gesichtspunkte vorgestellt werden: Die Berufliche Rehabilitation umfasst als professionenübergreifendes Konzept die Gesamtheit aller institutionellen und individuellen Leistungen und Aktivitäten, die auf den Erhalt, die Verbesserung sowie die (Wieder-)Herstellung des auf die Erwerbsarbeit bezogenen Leistungspotentials des Rehabilitanden und dessen Vermittlung auf den Arbeitsmarkt abzielen und so nachhaltig die Erst- oder Wiederaufnahme einer Erwerbstätigkeit fördern.

3.1.2.2 Erwerbsarbeit als zentrales Zielkriterium der Beruflichen Rehabilitation

Die (theoretische) Ausrichtung der Beruflichen Rehabilitation ist eindeutig: Angestrebt wird die dauerhafte Ausübung einer Er-

---

421 Vgl. Deutscher Bundestag (2004), S. 5; vgl. Dings (1988), S. 9; vgl. Kemper (1992), S. 209; vgl. Mecklenburg (2008), S. 117–119; vgl. Sierck (1992), S. 125; vgl. Weber (2002), S. 39; vgl. Wolfframm (2006), S. 4.

422 Vgl. Dings (1988), S. 9; vgl. Kemper (1992), S. 210; vgl. Mühlum/Oppl (1992), S. 9; vgl. Weber (2002), S. 39.

423 Vgl. Dings (1988), S. 9; vgl. Kemper (1992), S. 209; vgl. Mühlum/Oppl (1992), S. 9; vgl. Sierck (1992), S. 125; vgl. Weber (2002), S. 39.

424 Vgl. Dings (1988), S. 9; vgl. Kemper (1992), S. 209; vgl. Sierck (1992), S. 125; vgl. Weber (2002), S. 39.

425 Vgl. Dings (1988), S. 9; vgl. Lelgemann (1999), S. 53; vgl. Weber (2002), S. 39.

426 Siehe exemplarisch dazu Auer (2001), S. 21–22, Baudisch (2002) [a], S. 236, Hinz (2001), S. 17, Keune (1998), S. 9 und 12, Mecklenburg (2008), S. 199–123, Rüdell (1983), S. 15, Seifert (1985), S. 24 und Wolfframm (2006), S. 6.

werbsarbeit, ergo die Volleingliederung auf dem Arbeitsmarkt.[427] Entscheidender Faktor dafür ist die in Kapitel 2.3 herausgearbeitete unentbehrliche Konkurrenzfähigkeit gegenüber den anderen und den potentiellen/mitkonkurrierenden Arbeitnehmern.[428]

Die reine Fokussierung der Beruflichkeit ist allerdings auch Gegenstand unmittelbarer Kritik: So wird der Mensch, der im Blickpunkt der Rehabilitationsmaßnahmen steht, von WENDT als „(...) das passive Objekt einer Bearbeitung (...)"[429] bezeichnet, der nach FURGER – angelehnt an die Ableitung aus dem Wort ›habilis‹ – „ (...) wieder geeignet gemacht, eben rehabilitiert werden"[430] soll. Ferner muss die Soziale Rehabilitation des Menschen vorangetrieben werden[431], da diese entgegen mancher Annahme[432] gerade nicht „(...) als sich selbst einstellendes Ergebnis (...)"[433] Beruflicher Rehabilitation betrachtet werden kann.[434] Es muss in diesem Kontext vielmehr darum gehen, den *ganzen* Menschen und nicht nur einen (Funktions)Bereich (berufliche Handlungskompetenz, Gesundheit, Umfeld etc.) im Blick zu haben, wie dies ebenfalls in Kapitel 2.3 herausgestellt wurde.[435]

3.1.2.3 Handlungs- und Gestaltungsprinzipien der Beruflichen Rehabilitation

Das seit den 1960er Jahren juristisch und institutionell in Deutschland installierte System der Beruflichen Rehabilitation folgt in Bezug

---

[427] Vgl. Beiderwieden (1997), S. 71; vgl. Bundesanstalt für Arbeit (2002), S. 405; vgl. Dings (1988), S. 10; vgl. Fasching (2003), S. 36 und 52; vgl. Großmann/Melzer (2004), S. 346; vgl. Lelgemann (1999), S. 63; vgl. Pfeiffer (2006), S. 88; von Kardorff/Ohlbrecht (2008), S. 18; vgl. Wolfframm (2006), S. 6.

[428] Eine vergleichbare Argumentation findet sich bei Baudisch (2004) [a], S. 234, Koch (2008), S. 177 und Rützel (1991), S. 137.

[429] Wendt (1992), S. 429. Ähnlich argumentiert Speck (1991), S. 43, der in diesem Zusammenhang von einem einbahnig gerichteten Vorgang spricht.

[430] Furger (1992), S. 451.

[431] Vgl. Dings (1988), S. 136; vgl. Weber (2002), S. 39.

[432] Siehe dazu Marzelli-Paintner (1999), S. 25, die davon ausgeht, dass die Soziale Rehabilitation immer mit der Beruflichen einhergeht.

[433] Lelgemann (1999), S. 62.

[434] Vgl. Dings (1988), S. 18.

[435] So auch zu finden bei Wendt (1992), S. 441, der sich auf die „plurikonditional-systemische und zirkuläre Sichtweise" von Ciompi bezieht.

auf die konkrete Förderung der Erst- oder Wiederaufnahme einer Erwerbstätigkeit durch die behinderte Person (zumindest theoretisch) grundlegenden Prinzipien.[436] Einige der in diesem Zusammenhang an der Gegenwart[437] orientierten Faktoren stellen sich als für die vorliegende Arbeit besonders relevant heraus und stehen daher im Zentrum der folgenden Ausführungen.

3.1.2.3.1 Normalisierung

Das Normalisierungsprinzip - eingebunden in die Behinderten-Pädagogik[438] - geht zurück auf den Dänen BANK-MIKKELSEN, der es in den 1950er Jahren erstmals formulierte und für dessen Eingang in die dänische Behindertengesetzgebung im Jahre 1959 sorgte. Weiterentwickelt, theoretisch ausformuliert und verbreitet wurde es in den Folgejahren durch den Schweden NIRJE und den US-Amerikaner WOLFENSBERGER - den Zusatz ›skandinavisch‹ behielt es allerdings bei.[439]

Unter Normalisierung versteht man, dass es dem Menschen mit Behinderung unabhängig von deren Form/Ausprägung[440] ermöglicht wird, ein Leben zu führen, das spezielle Arrangements auf Minimalniveau vorsieht, im Vergleich zu dem der nicht behinderten Menschen ergo so ›normal‹ respektive ›real‹ wie nur möglich gestaltet ist.[441] Gerichtet ist das Normalisierungsprinzip nach WOLFENSBERGER dabei an drei Adressaten systemischer Natur: Die Person

---

436 Die in der Sozialgesetzgebung fixierten Bestimmungen finden sich im Neunten Buch Sozialgesetzbuch, nachzulesen bei Großmann/Melzer (2004).

437 Zur Diskussion zum Paradigmenwechsel in der Behindertenhilfe (Paradigma nach Kuhn = nicht zur Debatte stehendes grundlegendes Verständnis einer wissenschaftlichen Gemeinschaft) siehe die Ausführungen von Deutscher Bundestag (2004), S. 2, Hinz (2001), S.25–29, Loeken (2005), S. 119–121 und Moser/Sasse (2008), S. 37–41.

438 Seinen Ursprung hat der Begriff in der Montessori-Pädagogik. Vgl. dazu Schmutzler (1994), S. 68.

439 Vgl. Auer (2001), S. 78; vgl. Duschek (1997), S. 69; vgl. Schmutzler (1994), S. 69; vgl. Schulze (2004), S. 213; vgl. Speck (1992), S. 304; vgl. Wüllenweber (2004) [c], S. 67.

440 Entwickelt wurde das Normalisierungsprinzip ursprünglich für Menschen mit geistiger Behinderung. Vgl. dazu Auer (2001), S. 78 und Fasching (2004), S. 116.

441 Vgl. Baudisch (2002), S. 18; vgl. Böhringer (1999), S. 177; vgl. Eitle (2008), S. 120; vgl. Faßmann (2005), S. 186; vgl. Thimm (1990), S. 19–22; vgl. Wüllenweber (2004) [c], S. 67–68.

(Erlernen kulturspezifischer Grundverhaltensmuster), primäre und mittlere soziale Systeme (Erlernen systemadäquater Verhaltensweisen durch systeminterne Interaktion) und Gesellschaftssysteme (soziale Gestaltungssysteme wie beispielsweise das Bildungssystem oder die Politik, die die Lebensbedingungen des Menschen mit Behinderungen beeinflussen).[442] Als pädagogische Zielbereiche der Normalisierungspraxis bestimmt NIRJE neben dem Lebenslauf mit der Ausübung einer Erwerbstätigkeit Aspekte wie Tages-, Wochen- und Jahresrhythmus (normaler Ablauf/Gestaltung des Lebens mit täglichen Standardabläufen, fünf bis sechs Wochenarbeitsagen, einem Wochenende und schließlich Urlaub/Feiertagen), Anerkennung (bzgl. der Wünsche, Rechte, als Sexualwesen etc.), ökonomische Standards (Sicherung der wirtschaftlichen Existenz) und Einrichtungsstandards (altersentsprechende Wohnsituation).[443] Untermauert wird die auch von der Politik geforderte Normalisierung[444] durch Forderungen/Aussagen der Rehabilitationspraxis, die auf den Therapieeffekt des ›normalen‹ Lebens abzielen.[445]

Nicht zu verbinden mit dem Normalisierungsprinzip sind daher simplifizierte Lesarten und Interpretationen von Normalisierung, denen eine kritiklose Anpassung des behinderten Menschen an die gesellschaftliche Normalität, der Wegfall spezifischer Hilfen oder das Fehlen von Selbstbestimmung zugrunde liegt.[446] Um an dieser Stelle mit den Worten von SPECK zu schließen: „Normalisierung ist ein Prinzip und zugleich ein allgemeiner, moralischer, politischer und pädagogischer Imperativ.“[447]

3.1.2.3.2 Finalität

Mit der gesetzlichen Grundsteinlegung des Systems der Beruflichen Rehabilitation in Deutschland und der Einführung richtungswei-

---

442 Vgl. Schmutzler (1994), S. 70.

443 Vgl. Schmutzler (1994), S. 72.

444 Vgl. Deutscher Bundestag (2004), S. 66.

445 Siehe dazu exemplarisch Dörner (1995) [b], S. 204, Keller/Bender (2006), S. 264 und Willibald (1999), S. 109. Faßmann (2005), S. 186 verweist in diesem Zusammenhang zudem auf ökonomische Potentiale (Einsparung von Kosten durch abgestufte, normalisierte Konzepte) und die erhöhte Effektivität/Effizienz rehabilitativer Maßnahmen durch gesteigerte Flexibilität, erleichterten Zugang etc.

446 Vgl. Duschek (1997), S. 69–70; vgl. Fasching (2004), S. 116–177; vgl. Wüllenweber (2004) [c], S. 68.

447 Speck (1992), S. 306.

sender Bestimmungen in den 1960er und 1970er Jahren kam es 1974 zu einem Strukturwandel im Rehabilitationswesen. Der Grundsatz der Finalität wird fortan dem der Kausalität vorgezogen: Nicht der Entstehungszusammenhang/die Ursache der Behinderung steht im Vordergrund der Rehabilitationsmaßnahmen; das Ziel der gesellschaftlichen Erst- oder Wiedereingliederung über den Faktor Erwerbsarbeit stellt vielmehr das Kriterium für die Einleitung der diesbezüglich notwendigen rehabilitativen Maßnahmen dar.[448]

3.1.2.3.3 *Rehabilitation vor Versorgung*

Analog zu den bisherigen Darlegungen fokussiert auch dieses Prinzip die Erst- oder Wiederaufnahme einer Erwerbstätigkeit. So sollen seit 1957 vorzugsweise die entsprechenden Rehabilitationsmaßnahmen unabhängig von Form und Ausprägung der Behinderung gefördert werden, die zur Herstellung/Sicherung des Erwerbspotentials erforderlich sind. Die (alternative) Versorgung, beispielsweise durch eine Berentung, soll damit möglichst vermieden werden.[449]

3.1.2.3.4 *Stärken-/Ressourcenorientierung*

Die dem deutschen Rehabilitationswesen ursprünglich immanente und Jahrzehnte lang dominierende (medizinische) Orientierung an den Defiziten der Menschen mit Behinderung wurde seit den 1990er Jahren durch die Zentrierung der Stärken, Ressourcen, Kompetenzen etc. des Individuums abgelöst.[450] Die Abkehr vom obsoleten defizitbezogenen Menschenbild hat ihren Ausgang dabei im nur wenige Jahre zuvor in den USA entstandenen Empowerment-Kon-

---

448 Vgl. Auer (2001), S. 94; vgl. Dings (1988), S. 12; vgl. Großmann/Melzer (2004), S. 330–331; vgl. Haines (2005), S. 46; vgl. Jantzen (1982), S. 172 und 175; vgl. Mühlum/Oppl (1992), S. 7; vgl. Wendt (1992), S. 440.

449 Vgl. Baudisch (2002), S. 18; vgl. Baudisch (2004) [a], S. 238; vgl. Deutscher Bundestag (2004), S. 87; vgl. Dings (1988), S. 12; vgl. Großmann/Melzer (2004), S. 332; vgl. Podeszfa (1998), S. 77.

450 Vgl. Baudisch (2002), S. 15; vgl. Baudisch (2004) [b], S. 21; vgl. Baudisch (2004) [d], S. 33; vgl. Moser/Sasse (2008), S. 40; vgl. Theunissen/Plaute (2002), S. 9; vgl. Trost (1999), S. 161.

zept[451], das sich einem „(...) optimistisch gestrickten Menschenbild verschrieben ... hat."[452]

3.1.2.3.5 *Individualität/Differenzierung*

Eine theoretisch wie praktisch auf den Stärken des behinderten Menschen basierende Förderung muss daher auch der Bedarfssituation des Einzelfalls, also den spezifischen Förderbedarfen gerecht werden, woraus ein in der Gesamtansicht hochdifferenzierter Prozess der Beruflichen Rehabilitation resultiert.[453]

Für die vorliegende Arbeit ergibt sich daher auch um die vor dem Hintergrund des Behinderungsbegriffes aufgeworfene Frage nach der zeitgerechten Verwendung des Begriffes Behinderung abschließend aufzugreifen, folgender Gedankengang: Die Bezeichnung »Mensch mit Behinderung« und vergleichbare Termini eignen sich nicht zur Auseinandersetzung mit der Beruflichen Rehabilitation. Denn: Es geht hierbei um mehr als um Behinderung, der Mensch muss in seinem Kontext ›abgeholt‹ werden, wie dies beispielsweise von der ICF (siehe Kapitel 3.1.1.1) geleistet wird. Ferner wird der oberflächliche und mitunter stigmatisierende Behinderungsbegriff den auf Gleichberechtigung, Individualität und Stärkenfokussierung abzielenden Handlungs- und Gestaltungsprinzipien der Beruflichen Rehabilitation nicht gerecht. Im Folgenden soll deshalb von

---

451 Vgl. Weber (2002), S. 87; vgl. Wüllenweber (2004) [c], S. 69. Zum Empowerment siehe ferner Albrecht (2004), S. 80–81 und S. 83–85, Eitle (2008), S. 228 und Theunissen/Plaute (2002), S. 11 und 43.

452 Theunissen/Plaute (2002), S. 20. Hutter (2004), S. 8 sieht darin einen der wesentlichen Vorteile für die Vermittlung des behinderten Menschen auf den Arbeitsmarkt.

453 Vgl. Auer (2001), S. 94; vgl. Baudisch (2002), S. 18; vgl. Baudisch (2004) [a], S. 237; vgl. Keune (1998), S. 68–69; vgl. Mühlum/Oppl (1992), S. 7; vgl. Schmutzler (1994), S. 66. Schmidt/Froböse/Schian (2006), S. 198 sprechen in diesem Zusammenhang bildhaft vom Cafeteriaprinzip, nach dem der Rehabilitand seine persönliche ›Reha-Mahlzeit‹ erhält. Die postulierte Individualisierung der Rehabilitationsmaßnahmen ist ebenfalls programmatischer Bestandteil der so genannten Benachteiligtenförderung. Deren Schwerpunkt liegt bei der Erstausbildung jugendlicher Menschen, die beispielsweise einen (benachteiligenden) Migrationshintergrund aufweisen, keinen Schulabschluss besitzen, strafgefangen oder strafentlassen sind, Sprachdefizite aufweisen oder als potentielle Ausbildungsabbrecher anzusehen sind. Siehe zur Benachteiligtenförderung die Ausführungen von Baudisch (2004) [d], S. 39, Biermann (1997), S. 41–42, Biermann (2005) [a], S. 141–142, Bojanowski/Eckhardt/Ratschinski (2005), S. 11 und Hinz (2001), S. 17.

Rehabilitanden gesprochen werden, wenn es darum geht, Menschen in ihrer Erwerbsfähigkeit zu stärken und ihnen eine dauerhafte Erwerbstätigkeit zu ermöglichen. Die Bezeichnung Behinderung wird daher fortan nur dort Erwähnung finden, wo dies angesichts der Literaturlage, beispielsweise bei der Darstellung spezifischer Einrichtungen der Beruflichen Rehabilitation oder deren Zielgruppen, nicht vermeidbar ist.

3.2 Entstehungszusammenhänge des Systems der Beruflichen Rehabilitation

Das gegenwärtig in Deutschland existente System der Beruflichen Rehabilitation blickt auf eine recht junge Geschichte zurück, die an dieser Stelle einführend und damit ausschließlich schemenhaft skizziert werden soll.[454]

Galten Menschen mit Behinderung bis zur Epoche der Aufklärung (Ende des 17. bis zum 19. Jahrhundert[455]) generell als bildungs- und erwerbsunfähig, sollten diese nun durch Arbeit und Beschäftigung zum Leben in der Gemeinschaft befähigt werden.[456] Beispielhaft für einen frühen Vorläufer institutioneller Beruflicher Rehabilitation in Deutschland sind die Reutlinger Einrichtungen von GUSTAV WERNER, die seit 1840, also sechs Jahre vor der Einführung des Rehabilitationsbegriffs durch den Freiburger Sozialrechtler Ritter VON BUSS, Arbeitsgelegenheiten für Menschen mit Behinderungen anboten.[457] Organisierte Versuche der Beruflichen Rehabilitation waren in der Folgezeit vor allem im ersten Jahrzehnt des 20. Jahrhunderts zu beobachten. In dieser Zeit gründeten HANS WÜRZ und KONRAD BIESALSKI die Deutsche Vereinigung für Krüppelfürsorge (1909). Deren konkretes Ziel bestand darin, möglichst viele Menschen mit Behinderungen (wieder) ins Erwerbsleben (zurück) zu führen.[458] Mit der

---

454 Verwiesen sei an dieser Stelle auf die Arbeiten von Jantzen (1982) und Sierck (1992), die sich ausführlich mit der Entstehung des Rehabilitationssystems und dessen Vorgeschichte auseinandersetzen.

455 Vgl. Hillmann (1994), S. 52.

456 Vgl. Marzelli-Paintner (1999), S. 27. Hirsch (2006) [a], S. 186 verschiebt den Ausgangspunkt der ›Bildbarkeit‹ Bezug nehmend auf Theunissen allerdings auf den Anfang des 20. Jahrhunderts, also um fast 200 Jahre.

457 Vgl. Mühlum/Oppl (1992), S. 8; vgl. Welte (1999), S. 25. Eine vergleichbare Datierung nimmt auch Seifert (1985), S. 25 vor, der den Beginn des 19. Jahrhunderts als Ausgangspunkt für die Bemühungen um sinnvolle Arbeits- und Beschäftigungsmöglichkeiten für Menschen mit Behinderungen betrachtet.

458 Vgl. Sierck (1992), S. 15–16.

1929 einsetzenden Weltwirtschaftskrise und der Machtübernahme durch die Nationalsozialisten 1933 verschärften sich allerdings die Rahmenbedingungen der bis Dato installierten Rehabilitationsmaßnahmen: Nur wer in absehbarer Zeit erwerbsfähig respektive wieder auf den Arbeitsmarkt zu vermitteln war, konnte seinen konkreten Rehabilitationsanspruch begründen.[459] Denjenigen, die den Weg zum ›brauchbaren Staatsbürger‹: „Der Weg zum idealen Menschen führt nur über den brauchbaren Menschen"[460] verwehrt wurde, blieb zunächst eine im Vergleich mit anderen Minderheiten undifferenzierte staatliche Politik der Ausgrenzung.[461] Der weitere Fortgang ist bekannt: Untermauert/legitimiert durch die nationalsozialistische Gesetzgebung (z.B. das am 14. Juni 1933 im Reichstag verabschiedete Gesetz zur Verhütung erbkranken Nachwuchses) kam es in der ersten Phase der von den Nationalsozialisten betriebenen Rassenhygiene‹ zur massenhaften Zwangssterilisation von Menschen mit Erbkrankheiten, aber auch schwerem Alkoholismus.[462] In den Jahren von 1939 bis 1941 folgte die im Wesentlichen unter den Decknamen ›Gnadentod‹, ›T4‹ und ›Sonderbehandlung 14 f 13‹ durchgeführte Ermordung behinderter und psychisch kranker Menschen[463], die über die Grenzen Deutschlands hinausging.[464] Auch nach der als Euthanasie bezeichneten zweiten Phase nationalsozialistischer Vernichtungspolitik wurden Menschen mit Behinderung Opfer gezielter Tötung. Dies geschah ab 1942 bis zum Ende des Krieges in den Gaskammern der Konzentrations- und Vernichtungslager des Dritten Reiches.[465] Unmittelbar nach dem Zweiten Weltkrieg stellten die Kriegsversehrten als dessen direkte Folge den größten Anteil der Menschen mit Behinderungen.[466] Wie in der Zeit vor dem Dritten Reich wurde - nun im Rahmen der Kriegsopferfürsorge - ebenfalls die berufliche Eingliederung der betroffenen Per-

459 Vgl. Welte (1999), S. 26.

460 Kerschensteiner (1912), S. 31.

461 Vgl. Welte (1999), S. 27.

462 Vgl. Bundesarbeitsgemeinschaft Werkstätten für behinderte Menschen e.V. (2001), S. 59; vgl. Jantzen (1982), S. 154; vgl. Marzelli-Paintner (1999), S. 28.

463 Vgl. Bundesarbeitsgemeinschaft Werkstätten für behinderte Menschen e.V. (2001), S. 63; vgl. Jantzen (1982), S. 154–155.

464 Siehe dazu die Ausführungen von Aly (2001). Dieser spricht auf den Seiten 85–88 vom Einüben des Mordens an Menschen mit Behinderungen im Vorfeld der nationalsozialistischen Massenvernichtung.

465 Vgl. Jantzen (1982), S. 155–156.

466 Vgl. Krohn (2005), S. 360; vgl. Sierck (1992), S. 80.

sonen intendiert; der sich 1949 einstellende und bis 1966 ununterbrochen anhaltende wirtschaftliche (Wieder-)Aufschwung Deutschlands nährte den Glauben an die Vollbeschäftigung und machte Erwerbsarbeit zum zentralen Merkmal gesellschaftlicher Teilhabe.[467] Die 1960er Jahre stellen gleichermaßen den juristischen Ausgangspunkt für den Aufbau des Systems der Beruflichen Rehabilitation in Deutschland dar: Mit der Einführung des Bundessozialhilfegesetzes (1961), des Arbeitsförderungsgesetzes (1969), des Rehabilitations-Angleichungsgesetzes (1974) und des Schwerbehindertengesetzes (1974) wurden innerhalb zweier Dekaden endlich gesetzliche Ansprüche der Menschen mit Behinderung auf eine umfassende Rehabilitation definiert und fixiert.[468] Der Entstehung des deutschen Systems Beruflicher Rehabilitation war damit der Weg geebnet: Es entstand ein überaus heterogenes Rehabilitationswesen, dessen Weiterentwicklung (aus wissenschaftlicher Sicht) prinzipiell als nicht abgeschlossen angesehen werden kann. Das im Jahre 2001 Einzug gehaltene Neunte Buch Sozialgesetzbuch, das die Rehabilitation und die Teilhabe behinderter Menschen behandelt, bildet in diesem Zusammenhang schließlich den vorläufigen Abschluss der Etablierung umfassender juristischer Grundlagen und der damit (zumindest theoretischen) forcierten Teilhabe von Menschen mit Behinderungen am Arbeitsleben.[469]

3.3 Einrichtungen der Beruflichen Rehabilitation in Deutschland

Das historisch junge System der Beruflichen Rehabilitation in Deutschland bedient sich gegenwärtig einer großen Anzahl an Einrichtungen/Institutionen/Initiativen, was sich auch in der Charakterisierung des Rehabilitationswesens widerspiegelt. In der Literatur finden sich in diesem Zusammenhang immer wieder Zustandsbeschreibungen, die auf ein vielfältiges[470], ein differenziertes[471] oder ein unübersichtliches[472] Rehabilitationssystem schließen lassen.[473]

---

467 Vgl. Welte (1999), S. 27.

468 Vgl. Haerlin (2005), S. 234; vgl. Hirsch (2006) [a], S. 186–187; vgl. Lelgemann (1999), S. 68; vgl. Sierck (1992), S. 123. Nicht vergessen werden darf in diesem Zusammenhang die Wiedereinführung schulischer Versorgung für Menschen mit geistiger Behinderung. Vgl. dazu Hirsch (2006) [a], S. 186.

469 Vgl. Eitle (2008), S. 147; vgl. Großmann/Melzer (2004), S. 327; vgl. Hirsch (2006) [a], S. 187.

470 So zu lesen u.a. bei Baudisch (2004) [a], S. 236, Becker (2008), S. 45, Ewert (1995), S. 40 und Koch (2008), S. 176.

In der folgenden Darstellung sollen deshalb nur die am häufigsten frequentierten Teilsysteme des deutschen Rehabilitationswesens Berücksichtigung finden. Dies geschieht in Anlehnung an die möglichen Phasen der Beruflichen Rehabilitation: Berufsorientierung, Berufsvorbereitung, Berufsausbildung/berufliche Qualifizierung und Integration in Arbeit und Beschäftigung.[474]

3.3.1 Phase I: Berufsorientierung

Die in die Schulausbildung integrierte Berufsorientierung stellt für Jugendliche den ersten Schritt in Richtung Arbeitswelt dar. Gestaltet ist der Prozess zur Erlangung der Berufswahlreife dabei strukturell offen: Neben umfassenden schulischen Angeboten, die weit über rein unterrichtliche Förderung hinausgehen, nehmen die Bundesagentur für Arbeit respektive die lokalen Agenturen für Arbeit eine wichtige Rolle ein.

3.3.1.1 Schulische Berufsorientierung

Auch als Berufswahlvorbereitung bezeichnet, findet die Berufsorientierung gemäß der aktuellen Rahmenvereinbarung der Bundesagentur für Arbeit und der Kultusministerkonferenz (KMK) in erster Instanz in der allgemeinbildenden Schule und spätestens vor dem Ablauf der letzten beiden Schuljahre statt.[475] Das Ziel der schulischen Berufsorientierung besteht darin, die Jugendlichen auf den für sie sehr bedeutsamen Berufswahlprozess vorzubereiten.[476] Dafür werden ihnen einerseits grundlegende Informationen und Hinweise zu Berufen/beruflichen Anforderungen zur Verfügung gestellt, andererseits sollen sie ihre eigenen Neigungen und Fähigkeiten er-

---

471 Diese Charakterisierung bevorzugen beispielsweise Podeszfa (1998), S. 77 und Speck (1992), S. 11.

472 Siehe dazu Auer (2001), S. 249, Becker (2008), S. 45, Lelgemann (1999), S. 62, Doose (2007) [c] und Wüllenweber (2004) [b], S. 94.

473 Aufschlussreiche Übersichten finden sich in diesem Zusammenhang bei Doose (2007) [a], S. 83–86, Hinz (2001), S. 18–19, Mühlum/Oppl (1992), S. 10, Schier (2005), S. 156 und Weiand (2005), S. 127–128.

474 Es handelt sich dabei um eine in der Literatur verbreitete Strukturierung, wie an den Veröffentlichungen von Bieker (2005) und Doose (2007) [a] zu erkennen ist.

475 Vgl. Doose (2007) [a], S. 87.

476 Vgl. Stadler (1992) [b], S. 174.

kunden.[477] Im Prozess des Übergangs von der Schule in die Ausbildung oder die Erwerbsarbeit kommt der Berufswahlkompetenz/Berufswahlreife neben der Ausbildungs- und Berufsreife und der sozialen Kompetenz damit eine besondere Bedeutung zu.[478]

Menschen mit Behinderungen besuchen aufgrund der sie ebenfalls einschließenden Schulpflicht[479] Einrichtungen des auf das Ende des 17./Anfang des 18. Jahrhunderts zurück gehenden Sonderschulwesens.[480] Dazu zählen neben den öffentlichen Sonderschulen, in einigen Bundesländern auch Förderschulen/Förderzentren genannt[481], Schulen in privater Trägerschaft, Schulen in Anstalten und Heimen sowie - bei überregionalen Einzugsgebieten - Mittelpunktschulen.[482] Etwas differenzierter stellt sich dabei die Förderung der Schüler dar: Je nach Autor werden hier bis zu zehn Förderschwerpunkte angeführt. Auf Grundlage eines Beschlusses der KMK am 6. Mai 1994 ist die Schulbildung der Schüler mit sonderpädagogischem Förderbedarf bundesweit an folgenden Förderschwerpunkten ausgerichtet: Lernen, Sehen, Hören, Sprache, körperliche und motorische Entwicklung, geistige Entwicklung, emotionale und soziale Entwicklung (einschließlich Verhalten), Krankheit und übergreifende Entwicklung (zu Beispiel bei Mehrfachbehinderungen).[483] Die Berufsorientierung für Schüler mit sonderpädagogischem Förder-

---

477 Vgl. Niedermair (2005), S. 69; vgl. Weiand (2005), S. 119–120. Die Eltern der Schüler spielen nach Weiand (2005), S. 120–121 dabei eine wichtige Rolle, da sie in der Regel über Berufserfahrung verfügen und diese kommunizieren können.

478 Vgl. Deutscher Bundestag (2004), S. 70; vgl. Moosecker/Pfriem (2005), S. 34–35; vgl. Niedermair (2005), S. 76.

479 Vgl. Auer (2001), S. 127; vgl. Bischoff/Rathgeber (1987), S. 11; vgl. Bleidick (1992), S. 105; vgl. Schmutzler (1994), S. 313; vgl. Wagner (2005), S. 14.

480 Vgl. Doose (2007) [c], S. 170. Zur Entstehung und der Verfestigung sonderpädagogischer Schulsysteme und der damit einhergehenden Entstehung einer besonderen Pädagogik siehe Bleidick (1992), S. 103–105, Kriwet (2005), S. 189–191, Moser/Sasse (2008), S. 24–33, Schulze (2004), S. 207–210, Speck (1991), S. 21–23, 35 und 44–58, Wagner (2005), S. 15–16 und Werning/Lütje-Klose (2006), S. 23–39.

481 Vgl. Deutscher Bundestag (2004), S. 62; vgl. Heinze (1997), S. 181.

482 Vgl. Bleidick (1992), S. 105–106.

483 Vgl. Baudisch (2004) [f], S. 46; vgl. Bischoff/Rathgeber (1987), S. 22; vgl. Bleidick (1992), S. 107–117; vgl. Deutscher Bundestag (2004), S. 63; vgl. Rüdell (1983), S. 13; vgl. Schmutzler (1994), S. 313; vgl. Wagner (2005), S. 16–17. Zu den generellen Aufgaben der Sonderschulen als Förderzentren sieheHeinze (1997), S. 181.

bedarf sollte nach LELGEMANN in den drei letzten Schuljahren durchgeführt werden, damit die Schüler mit zeitlichen Vorlauf Erfahrungen sammeln, Interessen entwickeln, Kontakte knüpfen und ggf. auftretende Enttäuschungen verarbeiten können.[484] Als besonders geeignet zum fächerübergreifenden Nahebringen der Arbeitswelt angesehen werden dabei vor allem handlungs- und projektbezogene Vorgehensweisen. Darunter fallen schulinterne Projekte wie beispielsweise der Betrieb der Schulcafeteria[485], die Gründung von Schülerfirmen, in denen die Schüler ohne große unternehmerische Risiken Produkte herstellen oder Dienstleistungen anbieten[486], Betriebserkundungen zum aktiven Kennenlernen der Arbeitswirklichkeit[487] und Betriebspraktika zur Gewinnung konkreter Vorstellungen betrieblicher Anforderungen und zur Unterstützung des beidseitigen Erfahrungsgewinns von Schüler und Unternehmen[488]. Weitere Formen „(…) der Vorbereitung auf die nachschulische Lebenssituation (…)"[489] sind beispielsweise so genannte Experteninterviews (Gespräche mit Vertretern relevanter Bereiche des Erwachsenenlebens wie der Bundesagentur für Arbeit, des Betreuungsrechts, Firmen, der Polizei etc.)[490] und Portfolios (systematische Zusammenstellung relevanter Kenntnisse/Erfahrungen/Fähigkeiten zur Unterstützung der persönlichen Berufswahlentscheidung).[491]

484 Vgl. Lelgemann (2005), S. 106.

485 Vgl. Doose (2007) [a], S. 88.

486 Vgl. Doose (2007) [a], S. 88; vgl. Holthaus/Pollmächer (2007), S. 32; vgl. Lelgemann (2005), S. 110; vgl. Lindner-Weber et al. (2005), S. 94; vgl. Menschenmoser (2005), S. 41–42 und 50; vgl. Niedermair (2005), S. 75. Grundsätzliches zu Schülerfirmen wie beispielsweise gesetzliche Grundlagen und mögliche Rechtsformen, aber auch Praxisbeispiele finden sich bei Melzer/Laudwein/Eiden (2006), S. 64–85.

487 Vgl. Lelgemann (2005), S. 107; vgl. Moosecker (2005), S. 68–69; vgl. Moosecker/Pfriem (2005), S. 37.

488 Vgl. Bundesvereinigung Lebenshilfe für Menschen mit geistiger Behinderung e.V. (2003), S. 20; vgl. Doose (2007) [a], S. 88; vgl. Lelgemann (2005), S. 108; vgl. Moosecker (2005), S. 69-72; vgl. Moosecker/Pfriem (2005), S. 37. Laut Deutscher Bundestag (2004), S. 72 ist jedoch festzustellen, dass nur ein geringer Prozentsatz Praktika in Unternehmen des allgemeinen Arbeitsmarktes absolviert.

489 Lelgemann (2005), S. 107.

490 Vgl. Lelgemann (2005), S. 107.

491 Vgl. Doose (2007) [a], S. 88; vgl. Lelgemann (2005), S. 110. Eine grafische Übersicht zu den spezifischen Methoden und Arbeitsformen im Rahmen

3.3.1.2 Beratungsleistungen durch die Bundesagentur für Arbeit

Die Berufsorientierung der Schüler mit sonderpädagogischem Förderbedarf wird darüber hinaus in Kooperation mit der Bundesagentur für Arbeit und ggf. deren Fachdiensten gestaltet. Die meisten Agenturen für Arbeit halten zu diesem Zweck ein eigenes ›Reha-Team‹ vor, deren Mitarbeiter besonders geschult in Bezug auf die Anliegen dieser Klientel sind. In kleineren Agenturen ist diese Organisationseinheit entweder dem Team 25, das für die einschlägigen Belange unter 25-Jähriger zuständig ist, oder einem für Menschen über 25 Jahren zuständigen Vermittlungsteam angeschlossen.[492] Kern der Maßnahmen zur Berufsorientierung durch die Arbeitsagenturen ist die individuelle Beratung zur Klärung der Berufswahlmöglichkeiten. Dazu werden in einem ersten Gespräch die Wünsche und Bedürfnisse des jungen Menschen eruiert und geklärt, welche Stärken und Schwächen in die Berufsfindung einbezogen werden müssen. Zusätzlich zu den dafür erforderlichen Informationen der Schule, des Jugendamtes etc. werden bei Bedarf der Ärztliche Dienst und/oder der Psychologische Dienst der Agentur hinzugezogen. Diese beurteilen den beruflichen Förderbedarf aus Sicht der Arbeitsmedizin und erstellen ein Leistungsbild des Jugendlichen, welches Auskünfte über das infrage kommende Ausbildungsniveau, Förderbedarfe und vergleichbare Aspekte liefert.[493] Darauf aufbauend werden in einem zweiten Beratungsgespräch die Berufswahl und die Berufseignung thematisiert. Zur Sprache kommt in diesem Rahmen auch, ob ein Förderbedarf besteht, der über die Beratung hinausgeht, und wie hoch dieser ist.[494]

3.3.2 Phase II: Berufsvorbereitung

In vielen Fällen ist diesbezüglich festzustellen, dass es einer der Berufsausbildung oder dem Erwerbsleben vorangehenden berufsvorbereitenden Maßnahme bedarf.[495] Deren Ziel besteht darin, dem Rehabilitanden, aufbauend auf dessen persönlicher und fachlicher Eignung, durch die Schaffung der entsprechenden Voraussetzungen besagten sehr wichtigen Schritt über die erste oder die zweite

der schulischen (Förderschule) Berufsorientierung ist zu finden bei Lelgemann (2005), S. 106.

492 Vgl. Weiand (2005), S. 119. Zu den Aufgaben der Reha-Teams siehe auch Bundesanstalt für Arbeit (2002), S. 304–305.

493 Vgl. Weiand (2005), S. 121–124.

494 Vgl. Weiand (2005), S. 126.

495 Vgl. Auer (2001), S. 181; vgl. Schier (2005), S. 153.

›Schwelle‹[496] zu ermöglichen.[497] Zu unterscheiden sind in diesem Zusammenhang zwei Organisationsformen der Berufsvorbereitung: Berufsvorbereitung durch die Berufsschule und von der Bundesagentur für Arbeit getragene Berufsvorbereitende Bildungsmaßnahmen (BvB), die von gemeinnützigen oder gewerblichen Anbietern durchgeführt werden.

3.3.2.1 Schulische Berufsvorbereitung

Menschen mit Behinderung, die nach dem Ende ihrer Schulzeit weder einen Schulabschluss noch einen Ausbildungs- oder Arbeitsplatz aufweisen können, nehmen vorwiegend an von der Berufsschule ausgerichteten Berufsvorbereitungsmaßnahmen teil.[498] Dies sind das Berufsvorbereitungsjahr (BVJ), das nach einer gesonderten Prüfung mit dem Hauptschulabschluss abgeschlossen werden kann und innerhalb dessen die Schüler Beratung und Hilfe bei der Berufswahlentscheidung erhalten und das Berufsgrundbildungsjahr (BGJ). Im Berufsgrundbildungsjahr werden den Schülern Grundqualifikationen aus verwandten Berufsbereichen vermittelt, damit diese einen Einblick in die jeweiligen Felder erhalten; ferner kann dort der Hauptschulabschluss nachträglich erworben werden.[499]

In den letzten Jahren wurden zudem an vielen Förderschulen so genannte Werkstufen eingerichtet. Angefügt an die letzte Klasse der Förderschule ersetzen sie als zwei- bis dreijährige Phase die Berufsschulpflicht und bereiten die Schüler auf das Ausbildungs- oder Ar-

---

496 Eingebettet in die Diskussion zum Übergangsmanagement wird der Schwellenbegriff verwendet, um den Übergang von der Schule in die Berufsausbildung = erste Schwelle und den von der Berufsausbildung in die Berufswelt = zweite Schwelle zu illustrieren. Vgl. dazu Albrecht (1997), S. 69; Appelhans/Düe (2001), S. 264; Baudisch (2004) [a], S. 235; Bojanowski/Eckhardt/Ratschinski (2005), S. 24; Doose (2007) [a], S. 80; Fasching (2003), S. 36; Moosecker/Pfriem (2005), S. 34; Pfeiffer (2006), S. 89.

497 Vgl. Auer (2001), S. 181; vgl. Schäfers/Schüller/Wansing (2005), S. 91. Nach Biermann (2005) [b], S. 170 etablierten sich die berufsfördernden Maßnahmen in den 1970er Jahren, da in dieser Zeit alle Jugendlichen qualifiziert werden sollten.

498 Da die Ausgestaltung des Schulwesens länderspezifisch geregelt ist, können Bezeichnungen, Regelungen etc. durchaus voneinander abweichen. Vgl. dazu Doose (2007) [a], S. 93; Schier (2005), S. 153.

499 Vgl. Baudisch (2004) [a], S. 240–241; vgl. Doose (2007) [a], S. 93; vgl. Doose (2007) [c], S. 172; vgl. Hinz (2001), S. 18 und 47; vgl. Schier (2005), S. 153–154.

beitsleben vor.[500] Erste Förderschulen sind sogar einen Schritt weiter: Sie gestalten in Zusammenarbeit mit Betrieben der freien Wirtschaft integrative Werkstufen, in denen die Schüler möglichst große Zeiträume außerhalb der Schule und auf dem allgemeinen Arbeitsmarkt verbringen können.[501]

3.3.2.2 Berufsvorbereitende Bildungsmaßnahmen der Bundesagentur für Arbeit

Mit der Zielvorstellung, jungen Menschen die Aufnahme einer Berufsausbildung oder einer Erwerbstätigkeit durch spezielle Maßnahmen zu erleichtern[502], finanziert die Bundesagentur für Arbeit seit der im Herbst 2004 vollzogenen Einführung des ›Neuen Fachkonzeptes‹ allgemeine und so genannte rehaspezifische Maßnahmen. Abgelöst wurden damit die Maßnahmearten ›Grundausbildungslehrgang (G)‹, ›Lehrgang zur Verbesserung beruflicher Bildungs- und Eingliederungschancen (BBE)‹, ›tip-Lehrgang: testen informieren probieren‹ und ›Förderlehrgang (F)‹.[503] Die Dauer der Berufsvorbereitenden Bildungsmaßnahmen liegt nun bei elf (allgemein) beziehungsweise 18 Monaten (rehaspezifisch); die neue Förderstruktur gliedert sich dabei in die fünf Phasen Eignungsanalyse (Einschätzung des individuellen Leistungspotentials unter Berücksichtigung beruflicher Anforderungen), Grundstufe (Herausbildung erforderlicher Fertigkeiten und Fähigkeiten zur Aufnahme einer Ausbildung oder Arbeit mit dem Kernelement Berufsorientierung/Berufswahl), Förderstufe (individuelle Verbesserung berufsbezogener Grundfertigkeiten), Übergangsqualifizierung (Förderung beruflicher Handlungsfähigkeit mit dem Kernelement berufs-/betriebsorientierte Qualifizierung) und Stabilisierungsstufe (Maßnahmen zur Sicherung der aufgenommenen Ausbildung oder der vollzogenen Erwerbsarbeitsaufnahme).[504] Nach SCHIER und WINTER ist das Angebot der Berufsvorbereitenden Bildungsmaßnahmen

---

500 Vgl. Auer (2001), S. 121.

501 Vgl. Doose (2007) [a], S. 93.

502 Vgl. Deutscher Bundestag (2004), S. 74; vgl. Doose (2007) [a], S. 93; vgl. Holthaus/Pollmächer (2007), S. 38; vgl. Schier (2005), S. 155.

503 Vgl. Doose (2007) [a], S. 93–94; vgl. Schier (2005), S. 155–157. Zu den Förderlehrgängen siehe die Ausführungen von Baudisch (2004) [a], S. 251–252, Biermann (1997), S. 46, Hinz (2001), S. 18, Hohmeier (2001), S. 15, Holthaus/Pollmächer (2007), S. 40–41, Pfeiffer (2006), S. 88–110 und Wüllenweber (2004) [d], S. 95–96.

504 Vgl. Doose (2007) [a], S. 94–95.

damit durch folgende Merkmale charakterisiert: Individueller Förder- und Qualifizierungsverlauf, betriebs- und damit berufsnahe Qualifizierung und binnendifferenzierte, flexible Angebotsstruktur.[505] Als potentielle Rehabilitationseinrichtungen kommen in diesem Zusammenhang neben Einrichtungen der Medizinischen Rehabilitation und sonstigen Einrichtungen in gemeinnütziger und freier Trägerschaft vor allem die im Folgenden zu betrachtenden Berufsbildungswerke, Berufsförderungswerke und Werkstätten für behinderte Menschen in Betracht. [506]

3.3.3 Phase III: Berufsausbildung/berufliche Qualifizierung

Menschen mit Behinderung stehen mit der Option auf die betriebliche oder die außerbetriebliche Berufsausbildung zwei Ausbildungswege zur Verfügung. Beide Varianten berücksichtigen dabei die in § 66 Berufsbildungsgesetz (BBiG)/§ 42m Handwerksordnung (HwO) ermöglichten Abweichungen von den Ausbildungsverordnungen (§ 4 BBiG/§ 25 HwO):

> „Für behinderte Menschen, für die wegen Art und Schwere ihrer Behinderung eine Ausbildung in einem anerkannten Ausbildungsberuf nicht in Betracht kommt, treffen die zuständigen Stellen ... Ausbildungsregelungen ... Die Ausbildungsinhalte sollen unter Berücksichtigung von Lage und Entwicklung des allgemeinen Arbeitsmarktes aus den Inhalten anerkannter Ausbildungsberufe entwickelt werden."[507]

Die Ausbildungsgänge und -inhalte der anerkannten Ausbildungsberufe tragen den besonderen Lernvoraussetzungen der Rehabilitanden dabei durch eine deutliche Reduzierung der theoretischen Anteile Rechnung. Zuständig für die Zulassung dieser theoriereduzierten Ausbildungen, die oft als Helfer-/Werkerberufe bezeichnet werden, sind die regionalen Innungen und Kammern (beispielsweise Handwerkskammer, IHK, Landwirtschaftskammer).[508] Für diese gilt ebenfalls die in § 66 fixierte Sonderausbildungsregelung, was dazu geführt hat, dass es bundesweit ungefähr 900 Berufe für Menschen mit Behinderungen gibt; der Großteil der Sonderausbildungen entfällt in diesem Zusammenhang auf Metallberufe, gefolgt von

---

505 Vgl. Schier (2005), S. 158; vgl. Winter (2005), S. 4–5.

506 Vgl. Schier (2005), S. 156.

507 Doose (2007) [a], S. 99.

508 Informationen zu den für die Berufsbildung zuständigen Stellen finden sich bei Bundesanstalt für Arbeit (2002), S. 319–320.

Berufen der Hauswirtschaft sowie den Bau- und den Baunebenberufen.[509]

3.3.3.1 Betriebliche Berufsausbildung

Ausbildungen in Betrieben des allgemeinen Arbeitsmarktes werden im Falle von Menschen mit Behinderung fast immer durch die Agentur für Arbeit co-finanziert. Offen ist dabei, welche Form der Förderung dem Rehabilitanden zukommt - punktuelle oder umfassende Hilfen können direkt in Anspruch genommen werden.

3.3.3.1.1 Betriebliche Berufsausbildung im Dualen System

Zur Vermittlung einer Berufsausbildung, sowohl regulär als auch gesondert geregelt, werden im Dualen System die Lernorte Betrieb und Berufsschule vorgehalten. Die Ausbildung im betrieblichen Bereich wird im Bedarfsfall dabei durch die Agentur für Arbeit durch verschiedene Hilfen unterstützt: Dies kann beispielsweise in Form der arbeitsbegleitenden Hilfen (abH) geschehen. Ein externer Bildungsträger erbringt in deren Rahmen für maximal acht Wochenstunden Stützunterricht (Maßnahmen zur Förderung von Fachpraxis/-theorie und Maßnahmen zum Abbau von Bildungs- und Sprachdefiziten).[510] Darüber hinaus besteht für die Ausbildungsbetriebe die Möglichkeit, finanzielle Zuschüsse wie den Ausbildungszuschuss, technische Hilfen (zum Beispiel für die Arbeitsplatzausstattung) oder besondere Ausbildungs- und Prüfungsregelungen nach § 65 (1) BBiG zu beantragen.[511] Den Berufsschulen kommt in diesem Zusammenhang eine begleitende Funktion zu. Da behinderungsgerechte Bedingungen jedoch nicht an allen Berufsschulen in gleichem Umfang gegeben sind, stehen behinderten Auszubildenden (beispielsweise Körperbehinderte oder Menschen mit Sinnesbehinderungen) so genannte Sonderberufsschulen offen. Diese bieten zumeist Blockunterricht an und ermöglichen bei Bedarf die Unterbringung in einem Internat.[512]

---

509 Vgl. Auer (2001), S. 132; vgl. Doose (2007) [a], S. 99; vgl. Schier (2005), S. 161. Eine vergleichbare Aufstellung bei Bischoff/Rathgeber (1987), S. 37 zeigt, dass sich die Anlauffrequenz der Ausbildungsgänge innerhalb der letzten 20 Jahre nicht merklich verändert hat.

510 Vgl. Baudisch (2004) [a], S. 240; vgl. Doose (2007) [a], S. 99; vgl. Faßmann (2005), S. 197; vgl. Schier (2005), S. 162.

511 Vgl. Bundesanstalt für Arbeit (2002), S. 301.

512 Vgl. Bundesanstalt für Arbeit (2002), S. 337. Praxisbeispiele für die Sonderberufsschulen finden sich bei Appelhans et al. (1997), S. 165–180 und Schier (2005), S. 163–164.

3.3.3.1.2 *Betriebliche Berufsausbildung mit rehaspezifischer Förderung durch einen Bildungsträger*

Als Ergänzung des Lernortekonzepts[513] 1998 eingeführt bietet dieses Angebot der Agentur für Arbeit ambulante, betriebliche Maßnahmen, durchgeführt von Rehabilitationseinrichtungen in freier und gemeinnütziger Trägerschaft, an. Dies geschieht - soweit praktikabel - in der Nähe von Wohnort, Berufsschule oder Arbeitsplatz. Entscheidendes Merkmal dieser (ebenfalls regulär oder besonders geregelten) Form der Berufsausbildung ist, dass zwischen dem ausbildenden Betrieb und dem auszubildenden Jugendlichen ein Ausbildungsvertrag abgeschlossen wird. Der Ausbildungsbetrieb wird so unmittelbar in die Ausbildungsverantwortung einbezogen, während der Bildungsträger bei der Maßnahmedurchführung koordinatorische und unterstützende sowie organisatorische und beratende Leistungen erbringen wie die Akquise geeigneter Ausbildungsbetriebe, die Erstellung individueller Förderpläne, die Unterstützung der Rehabilitanden bei der Prüfungsvorbereitung, die Beratung und Betreuung der Betriebe einschließlich der Qualifizierung der Ausbilder, die Zusammenarbeit/die Vernetzung von allen regionalen Dienststellen und Organisationen etc. Die in den beiden Modellprojekten *REGINE* und *MobiliS* erstmals erfolgreich erprobten Maßnahmen stellen damit weit über die arbeitsbegleitenden Hilfen hinausgehende Fördermethoden dar.[514]

3.3.3.2 Außerbetriebliche Berufsausbildung und Qualifizierung

Außerbetriebliche Maßnahmen zur Erlangung einer Berufsausbildung oder der weiterführenden Qualifizierung (inklusive Umschulung) sind in verschiedenen Modi möglich. Die Bandbreite der Optionen beinhaltet dabei eine dem Dualen System ähnelnde Variante sowie die Rehabilitation in speziellen Einrichtungen, deren (strukturelles) Augenmerk auf einem ganzheitlichen Rehabilitationsprozess liegt.

3.3.3.2.1 *Berufsausbildung in außerbetrieblichen Einrichtungen (BüE)*

Auch mit der bereits angesprochenen Benachteiligtenförderung in Verbindung gebracht[515], können Maßnahmen im dualen System,

[513] Zum Lernortekonzept der Bundesagentur für Arbeit siehe Bundesanstalt für Arbeit (2002), S. 409 und Faßmann (2005), S. 189.

[514] Vgl. Faßmann (2005), S. 197-199.

[515] So zu lesen bei Bundesanstalt für Arbeit (2002), S. 300 und Doose (2007) [a], S. 101.

hier: Berufsschule und überbetriebliche Ausbildung, durch die Rehabilitanden (im Schwerpunkt Abgänger der Förderschulen mit dem Förderschwerpunkt Lernen) in Anspruch genommen werden. Die Auszubildenden schließen dabei einen Berufsausbildungsvertrag mit dem BüE-Träger ab. Gestaltet ist dieser Vertrag so, dass er ohne weiteres von einem Ausbildungsbetrieb übernommen werden kann. Angestrebt wird in dieser Form der Berufsausbildung, dass der Rehabilitand bereits nach Abschluss des ersten Ausbildungsjahres die Ausbildung in einem Betrieb fortsetzt. Vergleichbar mit den Berufsvorbereitenden Bildungsmaßnahmen der Bundesagentur für Arbeit werden auch hier die individuelle Förderung und Qualifizierung des jungen Menschen fokussiert. Um die Aufnahme einer betrieblichen Ausbildung zu erreichen, arbeiten die an den Maßnahmen Beteiligten (Ausbilder, Lehrkräfte, Pädagogen) eng zusammen und fördern die ein Mal im Jahr durchzuführenden, bis zu drei Monate andauernden Betriebspraktika.[516]

3.3.3.2.2 *Außerbetriebliche Berufsausbildung in Berufsbildungswerken (BBW)*

Die betrieblichen Lernorte für eine duale Ausbildung stehen jedoch nur in begrenzter Anzahl zur Verfügung und erscheinen darüber hinaus nicht für alle jungen Menschen mit Behinderung als geeignet. Spezielle Rehabilitations-Einrichtungen erfüllen daher bei gleichzeitiger ganzheitlicher Begleitung und Betreuung quasi die Funktion des betrieblichen Lernortes.[517] Hervorzuheben sind in diesem Zusammenhang die 1970 mit dem ›Aktionsprogramm zur Förderung der Rehabilitation Behinderter‹ ins Leben gerufenen Berufsbildungswerke.[518] Die mittlerweile 52[519] bundesdeutschen Berufsbildungswerke sind als Einrichtungen der Beruflichen Rehabilitation zuständig für die berufliche Erstausbildung/Ersteingliederung junger Menschen mit Behinderung, unabhängig von deren Form und Auswirkung.[520] Das Primärziel besteht

516 Vgl. Bundsanstalt für Arbeit (2002), S. 302.

517 Vgl. Baudisch (2004) [a], S. 242; vgl. Deutscher Bundestag (2004), S. 75.

518 Vgl. Denninghaus (2001), S. 311; vgl. Stadler (1992) [b], S. 162. Zur Historie der Berufsbildungswerke siehe beispielsweise Denninghaus (2001), S. 311–312 und Dieterich (1992), S. 121–123.

519 Vgl. Doose (2007) [a], S. 102; vgl. Doose (2007) [c], S. 172. Die Standorte der BBW sind zu finden bei Bundesanstalt für Arbeit (2002), S. 323 und Deutscher Bundestag (2004), S. 75–77.

520 Vgl. Albrecht (1997), S. 55; vgl. Bundesanstalt für Arbeit (2002), S. 322; vgl. Bischoff/Rathgeber (1987), S. 55; vgl. Deutscher Bundestag (2004), S. 75–77;

darin, dem Rehabilitanden (in der Regel nach abgeschlossener Berufsausbildung) eine zügige und dauerhafte Eingliederung auf dem allgemeinen Arbeitsmarkt zu ermöglichen.[521] Die ganzheitliche Ausrichtung der Berufsbildungswerke ist ihrer Struktur zu entnehmen: So vereint diese einen sozialen Bereich, bestehend aus dem Wohn- (häufig ist dem BBW ein Internat mit verschiedenen Wohnformen angeschlossen) und dem Freizeitbereich (zur Verfügung stehende Freizeit- und Sporteinrichtungen), den Bereich der Berufsausbildung nach dem dualen System (Ausbildungs- und Übungswerkstätten, die parallel zur eigenen Berufsschule genutzt werden), den daran anknüpfenden Bereich der Berufsvorbereitenden Bildungsmaßnahmen und die sich im Schwerpunkt mit der beruflichen Eignungsdiagnostik befassenden begleitenden Dienste (so genannte Reha-Fachdienste wie Ärztlicher, Psychologischer und Sozialdienst) unter einem institutionellen Dach.[522] Die in den Berufsbildungswerken angebotene Palette von rund 200 Ausbildungsberufen entspricht in ihrer Systematik der des Berufsbildungsgesetzes, sodass neben Vollausbildungen im Bedarfsfall auch abgestufte Ausbildungsgänge durchgeführt werden können.[523]

3.3.3.2.3 *Umschulung und Fortbildung in Berufsförderungswerken (BFW)*

Erwachsene Menschen, die aufgrund einer Behinderung nicht mehr in der Lage sind, ihrer Berufstätigkeit nachzugehen, am Berufsleben jedoch weiterhin teilhaben wollen, können die Angebote der beruflichen Qualifizierung, hier: Fortbildung und Umschulung, in den Berufsförderungswerken wahrnehmen.[524] Die ebenfalls infolge des

---

vgl. Doose (2007) [c], S. 172; vgl. Holthaus/Pollmächer (2007), S. 43; vgl. Lelgemann (1999), S. 70; vgl. Rüdell (1983). Zur Teilnehmerstruktur in den BBW siehe Dings (2005), S. 209.

521 Vgl. Auer (2001), S. 132; vgl. Bundesanstalt für Arbeit (2002), S. 322.

522 Vgl. Bundesanstalt für Arbeit (2002), S. 325; vgl. Bundesvereinigung Lebenshilfe für Menschen mit geistiger Behinderung e.V. (2003), S. 52; vgl. Dieterich (1992), S. 127; vgl. Holthaus/Pollmächer (2007), S. 43. Die BBW entsprechen damit dem bei Denninghaus (2001), S. 312–313 angeführten Zielkatalog der Bundesanstalt für Arbeit.

523 Vgl. Auer (2001), S. 132; vgl. Baudisch (2004) [a], S. 242; vgl. Bischoff/Rathgeber (1987), S. 55; vgl. Bundesanstalt für Arbeit (2002), S. 322; vgl. Dieterich (1992), S. 129; vgl. Doose (2007) [a], S. 102; vgl. Doose (2007) [c], S. 172.

524 Vgl. Auer (2001), S. 131; vgl. Beiderwieden (1997), S. 71; Biermann (2005) [a] 140; vgl. Bundesanstalt für Arbeit (2002), S. 326; vgl. Deutscher Bundestag (2004), S. 78; vgl. Dings (1988), S. 21; vgl. Dings (2005), S. 206; vgl. Doose

1970 initiierten Aktionsprogramms entstandenen Berufsförderungswerke[525], von denen es derweil 28[526] gibt, haben sich mit den Berufsbildungswerken zu einem flächendeckenden Angebot der Beruflichen Rehabilitation in der Bundesrepublik entwickelt.[527] Die Zielstellung der Rehabilitationsangebote bezieht sich dabei auf eine umfassend gestaltete „(…) Qualifizierung in zukunftsorientierten Berufen oder anderen an der Praxis orientierten Berufen, die den individuellen Bedürfnissen der Rehabilitanden und den Erfordernissen des Arbeitsmarktes Rechnung trägt."[528] Intendiert werden damit die Herstellung der individuellen Konkurrenzfähigkeit und die im Optimalfall daraus resultierende dauerhafte Wiedereingliederung in das Erwerbsleben.[529] Das Bildungsangebot der Berufsförderungswerke enthält zu diesem Zweck etwa 180 Bildungsgänge mit anerkanntem Abschluss in folgenden Bereichen: Anerkannte Ausbildungsberufe (regulär und besonders geregelt) sowie Fachschul- (zum Beispiel Techniker) und Fachhochschulberufe (beispielsweise Diplom-Sozialarbeiter [FH]).[530] Weiterhin werden im Bedarfsfall allgemeine Maßnahmen zur Anpassung an/Qualifizierung für veränderte Arbeitsbedingungen, zur beruflichen Orientierung, zur Feststellung realisierbarer Berufswünsche und zur systematischen Vorbereitung auf vorgesehene berufliche Bildungsmaßnahmen durchgeführt.[531] Im Sinne der ganzheitlichen Gestaltung rehabilitativer Prozesse halten auch die Berufsförderungswerke Dienste zur psychologischen, medizinischen und sozialen Begleitung der Rehabilitanden vor.[532]

(2007) [c], S. 173; vgl. Duschek (1997), S. 32; vgl. Holthaus/Pollmächer (2007), S. 44; vgl. Speck (1991), S. 398.

525 Vgl. Dings (1988), S. 12.

526 Vgl. Bundesanstalt für Arbeit (2002), S. 327; vgl. Deutscher Bundestag (2004), S. 78; vgl. Dings (2005), S. 206; vgl. Doose (2007) [c], S. 173.

527 Zu den Standorten der BFW siehe Bundesanstalt für Arbeit (2002), S. 327 und Deutscher Bundestag (2004), S. 79.

528 Bundesanstalt für Arbeit (2002), S. 326.

529 Vgl. Beiderwieden (1997), S. 71; vgl. Dings (1988), S. 25.

530 Vgl. Baudisch (2004) [a], S. 245; vgl. Bundesanstalt für Arbeit (2002), S. 327; vgl. Dings (1988), S. 44.

531 Vgl. Bundesanstalt für Arbeit (2002), S. 327–328; vgl. Kemper (1992), S. 215–216.

532 Vgl. Auer (2001), S. 133; vgl. Baudisch (2004) [a], S. 245–246; vgl. Beiderwieden (1997), S. 71; vgl. Dings (1988), S. 24; vgl. Holthaus/Pollmächer (2007), S. 44.

3.3.3.2.4 *Berufliche Qualifizierung in Beruflichen Trainingszentren (BTZ)*

Als Spezialeinrichtungen für Menschen mit seelischen/psychischen Behinderungen offerieren die Beruflichen Trainingszentren seit ihrer Entstehung im Jahre 1980[533] Maßnahmen, die auf die besonderen Bedürfnisse ihrer Klienten ausgerichtet sind. Zur ›Zielgruppe‹ der BTZ zählen jedoch nicht nur diejenigen Menschen mit einer psychischen Behinderung, die bereits auf dem allgemeinen Arbeitsmarkt tätig waren, sondern wegen des großen Bedarfs auch Schulabgänger.[534] Die rehabilitative Zielstellung gleicht dabei denen der vorangegangen Ausführungen. Um den Übergang auf den Arbeitsmarkt dauerhaft zu erreichen, werden je nach Rehabilitationsverlauf drei Sekundärziele besonders anvisiert: Die Herausbildung berufsfachlicher Fertigkeiten, die Entwicklung der notwendigen berufsfeldspezifischen sozialen Kompetenzen (Umgang mit Vorgesetzten, Kollegen etc.) und die Vorbereitung auf die Anforderungen und Belastungen ggf. erforderlicher Umschulungen oder Ausbildungen.[535] Die 14[536] bundesdeutschen BTZ, die ihren Standort oft in Gewerbegebieten haben und deren äußeres Erscheinungsbild in der Regel dem eines mittelständischen Unternehmens entspricht, gliedern sich in drei Fachabteilungen. Dies sind die gewerblich-technischen Berufsfelder wie Elektro, Metall, Holz etc., Büro- und Verwaltungsaufgaben sowie die Dienstleistungsbereiche wie beispielsweise Hauswirtschaft, EDV, Garten etc.[537] Der Rehabilitationsarbeitsansatz innerhalb der Beruflichen Trainingszentren sieht vor, dass die Rehabilitanden - vergleichbar mit einem gewöhnlichen Betrieb - einen Arbeitsplatz und die dazugehörigen Kollegen und Vorgesetzten haben. Das möglichst realitätsnahe Milieu soll dabei wie die steigenden Arbeitsanforderungen, Praktika, externe Trainings und Expertengespräche auf das Wirtschaftsleben vorbereiten.[538] Die dafür notwendigen Maßnahmen sind nach HAERLIN Bestandteil dreier aufeinander aufbauender Module: Orientierung und

---

533 Vgl. Haerlin (1995), S. 94.

534 Vgl. Haerlin (1995), S. 94; vgl. Haerlin (2005), S. 232 und 240.

535 Vgl. Deutscher Bundestag (2004), S. 87–88; vgl. Haerlin (2005), S. 23 und 237; vgl. Meier (1992), S. 277.

536 Vgl. Mecklenburg (2008), S. 125. Zu den Standorten siehe Deutscher Bundestag (2004), S. 88.

537 Vgl. Haerlin (2005), S. 232.

538 Vgl. Haerlin (2005), S. 23-233; vgl. Kemmer/Steier-Mecklenburg (2008), S.148–149.

Belastungstraining (maximal drei Monate dauernde Erstphase mit den Schwerpunkten Arbeitsdiagnostik [Ziel: Bewerberprofil] und Förderplanung), Qualifizierung und berufsspezifisches Training (bis zu neun Monaten dauernde Phase, in der die erforderlichen berufsfachlichen und persönlichen Kompetenzen vermittelt werden) sowie Eingliederung und Nachbegleitung (in den letzen sechs Rehabilitationswochen durchgeführte Praktika, die häufig zur Übernahme der Rehabilitanden führen, Bewerbungstrainings und gezielte Coachings).[539] Den Rehabilitationsprozess des Rehabilitanden begleitet in diesem Zusammenhang ein so genanntes Bezugsteam, bestehend aus Berufsausbildern, Ergo-, Arbeits- und Psychotherapeuten und psychosozialen Fachkräften (Sozialarbeiter, Sozialpädagogen, Fachärzte, Psychologen).[540]

3.3.4 Phase IV: Integration in Arbeit und Beschäftigung

Die angestrebte Beschäftigung, die als solches vermeintlich den Abschluss der Rehabilitationsmaßnahmen darstellt, ist je nach Schweregrad der Funktionsbeeinträchtigung denk- und realisierbar in unterschiedlichen Varianten. Eine davon ist die Beschäftigung in einer speziellen Einrichtung wie der Werkstatt für behinderte Menschen oder einem Brückenunternehmen (Integrationsprojekt). Ferner besteht die Möglichkeit, noch integrativere Leistungen wie die Assistenz am Arbeitsplatz oder Dienstleistungen des Integrationsfachdienstes in Anspruch zu nehmen. Dessen Leistungsspektrum entspricht dem Konzept der Unterstützten Beschäftigung, welches abschließend vorgestellt wird.

3.3.4.1 Beschäftigung und Bildung in der Werkstatt für behinderte Menschen (WfbM)

Die aus Werk- und Basteleinrichtungen für geistig behinderte Kinder und Jugendliche hervorgegangene und in den 1960er Jahren (weiter)entwickelte Werkstatt für behinderte Menschen[541], die 1962

---

539 Vgl. Haerlin (2005), S. 237; vgl. Kemmer/Steier-Mecklenburg (2008), S.147.

540 Vgl. Haerlin (1995), S. 95; vgl. Haerlin (2005), S. 238; vgl. Meier (1992), S. 277.

541 Die heute gültige Bezeichnung ist relativ jung: Ursprünglich ›Beschützende/Geschützte Werkstatt‹ genannt, wurde die Werkstatt 1967 in ›Werkstatt für Behinderte‹ umbenannt und erhielt erst im Jahre 2001 ihren aktuellen Namen. Vgl. dazu Bischoff/Rathgeber (1987), S. 110; Bundesarbeitsgemeinschaft Werkstätten für behinderte Menschen e.V. (2001), S. 88; Duschek (1997), S. 41; Holthaus/Pollmächer (2007), S. 50; Marzelli-Paintner (1999), S. 29; Moosecker (2005), S. 65; Seifert (1985), S. 25; Sierck (1992), S. 110;

in das Sozialhilferecht eingeführt und 1974 im Schwerbehindertengesetz kodifiziert wurde[542], bildet gegenwärtig eine der gewichtigsten Einrichtungen der Beruflichen Rehabilitation für Menschen mit Behinderung in Deutschland. Die immerhin 687[543] Werkstätten eröffnen nach § 136 (1) SGB IX denjenigen Menschen, „(...) die wegen Art oder Schwere nicht, noch nicht oder noch nicht wieder auf dem allgemeinen Arbeitsmarkt beschäftigt werden können (...)“[544] die Möglichkeiten einer angemessenen beruflichen Bildung, einer Arbeitsstelle oder die Gelegenheit zu einer für den Rehabilitanden angebrachten Tätigkeit.[545] Ferner wird die Förderung des Überganges geeigneter Personen auf den allgemeinen Arbeitsmarkt als eine der zentralen Aufgaben der Rehabilitationsmaßnahmen angeführt.[546] Erreicht werden soll dadurch, dass Art und Schwere einer oder mehrerer Behinderungen auch bei den Menschen, denen aus unterschiedlichen Gründen die Übernahme einer Erwerbstätigkeit oder einer Berufsausbildung verwehrt bleibt, nicht zu den diskriminierenden Ausschlusskriterien werden.[547] Die Werkstatt für behinderte Menschen nimmt mit ihren beiden programmatischen Eckpfeilern Förderung/Vermittlung und angemessene langfristige Beschäftigung dabei eine pädagogische Doppelfunktion ein[548], deren Ausgestaltung wesentlich an die (existentiellen) betriebswirtschaftlichen Erfordernisse der Werkstatt-Unterhaltung gebunden ist: So müssen die Werkstätten, die sich zum Großteil durch die drei Bereiche Eigenproduktion, Auftragsarbeiten und Dienstleistungen eigenfinan-

---

Speck (1991), S. 401; Stadler (1992) [b], S. 161. Zum Begriff der Beschützenden/ Geschützen Werkstatt siehe ergänzend die Ausführungen von Lindmeier (2006), S. 15–17 und Marzelli-Paintner (1999), S. 29. Die nach Speck (1991), S. 401 in Österreich weiterhin gebrauchte Bezeichnung ›geschützt‹ findet sich in diesem Zusammenhang auch noch bei Auer (2001), S. 166 und von Kardorff/Ohlbrecht (2008), S. 27.

542 Vgl. Bieker (2005) [c], S. 313 und 327; vgl. Seifert (1985), S. 25. Weitere Informationen zur Entstehungsgeschichte der WfbM finden sich unter anderem bei Auer (2001), S. 144–151, Badelt (1992), S. 289–291, Holthaus/Pollmächer (2007), S. 49–50, Lelgemann (1999), S. 79–80; Lindmeier (2006), S. 15–24 und Marzelli-Paintner (1999), S. 28.

543 Vgl. Doose (2007) [a], S. 109; vgl. Doose (2007) [c], S. 173.

544 Vgl. Marburger (2008), S. 101.

545 Vgl. Bundesanstalt für Arbeit (2002), S. 459.

546 Vgl. Großmann/Melzer (2004), S. 351.

547 Vgl. Bieker (2005) [c], S. 313.

548 Vgl. Auer (2001), S. 164; vgl. Bischoff/Rathgeber (1987), S. 110; vgl. Metzler (1999), S. 168; vgl. Seifert (1985), S. 40–41.

zieren[549], ein unternehmerisches Profil besitzen, das einerseits den wechselnden Anforderungen des Marktes entspricht und andererseits der ökonomischen Verantwortung gegenüber allen Beschäftigten respektive Werkstatt-Angehörigen gerecht wird.[550]

Der Zugang zur Werkstatt ist grundsätzlich freiwillig[551], aber nach § 136 (2) SGB IX nicht selbstverständlich:

> „Die Werkstatt steht allen behinderten Menschen ... unabhängig von Art oder Schwere der Behinderung offen, sofern erwartet werden kann, dass sie spätestens nach Teilnahme an Maßnahmen im Berufsbildungsbereich wenigstens ein Mindestmaß wirtschaftlich verwertbarer Arbeitsleistung erbringen werden. Dies ist nicht der Fall bei behinderten Menschen, bei denen trotz einer der Behinderung angemessenen Betreuung eine erhebliche Selbst- oder Fremdgefährdung zu erwarten ist oder das Ausmaß der erforderlichen Betreuung und Pflege die Teilnahme an Maßnahmen im Berufsbildungsbereich oder sonstige Umstände ein Mindestmaß wirtschaftlich verwertbarer Arbeitsleistung im Arbeitsbereich dauerhaft nicht zulassen."[552]

Menschen, deren Behinderung keine wirtschaftlich verwertbaren Arbeitsergebnisse zulässt, und Menschen mit Behinderung, die aufgrund konjunktureller Gründe erwerbslos geworden sind, erhalten demnach keinen Zugang zu den Leistungen der Werkstatt für behinderte Menschen.[553] Der Personenkreis der der WfbM angehörigen Rehabilitanden wird vor diesem Hintergrund beständig dominiert von einer gemeinhin als nicht ausbildungsfähig deklarierten Personengruppe, den Menschen mit geistiger Behinderung.[554] Durch den steigenden Anteil der psychisch Behinderten unter den Rehabi-

---

549 Schüller (2001), S. 290 beziffert den Anteil der Eigenfinanzierung an der Gesamtfinanzierung unter Bezugnahme auf Arnold auf rund 75%.

550 Vgl. Bieker (2005) [c], S. 323; vgl. Bundesanstalt für Arbeit (2002), S. 462; vgl. Holthaus/Pollmächer (2007), S. 52; vgl. Schüller (2001), S. 290; vgl. Schwendy (2008), S. 239; vgl. Seifert (1985), S. 38 und 41; vgl. Triebel (2008) [a], S. 258; vgl. Wohlfarth (1999), S. 118.

551 Vgl. Bundesanstalt für Arbeit (2002), S. 459.

552 Marburger (2008), S. 101.

553 Vgl. Bieker (2005) [c], S. 315.

554 Vgl. Auer (2001), S. 124 und 157; vgl. Badelt (1992), S. 291; vgl. Baudisch (2004) [a], S. 248; vgl. Bieker (2005) [c], S. 314; vgl. Duschek (1997), S. 24 und 42; vgl. Doose (2007) [a], S. 108; vgl. Doose (2007) [c], S. 169; vgl. Lelgemann (1999), S.87; vgl. Lindmeier (2006), S. 29; vgl. Marzelli-Paintner (1999), S. 5 und 32; vgl. Metzler (1999), S. 168; vgl. Schüller (2001), S. 292 und 304; vgl. Speck (1991), S. 399; vgl. Trost (1999), S. 151; vgl. Wälzholz-Junius (1992), S. 29.

litanden wird die Heterogenität der WfbM-Angehörigen zukünftig jedoch zunehmen[555] - ferner wird ein wachsender Bedarf seitens der Menschen mit hohen Pflege- und Betreuungsbedarfen wie Mehrfach- oder schwer(st)en Behinderungen prognostiziert.[556]

Zur Umsetzung der Rehabilitationsaufgaben vor dem Hintergrund einer zunehmend heterogenen Klientel bieten die Werkstätten ein umfassendes Leistungsprogramm, das in fünf Segmente gegliedert ist: Nach der Aufnahme in die Werkstatt erfolgt zunächst ein obligatorisches, in § 40 SGB IX geregeltes Eingangsverfahren. Dieses dauert maximal drei Monate und dient der individuellen Förderplanung. Dazu wird festgestellt, ob die Werkstatt die geeignete Rehabilitationseinrichtung für den behinderten Menschen ist, welche ergänzenden Leistungen zur Eingliederung in das Arbeitsleben und welche Bereiche der Arbeit bzw. Beschäftigung innerhalb der WfbM für den Einzelnen in Betracht kommen. Abgeschlossen wird das Eingangsverfahren durch die Erstellung eines individuellen Eingliederungsplanes, der die persönlichen Interessen, Bedürfnisse und Kompetenzen des behinderten Menschen dokumentiert. Der Eingliederungsplan wird einem Fachausschuss, bestehend aus Vertretern der Werkstatt und Vertretern der beiden Hauptkostenträger (Bundesagentur für Arbeit und überörtlicher Sozialhilfeträger) vorgelegt, der bei Eignung eine Empfehlung für die Aufnahme in die Werkstatt beziehungsweise bei Nichteignung eine Empfehlung über eine andere in Frage kommende Einrichtung ausspricht.[557]

Im Anschluss an das Eingangsverfahren wechseln die empfohlenen Rehabilitanden in den Berufsbildungsbereich der Werkstatt. Dieser gliedert sich zwei jeweils zwölfmonatige Qualifizierungsphasen, den Grund- und den Aufbaukurs. Durch planmäßige berufliche Bildung sollen die Rehabilitanden dort hinsichtlich ihrer Leistungsfähigkeit und ihrer Persönlichkeitsentwicklung so gefördert werden, dass sie im Sinne des angeführten § 136 SGB IX wenigstens ein Mindestmaß an wirtschaftlich verwertbarer Arbeitsleistung erbrin-

555 Vgl. Bieker (2005) [c], S. 331; vgl. Hirsch (2006) [a], S. 200; vgl. Schüller (2001), S. 290; vgl. von Kardorff/Ohlbrecht (2008), S. 27; vgl. Wüllenweber (2004) [e], S. 152.

556 Vgl. Bieker (2005) [c], S. 331; vgl. Hirsch (2006) [a], S. 200.

557 Vgl. Auer (2001), S. 149; vgl. Bundesanstalt für Arbeit (2002), S. 460–461; Bieker (2005) [c], S. 315–317; vgl. Bischoff/Rathgeber (1987), S. 112–114; vgl. Doose (2007) [c], S. 173; vgl. Hirsch (2006) [a], S. 189–190; vgl. Holthaus/Pollmächer (2007), S. 42; vgl. Seifert (1985), S. 34–36. Ausführlich zum Fachausschuss siehe Bundesvereinigung Lebenshilfe für Menschen mit geistiger Behinderung e.V. (2003), S. 22–23.

gen können.[558] Um dies zu erreichen, werden den Rehabilitanden arbeitsweltbezogene (vier Lernzielbereiche: Kulturtechniken, Berufliche Kernqualifikationen, Arbeitsprozess-Qualifikationen, Schlüsselqualifikationen) - je nach Kursart mit niedrigem oder höherem Schwierigkeitsgrad - und lebenspraktische Fertigkeiten (Umgang mit Geld, Verkehrserziehung, Gesundheitspflege etc.) vermittelt. Weiterhin bietet der Berufsbildungsbereich begleitende Leistungen wie Kurse zur Erhaltung und Vertiefung von die Lebens- und Freizeitgestaltung betreffende Fähigkeiten (sportliche, kulturelle, musische Angebote). Zum Abschluss der Maßnahmen wird dem Fachausschuss der fortgeschriebene Eingliederungsplan vorgelegt. In diesem wird eingegangen auf die weiterführenden beruflichen Eingliederungsmaßnahmen (Maßnahmenwiederholung, Wechsel der Rehabilitationseinrichtung, Wechsel in den der WfbM angeschlossenen Arbeitsbereich, Übergang auf den allgemeinen Arbeitsmarkt etc.).[559]

Findet sich für den Rehabilitanden keine Erwerbsarbeit auf dem allgemeinen Arbeitsmarkt, wechselt dieser in den Arbeitsbereich der Werkstatt; für viele WfbM-Angehörigen ist das der Regelfall, häufig für die Dauer des gesamten Arbeitslebens.[560] Durch die vorgeschaltete berufliche Qualifizierung führt die Werkstatt demnach nicht nur hin zur Arbeitswelt - sie ist in Gestalt des ihr eigenen Arbeitsbereiches vielmehr selbst Bestandteil dieser.[561] Ausgerichtet sind die Leistungen im Arbeitsbereich gemäß § 41 (2) SGB IX auf drei Aspekte: Eine der Eignung und Neigung des Rehabilitanden entsprechende Beschäftigung, den Erhalt/die Verbesserung der im Berufsbildungsbereich erworbenen Leistungsfähigkeit inklusive der Weiterentwicklung der Persönlichkeit und die Förderung des Überganges auf den allgemeinen Arbeitsmarkt bei geeigneten Personen.[562] Den Arbeitsplätzen auf dem allgemeinen Arbeitsmarkt im Regelfall ähnelnd, sollen die Werkstätten unter Bezugnahme auf die individuellen Leistungspotentiale ihrer Angehörigen ein möglichst

---

558 Vgl. Großmann/Melzer (2004), S. 351.

559 Vgl. Auer (2001), S. 148; vgl. Badelt (1992), S. 293–294; vgl. Bieker (2005) [c], S. 317–318; vgl. Bischoff/Rathgeber (1987), S. 112–113; vgl. Bundesanstalt für Arbeit (2002), S. 461–462; vgl. Lindmeier (2006), S. 36; vgl. Seifert (1985), S. 36–37; vgl. Triebel (2008), [b], S. 135–136.

560 Vgl. Bieker (2005) [c], S. 319; vgl. Bundesanstalt für Arbeit (2002), S. 462. vgl. Seifert (1985), S. 38.

561 Vgl. Bieker (2005) [c], S. 319.

562 Vgl. Großmann/Melzer (2004), S. 351.

breites Angebot an Arbeits- und Beschäftigungsplätzen vorhalten.[563] Die Arbeitszeit von 35 bis 40 Wochenstunden[564] entspricht dabei einer regulären Zeitspanne des allgemeinen Arbeitsmarktes - charakteristisch für die in den WfbM mögliche Teilhabe am Arbeitsleben sind jedoch auch arbeitsbegleitende Maßnahmen wie motorisches Training, Übungen zur Orientierung und Wahrnehmung, Angebote zur Erweiterung von Selbständigkeit, Eigenverantwortung etc. durch den Sozialen Dienst. Für je 120 Werkstatt-Angehörige (Mindestgröße einer Werkstatt[565]) steht in der Regel ein Sozialarbeiter zur Verfügung, welchem generell zudem therapeutische, pflegerische und weitere Fachkräfte sowie ein Vertragsarzt zur Seite stehen.[566] Weitere Besonderheiten sind in der Rechtsstellung und der sozialen Sicherung der Angehörigen der WfbM zu verzeichnen: So stehen diese (im Arbeitsbereich) in einem arbeitnehmerähnlichen Rechtsverhältnis zu Werkstatt.[567] Dieses beinhaltet allgemeine Arbeits- und Arbeitsschutzrechte wie Grundsätze über Urlaub, Erziehungsurlaub, Entgeltfortzahlung im Krankheitsfall etc., jedoch nicht die rechtlichen Verpflichtungen von Arbeitnehmern und ist in einem Vertrag zwischen dem Rehabilitanden und der Werkstatt, dem Werkstattvertrag, geregelt.[568] Ferner haben die im Arbeitsbereich Tätigen nach § 138 (2) SGB IX Anspruch auf die Zahlung eines Arbeitsentgeltes.[569] Der Monatsdurchschnittverdienst eines Werkstatt-Angehörigen betrug in diesem Zusammenhang im Jahr 2005 143,53[570] Euro. Zur Verbesserung der Entlohnungssituation wurde

563 Vgl. Bieker (2005) [c], S. 319; vgl. Bundesanstalt für Arbeit (2002), S. 462. vgl. Seifert (1985), S. 38.

564 Vgl. Bieker (2005) [c], S. 319; vgl. Bischoff/Rathgeber (1987), S. 116.

565 Vgl. Bieker (2005) [c], S. 314; vgl. Bundesanstalt für Arbeit (2002), S. 459; vgl. Holthaus/Pollmächer (2007), S. 51.

566 Vgl. Bieker (2005) [c], S. 320–321; vgl. Holthaus/Pollmächer (2007), S. 53; vgl. Seifert (1985), S. 39–40.

567 Gegenteilige Aussagen finden sich bei Duschek (1997), S. 43 und Sierck (1992), S. 123.

568 Vgl. Auer (2001), S. 149–150; vgl. Bieker (2005) [c], S. 324–325; vgl. Deutscher Bundestag (2004), S. 115; vgl. Doose (2007) [a], S. 108; vgl. Doose (2007) [c], S. 174; vgl. Schreiber (1999), S. 131; vgl. Triebel (2008) [a], S. 262.

569 Vgl. Marburger (2008), S. 102. Die Rehabilitanden im Eingangsverfahren und im Berufsbildungsbereich erhalten in diesem Zusammenhang ein Ausbildungsgeld in Höhe von 57 Euro monatlich (erstes Jahr) beziehungsweise 67 Euro im Monat (zweites Jahr). Vgl. dazu Doose (2007) [a], S. 109 und Triebel (2008), S. 238.

570 Vgl. Doose (2007) [a], S. 109.

2001 ein Arbeitsförderungsgeld eingeführt: Infolgedessen erhalten diejenigen Beschäftigten, deren Arbeitsentgelt monatlich nicht mehr als 325 Euro beträgt, bis zu 26 Euro (bei einer Entlohnung bis zu 299 Euro wird das Arbeitsförderungsgeld voll, bei höheren Einkünften als Differenz zu den 325 Euro bezahlt).[571] Wie die Arbeitnehmer auf dem allgemeinen Arbeitsmarkt sind auch die in den Werkstätten beschäftigten Menschen in der Unfall-, Renten-, Kranken- und Pflegeversicherung pflichtversichert. Die anfallenden Beiträge werden dabei anhand eines fiktiven Mindesteinkommens berechnet. Dies soll bei einer ununterbrochenen Beschäftigungszeit von mindestens 20 Jahren zu einer Altersrente führen, die den Rehabilitanden nach dem Erwerbsleben finanzielle Unabhängigkeit von Leistungen der Sozialhilfe zum Lebensunterhalt ermöglicht.[572] Obgleich die Werkstatt-Angehörigen keine Arbeitnehmer im weiteren Sinne sind, haben sie nach § 139 SGB IX Mitbestimmungsrechte. Diese erlauben es ihnen, Einfluss auf Entscheidungen und Vorgänge ihres Arbeitslebens zu nehmen. Zu diesem Zweck wählen die Beschäftigten der WfbM im Turnus von vier Jahren einen aus drei Mitgliedern bestehenden Werkstattrat.[573]

Für Rehabilitanden, die wegen Art und Schwere ihrer Behinderung(en) besonders intensiver Formen der Betreuung, Unterstützung und Förderung bedürfen und daher nicht im Arbeitsbereich der Werkstatt beschäftigt werden können, wird im Förder- und Betreuungsbereich der WfbM bzw. in einigen Bundesländern in angeschlossenen Tagesförderstätten ein spezielles Förderprogramm vorgehalten.[574] Im Vordergrund der Förderaktivitäten stehen neben Pflege und menschlicher Zuwendung unter anderem tagesstrukturierende, lebenspraktische, die motivationale Aktivierung betreffende und besondere Förderangebote wie beispielsweise kreative Gestaltung, Spiele etc.[575] Die in Anspruch genommene Förderung gilt

---

[571] Vgl. Bieker (2005) [c], S. 325; vgl. Deutscher Bundestag (2004), S. 113; vgl. Doose (2007) [a], S. 109; vgl. Großmann/Melzer (2004), S. 352-353.

[572] Vgl. Bundesvereinigung Lebenshilfe für Menschen mit geistiger Behinderung e.V. (2003), S. 13; vgl. Bieker (2005) [c], S. 326; vgl. Doose (2007) [a], S. 109; vgl. Triebel (2008) [a], S. 268; vgl. Wohlfarth (1999), S. 115.

[573] Vgl. Baudisch (2004) [a], S. 248; vgl. Bieker (2005) [c], S. 326; vgl. Bundesanstalt für Arbeit (2002), S. 460; vgl. Marburger (2008), S. 102-103; vgl. Triebel (2008) [a], S. 260-261.

[574] Vgl. Bieker (2005) [c], S. 321; vgl. Bundesanstalt für Arbeit (2002), S. 460; vgl. Doose (2007) [a], S. 113; vgl. Doose (2007) [c], S. 173; vgl. Holthaus/Pollmächer (2007), S. 43; vgl. Lelgemann (1999), S. 109.

[575] Vgl. Bieker (2005) [c], S. 321-322; vgl. Doose (2007) [a], S. 113.

dabei - obgleich sie von der Werkstatt erbracht wird - nicht als Leistung der Beruflichen Rehabilitation, sondern wird nach § 54 SGB XII (Sozialhilfe) in Verbindung mit § 55 SGB IX (Teilhabe am Leben in der Gemeinschaft) als Leistung der Sozialen Rehabilitation verstanden.[576] Dies wirkt sich allerdings auf die Rechte der Rehabilitanden aus: Aufgrund ihres speziellen Förderbedarfs werden diese rein rechtlich (im Sinne eines arbeitnehmerähnlichen Status) nicht als Bestandteil der Werkstatt betrachtet, haben keinen Anspruch auf ein Arbeitsentgelt und sind somit auch nicht in das Sozialversicherungssystem einbezogen.[577]

Wie in § 41 (2) SGB IX angeführt, soll die WfbM zudem den Übergang von geeigneten Rehabilitanden auf den allgemeinen Arbeitsmarkt fördern.[578] Der in den vergangenen Jahren jedoch in nur sehr geringem Maße zu verzeichnende Übergang in das Erwerbsleben außerhalb der Werkstatt[579] hat einige Werkstätten dazu veranlasst, integrative Organisationsformen zu schaffen. Dazu zählen in erster Linie ausgelagerte Arbeitsplätze in Form von Außenarbeitsgruppen (eine in sich geschlossene Gruppe von WfbM-Angehörigen arbeitet in einem Betrieb), mobilen Dienstleistungsgruppen (im Gemeinwesen für das Gemeinwesen Dienstleistungen erbringende Angehörige der Werkstatt) und ausgelagerten Einzelarbeitsplätzen (einzelne Arbeitsplätze in Betrieben).[580] Weitere Beschäftigungsmodelle sind beispielsweise Betriebsenklaven der freien Wirtschaft innerhalb der WfbM (ein Teil des aus der freien Wirtschaft stammenden Betriebs ist in die Werkstatt ausgelagert, die für diesen Betrieb arbeitet), Beschäftigung der Rehabilitanden im Öffentlichen Dienst und Sozialfirmen (Zusammenarbeit behinderter und nicht behinderter Personen unter Trägerschaft einer sozialen Firma, die den Bedingungen des freien Arbeitsmarktes unterliegt).[581] Ferner beziehen manche

576 Vgl. Bieker (2005) [c], S. 322; vgl. Großmann/Melzer (200), S. 149–150 und 360–361; vgl. Lelgemann (1999), S. 109.

577 Vgl. Bieker (2005) [c], S. 322; vgl. Doose (2007) [a], S. 113; vgl. Lelgemann (1999), S. 110; vgl. Speck (1991), S. 409.

578 Vgl. Großmann/Melzer (2004), S. 351.

579 Vgl. Auer (2001), S. 164; vgl. Bieker (2005) [c], S. 323; vgl. Bischoff/Rathgeber (1987), S. 116; vgl. Ciolek (2006), S. 163; vgl. Doose (2007) [a], S. 112; vgl. Doose (2007) [c], S. 174; vgl. Duschek (1997), S. 65; vgl. Hinz (2001), S. 24; vgl. Marzelli-Paintner (1999), S. 5; vgl. Schäfers/Schüller/Wansing(2005), S. 81; vgl. Schüller (2001), S. 289.

580 Vgl. Doose (2007) [a], S. 110–111.

581 Vgl. Bundesvereinigung Lebenshilfe für Menschen mit geistiger Behinderung e.V. (2003), S.15–16.

Werkstätten verstärkt externe Fachkräfte in ihre Vermittlungsbemühungen ein. Zwei in diesem Zusammenhang häufig in Erscheinung tretende Modelle sind die des Integrationsfachdienstes und des Arbeitsassistenten.

3.3.4.2 Vermittlung und Begleitung durch den Integrationsfachdienst (IFD)

Als ambulante Dienstleister bieten Integrationsfachdienste behinderten Menschen und Arbeitgebern ein Unterstützungs- und Beratungsangebot, das auf die Förderung des Erst- und Wiedereinstiegs in das Erwerbsleben sowie auf den Erhalt vorhandener Arbeitsplätze abzielt.[582] Als Bestandteil eines vernetzten Systems setzen sie an den Schnittstellen von Rehabilitationseinrichtungen und allgemeinem Arbeitsmarkt an und heben durch ihre ganzheitlich-individuelle Ausrichtung die institutionelle Trennung von Qualifizierung, Vermittlung und Begleitung auf. [583] Die Zielgruppe der 236[584] flächendeckend in jedem der 181 Arbeitsagenturbezirke[585] aufgestellten Integrationsfachdienste erstreckt sich nach § 109 (3) SGB IX auf Menschen mit schweren Behinderungen und einem besonderen Bedarf an arbeits- und berufsbegleitender Betreuung, der insbesondere gegeben ist bei schwerbehinderten Menschen „(...) mit geistiger oder seelischer Behinderung oder mit einer schweren Körper-, Sinnes- oder Mehrfachbehinderung, die sich im Arbeitsleben besonders nachteilig auswirkt und ... die Teilhabe am Arbeitsleben auf dem allgemeinen Arbeitsmarkt erschwert."[586] Die gesetzlichen Aufgaben der Integrationsfachdienste können in vier zentrale Aufgabenfelder unterteilt werden: Klärung der Ausgangssituation der Rehabilitanden, Akquise eines adäquaten/passgenauen Arbeits- oder Ausbildungsplatzes, Vorbereitung und Vermittlung, Begleitung von Ar-

---

582 Vgl. Deutscher Bundestag (2004), S. 99; vgl. Schartmann (2005), S. 258; vgl. Ulrich (2008) [a], S. 162

583 Vgl. Auer (2001), S. 265; Schäfers/Schüller/Wansing (2005), S. 93; vgl. Ulrich (2008) [a], S. 162.

584 Vgl. Bundesarbeitsgemeinschaft der Integrationsämter und Hauptfürsorgestellen (2008), S. 28.

585 Vgl. Doose (2007) [a], S. 105. Die Strukturverantwortung liegt dabei seit dem 1. Januar 2005 bei den Integrationsämtern der Länder. Vgl. dazu Deutscher Bundestag (2004), S. 101; vgl. Doose (2007) [a], S. 105.

586 Marburger (2008), S. 93. Die Verankerung der Integrationsfachdienste im Sozialgesetzbuch wurde im Jahr 2001 vollzogen. Vgl. dazu Doose (2007) [a], S. 105. Zu der historischen Entwicklung der Integrationsfachdienste siehe Schartmann (2005), S. 258–261.

beitnehmer und Arbeitgeber.[587] Der Heterogenität der Rehabilitanden entsprechend sind die einzelnen Fachdienste behinderungsspezifisch organisiert oder halten Fachberater vor, die über spezielle Kenntnisse[588] zu den einzelnen Behinderungsarten verfügen.[589]

3.3.4.3 Personale Unterstützung am Arbeitsplatz durch die Arbeitsassistenz

Ein weiteres Instrument der Beruflichen Rehabilitation und der Teilhabe am Arbeitsleben für Menschen mit schweren Behinderungen ist die Arbeitsassistenz. Der Begriff Arbeitsassistenz wird im deutschsprachigen Raum allerdings uneinheitlich verwendet: In Österreich beispielsweise werden die Integrationsfachdienste als Arbeitsassistenz bezeichnet, dasselbe trifft bzw. traf bislang auf manche Regionen in Deutschland zu.[590] Das wohl bekannteste Beispiel für die abweichende Begriffsverwendung ist die Hamburger Arbeitsassistenz (HAA), ein 1992 in der Hansestadt Hamburg gegründeter Integrationsfachdienst.[591] Im SGB IX finden sich diesbezüglich keine Ausführungen zur Konkretisierung/inhaltlichen Abgrenzung der Arbeitsassistenz; festgehalten ist in § 102 (4) SGB IX lediglich der mit der Novellierung des Schwerbehindertenrechts eingeführte Rechtsanspruch auf die Kostenübernahme von Maßnahmen der Ar-

---

587 Vgl. Auer (2001), S. 215; vgl. Barlsen (2001), S. 42–43; vgl. Bungart/Supe/Willems (2001), S. 196; vgl. Doose (2001), S. 233; vgl. Hohmeier (2001), S. 19; vgl. Holthaus/Pollmächer (2007), S. 36–37; vgl. Klinkenbusch (2001), S. 164–165; vgl. Schartmann (2005), S. 262–277; vgl. Ulrich (2008) [b], S 219–224.

588 Zur den Anforderungen an die Fachdienstmitarbeiter und zur Mitarbeiterstruktur der Integrationsfachdienste siehe Bundesanstalt für Arbeit (2002), S. 389 und Doose (2001), S. 230.

589 Vgl. Barlsen (2001), S. 43; vgl. Bundesanstalt für Arbeit (2002), S. 389; vgl. Ulrich (2008) [a], S. 164. Nach Doose (2007) [c], S. 176 sind darüber hinaus die beiden Kernbereiche ›Vermittlung‹ und ›Begleitung‹ in vielen Integrationsfachdiensten organisatorisch und personell getrennt.

590 Vgl. Doose (2007) [a], S. 106; vgl. Doose (2007) [c], S. 176. Siehe exemplarisch für den Freistaat Bayern und Baden-Württemberg Bischoff/Rathgeber (1987), S. 107–109, Floß (1995), S. 88–89, Speck (1992), S. 22.

591 Vgl. Lindmeier (2006), S. 26. Weiterführend zur Hamburger Arbeitsassistenz siehe Auer (2001), S. 218–222, Ciolek (1995), S. 176–178, Ciolek (2008), S. 162-171, Deutscher Bundestag (2004), S. 72,

Doose (2007) [c], S. 173–174, Hinz (2001). S. 49–51, Trost (1999), S. 155 und Weber 54–56.

beitsassistenz.[592] Die von der Bundesarbeitsgemeinschaft der überörtlichen Träger der Sozialhilfe (BAGüS) erarbeitete entsprechende Definition bezeichnet die Arbeitsassistenz in diesem Zusammenhang als „(...) die über gelegentliche Handreichungen hinausgehende zeitlich wie tätigkeitsbezogen regelmäßig wiederkehrende Unterstützung von schwerbehinderten Menschen bei der Arbeitsausführung (...)."[593] Bei den Leistungen der Arbeitsassistenz handelt es sich um direkte Unterstützungsangebote am Arbeitsplatz des Assistenznehmers. Praktisch ausgestaltet kann dies zum Beispiel in Form einer Vorlesekraft für eine blinde Arbeitskraft oder in Form eines Gebärdensprachdolmetschers für gehörlose Arbeitnehmer geschehen.[594] Die persönliche Unterstützung im Arbeitsleben lässt sich dabei in zwei Grundformen unterscheiden, in die arbeitgeber- und in die selbstorganisierte Assistenz. In der ersten Variante ist die Assistenzkraft angestellt beim Arbeitgeber des Assistenznehmers - dieser (der Arbeitgeber) hat zudem das Weisungsrecht inne und erhält die für die Assistenzkraft anfallenden Kosten vom zuständigen Leistungsträger, hier: dem Integrationsamt, erstattet.[595] Die selbstorganisierte Arbeitsassistenz eröffnet den Assistenznehmern, die die benötigte Assistenzleistung beim Leistungsträger beantragen, zwei Optionen: So können sie selbst als Arbeitgeber der Assistenz (Arbeitgebermodell) fungieren oder sich die benötigte Unterstützung als Dienstleistung (Dienstleistungsmodell) einkaufen.[596] In Anspruch genommen werden können die Leistungen der Arbeitsassistenz dabei nicht nur von in einem unbefristeten Arbeitsverhältnis stehenden Arbeitnehmern, sondern auch von Auszubildenden, Praktikanten, Umschülern, befristet beschäftigten Personen und Selbständigen.[597] Die dafür erforderlichen Mittel erhält der Assistenznehmer in Form einer Geldleistung, deren Höhe durch den täglichen Unterstützungsbedarf definiert wird.[598] Hervorzuheben ist

---

592 Vgl. Blesinger (2005), S. 282–283; vgl. Doose (2007) [a], S. 106; vgl. Schäfers/Schüller/Wansing (2005), S. 94; vgl. Schneider (2001), S. 67.

593 Bundesarbeitsgemeinschaft der überörtlichen Träger der Sozialhilfe (2008), S. 105.

594 Vgl. Doose (2007) [a], S. 106–107; vgl. Doose (2007) [c], S. 176–177.

595 Vgl. Blesinger (2005), S. 285–286; vgl. Schulz (2005), S. 88.

596 Vgl. Blesinger (2005), S. 286–287; vgl. Doose (2007) [a], S. 106; vgl. Schäfers/Schüller/Wansing (2005), S. 94; vgl. Schulz (2005), S. 88. Zu den praktischen Erfahrungen mit beiden Varianten selbst- und arbeitgeberorientierter Arbeitsassistenz siehe Schulz (2005), S. 90–95.

597 Vgl. Blesinger (2005), S. 287.

598 Vgl. Schäfers/Schüller/Wansing (2005), S. 94; vgl. Doose (2007) [a], S. 106.

vor diesem Hintergrund, dass der Assistenznehmer seine Arbeitsaufgaben im Kern ohne Unterstützung ausführen können muss. Gleichsam zählen Faktoren wie die Vermittlung eines Arbeits- oder Ausbildungsplatzes, die Einarbeitungsunterstützung oder die psychosoziale Betreuung des Arbeitnehmers (potentielle Aufgaben des IFD) nicht zum Leistungsspektrum der Arbeitsassistenz.[599] Nach BLESINGER ist das Konzept der Arbeitsassistenz damit ein Modell, das die Abkehr vom Betreuungs- und Versorgungsgedanken und die Hinwendung zum Selbstbestimmungsrecht behinderter Menschen fördert.[600]

3.3.4.4 Integrationsprojekte als Brücke zum allgemeinen Arbeitsmarkt

Einer ihrem Leistungsspektrum entsprechende Erwerbsarbeit auf dem allgemeinen Arbeitsmarkt können Menschen mit Behinderungen hingegen auch ohne personale Assistenz nachgehen. Im Übergang zum allgemeinen Arbeitsmarkt stellen vor allem Integrationsprojekte eine Brückenfunktion dar.[601] Integrationsprojekte werden dabei verstanden als wirtschaftlich und rechtlich eigenständige Unternehmen (Integrationsunternehmen), unternehmensinterne Betriebe (Integrationsbetriebe) oder organisatorische Abteilungen (Integrationsabteilungen), die Menschen mit und ohne Behinderung die Teilhabe am Arbeitsleben auf dem allgemeinen Arbeitsmarkt ermöglichen.[602] Hervorgehend aus der Psychiatriereform in den späten 1970er Jahren halten sie als gleichsam gewinnorientierte[603] wie Markt und Rendite in den Hintergrund schiebende[604] Folgeformen der Selbsthilfefirmen reguläre Arbeitsplätze mit regulären Bedingungen (sozialversicherungspflichtige Beschäftigung mit üblichem

599 Vgl. Blesinger (2005), S. 283; vgl. Doose (2007) [a], S. 107; vgl. Doose (2007) [c], S. 177.

600 Vgl. Blesinger (2005), S. 284. Schulz (2005), S. 89 bezeichnet die Arbeitsassistenz, die Menschen trotz ihrer Behinderungen in die Lage versetzt, am Arbeitsleben teilzuhaben, sogar als das „(…) Schlüsselkonzept bei der Durchsetzung von Selbstbestimmung und gesellschaftlicher Teilhabe (…)."

601 Vgl. Auer (2001), S. 165; vgl. Bieker (2005) [c], S. 330. Wohlfarth (1999), S. 199 wählt in diesem Zusammenhang eine noch gesteigerte Formulierung, indem er Integrationsprojekte als einzig möglichen Zugang zu einem sich schließenden Arbeitsmarkt bezeichnet.

602 Vgl. Marburger (2008), S. 100.

603 Vgl. Holthaus/Pollmächer (2007), S. 44.

604 Vgl. Senner (2008), S. 251.

oder Tariflohn) für einen eingegrenzten Personenkreis vor.[605] Zu diesem zählen nach § 132 (2) SGB IX schwerbehinderte Menschen (geistige, seelische, Körper-, Sinnes- oder Mehrfachbehinderung), die, um am Arbeitsleben teilhaben zu können, aufgrund ihrer Behinderung in einem Integrationsprojekt beschäftigt, weiterqualifiziert oder innerhalb dessen auf den Übergang zum allgemeinen Arbeitsmarkt vorbereitet werden sollen. Die Struktur der Beschäftigten soll in diesem Zusammenhang so gestaltet sein, dass mindestens 25, maximal jedoch 50 Prozent der Arbeitnehmer schwerbehindert im Sinne des § 132 (2) SGB IX sind.[606]

Die Integrationsunternehmen sind in drei Grundtypen als rein auf Wirtschaftlichkeit fokussiertes (marktorientierte Firma), niedrigschwellige Arbeitsgelegenheiten vorhaltendes (Zuverdienst-Firma) und vorrangig Arbeit beschaffendes (Maßnahme-Firma) Unternehmen[607] in sämtlichen Wirtschaftszweigen/Branchen vertreten, um eine stabile und positive ökonomische Position beziehen zu können.[608] Obgleich die 560[609] deutschen[610] Integrationsunternehmen eine Wirtschaftsleistung von etwa einer halben Milliarde Euro[611] vorweisen können, erhalten sie im Bedarfsfall finanzielle Förderung auf der Grundlage von § 134 SGB IX und § 79 SGB IX für Zwecke wie Ausbau, Modernisierung, betriebswirtschaftliche Beratung, Minderleistungsausgleich für Arbeitnehmer mit eingeschränkter Leistungsfähigkeit und andere besondere Aufwendungen. Diese Hilfen werden außerdem ergänzt durch Förderprogramme der einzelnen Bundesländer, Eigenmittel, Zuwendungen aus dem Europäi-

---

605 Vgl. Bundesanstalt für Arbeit (2002), S. 389; vgl. Doose (2007) [a], S. 107; vgl. Doose (2007) [c], S. 174; vgl. Ewert (1995), S. 42; vgl. Hinz (2001), S. 20; vgl. Schwendy/Senner (2005), S. 296 und 298; vgl. Senner (2008), S. 244 und 250.

606 Vgl. Marburger (2008), S. 100–101. Siehe dazu auch die vergleichbaren Aussagen bei Deutscher Bundestag (2004), S. 101–102 und Evers/Krose (1997), S. 327.

607 Vgl. Schwendy/Senner (2005), S. 302.

608 Vgl. Holthaus/Pollmächer (2007), S. 57; vgl. Schwendy/Senner (2005), S. 309; vgl. Senner (2008), S. 249.

609 Vgl. Senner (2008), S. 244.

610 Zum europäischen Netz der Integrationsunternehmen siehe Salijevic (1995), S. 150–151, für ein Beispiel aus China siehe Klätte (1995), S. 174–175.

611 Vgl. Senner (2008), S. 244.

schen Sozialfonds (ESF), Stiftungsmittel und Zuschüsse von Sozialhilfeträgern und der Arbeitsverwaltung.[612]

Untergeordnete Rollen für die Teilhabe am Arbeitsleben für Menschen mit schweren Behinderungen spielen dessen ungeachtet die bereits in der ehemaligen DDR verbreiteten Integrationsabteilungen (Bezeichnung: Geschützte Betriebsabteilungen) und die Integrationsbetriebe als unternehmensinterne Betriebe.[613]

3.3.4.5 Exkurs: Unterstützte Beschäftigung (Supported Employment)

Als integratives Konzept zur Realisierung von Teilhabewünschen am Arbeitsleben erfährt die in den USA entwickelte und zu Beginn der 1990er Jahre in Deutschland eingeführte Unterstützte Beschäftigung in den letzten Jahren verstärkte Aufmerksamkeit.[614] Unterstützte Beschäftigung bezeichnet einen ambulanten Ansatz für Menschen mit Behinderungen, der auf bezahlte Erwerbsarbeit auf dem allgemeinen Arbeitsmarkt durch ein umfassendes Angebot an Unterstützungsleistungen abzielt.[615] Nach DOOSE liegen diesem Ansatz folgende Werte und Prinzipien zugrunde: „Selbstbestimmung und Wahlmöglichkeiten; Inklusion, Teilhabe am (Arbeits-)Leben; individuelle, betriebs- und wohnortnahe Unterstützung; Chancengleichheit, Schutz vor Diskriminierung; Orientierung an Fähigkeiten und Lebensqualität."[616] Die zur Umsetzung Unterstützer Beschäftigung erforderlichen Rehabilitationsmaßnahmen entsprechen dem Leistungsspektrum der Integrationsfachdienste nach § 110 SGB IX, ohne dass dieses Konzept an bestimmte Organisationsformen gebunden ist; vielmehr können die von der Erstinformation bis zur nachgehenden Krisenintervention und ggf. Arbeitsassistenz reichenden Maßnahmen[617] theoretisch von verschiedenen Leistungsanbietern

---

612 Vgl. Schwendy/Senner (2005), S. 309–310.

613 Vgl. Doose (2007) [a], S. 108; vgl. Hinz (2001), S. 21.

614 Vgl. Auer (2001), S. 214; vgl. Doose (2007) [a], S. 16. Ausführliche Darstellungen zur Entwicklung und Entstehung des Konzepts der Unterstützen Beschäftigung finden sich bei Doose (2007) [a], S. 160–193 und Hinz (2001), S. 29–31.

615 Vgl. Doose (2007) [c], S. 16; vgl. Hohmeier (2001), S. 18.

616 Doose (2007) [a], S. 114.

617 Vgl. Auer (2001), S. 215; vgl. Ciolek (1995), S. 178–179; vgl. Doose (2007) [a], S. 119–153; vgl. Doose (2007) [c], S. 177–178; vgl. Hohmeier (2001), S. 19; vgl. Niedermair (2005), S. 64.

durchgeführt werden.[618] Ähnlich heterogen verhält es sich mit den Organisationsformen Unterstützter Beschäftigung: Möglich sind Einzelarbeitsplätze in Betrieben (individuelles Betreuungsmodell), feste Arbeitsbereiche oder Nischen in Unternehmen für Arbeitsgruppen (Enklave-Modell), der Einsatz mobiler Arbeitsgruppen (Mobile-Arbeitsgruppen-Modell) und die Beschäftigung in Kleinunternehmen auf einfachstem Niveau (Werkbank-Modell).[619] Hinsichtlich der die Unterstützte Beschäftigung definierenden Kernelemente herrscht internationaler Konsens; neben dem Leitgedanken von Supported Employment: ›Erst platzieren, dann qualifizieren‹[620], charakterisieren Elemente wie ›bezahlte reguläre Arbeit‹, ›Integration‹, ›Unterstützung aller Menschen mit Behinderungen‹, ›Unterstützung ohne zeitliche Begrenzung‹, ›Wahlmöglichkeiten und Selbstbestimmung‹ und ›individuelle und flexible Unterstützung‹ den Rehabilitationsprozess im Rahmen der Unterstützten Beschäftigung.[621] Infrage kommt Supported Employment dabei für drei Gruppen potentieller Anspruchnehmer: Arbeit Suchende und Arbeitnehmer mit besonderem Unterstützungsbedarf im Erwerbsleben, Arbeitgeber und Leistungsträger.[622]

3.4 Ausgewählte gesetzliche Regelungen zur Teilhabe am Arbeitsleben

Das im Jahre 2001 verabschiedete Sozialgesetzbuch IX, das mit seinen inhaltlichen Schwerpunkten Selbstbestimmung und Teilhabe umfassende Regelungen zum Bereich Teilhabe am Arbeitsleben enthält, bildet die Grundlage der folgenden Ausführungen. Diese richten sich an zwei Adressaten: Menschen mit Behinderungen und deren (potentielle) Arbeitgeber. Die im Weiteren angeführten Bestimmungen fokussieren nach § 72 (1) SGB IX insbesondere Menschen mit schweren Behinderungen, die aufgrund der Art und Schwere ihrer Behinderung dauerhafte Unterstützung benötigen,

---

618 Vgl. Doose (2007) [a], S. 119. Zu den für das große Feld möglicher Leistungen benötigten Kompetenzen und der Qualifizierung der Integrationsfachkräfte siehe Doose (2001), S. 231–254 und Doose (2007) [a], S. 154–159.

619 Vgl. Auer (2001), S. 200–201.

620 Vgl. Böhringer (2006), S. 49; vgl. Bungart/Putzke (2001), S. 112 und 117; vgl. Ciolek (1995), S. 180; vgl. Fasching (2004), S. 142; vgl. Hohmeier (2001), S. 19; vgl. Lindmeier (2006), S. 27–28; vgl. Weber (2002), S. 73.

621 Vgl. Bundesarbeitsgemeinschaft für Unterstützte Beschäftigung (1999), S. 97–98; vgl. Doose (2007), S. 116–117; vgl. Hoffmann/Jäckel (2008), S. 129.

622 Vgl. Doose (2007), S. 117.

einen Grad der Behinderung von wenigstens 50 aufweisen, das 50. Lebensjahr vollendet haben oder über keine abgeschlossene Berufsausbildung im Sinne des BBiG verfügen.

3.4.1 Besondere Pflichten der Arbeitgeber[623]

Arbeitgeber respektive Unternehmen, die Menschen mit Behinderungen einstellen wollen oder müssen, unterliegen diversen Bestimmungen, die zur Herstellung von Chancengleichheit zur Teilhabe am Arbeitsleben von Menschen mit und ohne Behinderung beitragen sollen.

3.4.1.1 Beschäftigungspflicht: § 71 SGB IX

Öffentliche und private Arbeitgeber, die mindestens 20 Arbeitnehmer beschäftigen, sind verpflichtet, wenigstens fünf Prozent ihrer Arbeitsplätze mit schwerbehinderten Menschen zu besetzen.[624]

3.4.1.2 Mehrfachanrechnung: § 76 (1) und (2) SGB IX

Die Agentur für Arbeit kann bei der Anrechnung der Pflichtarbeitsplätze in Fällen besonders schwerer Behinderung bzw. deren Auswirkungen auf die Teilhabe am Arbeitsleben bis zu drei Arbeitsplätze auf einen Arbeitnehmer mit Behinderung anrechnen.

Menschen mit schweren Behinderungen, die sich in einer Berufsausbildung befinden, werden auf zwei Pflichtarbeitsplätze angerechnet.

3.4.1.3 Ausgleichsabgabe: § 77 (1), (2) und (3) SGB IX

Beschäftigungspflichtige Arbeitgeber, die die Pflichtquote nicht erfüllen, müssen für jeden unbesetzten Pflichtarbeitssatz eine Ausgleichsabgabe entrichten. Ermittelt wird diese auf Basis einer jahresdurchschnittlichen Beschäftigungsquote. Die Zahlung der Ausgleichsabgabe hebt die Pflicht zur Beschäftigung schwerbehinderter Menschen jedoch nicht auf.

---

623 Die im Folgenden zitierten Gesetzestexte entstammen Marburger (2008), S. 73–83.

624 Diese für Menschen mit Behinderung besonders bedeutsame Regelung wurde bereits 1974 in das Schwerbehindertengesetz (SchwbG) aufgenommen. Die Modalitäten haben sich allerdings gelockert: Die Untergrenze der Beschäftigten lag bei 16 Personen, die Pflichtquote betrug sechs Prozent. Vgl. dazu Auer (2001), S. 184 und Deutscher Bundestag (2004), S. 103.

Je unbesetzten Pflichtarbeitsplatz beträgt die Ausgleichsabgabe 105 Euro (Beschäftigungsquote zwischen fünf und drei Prozent), 180 Euro (Beschäftigungsquote zwischen drei und zwei Prozent) oder 260 Euro (Beschäftigungsquote unter zwei Prozent).

Der Arbeitgeber zahlt die Ausgleichsabgabe jährlich an das Integrationsamt[625] mit der Meldung der Daten, die in die Berechnung der Beschäftigungspflicht und der Ausgleichsabgabe einfließen.[626]

3.4.1.4 Diskriminierungsverbot: § 81 (2) und (4) SGB IX

Das in Artikel 3 (3) Grundgesetz festgehaltene Benachteiligungsverbot: „Niemand darf wegen seiner Behinderung benachteiligt werden"[627] ist in Analogie zum öffentlich-rechtlichen Sektor auch im zivilrechtlichen Bereich, hier: dem SGB IX aufgenommen. Vergleichbar mit dem arbeitsrechtlichen Benachteiligungsverbot aufgrund des Geschlechts (§ 611 a BGB[628]) sollen dadurch Menschen mit schweren Behinderungen vor Benachteiligungen aufgrund ihrer Behinderung geschützt werden.

Gegenüber ihren Arbeitgebern haben die schwerbehinderten Arbeitnehmer Anspruch auf eine angemessene und die Weiterentwicklung fördernde Beschäftigung, die Bevorzugung bei innerbetrieblichen Bildungsmaßnahmen, Erleichterungen zur Teilnahme an außerbetrieblichen Maßnahmen der beruflichen Bildung, eine behinderungsgerechte Einrichtung/Ausstattung des Arbeitsplatzes und dessen Umfelds sowie die Ausstattung des Arbeitsplatzes mit den notwendigen technischen Hilfen.[629]

---

[625] Die Aufgaben des Integrationsamtes umfassen nach § 102 (1) SGB IX neben der Erhebung und der Verwendung der Ausgleichsabgabe, den Kündigungsschutz, die zeitweilige Entziehung der besonderen Hilfen für schwerbehinderte Menschen und die begleitende Hilfe im Arbeitsleben. Vgl. dazu Marburger (2008), S. 89. Zum Leistungsspektrum der Integrationsämter siehe auch Schneider (2008).

[626] Einen bestimmten Prozentsatz der Ausgleichsabgabe leiten die Integrationsämter an den so genannten Ausgleichsfonds (§ 78), eine zweckgebundene Vermögensmasse des Bundesministeriums für Arbeit und Soziales weiter (§ 77 [6]). Die in den Integrationsämtern verbleibenden Mittel der Ausgleichsgabe dürfen ausschließlich für Maßnahmen zur Teilhabe schwerbehinderter Menschen am Arbeitsleben eingesetzt werden (§ 77 [5]).

[627] Frehe (2005), S. 62.

[628] Vgl. Deutscher Taschenbuch Verlag (2004), S. 150–151.

[629] Ausführlich zum Diskriminierungsverbot gemäß § 81 SGB IX siehe Frehe (2005).

3.4.2 Besondere Schutzbestimmungen und Nachteilsausgleiche für Arbeitnehmer[630]

Menschen mit schweren Behinderungen im Sinne des § 72 (1) SGB IX werden darüber hinaus besondere Rechte/Bestimmungen zum Schutz ihres Arbeitsverhältnisses und zum Ausgleich ihrer behinderungsspezifischen Nachteile zugestanden.

3.4.2.1 Kündigungszustimmung durch das Integrationsamt: § 85 SGB IX

Der Arbeitgeber kann dem schwerbehinderten Arbeitnehmer nicht ohne weiteres kündigen. Die Kündigung des Arbeitsverhältnisses durch den Arbeitgeber bedarf generell der vorherigen Zustimmung des zuständigen Integrationsamtes.

3.4.2.2 Freistellung von Mehrarbeit: § 124 SGB IX

Auf ihr Verlagen müssen schwerbehinderte Menschen von Mehrarbeit freigestellt werden.

3.4.2.3 Zusatzurlaub: § 125 (1) SGB IX

Schwerbehinderte Arbeitnehmer haben im Urlaubsjahr Anspruch auf einen zusätzlichen bezahlten Urlaub von fünf Arbeitstagen. Der Zusatzurlaub erhöht/vermindert sich dabei proportional zu den Arbeitstagen pro Kalenderwoche (fünf Wochenarbeitsage bilden die Grundlage der Berechnung).

3.4.2.4 Interessenvertretung durch die Schwerbehindertenvertretung: § 94 (1) SGB IX

In Unternehmen mit mindestens fünf schwerbehinderten (ständigen)Arbeitnehmern vertritt eine gewählte Vertrauensperson die Interessen der schwerbehinderten Arbeitnehmer und steht ihnen darüber hinaus beratend und helfend zur Seite (§ 95 SGB IX).

3.4.3 Leistungen zur Teilhabe am Arbeitsleben an Arbeitgeber[631]

Die gesetzlichen Bestimmungen zur Teilhabe am Arbeitsleben bestehen jedoch nicht nur aus Arbeitgeberpflichten und Arbeitnehmerrechten. Durch die Schaffung finanzieller Anreize in Form von Zuschüssen und Prämien sollen Arbeitgeber darin unterstützt wer-

---

630 Zitiert in Anlehnung an Marburger (2008), S. 81 (§ 85), 98 (§ 124 und 125) und 83–85 (§ 94).

631 Die folgenden Inhalte sind entnommen bei Marburger (2008), S. 122–127.

den, Ausbildungs- und Arbeitsplätze für Menschen mit (schweren) Behinderungen bereitzustellen.

3.4.3.1 Leistungen zur Schaffung von Arbeits- und Ausbildungsplätzen: § 15 (1) SchwbAV

Arbeitgeber können Darlehen und Zuschüsse bis zur vollen Höhe der entstehenden Kosten bei Aufwendungen für die Schaffung neuer geeigneter, gegebenenfalls behinderungsgerecht ausgestatteter Arbeits- und Ausbildungsplätze sowie von sonstigen Plätzen zur beruflichen Bildung für schwerbehinderte Menschen erhalten.

3.4.3.2 Leistungen zur behinderungsgerechten Einrichtung von Arbeits- und Ausbildungsplätzen: § 26 (1) SchwbAV

Arbeitgeber, die eine behinderungsgerechte Unterhaltung und Ausstattung der Arbeitsstätten und ihrer Einrichtung (Betriebsanlagen, Maschinen, Geräte) sicherstellen, können Zuschüsse und Darlehen erhalten, die der vollen Höhe der anfallenden Kosten entsprechen.

3.4.3.3 Zuschüsse zu den Gebühren bei der Berufsausbildung: § 26a SchwbAV

Stellen Arbeitgeber ohne Beschäftigungspflicht besonders betroffene schwerbehinderte Menschen zur Berufsausbildung ein, können diese (die Arbeitgeber) Gebührenzuschüsse, insbesondere Prüfungsgebühren, erhalten.

3.4.3.4 Prämien und Zuschüsse zu den Kosten der Berufsausbildung: § 26b SchwbAV

Bilden Arbeitgeber Menschen mit Behinderung aus, die für die Dauer der Berufsausbildung schwerbehinderten Menschen gleichgestellt sind, haben sie die Möglichkeit, Prämien und Zuschüsse zu den Kosten der Berufsausbildung zu empfangen.

3.4.3.5 Leistungen bei außergewöhnlichen Belastungen: § 27 (1) SchwbAV

Arbeitgeber, denen außergewöhnliche hohe finanzielle Aufwendungen oder sonstige Belastungen durch die Beschäftigung eines schwerbehinderten Menschen entstehen, können Zuschüsse zur

Abgeltung dieser Belastungen erhalten (Minderleistungsausgleich).[632]

3.5 Zusammenfassung

Menschen, deren Inklusion in das Schlüsselsystem der funktional differenzierten Gesellschaft, der Erwerbsarbeit (Leistungsrolle im Wirtschaftssystem), aufgrund von Beeinträchtigungen der funktionalen Gesundheit (Verständnis von Behinderung nach dem bio-psycho-sozialen Modell der Weltgesundheitsorganisation) gefährdet oder ausgeschlossen ist, steht in Deutschland ein differenziertes System rehabilitativer Leistungen offen. Im Mittelpunkt der Bestrebungen steht dabei die Erst- oder Wiederaufnahme einer Erwerbstätigkeit oder Berufsausbildung gerade derjenigen, die mit dem gehaltslosen, stark kritisierten/umstrittenen, aber in Wissenschaft und Gesellschaft (noch) manifesten Label »Mensch mit Behinderung« versehen sind. Das System der Beruflichen Rehabilitation, dessen juristische Grundsteinlegung auf die 1960er Jahre zurückgeht, hält dafür eine breite, dem Rehabilitationsprozess angepasste Angebotsstruktur vor: Von der Erlangung der Berufswahlreife über die Vorbereitung der Aufnahme einer Berufsausbildung oder -tätigkeit, der beruflichen Qualifizierung und der Berufsausbildung bis hin zur Beschäftigung wird dem Rehabilitanden in regulären und speziellen Modi, in Sondereinrichtungen, Brückenunternehmen oder Unternehmen des allgemeinen Arbeitsmarkts die Option zur Teilhabe am Arbeitsleben offeriert. Untermauert wird der sozialpolitisch forcierte Anspruch auf Teilhabe und Gleichberechtigung durch gesetzliche Bestimmungen, die dem (potentiellen) Arbeitnehmer besonderen Schutz und Nachteilsausgleich gewähren, während Unternehmen ab einer definierten Größe (Anzahl der Mitarbeiter) dazu verpflichtet werden, Menschen mit funktionalen Beeinträchtigungen einzustellen. Neben dem Arbeitnehmer kann jedoch auch die Arbeitgeberseite von der Einstellung profitieren: So sollen die ebenfalls umfassend im Sozialgesetz fixierten finanziellen Unterstützungsleistungen Unternehmen zur Schaffung der Beeinträchtigung gerecht werdender Ausbildungs- und Arbeitsplätze bewegen.

---

632 Diese Leistungen gehen damit über Lohnkostenzuschüsse, wie sie von der Bundesagentur für Arbeit für maximal drei Jahre gezahlt werden hinaus. Vgl. dazu Doose (2007) [a], S. 72–73.

3.6 Die Analyse des Systems der Beruflichen Rehabilitation

Inwieweit die in ihrer Theorie dargestellte Teilhabe am Arbeitsleben von Menschen mit Funktionsbeeinträchtigungen auch praktisch umgesetzt wird, soll im Weiteren herausgestellt werden. Dazu werden eingangs die Indikatoren zur Beschreibung/Messung des Rehabilitationserfolgs behandelt, um in Verbindung mit gängigen Kritikpunkten und Forderungen an das Rehabilitationssystem eine analytische Sichtweise auf dieses zu ermöglichen.

3.6.1 Grundlagen der Analyse

Fragt man mit BARLSEN et al. danach, ob die gegenwärtige Rehabilitationslandschaft den Bedarfen ihrer Rehabilitanden respektive ihrem gesetzlichen Auftrag gerecht wird[633], steht zunächst die Bestimmung des Zielkriteriums, des Erfolgsindikators für Rehabilitationsmaßnahmen im Vordergrund. Ein in diesem Zusammenhang gängiger Parameter ist der auf Ebene von Rehabilitand, Leistungserbringer und Leistungsträger oft dominierende Faktor Vermittlung/Beschäftigung.[634] Der sich daraus ableitende Beurteilungsmaßstab Vermittlungsquote bezeichnet den Anteil der sich im Anschluss an Rehabilitationsmaßnahmen in einem Beschäftigungs- oder Ausbildungsverhältnis befindlichen Personen.[635] Dass die Verabsolutierung von Vermittlungsquoten jedoch sehr kurzsichtig anmutet und als isoliertes Erfolgskriterium daher abgelehnt werden muss[636], erscheint angesichts der folgenden Argumente nachvollziehbar: a) Quoten können aussagekräftig nur vor demselben Vergleichshintergrund (Rehabilitandenpopulation, Leistungserbringer, Maßnahme etc.) verglichen werden.[637] b) Die Fokussierung auf Vermittlungen führt bei den Rehabilitationseinrichtungen zu einem Tunnelblick, der einzig die Konkurrenz zwischen den Einrichtungen und gleichzeitig die Begrenzung der Rehabilitandenpopulation (Selektion, da möglichst nur noch die Rehabilitanden mit großer Erfolgswahrscheinlichkeit aufgenommen

---

633 Vgl. Barlsen et al. (1997), S. 193.

634 So zu lesen bei Dings (1988), S. 98, Dings (2005), S. 220, Doose (2007) [a], S. 268, Fasching (2004), S. 171 und 173, Kähne (1992), S. 662 und Schmidt/Froböse/Schian (2006), S. 199–200.

635 Vgl. Dings (1988), S. 100.

636 Vgl. Dings (1988), S. 98; vgl. Doose (2007) [a], S. 207; vgl. Biermann (2005) [a], S. 132.

637 Vgl. Dings (1988), S. 100; vgl. Doose (2007) [a], S. 206.

werden) fördert.[638] c) Es liegen keine verlässlichen Daten zum Maßnahmeerfolg vor.[639] d) Erfolg, der nur an harten Zahlen gemessen wird, lässt - sofern er sich einstellt - mitunter neue Entwicklungen und mögliche Verbesserungspotentiale außer Acht, um die Erfolgswahrscheinlichkeit nicht zu mindern.[640] e) Eine Rehabilitationspraxis, die die Vermittlung der Rehabilitanden als oberstes Ziel definiert, um damit dem Erfordernis ökonomischer Rechtfertigung durch die Sozialpolitik nachzukommen, widerspricht den ethisch-humanitären Anliegen und Hintergründen der Beruflichen Rehabilitation.[641] f) Der Übergang in eine Berufsausbildung oder eine Erwerbstätigkeit kann kein sich selbst einstellender Prozess infolge rehabilitativer Maßnahmen sein, da dieser den Gesetzmäßigkeiten des allgemeinen Ausbildungs- und Arbeitsmarktes sowie der Beeinflussung durch externe Faktoren wie der Einstellung gegenüber Menschen mit Funktionsbeeinträchtigungen unterliegt.[642]

In Anbetracht dauerhafter Nicht-Erfüllung der gesetzlichen Pflichtquote - die Quote liegt seit Jahren bei ca. vier Prozent[643] - muss vor allem der Faktor Arbeitgeber-Hemmnisse in die weitere Diskussion um den statistischen Stellenwert der Vermittlungsquote einbezogen werden. Der von den beschäftigungspflichtigen Unternehmen zu entrichtenden Ausgleichsgabe kommt dabei eine für die Arbeitgeberseite marginale Rolle zu, da sich diese bislang als (unmittelbar)[644] wirkungslos erwiesen hat.[645] Hintergründe dieser für Menschen mit

638 Vgl. Dings (2005), S. 220; vgl. Fasching (2004), S. 173; vgl. Kähne (1992), S. 668.

639 Vgl. Deutscher Bundestag (2004), S. 68.

640 Vgl. Brand/Naust-Lühr (2000), S. 150.

641 Vgl. Heier (1984), S. 141.

642 Vgl. Auer (2001), S. 164; vgl. Schüller (2001), S. 295.

643 Vgl. Auer (2001), S. 185; vgl. Deutscher Bundestag (2004), S. 105–106; vgl. Marzelli-Paintner (1999), S. 4; vgl. Niehaus/Schmal (2005), S. 248; vgl. Rauch (2005), S. 30; vgl. Welte (1999), S. 34. Drastischer stellt sich die Situation auf dem Ausbildungsmarkt dar: So waren 2002 lediglich 0,4% aller bundesdeutschen Ausbildungsplätze von Menschen mit Funktionsbeeinträchtigungen besetzt. Vgl. dazu Deutscher Bundestag (2004), S. 72.

644 Mittelbar fließt die Ausgleichsgabe wie in Kapitel 3.4.1.3 aufgezeigt an die Integrationsämter und in den Ausgleichsfonds des Bundesministeriums für Arbeit und Soziales ein, um wieder im System der Beruflichen Rehabilitation zweckverwendet zu werden.

645 Vgl. Auer (2001), S. 184–186; vgl. Bischoff/Rathgeber (1987), S. 81–85; vgl. Haines (2005), S. 57; vgl. Speck (1992), S. 13. Um eine Größenordnung anzuzeigen: Für das Jahr 2002 wurde ein Ausgleichsabgabeaufkommen von

Funktionsbeeinträchtigungen fatalen Situation sind Hemmnisse und Bedenken der Arbeitgeber, die sich genau wie die Kündigungsgründe und die Einstellungsmotive hinsichtlich dieser (potentiellen) Arbeitnehmerpopulation um einige zentrale Positionen formieren. So gehen viele Unternehmen von einer generellen Leistungsminderung aus und stehen Bewerbern mit Funktionsbeeinträchtigungen sehr skeptisch/ablehnend gegenüber[646], während die wenigen einstellenden Unternehmen vergleichbare Arbeitsleistung voraussetzen[647]; gleichzeitig stellt verminderte Leistung den Kündigungsgrund schlechthin dar.[648] Ausschlaggebend für Kündigungen und Bedenken sind ferner die wirtschaftliche Situation (Ertragslage) des Unternehmens[649] und die Befürchtung nicht gedeckter/nicht übernommener Zusatzkosten[650], wobei es sich hier vielfach um ein Informationsdefizit seitens der Arbeitgeber zu handeln scheint[651], da als Einstellungsmotiv gleichsam der Aspekt Eingliederungsinstrumente (siehe Kapitel 3.4.3) genannt wird.[652] Einen hohen Stellenwert wird des Weiteren dem Erfahrungshintergrund der Unternehmen beigemessen: Arbeitgeber, die keine/kaum Erfahrungen mit funktionsbeeinträchtigten Arbeitnehmern haben, stellen im Vergleich zu denen, die sich auf einen Erfahrungsaustausch (beispielsweise im Rahmen von Praktika) eingelassen haben, seltener bis gar nicht

---

571.699.733 € durch die deutschen beschäftigungspflichtigen Unternehmen aufgebracht. Vgl. dazu Deutscher Bundestag (2004), S. 107–108.

646 Vgl. Auer (2001), S. 164; vgl. Barlsen (2001), S. 54; vgl. Bieker (2005) [b], S. 8; vgl. Bischoff/Rathgeber (1987), S. 76; vgl. Dings (1988), S. 119; vgl. Doose (2007) [a], S. 338; vgl. Duschek (1997), S. 29, 39 und 45; vgl. Fasching (2004), S. 50; vgl. Hermes (2007), S. 69; vgl. Mair (2001), S. 31; vgl. Rauch (2005), S. 32; vgl. Schartmann (2005), S. 268.

647 Vgl. Barlsen (2001), S. 49; vgl. Doose (2007) [a], S. 205. Nach Doose (2007) [a], S. 71 ist diese Haltung realistisch, da nicht jede Funktionsbeeinträchtigung eine auf die Erwerbstätigkeit bezogene Leistungsminderung hervorruft.

648 Vgl. Doose (2007) [a], S. 212, 262 und 296.

649 Vgl. Doose (2007) [a], S. 262; vgl. Gericke (2001), S. 12.

650 Vgl. Auer (2001), S. 194; vgl. Baudisch (2004) [a], S. 236; vgl. Holthaus/Pollmächer (2007), S. 46; vgl. Gericke (2001), S. 11. Die vermeintlichen Zusatzkosten führen die Unternehmen unter anderem zurück auf die ggf. erforderliche Umgestaltung der Arbeitsplätze. Vgl. dazu Auer (2001), S. 194, Baudisch (2004) [a], S. 236 und Bieker (2005) [b], S. 8.

651 Vgl. Barlsen (2001), S. 54; vgl. Bieker (2005) [b], S. 8, vgl. Fasching (2004), S. 52; vgl. Holthaus/Pollmächer (2007), S. 46.

652 Vgl. Auer (2001), S. 249; vgl. Doose (2007) [a], S. 205.

Menschen mit Funktionsbeeinträchtigungen ein.[653] Aus fehlenden Erfahrungswerten resultieren auch die nächsten Vorbehalte gegen die Einstellung von Menschen mit Funktionsbeeinträchtigungen: So würden diese generell höhere krankheitsbedingte Fehlzeiten aufweisen[654], wären prinzipiell weniger qualifiziert als ihre Kollegen[655] und höben sich von denen auch durch ihr ›Anders-Sein‹ negativ ab.[656] Die soziale Motivation einiger weniger Arbeitgeber[657] wird weiter durch die besonderen Kündigungsschutzbestimmungen[658] für Menschen mit Funktionsbeeinträchtigungen (siehe Kapitel 3.4.2.1) und festgestellte Mängel in Bezug auf soziale Fähigkeiten sowie vorbehaltlich fehlenden Arbeitstugenden (beide Aspekte zählen zu den so genannten Schlüsselqualifikationen) beeinträchtigt.[659]

Mehr Aussagekraft wird in diesem Zusammenhang dem Faktor Nachhaltigkeit bescheinigt. Dieser kann sich auf zwei Ebenen niederschlagen: In Verbindung mit der Vermittlungsquote, aber jedoch nur, wenn es sich bei den Arbeits- und Ausbildungsplätzen um dauerhafte, also stabile und vollwertige Beschäftigungsverhältnisse

653 Vgl. Auer (2001), S. 222; vgl. Doose (2007) [a], S. 205.

654 Vgl. Bischoff/Rathgeber (1987), S. 76–77; vgl. Schartmann (2005), S. 268. Bischoff/Rathgeber (1987), S. 66 weisen diesen und den Vorwurf der geminderten/mangelnden Leistungsfähigkeit jedoch zurück.

655 Vgl. Barlsen (2001), S. 54; vgl. Fasching (2004), S. 50; vgl. Schäfers/Schüller/Wansing (2005), S. 81.

656 Vgl. Marzelli-Paintner (1999), S. 4; vgl. Maulwurf (1995), S. 185; vgl. Schmutzler (1994), S. 66–67; vgl. Sierck (1992), S. 120. Zum voreingenommen Blick auf Menschen mit Funktionsbeeinträchtigungen, der sich als historisch-sozial bestimmte Denkweise auf die gesellschaftliche, finanzielle, berufliche und ausbildungsbezogene Situation der Betroffenen auswirkt, siehe Duschek (1997), S. 18–19, Eitle (2008), S. 27–39, Jantzen (1982), S. 211–217, Moser/Sasse (2008), S. 26–27, Rüdell (1983), S. 36–38, Schmutzler (1994), S. 63–64 und Speck (1991), S. 134–148.

657 Vgl. Barlsen (2001), S. 54; vgl. Doose (2007) [a], S. 205.

658 Vgl. Auer (2001), S. 167; vgl. Baudisch (2004) [a], S. 236; vgl. Dörner/Feischen (1995), S. 51; vgl. Duschek (1997), S. 39; vgl. Haines (2005), S. 59; vgl. Rauch (2005), S. 32; vgl. Schartmann (2005), S. 268. Auer (2001), S. 199–200 führt in diesem Zusammenhang die Alternative des Eingliederungsvertrages zwischen Arbeitgeber und Arbeitnehmer an, der die üblichen Kündigungsschutzzeiten im ersten halben Jahr des Arbeitsverhältnisses außer Kraft setzt.

659 Vgl. Auer (2001), S. 222; vgl. Doose (2007) [a], S. 212.

handelt und nicht um Maßnahmeketten bzw. Maßnahmekarrieren der Rehabilitanden.[660]

Unabhängig von der Arbeitgeberseite, der Wirtschaftslage und weiteren externen Faktoren ist die Nachhaltigkeit rehabilitativer Maßnahmen allerdings in einem ganz konkreten Fall zu bestimmen: Der Qualifikation respektive der beruflichen Leistungsfähigkeit, die sich der Einzelne im Laufe des Rehabilitationsprozesses angeeignet hat. Diese kann mittels standardisierter Testverfahren, auf die im weiteren Verlauf noch explizit eingegangen wird, danach untersucht (und somit verglichen) werden, ob sie den Ansprüchen der Arbeitswelt (vor allem außerhalb von Sonderarbeitsstätten) genügt[661], auch nach Jahren noch abruf- und anwendbar ist[662] und so ausgestaltet wurde, dass die erworbenen Kompetenzen notwendigerweise erhalten und gepflegt werden können.[663] Nicht von der Hand zu weisen ist in diesem Zusammenhang ein weiteres Argument für eine qualifikationszentrierte Sichtweise: Nicht nur der nachhaltige Vermittlungserfolg, der den Rehabilitationsprozess im Optimalfall abschließt, sondern Teilerfolge, abgeleitet aus den einzelnen Qualifizierungsschritten können erfasst, dokumentiert und zu einer für alle am Rehabilitationsprozess Beteiligten bedeutungsvollen ›Erfolgsgeschichte‹ zusammengefügt werden.[664]

3.6.2 Forderungen an das System der Beruflichen Rehabilitation

Dass rehabilitative Maßnahmen seitens der Leistungsträger[665] generell (auch) unter finanziellen Gesichtspunkten und hinsichtlich ihrer Effizienz betrachtet werden, findet sich in vielen Veröffentlichungen

---

660 Vgl. Deutscher Bundestag (2004), S. 68; vgl. Dings (1988), S. 101; vgl. Fasching (2004), S. 178; vgl. von Kardorff/Ohlbrecht (2008), S. 28.

661 Vgl. Trost (1999), S. 153.

662 Vgl. Biermann (2005) [a], S. 132.

663 Vgl. Bojanowski/Mutschall/Reschke (2005), S. 325. Auch zum Spektrum nachhaltiger Faktoren gehörende, jedoch als weiche Faktoren bezeichnete Aspekte, sind unter anderem die individuelle Zufriedenheit, das Normalitätsbewusstsein, die soziale Integration etc. Vgl. dazu Auer (2001), S. 209 und Fasching (2004), S. 178.

664 Vgl. Fasching (2004), S. 171.

665 Zu den Leistungsträgern der Beruflichen Rehabilitation siehe Bauer (2005), S. 449–465, Bettmer (2005), S. 431–449, Eitle (2008), S. 138–139, Haines (2005), S. 47–49, Holthaus/Pollmächer (2007), S. 64–66 und Schilling (2005), S. 415–431.

wieder.[666] Angesichts der Aufwendungen im Rahmen der Beruflichen Rehabilitation ist dies prinzipiell nachvollziehbar. Zur Orientierung: Im Jahr 2005 beliefen sich die Ausgaben für Rehabilitation und Teilhabe auf 15.881.000.000 €[667], was das Gros der Gesamtsumme der Rehabilitationskosten von 25.026.000.000 €[668] ausmacht und auch innerhalb des Bundeshaushaltes 2008, hier: Arbeit und Soziales (124.000.000.000 €)[669], nicht unerheblich ist.

Für die vorliegende Arbeit ist dieser Aspekt allerdings nachrangig: Wie eingangs dargestellt, liegt das Augenmerk der folgenden Analyse auf dem Faktor Nachhaltigkeit. Dessen Ausprägung lässt sich anhand verschiedener Faktoren beziehungsweise aus deren Zusammenspiel nachweisen. Die weiteren Abhandlungen thematisieren daher eine Zusammenstellung zentraler, mit Nachhaltigkeit zusammenhängender Forderungen an die Praxis der Beruflichen Rehabilitation; deren Umsetzung wird im Anschluss an die Darstellung jeweils hinterfragt und bildet die Grundlage der sich im nächsten Kapitel anschließenden Schlussfolgerungen.

3.6.2.1 Bestmögliche Qualifikation

Der qualifikatorische Wandel, verkörpert durch die Abnahme einfacher und die Zunahme komplexer(er) Tätigkeiten, ein sehr zertifikatsorientierter Arbeits- und Ausbildungsmarkt[670] und die Vorbehalte der Unternehmen gegenüber Menschen mit Funktionsbeeinträchtigungen bzgl. deren Qualifizierung erfordern für diesen Personenkreis das höchstmöglichste Qualifikationsniveau, um dauerhaft im Erwerbsleben Fuß fassen zu können: So erhöhen Schul- und Berufsausbildung sowie weiterführende Qualifikationen wie Zusatzausbildungen oder ein Studium die Wahrscheinlichkeit respektive bilden die Voraussetzung, trotz sich verändernder Anforderungen nachhaltig auf dem allgemeinen Arbeitsmarkt eingeglie-

---

666 Siehe dazu Auer (2001), S. 137 und 262, Beiderwieden (1997), S. 71, Deutscher Bundestag (2004), S. 68, Dings (1988), S. 13–17 und Ellger-Rüttgart (1997), S. 6.

667 Vgl. Eitle (2008), S. 55. Zum Vergleich der Ausgaben mit vormaligen Aufwendungen siehe Auer (2001), S. 98 und Deutscher Bundestag (2004), S. 80–87.

668 Vgl. Eitle (2008), S. 55.

669 Vgl. Bundesregierung (2007), o.S.

670 Vgl. Wagner (2005), S. 25.

dert zu werden.[671] Gerade Menschen mit Funktionsbeeinträchtigungen ohne Berufsausbildung oder mit einer minimalen Qualifizierung drohen im Gegenzug erhebliche Unsicherheit und Ausschlussrisiken.[672] Anlern- und Helferberufe, also Tätigkeiten, die im Rahmen einer im Vergleich zu den regulären Berufsausbildungsgängen theoriereduzierten Ausbildung erlernt werden können, stellen daher gegenwärtig wie zukünftig keine perspektivische Alternative zur regulären Berufsausbildung dar.[673] Angestrebt werden soll im Sinne des Menschen mit Funktionsbeeinträchtigungen vielmehr die Ausbildung in einem zukunftsorientierten, die Erfordernisse des allgemeinen Arbeitsmarktes einschließenden Berufsfeld.[674] Als Optimum angesehen wird in diesem Zusammenhang die betriebliche Berufsausbildung[675], da diese mit dem Lernort Arbeitsplatz beispielsweise durch einen großen Ernstcharakter, die Förderung sozialer Kompetenzen[676] und einem sehr

671 Vgl. Auer (2001), S. 181 und 243; vgl. Barlsen (2001), S. 50; vgl. Baudisch (2004) [a], S. 235; vgl. Deutscher Bundestag (2004), S. 67; vgl. Dings (1988), S. 11; vgl. Doose (2007) [a], S. 337; vgl. Ellger-Rüttgardt (1997), S. 4; vgl. Hirsch (2006) [b], S. 128; vgl. Moosecker/Pfriem (2005), S. 29; vgl. Schier (2005), S. 149; vgl. Schüller (2001), S. 291; vgl. Speck (1991), S. 397; vgl. Thiersch (1999), S. 18.

672 Vgl. Baudisch (2002), S. 24; vgl. Weiand (2005), S. 117; vgl. Wüllenweber (2004) [b], S. 93.

673 Vgl. Stein (1994), S. 505.

674 Vgl. Denninghaus (2001), S. 313; vgl. Dings (1988), S. 43; vgl. Raasch (1991), S. 25.

675 Vgl. Barlsen (2001), S. 51; vgl. Ciolek (2006), S. 170; vgl. Denninghaus (2001), S. 315; vgl. Deutscher Bundestag (2004), S. 8 und 67.

676 Sozial-kommunikativen Kompetenzen kommt dabei eine sehr wichtige Rolle im Erwerbsleben zu, da neben der fachlichen Kompetenz Qualifikationen wie Konfliktfähigkeit, Toleranz, Flexibilität, Teamfähigkeit etc. entscheidende Schlüsselqualifikationen für die Beruflichkeit darstellen. Vgl. dazu Auer (2001), S. 130–131 und 167, Barlsen et al. (1997), S. 202–203, Baudisch (2002), S. 19, Bungart/Putzke (2001), S. 125–126, Ciolek (2006), S. 170, Duismann (2005), S. 56, Ewert (1995), S. 38, Fasching (2004), S. 41, Hutter (2004), S. 9–12, Jacobs (1997), S. 100–101, Moosecker/Pfriem (2005), S. 29–32, Rüdell (1983), S. 49–50, Stadler (1992) [b], S. 175, Theunissen/Plaute (2002), S. 323, von Kardorff/Ohlbrecht (2008), S. 25, Weiand (2005), S. 117. Für eine ausführliche Auseinandersetzung mit dem Konzept der Schlüsselqualifikationen siehe Kipp (1991).

breiten Spektrum an Ausbildungsgängen und -inhalten[677] der außerbetrieblichen Berufsausbildung vorzuziehen ist.[678]

Von der nachhaltigsten Kombination, der betrieblichen Berufsausbildung in einem anerkannten Ausbildungsberuf nach § 4 BBiG/§ 25 HwO, sind die meisten Jugendlichen mit Funktionsbeeinträchtigungen allerdings ausgeschlossen: So absolvierten im Jahr 2006 nur 14.070 Menschen mit Funktionsbeeinträchtigungen eine reguläre Berufsausbildung[679], wohingegen im selben Jahr 2,84mal so viele, nämlich 39.901 Menschen mit Funktionsbeeinträchtigungen (Tendenz seit Jahren steigend), in besonders geregelten Ausbildungsgängen nach § 66 BBiG/§ 42m HwO ausgebildet wurden.[680] Über die Hälfte der Jugendlichen mit Funktionsbeeinträchtigungen wird nach Doose zudem außerbetrieblich ausgebildet.[681]

Dazu zählen eo ipso auch die Teilnehmer der Ausbildungs- und Qualifizierungsmaßnahmen der Berufsbildungswerke und der Werkstätten für behinderte Menschen. Letztere sehen keine Berufsausbildung vor[682] und halten ihre Angehörigen damit bezüglich einer außerwerkstattlichen Beschäftigung optionslos, während die Berufsbildungswerke mit der Dominanz gesondert geregelter Ausbildungsgänge[683] und fehlender Nähe zu den Anforderungen des Arbeitsmarktes in Verbindung gebracht werden.[684]

Zu hinterfragen sind jedoch nicht ausschließlich die Aspekte Berufsausbildung und berufliche Qualifizierung. Für die jungen Menschen mit Funktionsbeeinträchtigungen stellt bereits der Besuch der

---

677 Vgl. Bungart/Putzke (2001), S. 118 und 120; vgl. Gericke (2001), S. 6–7; vgl. Schüller (2006), S. 244.

678 Die Vorteile der bzw. die Argumente für die betriebliche Berufsausbildung bilden gleichsam die Nachteile der außerbetrieblichen Berufsausbildung. Vgl. dazu Doose (2007) [a], S. 340; vgl. Hutter (2004), S. 7; vgl. Hinz (2001), S. 23; vgl. Steinhagen/Truhm (1997), S. 241.

679 Vgl. Bundesagentur für Arbeit (2006), o.S.

680 Vgl. Bundesministerium für Bildung und Forschung (2008) [a], S. 315.

681 Vgl. Doose (2007), S. 99.

682 Vgl. Auer (2001), S. 272; vgl. Baudisch (2004) [a], S. 245; vgl. Doose (2007) [c], S. 173; vgl. Duschek (1997), S. 35; vgl. Frühauf/Wendt (2005), S. 349-350; vgl. Hirsch (2006) [b], S. 128.

683 Vgl. Bischoff/Rathgeber (1987), S. 57–58; vgl. Dieterich (1992), S. 135–137.

684 Vgl. Biermann (2005) [a], S. 140; vgl. Denninghaus (2001), S. 314; vgl. Rüdell (1983), S. 53–54.

Sonderschule/Förderschule aus Sicht vieler Autoren eher eine Barriere denn einen Förderfaktor dar; vorgeworfen werden dem Sonderschulwesen dabei drei Punkte: Es schone die Schüler zu sehr, um diese auf die harten Gesetzmäßigkeiten der Arbeitswelt einzustimmen[685], weshalb dem Ausbildungs- und Arbeitsleben oftmals berufsvorbereitende Maßnahmen vorgeschaltet werden müssen[686] – im Jahr 2006 nahmen alleine 40.269 junge Menschen mit Funktionsbeeinträchtigungen an den Berufsvorbereitenden Bildungsmaßnahmen der Bundesagentur für Arbeit teil.[687] Zudem finden sich Hinweise darauf, dass die Sonderschule nicht in der Lage ist, die sozialen Benachteilungen ihrer Schüler zu kompensieren, indem sie diese mehrheitlich zu einem wenigstens teil-perspektivischen Schulabschluss führt: Von den, um eine Größenordnung anzuzeigen, 5.425 Schülern, die 2007 in Baden-Württemberg die Sonderschule verließen, besaßen nur 1.043 (19,23 %) einen Hauptschulabschluss.[688] Bezieht man diese Quote auf die Gesamtheit der Sonderschüler im Schuljahr 2006/07, nämlich 408.100 Schüler[689], dann wird gewahr, wie viele junge Menschen sogar ohne den unter der Bildungsnorm des Realschulabschlusses liegenden Hauptschulabschluss[690] in ihre Nachschulperiode übergehen.[691]

3.6.2.2 Übergangsmanagement

Für Menschen mit und ohne Funktionsbeeinträchtigungen stellt die Qualifikation gegenwärtig und in Zukunft *den* Eingliederungsfaktor in das Ausbildungs- und Erwerbsleben schlechthin dar. Eine Garantie für den problemlosen Übergang in die nachschulische oder an die Berufsausbildung schließende Phase ist damit jedoch nicht ge-

---

685 Vgl. Duismann (2005), S. 53; vgl. Jacobs (1997), S. 99; vgl. Moosecker/Pfriem (2005), S. 34–35; vgl. Speck (1991), S. 22; vgl. Speck (1992), S. 17.

686 Vgl. Auer (2001), S. 181; vgl. Schier (2005), S. 153.

687 Vgl. Bundesagentur für Arbeit (2006), o.S.

688 Vgl. Statistisches Landesamt Baden-Württemberg (2008), o.S.

689 Vgl. Bundesministerium für Bildung und Forschung (2008) [b], o.S.

690 Vgl. Wagner (2005), S. 25.

691 2006 waren dies 39.322 Schüler von Förderschulen. Vgl. dazu Bundesministerium für Bildung und Forschung (2008) [c], S. 272. Gemessen an der Gesamtanzahl der Schulabgänger ohne Hauptschulabschluss 2006 (75.897) stellen die Abgänger der Förderschulen damit 51,81 % dieser Personengruppe. Vgl. dazu Bundesinstitut für Berufsbildung (2008), S. 3.

geben.[692] Hervorgehoben wird daher vielfach die Bedeutung begleitender/nachbetreuender (nicht zu verwechseln mit vorbereitenden) Aktivitäten für Menschen mit Funktionsbeeinträchtigungen bei beruflichen Übergängen.[693] Diese von BRONFENBRENNER als ökologische Übergangssituationen[694] bezeichneten biographischen Schnittstellen bedürfen insbesondere der Unterstützung, wenn der Übergang von der Schulzeit in die Berufsausbildung[695] ansteht, und später, wenn der Mensch mit Funktionsbeeinträchtigung in das Erwerbsleben eintritt.[696] Übergangsmanagement darf dabei nicht als Pauschalanwendung, als standardisierte Maßnahmenfolge verstanden werden. Nachhaltige Unterstützung bezieht sich hier vielmehr auf die Ausgangssituation des Einzelnen, dessen Bedürfnisse, Bedarfe und Möglichkeiten/Potentiale.[697]

Das deutsche System der Beruflichen Rehabilitation hält für die systematische/umfassende Gestaltung beruflicher Übergänge allerdings nur eine im Sozialgesetzbuch verankerte Institution vor, den ambulanten Dienstleister Integrationsfachdienst (siehe Kapitel 3.3.4.2). Dieser wird von den Menschen mit Funktionsbeeinträchtigungen zunehmend in seinem zweiten Handlungsfeld, der Begleitung und Sicherung von Arbeitsverhältnissen, in Anspruch genommen: Während im Jahr 2005 noch 51.077 Menschen mit Funktionsbeeinträchtigungen durch die Integrationsfachdienste betreut wurden und 26.515 Personen Beratungsleistungen in An-

---

692 Vgl. Baudisch (2004) [a], S. 235; vgl. Keune (1998), S. 36; vgl. Stadler (1992) [a], S. 148; vgl. Wüllenweber (2004) [b], S. 96.

693 Vgl. Appelhans/Düe (2001), S. 262; vgl. Auer (2001), S. 172; vgl. Bundesvereinigung Lebenshilfe für Menschen mit geistiger Behinderung e.V. (2003), S. 4 und 22; vgl. Doose (2007) [a], S. 26; vgl. Felkendorff/Lischer (2005), S. 5; vgl. Haselbeck (1995), S. 195; vgl. Niedermair (2005), S. 65.

694 Vgl. Wansing (2006), S. 99.

695 Vgl. Appelhans/Düe (2001), S. 261; vgl. Auer (2001), S. 129; vgl. Deutscher Bundestag (2004), S. 68; vgl. Felkendorff/Lischer (2005), S. 5; vgl. Moosecker (2005), S. 74; vgl. Moosecker/Pfriem (2005), S. 27 und 35; vgl. Weber (2002), S. 18 und 20.

696 Vgl. Appelhans et al. (1997), S. 165; vgl. Biermann (1997), S. 45; vgl. Ciolek (1995), S. 181; vgl. Fasching (2004), S. 145; vgl. Fasching (2005), S. 30; vgl. Mair (2001), S. 33–34.

697 Vgl. Deutscher Bundestag (2004), S. 68; vgl. Dings (1988), S. 23–24; vgl. Doose (2007) [a], S. 60; vgl. Haines (2005), S. 49; vgl. Keune (1998), S. 12; vgl. Mecklenburg (2008), S. 113–114; vgl. Speck (1992), S. 11 und 18.

spruch nahmen[698], entschieden sich 2007 dagegen 59.382 Menschen mit Funktionsbeeinträchtigungen (was einem Anstieg um 13,99 % entspricht) für Betreuungsleistungen der IFD; demgegenüber stehen 30.402 Beratungsgesuche.[699] Ungeachtet der gestiegenen Nachfrage nach den Leistungen der Integrationsfachdienste nimmt die Anzahl der Fachdienste und der Fachberater allerdings stetig ab: 2005 standen den Menschen mit Funktions-beeinträchtigungen noch 271 Fachdienste und 1.285 Fachberater zur Seite[700], während die Zahl der Fachdienste bis zum Jahr 2007 um 12,02 % auf 236 sank und gleichzeitig 227 Fachberaterstellen (entspricht einem Minus von 17,67 %) abgebaut wurden[701], sodass einer gestiegenen respektive steigenden Nachfrage eine gesunkene und möglicherweise weiter sinkende, den beruflichen Übergang begleitende, nachhaltige rehabilitative Potenz gegenüber steht.

3.6.2.3 Passgenauigkeit

Die bestmöglichste Qualifikation kann indes auch in Verbindung mit einem im Vorfeld detailliert angelegten Übergangsmanagement zu Mismatch-Erwerbslosigkeit, (siehe Kapitel 2.2.6.1) führen: Arbeitgeberbereitschaft und eine günstige Arbeitsmarktlage vorausgesetzt, wird die Leistungsfähigkeit des Rehabilitanden nur dann zum Erfolgsfaktor, wenn die Passung zwischen dem Soll (Anforderungsprofil) und dem Ist (Leistungsprofil) gegeben ist.[702] Ansätze, die eindimensionale Vorgehensweisen wie die Anpassung der Ausbildungs- und Arbeitsplätze an die Leistungsfähigkeit des Rehabili-

---

698 Vgl. Bundesarbeitsgemeinschaft der Integrationsämter und Hauptfürsorgestellen (2007), S. 28.

699 Vgl. Bundesarbeitsgemeinschaft der Integrationsämter und Hauptfürsorgestellen (2008), S. 28.

700 Vgl. Doose (2007) [a], S. 105.

701 Vgl. Bundesarbeitsgemeinschaft der Integrationsämter und Hauptfürsorgestellen (2008), S. 28.

702 Vgl. Behnke (2001), S. 93; vgl. Bieker (2005) [b], S. 8–9; vgl. Dings (2005), S. 225; vgl. Doose (2007) [a], S. 261, 292, 334 und 338; vgl. Fasching (2004), S. 51 und 141; vgl. Faßmann (2005), S. 194; vgl. Gericke (2001), S. 33; vgl. Holthaus/Pollmächer (2007), S. 41; vgl. Hutter (2004), S. 8; vgl. Innova Holding Verwaltungs- und Beteiligungsgesellschaft mbH (2006), S. 10–12; vgl. Kemmer/Steier-Mecklenburg (2008), S. 148; vgl. Klinkenbusch (2001), S. 166; vgl. Kruckenberg (2008), S. 100–101; vgl. Otto (1992), S. 189; vgl. Schäfers/Schüller/Wansing (2005), S. 82; vgl. Schartmann (2005), S. 269; vgl. Sievers (2006), S. 119.

tanden[703] oder die Schaffung spezieller Berufe für Menschen mit Funktionsbeeinträchtigungen[704] betonen, finden im Weiteren deswegen keine Berücksichtigung.[705] Nicht minder individuenzentriert, jedoch nicht auf die Besonderheiten und Defizite, sondern auf die Stärken des Menschen mit Funktionsbeeinträchtigungen abzielend, müssen passgenaue Rehabilitationsmaßnahmen an den individuellen berufsbezogenen Potentialen ansetzen.[706]

Voraussetzung dafür ist Transparenz. Gegeben sein muss die Klarheit über das Leistungspotential des Rehabilitanden, um angemessene Zielstellungen zu erarbeiten.[707] Da es speziell den jüngeren Rehabilitanden jedoch häufig nicht möglich ist, die eigenen Fähigkeiten realistisch einzuschätzen[708] und die Leistungsfähigkeit der Rehabilitanden generell nicht ohne weiteres ersichtlich ist[709], bildet die externe Abklärung des berufsbezogenen Leistungspotentials den Ausgangspunkt aller Rehabilitations- und damit auch Pas-

---

703 Siehe dazu Bieker (2005) [a], S. 19, Bungart/Putzke (2001), S. 145 und 148–149, Ciolek (1995), S. 179–180, Dings (1988), S. 26–27 und Speck (1992), S. 19.

704 Zu eigenständigen Berufen für Menschen mit Funktionsbeeinträchtigungen siehe Auer (2001), S. 132, Biermann (2005) [a], S. 143, Biermann (2005) [b], S. 176, Dings (1988), S. 43 und Klinkenbusch (2001), S. 176–177.

705 Gleichsam außer Acht gelassen werden zudem die Vorgehensweise der Unterstützten Beschäftigung (siehe Kapitel 3.3.4.5), die erst platziert und dann qualifiziert und solche Ansätze, die davon ausgehen, dass sich die Passung zwischen Anforderung und Leistungsfähigkeit erst am Arbeitsplatz einstellt. Zur Kritik am Konzept der Unterstützten Beschäftigung siehe Bungart/Putzke (2001), S. 112 und zur ›nachträglichen‹ Passung siehe Fasching (2004), S. 141 und Haerlin (2005), S. 237–238.

706 Vgl. Deutscher Bundestag (2004), S. 68; vgl. Dings (1988), S. 37; vgl. Hutter (2004), S. 13; vgl. Werning/Lütje-Klose (2006), S. 81.

707 Vgl. Fasching (2004), S. 128; vgl. Holthaus/Pollmächer (2007), S. 49.

708 Vgl. Gericke (2001), S. 16; vgl. Jacobs (1997), S. 99; vgl. Lelgemann (2005), S. 106; vgl. Sievers (2006), S. 118; vgl. Weiand (2005), S. 132; vgl. Wüllenweber (2004) [e], S. 153. Auch wenn von Klinkenbusch (2001), S. 162 argumentiert wird, dass sich eine realistische Einschätzung der eigenen Fähigkeiten erst am Arbeitsplatz einstellt, ist festzuhalten, dass ein realistisches Selbstbild, auch wenn es mitunter enttäuschen kann, für den Einzelnen sehr wichtig ist, da es zur Berufswahlreife und zur Identitätsbildung beiträgt. Vgl. dazu Bundesvereinigung Lebenshilfe für Menschen mit geistiger Behinderung e.V. (2003), S. 17, Fasching (2004), S. 42–43, Kemmer/Steier-Mecklenburg (2008), S. 161, Moosecker/Pfriem (2005), S. 39, von Kardorff/Ohlbrecht (2008), S. 25, Weber (2002), S. 19.

709 Vgl. Auer (2001), S. 192; vgl. Längle (1999), S. 40.

sungsmaßnahmen.[710] Anders kann - systematisches Handeln indiziert - nicht nach § 10 SGB I vorgegangen und den Menschen mit Funktionsbeeinträchtigungen ein Platz im Arbeitsleben gesichert werden, der ihren Fähigkeiten entspricht.[711] Hingewiesen wird in diesem Kontext auf die Notwendigkeit innovativer Konzepte[712] sowie den erforderlichen und möglichen Einsatz leistungsdiagnostischer Verfahren zur Erstellung individueller Potentialprofile als Grundlage spezifischer Förderung.[713]

Obgleich beispielsweise von der Sonderschule/Förderschule zunehmend gefordert/erwartet wird, mittels Diagnoseverfahren die Begabungen und Fähigkeiten der Schüler zu erkennen, um eben solche diagnostische Empfehlungen und Beschreibungen abgeben zu können[714], muss prinzipiell denjenigen Autoren zugestimmt werden, die das Fehlen von entsprechenden förderdiagnostischen Instrumenten und die nicht-zielgerichtete, nicht-wissenschaftliche Zuweisung von Rehabilitationsmaßnahmen (= zwangsläufig fehlende Passgenauigkeit) monieren[715]: Auf theoretischer Ebene finden sich zwar zahlreiche Aussagen zur Erstellung von individuellen Fähigkeitsprofilen, individuellen Förderplänen mit dem Ausgangspunkt Diagnostik, Eingliederungsvorschlägen, Passungsstrategien etc., diese liefern jedoch keine Aufschlüsse über die praktische/methodische Ausgestaltung der entsprechenden Maßnahmen.[716] Auf die konkrete Arbeit mit zumindest diagnosegestützten

---

710 Vgl. Beule (1995), S. 145; vgl. Deutscher Bundestag (2004), S. 67.

711 Vgl. Faßmann (2005), S. 185.

712 Vgl. Längle (1999), S. 46; vgl. Menschenmoser (2005), S. 40; vgl. Niehaus/Schmal (2005), S. 247; vgl. Repnik (1999), S. 15.

713 Vgl. Baudisch (2002), S. 23; vgl. Lippegaus (2005), S. 131; vgl. Pfeiffer (2006), S. 92; vgl. Podeszfa (1998), S. 126.

714 In vergleichbarer Weise treffen die im Folgenden dargestellten Aspekte vor allem auf die WfbM zu, da dieser die Unter- und Überforderung ihrer Angehörigen (in Verbindung mit mangelnder Förderung) vorgeworfen wird. Siehe dazu Auer (2001), S. 151 und 272, Böhm (2006), S. 220, Maulwurf (1995), S. 187, Seifert (1985), S. 43, Speck (1992), S. 12 und Trost (1999), S. 152–153. Zu Alternativwerkstätten als differenziertes Werkstätten-Angebot siehe Marzelli-Paintner (1999), S. 32–35.

715 Vgl. Auer (2001), S. 184; vgl. Bieker (2005) [c], S. 330; vgl. Böhringer (1999), S. 187–188; vgl. Hirsch (2006) [a], S. 198; vgl. Hutter (2004), S. 8; vgl. Innova Holding Verwaltungs- und Beteiligungsgesellschaft mbH (2006), S. 7; vgl. Längle (1999), S. 43; vgl. Marzelli-Paintner (1999), S. 5.

716 Siehe dazu exemplarisch die in diesem Zusammenhang wenig weiterführenden Abhandlungen bei Auer (2001), S. 219–220, Bungart/Putzke (2001),

*Potential*profilen lassen ferner nur wenige Veröffentlichungen schließen, so beispielsweise die Folgenden[717]: BUNDESANSTALT FÜR ARBEIT (Projekt Diagnostische Kriterien zur Unterstützung der Feststellung des individuellen Förderbedarfes), DINGS (Modellentwicklungen in BBW und BFW), FASCHING (Qualitätskriterien der Arbeitsassistenz), HIRSCH (binnendifferenzierte berufliche Bildung in der WfbM), KEMMER/STEIER-MECKLENBURG (Wiedereingliederung im BTZ Köln). Zur Einschätzung der berufsbezogenen Leistungsfähigkeit wird in diesem Zusammenhang das Assessmentinstrument MELBA (Merkmalprofile zur Eingliederung Leistungsgewandelter und Behinderter in Arbeit) hervorgehoben.[718] Verfahren/Instrumente, die die Anforderungen des Arbeitsplatzes mit dem Leistungspotential des Rehabilitanden abgleichen, also *beide* Faktoren einbeziehen, im Fachjargon ein ›Matching‹ vornehmen[719], sind bislang jedoch so gut wie nicht verbreitet. Einzig das von GRAMPP entwickelte *T*ätigkeitsorientierte *A*nalyse- und *D*okumentations*S*ystem (TADS) beinhaltet ein so genanntes Förderprofil, das sich aus dem Abgleich von Anforderungs- und Fähigkeitsprofil ergibt.[720]

3.6.2.4 Einheitlichkeit

Solch ein in diesem Sinne qualifiziertes Angebot/Leistungsspektrum ist wie aufgezeigt nicht nur sehr selten, sondern auch Bestandteil vereinzelter Argumentationen, die Politik und Wissenschaft in der Pflicht sehen, verbindliche, einheitliche, bundesweit verfügbare und damit die Benachteiligung von Menschen mit Funk-

S. 145, Ciolek (1995), S. 179, Deutscher Bundestag (2004), S. 66, Dings (1988), S. 35, Dings (2005), S. 211-212, Doose (2007) [a], S. 155 und 208, Fasching (2004), S. 127 und 175, Gericke (2001), S. 31, Gromann (2008), S. 87, Niedermair (2005), S. 62 und 65, Podeszfa (1998), S. 81 und 104 und Theunissen/Plaute (2002), S. 320.

717 Zur Aufstellung siehe Bundesanstalt für Arbeit (2002), S. 365-369, Dings (2005), S. 225-226, Fasching (2004), S. 124-125, Hirsch (2006), S. 131-133 und Kemmer/Steier-Mecklenburg (2008), S. 147-148. Über diagnostische Kompetenzen müssen in diesem Zusammenhang auch die Fachberater der IFD verfügen. Vgl. dazu Doose (2001), S. 236, Fasching (2004), S. 158 und Schartmann (2005), S. 280.

718 Vgl. Bundesanstalt für Arbeit (2002), S. 367; vgl. Fasching (2004), S. 124 und 140; vgl. Holthaus/Pollmächer (2007), S. 49; vgl. Kemmer/Steier-Mecklenburg (2008), S. 147-148; vgl. Kruckenberg (2008), S. 101.

719 Vgl. Hutter (2004), S. 9.

720 Vgl. Grampp (2006), S. 158.

tionsbeeinträchtigungen mindernde Rahmenbedingungen zur Beruflichen Rehabilitation zu installieren.[721]

Ein Instrument, das den Forderungen Passgenauigkeit und Einheitlichkeit entspricht, ist nicht bekannt. Dies verwundert, findet die Matching-Thematik doch schon bei WIELAND im Jahre 1990 Erwähnung.[722] Die diesbezügliche passive Haltung des Staates eröffnet andererseits der Wissenschaft die Möglichkeit, ihren Entwicklungsauftrag im Sinne der Menschen mit Funktionsbeeinträchtigungen wahrzunehmen.

3.7 Schlussfolgerungen

Das deutsche System der Beruflichen Rehabilitation bedarf einer *Modifikation*. Diese sollte grundlegender Natur sein und in erster Linie nicht eine bestimmte, sondern alle Einrichtungen der Beruflichen Rehabilitation einbeziehen, die abseits des Dualen Systems und des allgemeinen Arbeitsmarktes agieren. Gezeigt werden konnte, dass das Rehabilitationssystem zwar sehr differenziert aufgestellt ist, im Sinne der für die vorliegenden Arbeit maßgeblichen Definition jedoch nicht beruflich rehabilitiert. Vielmehr trägt es durch Isolation, Verbesonderung, Selektion, Pauschalität und Verharrung (fehlende Innovativität) bei zur Verschärfung von sozialen und beruflichen Ausgrenzungs- und Übergangsrisiken. Menschen mit Funktionsbeeinträchtigungen stehen somit gegenwärtig nicht die Unterstützungsleistungen zur Verfügung, die ihre Optionen zur Erlangung und Sicherung einer Erwerbsarbeit nachhaltig verbessern könnten: Nur wenige Rehabilitanden können sich auf dem allgemeinen Arbeitsmarkt etablieren, nur wenige wirklich vergleichbare und perspektivische Berufsausbildungen absolvieren. An entscheidenden biographischen Übergängen stehen Menschen, die sowieso schon als anders/abweichend wahrgenommen werden, häufig alleine da. Maßnahmen werden zumeist unsystematisch zugewiesen, sind wenig zielführend, weil nicht zielgerichtet/nicht auf die Passung zwischen Anforderung und Potential abzielend. Standards, Empfehlungen oder gar verpflichtende Instrumente sind trotz immenser finanzieller Aufwendungen sozialpolitisch (bislang) nicht gewollt. Die bestehenden gesetzlichen Regelungen vermögen es allerdings auch nicht, Menschen mit Funktionsbeeinträchtigungen mit den entsprechenden Teilhabeoptionen zu versehen. Zusammenfassend kann damit festgehalten werden, dass die Handlungs- und

---

721 Vgl. Beule (1995), S. 145; vgl. Ewert (1995), S. 39; vgl. Fasching (2004), S. 59.

722 Vgl. Marzelli-Paintner (1999), S. 43.

Gestaltungsprinzipien, die der Beruflichen Rehabilitation zugrunde liegen, marginalisiert und zum augenscheinlichen Nachteil der Menschen mit Funktionsbeeinträchtigungen nicht ›gelebt‹ werden.

Angesichts der folgenden ausgewählten Textstellen wird allerdings auch deutlich, dass die vorgestellte Analyse zwar auf zentralen Forderungen und bekannten Kritikpunkten basiert, nicht aber der weithin publizierten/politisch vertretenen Sozialromantik Folge leistet:

> „Deutschland verfügt über ein weltweit einzigartiges Rehabilitationssystem und hält auch im Hinblick auf die europäische Öffnung ein gutes Angebot vor."[723]

> „Aus Sicht der Bundesregierung und der Bundesagentur für Arbeit stehen damit zur Förderung der Teilhabe am Arbeitsleben Rehabilitationsdienste und -einrichtungen in ausreichender Zahl und in ausreichender Qualität sowohl für jugendliche als auch für erwachsene behinderte Menschen zur Verfügung."[724]

> „Die Förderung der beruflichen und sozialen Entfaltungsmöglichkeiten behinderter Menschen setzt ein modernes und leistungsfähiges Netz von Rehabilitationseinrichtungen und -maßnahmen voraus. Das, was diesbezüglich in der Bundesrepublik Deutschland an Angeboten vorhanden ist, hält einem internationalen Vergleich stand."[725]

> „Dies zeigt, dass ehemalige Rehabilitanden, die keinen Schulabschluss bzw. nur einen Hauptschulabschluss erworben haben, mindestens die gleichen Eingliederungschancen haben wie ehemalige Rehabilitanden mit weiterführenden Schulabschlüssen. Die berufliche Rehabilitation trägt also zum Ausgleich von Bildungsbenachteiligungen bei."[726]

Im Sinne der Menschen mit Funktionsbeeinträchtigungen und zur Verbesserung ihrer beruflichen Optionen, die nachgewiesenermaßen erweiterungsbedürftig sind, werden folgende Schlüsse gezogen und Anregungen angeführt:

a) Eine den Forderungen an die Berufliche Rehabilitation und den gängigen Kritikpunkten entsprechende, längst überfällige Modifikation, die zudem auf die Schlussfolgerungen des Grundlagenkapitels aufbaut, ist die Entwicklung eines *diagnosegestützten Instruments zum Teilhabemanagement* von Menschen mit Funktionsbeeinträchtigungen.

---

723 Bundesverband Deutscher Privatkrankenanstalten e.V. (2004), S. 15.

724 Deutscher Bundestag (2004), S. 80.

725 Seifert (1985), S. 24.

726 Beiderwieden (1997), S. 81.

b) Dieses muss den *Abgleich* beruflicher Anforderungen mit dem Leistungspotential des Rehabilitanden ermöglichen, um die *anforderungsgerechte/passgenaue* Förderung zu sichern und im Übergangsmanagement an beiden Schwellen einsetzbar zu sein.

c) Einem entsprechenden Instrument zugrunde liegen muss eine *umfassende*, an die *Dynamik* des allgemeinen Arbeitsmarktes anpassbare, *spezifischste/differenzierteste* Arbeitsanforderungen/Leistungspotentiale abbildende Systematik. Die inhaltliche Ausgestaltung dieser kann möglicherweise durch die bereits angesprochene *ICF* geleistet werden, da ihre umfassende, kohärente und internationale Ausgestaltung Individualisierung und Standardisierung gleichermaßen verspricht.

d) Die Pilotentwicklung eines Instrumentes zum Teilhabemanagement von Menschen mit Funktionsbeeinträchtigungen erfordert aufgrund fehlender Ansatz- und Vergleichspunkte die *kontinuierliche Einbeziehung* der Vertreter der Rehabilitationspraxis/-basis. Dies gilt insbesondere für die *inhaltliche* Ausgestaltung des Instrumentes (Abbildung der Arbeitsanforderungen) und die *Feststellung* des berufsbezogenen Leistungspotentials durch diagnostische Verfahren. Selbige müssen zudem auf ihre Eignung für das zu entwickelnde Instrument untersucht werden.

e) Neben Praxis und Wissenschaft sollte ferner der *Sozialstaat Deutschland* seine diesbezüglich passive Haltung ablegen: Angesichts gering ausgeprägter Arbeitgeberbereitschaft und den damit einhergehenden Verfestigungseffekten von ungewollter Erwerbslosigkeit (Hysterese) kann durch die sozialgesetzliche Untermauerung zielgerichteter Beruflicher Rehabilitation im Sinne von Empfehlungen oder Vorgaben wesentlich dazu beigetragen werden, dass zumindest zukunftsfähige Verfahren allen potentiellen Rehabilitanden zugänglich werden; dazu müsste desgleichen allerdings von den mitunter selektiven, pauschalen und unsystematischen Rehabilitationsprozessen der Gegenwart abgerückt werden.

f) Ein Ausblick: Argumente für die Erstentwicklung eines Teilhabemanagementinstrumentes für Menschen mit Funktionsbeeinträchtigungen resultieren schlussendlich dabei aus den *etwaigen* und somit *zukünftig zu erhebenden* Vorteilen, die sich für alle am Rehabilitationsprozess Beteiligten erschließen *können* und *idealtypisch* wie folgt auszuformulieren sind: Der Mensch mit Funktionsbeeinträchtigungen erhält analog zur Stärkenorientierung eine realistische Einschätzung seines beruflichen Leistungsvermögens, ohne sich dabei auf einen Beruf festlegen zu müssen, und kann dementsprechend gefördert werden, ohne demotivierende Maßnahmefolgen zu absolvieren. Gleichermaßen kann er in Verbindung mit dem Persönlichen Budget[727] von seinem in § 9 (1) SGB IX verankerten Wunsch- und Wahlrecht[728] Gebrauch machen und den Dienstleister/die Einrichtung zur Teilhabförderung auswählen, die nachweislich die perspektivische Förderung, das nachhaltigste Angebot vorhalten. Die Transparenz der Leistungsfähigkeit bildet ferner für die Schulen, die potentiellen Arbeitgeber und die Rehabilitationseinrichtungen Ansatzpunkte (beispielsweise erhoben in generell vorgeschalteten Eingangsverfahren) und kann Vorurteilen/Stigmata entgegenwirken und die Soziale Rehabilitation der Menschen mit Funktionsbeeinträchtigungen forcieren. Den Kostenträgern wird darüber hinaus ermöglicht, die Effektivität der Maßnahmen zu prüfen und zu dokumentieren, ohne dazu auf statistische Daten zu mitunter kurzfristigen Vermittlungen zurückgreifen zu müssen. Letzten Endes profitieren auch der allgemeine Arbeitsmarkt und damit (mittelbar) die Sozialpolitik von Arbeitskräften, die angepasst an die Erfordernisse qualifiziert sind und eine höhere (Wieder-) Eingliederungswahrscheinlichkeit aufweisen.

---

727 Zum Persönlichen Budget siehe die Ausführungen des Deutschen Bundestages (2004), S. 2 und 4, Doose (2007) [a], S. 79 und 112–113, Eitle (2008), S. 149, Schäfers/Schüller/Wansing (2005), S. 81–95, Storck (2008), S. 275–280 und Tenambergen (2008), S. 54–55. Vor allem für die WfbM kann dies zu einem Problem werden, da diese wie aufgezeigt, wenig zur nichtverbesonderten Beruflichen Rehabili-tation beiträgt und auch als dauerfinanzierte Reformruine bezeichnet wird. Vgl. dazu Anders (1996), S. 556, Doose (2007) [c], S. 178, Hinz (2001), S. 46, Speck (1991), S. 399 und Wolber (1992), S. 480.

728 Vgl. Marburger (2008), S. 48.

4 Grundzüge der Berufseignungsdiagnostik

Ein angespannter/dynamischer Ausbildungs- und Arbeitsmarkt und die sich daraus ergebende Notwendigkeit passgenauer Vermittlungs- oder/und Vorbereitungs-/Rehabilitations-maßnahmen setzen als Ausgangspunkt *zielführender* Aktivitäten die Abklärung der beruflichen Eignung respektive die Feststellung des generellen Erwerbsarbeitsleistungspotentials voraus. Dem (potentiellen) Arbeitnehmer sollen dadurch nachhaltige berufliche Optionen und gleichermaßen mögliche individuenbezogene Funktionen von Erwerbsarbeit offeriert werden. Die in diesem Zusammenhang zum Einsatz kommenden Verfahren zählen zum Gegenstandsbereich der Berufseignungsdiagnostik. Diese bezeichnet nach SCHULER und HÖFT„(...) die Methodologie der Entwicklung, Prüfung und Anwendung psychologischer Verfahren zum Zwecke eignungsbezogener Erfolgsprognosen und Entscheidungshilfen im beruflichen Kontext."[729]

Unternehmen des allgemeinen Arbeitsmarktes müssen laut DRUMM personalwirtschaftliche Entscheidungen generell auf einer systematisch ermittelten Informationsbasis treffen.[730] Abgezielt wird dabei weniger auf den Faktor Mensch, den Arbeitnehmer beziehungsweise dessen Befindlichkeit, sondern vielmehr auf Variablen der Unternehmens- und Personalführung: Kostenersparnis[731], (regelmäßige) Aufdeckung von Leistungs- und Qualifikationspotentialen zur Personalbeschaffung/-freisetzung/-zuweisung[732], Außendarstellung (Personalauswahl wird auch betrachtet als Personalmarketingstrategie)[733], Selbsterhaltungstrieb (jede Institution muss sich verjüngen, um im Wettbewerb zu bestehen), veränderte soziale

---

729 Schuler/Höft (2001), S. 94.

730 Vgl. Drumm (2008), S. 75. Röhrle (2008), S. 17–18, verbindet die Notwendigkeit eignungsdiagnostischer Verfahren dabei mit der Intensivierung der Industriellen Revolution, die eine gezielte Auswahl von Arbeitskräften erforderte.

731 Vgl. Jeserich (1990), S. 18; vgl. Kleinmann/Strauß (1996), S. 1; vgl. Obermann (1992), S. 14–15 und 64.

732 Vgl. Drumm (2008), S. 32 und 86–87; vgl. Jeserich (1990), S. 5. Leutner et al. (2008), S. 151 betonen in diesem Zusammenhang ebenfalls die Einzelfallentscheidungen (Selektion/Platzierung) im Rahmen der (beruflichen) Kompetenzdiagnostik. Zur internationalen Perspektive bzgl. der beruflichen Kompetenzen siehe die Abhandlungen von Edelmann/Tippelt (2008), S 134–139.

733 Vgl. Steinmayr/Kersting (2008), S. 31.

Bedingungen (Vorauswahlfunktionen von Schulen/Universitäten nehmen ab), Spezialisierungsforderungen (insbesondere Führungskräfte werden mit steigenden Verantwortlichkeiten betraut).[734]

Ging die klassische Eignungsdiagnostik noch von stabilen (intrapersonalen) und vergleichbaren (interpersonalen) Verhaltensweisen aus[735], werden gegenwärtig jedoch Individualität und Situationsbezug/Veränderbarkeit in den Diagnostikprozess einbezogen.[736] Den mit der Berufseignungsdiagnostik betrauten Personen steht dabei eine Vielzahl von Verfahren und Methodiken zur Verfügung[737], um die Ausprägung der Komponenten der beruflichen Handlungskompetenz nach TIPPELT, MANDL und STRAKA sowie ERPENBECK und VON ROSENSTIEL (personale, methodische, soziale und kommunikative, aktivitäts- und umsetzungsorientierte sowie Fachkompetenz)[738] zu erfassen; die traditionellen Auswahlvorgänge mit Fokus auf der fachlichen Qualifikation des Bewerbers und dem persönlichen Urteil der Einstellungsverantwortlichen[739] gelten als obsolet - Fehler respektive Schwächen sind allerdings auch im Kontext neuerer/aktueller Verfahren nie ausschließ-, sondern nur minimierbar.[740]

Die in diesem Zusammenhang zum Einsatz kommenden Verfahren bilden den Mittelpunkt der nachfolgenden Ausführungen, die in Anlehnung an die vorliegende Untersuchung auf die Grundzüge der Berufseignungsdiagnostik begrenzt sind. Einbezogen in die Verfahrensdarstellung ist die kritische Würdigung jedes Verfahrens unter einem maßgeblichen testtheoretischen Gesichtspunkt, der Validität. Diese wird eingangs zusammen mit weiteren Güte- und Beurteilungskriterien für die wissenschaftliche Datengewinnung behandelt. Den Abschluss der Ausführungen zur Diagnostik der Berufseignung bildet die Abhandlung einer weit verbreiteten Berufseignungsdiagnostikmethode, dem Assessment-Center-Verfahren,

---

734 Vgl. Jeserich (1990), S. 15–20.

735 Vgl. Nicolai (1990), S. 17.

736 Vgl. Lattmann (1989), S. 20; vgl. Röhrle (2008), S. 17.

737 Vgl. Drumm (2008), S. 87.

738 Vgl. Erpenbeck/von Rosenstiel (2003), S. XVI; vgl. Tippelt/Mandl/Straka (2003), S. 350. Zur Kompetenz-diagnostik im Bereich der themenverwandten beruflichen Aus- und Weiterbildung siehe aktuell Achtenhagen/Baethge (2008), S. 51–70.

739 Vgl. Domsch (1981), S. 10.

740 Vgl. Rischar (1990), S. 27 und 37.

einer Diagnostiktechnik, die im Rahmen der vorliegenden Untersuchung angewendet wird.

4.1 Güte- und Beurteilungskriterien eignungsdiagnostischer Verfahren

Eignungsdiagnostische Verfahren unterliegen erkenntnistheoretischen Anforderungen, die beispielsweise äquivalent zur Empirischen Sozialforschung (ESF) für alle wissenschaftlichen Datengewinnungsmethoden mehr oder weniger ausdifferenziert gelten.[741] Den breitesten Raum nehmen in der Literatur dabei die auch als wichtigste „(...) Kriterien der klassischen Testtheorie (...)"[742] angeführten Gütekriterien[743] Objektivität, Reliabilität und Validität ein. Zudem werden die Verfahren hinsichtlich ihrer Praktikabilität und nach Kosten-Nutzen-Aspekten sowie rechtlichen Gesichtspunkten betrachtet.[744]

Vor allem die klassischen Gütekriterien Objektivität, Reliabilität und Validität befinden sich in einem Interdependenzverhältnis: Ist eines der drei Kriterien nicht erfüllt, erübrigt sich die Untersuchung mit dem Verfahren - zumindest aus theoretischem Blickwinkel. Im Zentrum der nachfolgenden Ausführungen stehen daher die klassischen Kriterien und hier die Validität. Diese nimmt, wie auch im nächsten Kapitel deutlich wird, eine Sonderstellung unter den Gütekriterien ein.

4.1.1 Objektivität

Die Objektivität eines Diagnostik-/Messverfahrens bemisst sich daran, wie stabil es gegenüber fehlerproduzierenden Einflüssen ist, die auf den Ebenen Datengewinnung/-auswertung und -interpretation wirken können: Ein Verfahren, das intersubjektiv in gleicher Weise durchgeführt wird, muss demnach zu denselben Ergebnissen/Schlussfolgerungen führen.[745] Differenziert wird die Ob-

---

741 Vgl. Nicolai (1990), S. 146.

742 Görn (2002), S. 23.

743 Die Prognosegüte der eignungsdiagnostischen Verfahren und die Kenntnis dieser ist von großer Bedeutung, da sie als Kennwert für die Abschätzung der Erfolgswahrscheinlichkeit der eignungsdiagnostischen Entscheidung gilt. Vgl. dazu Schmidt-Atzert (2005) [b], S. 219.

744 Vgl. Nicolai (1990), S. 146.

745 Vgl. Bortz (1999), S. 11; vgl. Bühner (2005), S. 82; vgl. Drumm (2008), S. 94; vgl. Nicolai (1990), S. 166; vgl. Paradies/Linser/Greving (2007), S. 94; vgl. Röhrle (2008), S. 19.

jektivität eines Verfahrens (je nach Autor) in bis zu drei Objektivitätsmaße: Durchführungs-, Auswertungs- und Interpretationsobjektivität.

Als Durchführungsobjektivität bezeichnet man in diesem Zusammenhang den Grad der Unabhängigkeit der Diagnose-/Messergebnisse vom Verhalten des für die Messung Verantwortlichen.

Die Auswertungsobjektivität beschreibt das Ausmaß, in dem das gleiche Verhalten einer Person auf die dieselbe Weise ausgewertet wird.

Der Begriff der Interpretationsobjektivität bezieht sich auf die Stabilität der Befundinterpretation: Ein Ergebnis muss demnach bei Betrachtung verschiedener Auswerter respektive interpretierender Personen zu denselben Schlüssen führen.[746]

4.1.2 Reliabilität

Zusätzlich zur Objektivität müssen Untersuchungsmethoden reliabel sein. Das Gütekriterium Reliabilität bezieht sich dabei auf das Ausmaß der Genauigkeit und der Konsistenz, mit der ein Verfahren Daten erhebt, also wie zuverlässig es misst. Eine Messwiederholung desselben Verfahrens muss dasselbe Merkmal demnach in identischer Ausprägung erheben.[747] Der Grad der Reliabilität kann mit verschiedenen Methoden bestimmt werden. Im Wesentlichen unterscheidet man zwischen vier Reliabilitätsmaßen, der Paralleltest-, der Test-Retest-, der Interraterreliabilität sowie der internen Konsistenz. Die Reliabilitätskoeffizienten liegen dabei zwischen 0 und 1: Je größer die Zuverlässigkeit eines Verfahrens, desto höher die Ausprägung des Reliabilitätskoeffizienten.

Sehr selten aufgrund von Umsetzungsproblemen wird in diesem Zusammenhang auf die Paralleltestmethode zurückgegriffen. Hierbei werden die Ergebnisse zweier vergleichbarer (so genannter paralleler) Verfahren miteinander korreliert, um die Reliabilität zu schätzen.

Zur Messung der zeitlichen Stabilität von Messergebnissen kann (was in der Praxis allerdings ebenfalls selten vorkommt) die Test-Retest-Methode angewandt werden. Diese basiert auf der Annahme,

---

[746] Vgl. Nicolai (1990), S. 167–168.

[747] Vgl. Bortz (1999), S. 12; vgl. Drumm (2008), S. 94; vgl. Görn (2002), S. 24; vgl. Häcker/Leutner/Amelang (1998), S. 23; vgl. Nicolai (1990), S. 161; vgl. Paradies/Linser/Greving (2007), S. 94; vgl. Röhrle (2008), S. 19; vgl. Schnell/Hill/Esser (2005), S. 151.

dass mit einem Verfahren zwei Mal dasselbe Merkmal erfasst wird, wobei die Messwerte zwischen beiden Messungen unverändert bleiben.

Den Grad der Übereinstimmung zwischen den Einschätzungen zweier oder mehrerer Beurteiler zur derselben Person und deren Leistungen bezeichnet man ferner als Interraterreliabilität.

Die Maße der internen Konsistenz beschreiben weiters den Umfang, in dem alle Einzelindikatoren ein und dasselbe Konstrukt messen. Dazu werden vor allem zwei Maße ermittelt: Ein Koeffizient ist die Split-Half-Reliabilität. Zur Errechnung dieser wird ein Verfahren so gesplittet, dass faktisch zwei Verfahren entstehen, die jeweils die Hälfte der zu erhebenden Items erfassen; die Ergebnisse der beiden Verfahrenshälften werden in der Folge miteinander korreliert und die Reliabilität mittels der Spearman-Brown-Formel geschätzt. Ein weiteres Maß ist der Cronbachs Alpha-Koeffizient. Alpha entspricht dabei dem Mittelwert der möglichen Split-Half-Koeffizienten.[748]

4.1.3 Validität

Ein zentraler Stellenwert zur Bestimmung der Güte eines Messinstrumentes wird der Validität zugeschrieben.[749] Diese liegt grundsätzlich nur dann vor, wenn „(…) das Messinstrument tatsächlich das misst, was es messen sollte."[750] Zur Verdeutlichung: Ein Diagnostikverfahren, das reliabel ist, folglich (möglichst) genau misst, muss nicht zwangsläufig auch Validitätsaspekten folgen, weil das zu erfassende Merkmal unter Umständen nicht erhoben wird.[751] Umgekehrt ist ein Messverfahren, dem Validität nachgewiesen wurde, generell auch reliabel, weil es nicht nur *genau*, sondern auch *gültig* misst.[752] Oder, um es mit den Worten von LIENERT, die seit mittlerweile 40 Jahren Bestand haben, auszudrücken: Ein Verfahren

748 Vgl. Görn (2002), S. 24 und 30; vgl. Nicolai (1990), S. 161–163; vgl. Schnell/Hill/Esser (2005), S. 151–153.

749 Vgl. Häcker/Leutner/Amelang (1998), S. 10; vgl. Schnell/Hill/Esser (2005), S. 153.

750 Schnell/Hill/Esser (2005), S. 154.

751 Sarges (2008), S. 28 schreibt dazu kritisch unterlegt: „Manche Forscher scheinen (fahrlässig oder bewusst) zu verwirbeln oder zu vernebeln, dass Objektivität und Reliabilität nur Bedingungen für, nicht Verursacher von Validität sind."

752 Wie die Reliabilität wird auch die Validität in einem Spektrum von 0 bis 1 quantifiziert und kann damit nicht größer sein als die Quadratwurzel eines Reliabilitätskoeffizienten. Vgl. dazu Schnell/Hill/Esser (2005), S. 154.

„(...) ist völlig valide, wenn die Ergebnisse einen fehlerfreien Rückschluss auf den zu erfassenden Ausprägungsgrad eines Merkmals ... ermöglichen."[753] Ähnlich gefestigt ist die Unterscheidung dreier Validitätsformen, die 1974 von der AMERICAN PSYCHOLOGICAL ASSOCIATION eingeführt wurde und seitdem weite Verbreitung in der Literatur erfahren hat.[754] Angeführt werden in diesem Kontext die Inhalts-, die Kriteriums- und die Konstruktvalidität[755]; die beiden letztgenannten Validitätsarten sind ferner unterteilbar in weitere Varianten.

Die Inhaltsvalidität als einfachster Validitätstyp bezieht sich darauf, dass das Instrument das zu erfassende Merkmal überhaupt enthält. Eine gültige Messung kann in diesem Sinne nur dann erfolgen, wenn das Merkmal entsprechend operationalisiert/repräsentiert wird: Intelligenz, beispielsweise als individuelle Problemlösekapazität aufgefasst, ist durch die Feststellung der Rechenfähigkeit nicht (umfassend) abbildbar. Inhaltsvalidität liegt in diesem Fall daher nicht vor. Objektive Kriterien für die Beurteilung dieses Validitätstyps bestehen allerdings nicht, sodass die Inhaltsvalidität nach SCHNELL/HILL/ESSER nicht als Validitätskriterium, sondern als nützliche Idee für die Konstruktion eines Instrumentes angesehen werden sollte.

Den Zusammenhang zwischen den Ergebnissen des Messinstrumentes und einem weiteren Kriterium, zum Beispiel berufliche Kenntnisse und Fähigkeiten in Verbindung mit dem Kriterium Berufserfolg, beschreibt die Kriteriumsvalidität. Deren *externe* Variante ist unterteilbar in die prognostische (in einigen Arbeiten auch als prädiktive[756] oder Vorhersagevalidität[757] bezeichnet) und die konkurrente (außerdem zu finden als Übereinstimmungsvalidität[758])

---

753 Lienert (1969), S. 16.

754 Vgl. Schnell/Hill/Esser (2005), S. 155.

755 Bei Bortz (1999) finden sich diesbezüglich keine Aussagen. Auf S. 9, 747 und 749 wird vielmehr von interner und externer Validität gesprochen. Intern valide ist ein Instrument nach Bortz, wenn das Ergebnis eindeutig interpretierbar ist–von externer Validität ist ferner die Rede, sobald das Ergebnis eines Instrumentes über die besonderen Bedingungen der Messsituation und die einbezogenen Personen heraus generalisierbar ist.

756 Siehe dazu exemplarisch Bortz (1999), S. 174, Kleinmann/Strauß (1996), S. 2, Thornton III et al. (1992), S. 36 und Westhoff (2005), S. 152.

757 So benannt unter anderem bei Drumm (2008), S. 95 und Nicolai (1990), S. 149.

758 Diese Lesart ist beispielsweise aufgeführt bei Nicolai (1990), S. 149.

Validität. Von vorliegender prognostischer Validität bei einem Instrument spricht man, wenn Voraussagen/Prognosen, die auf einer ersten Messung des Instrumentes beruhen, durch die Messergebnisse eines anderen Instrumentes bestätigt werden. Voraussetzung dafür ist jedoch, dass das äußere Kriterium adäquat bestimmt wird; beruflicher Erfolg hängt zweifelsohne nicht nur von beruflichen Fähigkeiten und Kenntnissen, sondern auch von Einstiegs-Faktoren wie der Wirtschaftslage oder der Einstellungs-/Beschäftigungsbereitschaft der Unternehmen ab (siehe Kapitel3.6.1). Zielt die prognostische Validität auf die zeitliche Kontinuität des besagten Zusammenhangs zwischen einem oder mehreren Merkmalen mit einem externen Kriterium, bezieht sich die konkurrente Validität auf Messungen, die zum *selben* Zeitpunkt durchgeführt werden: Das zu erhebende Merkmal wird in seiner Ausprägung direkt mit dem externen Kriterium verglichen, wie dies beispielhalber der Fall ist, wenn die Ausprägung des Faktors Teamfähigkeit der entsprechenden Stellungnahme in einer vorhergehenden Personalbeurteilung gegenübergestellt wird. *Innere* Kriteriumsvalidität liegt ferner dann vor, wenn ein positiver Zusammenhang zwischen den Ergebnissen zweier Instrumente (die Ergebnisse decken sich) zum selben Merkmal besteht.

In ihrer Bedeutung äquivalent zur Stellung der Validität unter den Gütekriterien an sich wird die Konstruktvalidität aus messtheoretischer Perspektive besonders hervorgehoben. Sie ist zu beobachten, wenn aus dem Konstrukt, also der zu erhebenden latenten Variable des Instrumentes, Aussagen hergeleitet und empirisch nachgewiesen werden können: Hypothesen zur Intelligenz beispielsweise können von einem konstruktvaliden Instrument demnach bestätigt werden. Diese theoretische Absicherung dient vereinfacht ausgeführt dazu sicherzustellen, dass das dem Verfahren zugrunde liegende Konstrukt wirklich gemessen wird. Beurteilt wird die Konstruktvalidität anhand zweier Kriterien, der konvergenten und der diskriminanten Validität. Erstere besitzt ein Konstrukt, wenn sich verschiedene Operationalisierungen des Konstruktes sehr ähneln und damit prinzipiell austauschbar sind.[759] Ein Instrument wird im Gegenzug dann als diskriminant valide beschrieben, wenn es – empirisch nachweisbar – andere Sachverhalte erfasst als andere Verfahren.[760] SCHNELL/HILL/ESSER führen die Forderung nach Diskri-

759 Vgl. Westhoff (2005), S. 152.

760 Vgl. Drumm (2008), S. 95; vgl. Görn (2002), S. 24–25 und 30; vgl. Häcker/Leutner/Amelang (1998), S. 10–14; vgl. Nicolai (1990), S. 148–149; vgl.

minanz von Konstrukten dabei vor allem darauf zurück, dass neu eingeführte Konstrukte und die entsprechenden Messverfahren andere Sachverhalte bezeichnen und messen sollen als Sachverhalte, die mit bereits existenten Konstrukten respektive den dazugehörigen Instrumenten erhoben werden.[761]

4.1.4 Praktikabilität und Kosten-Nutzen-Aspekte

Eignungsdiagnostische Verfahren müssen darüber hinaus praktikabel sein. Dies trifft nach JESERICH zu, wenn der konzeptionelle, der finanzielle und der zeitliche Aufwand erbring- und vertretbar sind.[762] Vor allem die finanzielle Komponente, ergo die Ökonomie eines Verfahrens, muss für das Unternehmen immer in akzeptabler Relation zum Nutzen (= Zweck des Feststellungsverfahrens) stehen.[763]

4.1.5 Rechtliche Aspekte

Bei der Betrachtung von eignungsdiagnostischen Verfahren spielen gesetzliche Bestimmungen ebenfalls eine große Rolle. Entnommen sind diese vorzugsweise dem Grundgesetz, dem Bürgerlichen Gesetzbuch, dem Betriebsverfassungsgesetz (BetrVG), dem Bundesdatenschutzgesetz (BDSG), dem Strafgesetzbuch (StGB) und der Strafprozessordnung (StPO). Geschützt werden soll damit in erster Linie der Einzelne in seinem Persönlichkeitsrecht. Zu den wichtigsten Inhalten der Regelungen zählen dabei das Einverständnis des Teilnehmers mit der Teilnahme am Verfahren, die Information des Teilnehmers über Ablauf, Art und Anforderung der Veranstaltung, die Fokussierung auf für das Arbeitsverhältnis relevante Merkmale, die Wahrung der Privatsphäre des Teilnehmers, die Rückmeldung der Ergebnisse und die Verhältnismäßigkeit der Veranstaltung.[764]

Röhrle (2008), S. 19; vgl. Schnell/Hill/Esser (2005), S. 155–158; vgl. Westhoff (2005), S. 152.

761 Vgl. Schnell/Hill/Esser (2005), S. 157.

762 Vgl. Jeserich (1990), S. 60.

763 Vgl. Görn (2002), S. 31; vgl. Nicolai (1990), S. 185; vgl. Obermann (1992), S. 133; vgl. Rischar (1990), S. 122.

764 Vgl. Berthel (2000), S. 192–193; vgl. Braun (1978), S. 151–152; vgl. Jeserich (1990), S. 339–340; vgl. Nicolai (1990), S. 194–195; vgl. Obermann (1992), S. 68–75; vgl. Rischar (1990), S. 43–51.

4.2 Verfahren der Berufseignungsdiagnostik

Die Verfahren der Berufseignungsdiagnostik können nach SCHULER und HÖFT drei eigenständigen methodischen Ansätzen zugeordnet werden. So zählen Instrumente, die relativ stabile Merkmale erfassen, zum Eigenschafts- oder Konstruktansatz. Verfahren, die sich auf vergangene *und* gegenwärtige Merkmalsausprägungen beziehen, folgen dem biographischen Ansatz. Steht die Erfassung von Verhaltensweisen, die in ähnlicher Weise am Arbeitsplatz gefordert sind, im Mittelpunkt, kommen Verfahren des Simulationsansatzes zum Einsatz.[765]

Die nachfolgende Betrachtung berufseignungsdiagnostischer Instrumente orientiert sich strukturell an der vorgestellten Klassifikation von SCHULER und HÖFT. Der thematische Schwerpunkt liegt in Anlehnung an die vorliegende Untersuchung allerdings nicht auf einem Einzelverfahren, sondern vielmehr bei einem ansatzübergreifenden, multi-methodalen Vorgehen, dem Assessment-Center.

4.2.1 Eigenschaftsorientierte Verfahren der Berufseignungsdiagnostik

Die klassische und am häufigsten verwendete Methode wissenschaftlich kontrollierter Eignungsdiagnostik ist das psychologische Testverfahren - es stellt quasi den Prototyp eigenschaftsorientierter Diagnoseverfahren dar.[766] Der auf SIR FRANCIS GALTON zurück gehende Testbegriff[767] wird dabei häufig verstanden als Verfahren, das auf individueller Ebene wissenschaftlich begründet und standardisiert die Ausprägung empirisch erfassbarer/abgrenzbarer Merkmale erfasst.[768] Aus den sich ergebenden Messwerten der zeitlich stabilen Merkmale werden im Rahmen der Berufseignungsdiagnostik

---

765 Vgl. Schuler/Höft (2006), S. 103.

766 Vgl. Bailer (1990), S. 65; vgl. Hossiep (1996), S. 53; vgl. Schuler/Höft (2001), S. 104. Amelang (1998), S. 5 bezeichnet Tests daher auch als „(...) genuine Errungenschaft der Psychologie." Obgleich Menschen mit Funktionsbeeinträchtigungen im Zentrum der vorliegenden Untersuchung stehen, wird kein Bezug auf modifizierte/spezifische Diagnostikinstrumente genommen, da diese für die vorliegende Untersuchung nicht relevant sind. Zum Testen von Menschen mit Funktionsbeeinträchtigungen siehe Häcker/Leutner/Amelang (1998), S. 88–90.

767 Für historische Abhandlungen zur psychologischen Testungen siehe beispielsweise Lück (1976) [a], S. 77–79 und Röhrle (2008), S. 16.

768 Vgl. Berthel (2000), S. 188; vgl. Brandstätter (1979), S. 82; vgl. Lienert (1969), S. 7.

Rückschlüsse auf Eigenschaften respektive das Verhalten in beruflichen Leistungssituationen gezogen, um Personalentscheidungen zu ermöglichen.[769] Nach HÄCKER, LEUTNER und AMELANG handelt es sich dabei hauptsächlich um die folgenden sechs Entscheidungsarten: Personalauswahl für eine Einstiegsposition, Tätigkeitszuweisung, Personalauswahl für spezialisiertere/höhere Positionen, Beförderung, Schulungseignung sowie Berufsplanung und Karriereentscheidung.[770] Unterschieden werden in diesem Zusammenhang bis zu acht Arten von Testverfahren, wobei das Gros der Autoren die Grob-Unterteilung in Intelligenz-, Leistungs- und Persönlichkeitstest wählt.[771]

4.2.1.1 Intelligenztests

Als Intelligenztests werden Verfahren bezeichnet, die auf der Grundlage von Theorien zu kognitiven Fähigkeiten (Synonym zum Intelligenzbegriff) die Ausprägung der intellektuellen Leistungsfähigkeit messen.[772] Sie sind als Instrumente der Personalauswahl in der Praxis sehr weit verbreitet.[773] Umstritten ist allerdings, welche und viele Intelligenzfaktoren zu unterscheiden sind, wie sich diese zum Generalfaktor (g-Faktor) der allgemeinen Intelligenz zusammenfügen lassen und welches die schwerpunktmäßig mit dem Faktor Intelligenz zusammenhängenden Prozesse und Strukturelemente sind.[774] Intelligenz lässt sich nicht beobachten[775] – der gemeinsame Kern aller Intelligenzkonzepte besteht nach SCHULER und HÖFT dabei in der Qualität und der Geschwindigkeit bei der

---

769 Vgl. Häcker/Leutner/Amelang (1998), S. 70; vgl. Hossiep (1996), S. 55.

770 Vgl. Häcker/Leutner/Amelang (1998), S. 70.

771 Auf die Unterscheidung in Papier-Bleistift- und computerbasierte Testung wird im Folgenden nicht näher eingegangen, da nahezu alle Tests mittlerweile auch am PC durchgeführt werden können. Zur computergestützten Kompetenzbeurteilung siehe exemplarisch Kluwe (1990), S. 458–463, Lang-von Wins (2003), S. 603–605, Schuler (1996), S. 133–138 sowie Schuler/Höft (2006), S. 133–135 und 140–142. Basisinformationen zum Einsatz des PC in der beruflichen Eignungsbeurteilung finden sich bei Kubinger/Proyer (2005), S. 166–172.

772 Vgl. Daumenlang (1990), S. 428; vgl. Hossiep (1996), S. 56; vgl. Lang-von Wins (2003), S. 599; vgl. Obermann (1992), S. 134.

773 Vgl. Berthel (2000), S. 189.

774 Vgl. Schuler/Höft (2006), S. 105. Resignativ fasst Obermann (1992), S. 135 in Anlehnung an Süllwold zusammen: „Intelligenz ist das, was der jeweilige Test eben misst."

775 Vgl. Berthel (2000), S. 189; vgl. Brocke (1990), S. 182.

Lösung neuartiger, nicht routinebestimmter Aufgaben.[776] Aus den konzeptionellen Unterschieden der Intelligenztheorien resultieren trotz der genannten Kernübereinstimmung eine Vielzahl an Tests respektive Testaufgaben, sodass von *dem* Intelligenztest, *der* Aufgabe zur Messung von Intelligenz nicht gesprochen werden kann.[777]

In der Literatur hervorgehoben werden in diesem Zusammenhang die Verfahren, die auf die Messung von Intelligenzstrukturen abzielen. Dazu zählen beispielsweise der Intelligenz-Struktur-Test (IST 70 und IST 2000 R) nach AMTHAUER, das Berliner Intelligenzstrukturmodell (BIS-Modell) nach JÄGER und der Hamburg-Wechsler-Intelligenztest für Erwachsene (HAWIE) nach WECHSLER.[778]

Ebenso zahlreich und different wie die Verfahren an sich sind die Einschätzungen zur Validität von Intelligenztests: So geht Lang-von Wins von einer hohen prognostischen Validität aus[779], was von SCHMIDT und HUNTER bestätigt wird[780], während OBERMANN, die Studien von SCHULER und FUNKE, SCHMITT et al., JÄGER sowie DUNCAN, FEATHERMAN und DUNCAN zusammenfassend, zu dem differenzierteren Schluss kommt, dass sich die hohe prognostische Validität eher auf den Erfolg einer Berufsausbildung und nicht auf den Berufserfolg bezieht.[781] Die bei HOSSIEP zu findende Übersicht zur Validitätsabschätzung verbreiteter eignungsdiagnostischer Verfahren bestätigt diesen Schluss weder noch verwirft sie ihn; die von .22 (entspricht dem Wert 0,22) bis .50 reichenden angeführten Validitätskoeffizienten[782] verdeutlichen vielmehr die wissenschaftliche Uneinigkeit.

---

776 Vgl. Schuler/Höft (2006), S. 105.

777 Vgl. Obermann (1992), S. 134.

778 Vgl. Berthel (2000), S. 189; vgl. Lang-von Wins (2003), S. 599–600; vgl. Obermann (1992), S. 135–136; vgl. Schuler/Höft (2006), S. 105. Kurzbeschreibungen dieser Tests finden sich unter anderem bei Jeserich (1990), S. 43–46 (IST 70 und HAWIE) und Schuler/Höft (2006), S. 105–107 (BIS-Modell). Als weiterführende Arbeiten zu Inventaren verschiedener Bereiche seien hier empfohlen die Arbeiten von Erpenbeck/von Rosenstiel (2003): »Handbuch Kompetenzmessung«, Sarges (1990): »Management-Diagnostik« und Schuler/Höft (2006): »Lehrbuch der Personalpsychologie«.

779 Vgl. Lang-von Wins (2003), S. 599.

780 Vgl. Schmidt/Hunter (1998), S. 22.

781 Vgl. Obermann (1992), S. 136.

782 Vgl. Hossiep (1996), S. 58.

4.2.1.2 Leistungstests

Mit den Intelligenztests verwandte Verfahren sind die mitunter auch kognitive Komponenten erfassenden Leistungstests. Maximale Leistung des Probanden fordernd[783], sind zwei Varianten von Leistungstests existent: Allgemeine, Aspekte wie Konzentration, Aufmerksamkeit etc. fokussierende Verfahren und auf spezielle berufliche Anforderungen zugeschnittene Leistungstests. Diese Verfahren überprüfen damit einen weiten Bereich nicht kognitiver und (allgemeiner) kognitiver Fähigkeiten, wobei es sich oft um eine Kombination aus Grundfähigkeiten, Fertigkeiten und Wissen handelt.[784]

Als einer der klassischen deutschen Leistungstests zur Messung der Konzentrationsfähigkeit gilt der von BRICKENKAMP entwickelte Aufmerksamkeits-Belastungstest d2, der seit 1978 und mittlerweile in der neunten Auflage vor allem zur Auswahl von Personal für sicherheitsrelevante Bereiche im Verkehrs- und Industriewesen eingesetzt wird.[785] Im Rahmen beruflicher Eignungsdiagnostik finden beispielsweise der Allgemeine Büroarbeitstest (ABAT-R) von LIENERT und SCHULER oder der Mannheimer Test zur Erfassung des physikalisch-technischen Problemlösens (MTP) von CONRAD, BAUMANN und MOHR häufig Verwendung.[786]

Berufsspezifische Leistungstests weisen nach OBERMANN, der sich auf Studien von SCHULER und FUNKE, HUNTER und HUNTER sowie SCHMITT et al. bezieht, eine relativ hohe prognostische Validität auf: So betragen die Validitätskoeffizienten der angesprochenen Studien mindestens .27, wobei viele Autoren im Durchschnitt Validitätswerte von über .50 schätzen.[787] Für den ABAT-R berichten SCHULER und HÖFT zudem von Validitäten bis zu .71[788], weshalb Leistungs- den Intelligenztests vorgezogen werden sollten, wenn es darum geht „(...) bestimmte, präzise umschreibbare Fähigkeiten, Fertigkeiten oder Kenntnisse (...)"[789] von (potentiellen) Mitarbeitern zu erheben.

---

[783] Vgl. Jeserich (1990), 27; vgl. Sarges (2008), S. 26; vgl. Trost/Fay (1990), S. 435.

[784] Vgl. Lang-von Wins (2003), S. 600; vgl. Obermann (1992), S. 137; vgl. Schuler/Höft (2006), S. 116.

[785] Vgl. Lang-von Wins (2003), S. 601; vgl. Obermann (1992), S. 137; vgl. Schuler/Höft (2006), S. 114–115.

[786] Vgl. Obermann (1992), S. 137; vgl. Schuler/Höft (2006), S. 116.

[787] Vgl. Obermann (1992), S. 137.

[788] Vgl. Schuler/Höft (2001), S. 112.

[789] Trost/Fay (1990), S. 441.

4.2.1.3 Persönlichkeitstests

Auch wenn seit den Arbeiten von MISCHELS die Situationsspezifität von Verhalten als erwiesen gilt, spielen Variablen der Persönlichkeit bei Personalentscheidungen stets eine Rolle: Es ist daher weithin akzeptiert, dass die Persönlichkeit eines Bewerbers seinen Berufserfolg wesentlich mitdeterminiert.[790] Die Persönlichkeitstests, die als projektive Tests oder in Form von Fragebögen durchgeführt werden, sind dabei auf Wahrnehmungen, Einstellungen und Interessen gerichtet.[791]

In beruflichen Kontexten finden vor allem der 16-Persönlichkeits-Faktoren-Test (16 PF) von SCHNEEWIND, SCHRÖDER und CATTELL respektive SCHNEEWIND und GRAF (16 PF-R), das Freiburger Persönlichkeitsinventar (FPI) von FAHRENBERG, HAMPEL und SELG, die deutsche Fassung des NEO-Fünf-Faktoren-Inventars (NEO-FFI) von BORKENAU und OSTENDORF sowie die Erweiterung des NEO-FFI, das NEO-Persönlichkeitsinventar (NEO-PI-R), von COSTA und MCRAE große Verbreitung.[792]

Verglichen mit Tests zu spezifischen beruflichen Leistungen weisen die Persönlichkeitstests vielen Autoren zufolge allerdings durchgängig geringe Werte zur prognostischen Validität auf. SCHULER und HÖFT führen dazu Validitätskoeffizienten von .04 bis .33 auf, während OBERMANN Bezug auf Studien nimmt, die zu Ergebnissen zwischen .15 und .20 kommen, was wiederum durch die Validitätsübersicht von HOSSIEP unterstützt wird, da diese Validitätswerte von .15 bis .25 enthält.[793]

Obwohl psychologische Testverfahren als hoch entwickelt und als die am häufigsten eingesetzten Verfahren wissenschaftlich kontrollierter Eignungsdiagnostik gelten, unterliegen sie nicht nur in Bezug auf Validitätsaspekte grundlegenden Kritikpunkten. Diese werden wie folgt umschrieben: Tests spielen mittlerweile eine zu große Rolle im Leben von Arbeitnehmern, Schülern[794] und Studierenden;

---

790 Vgl. Hossiep (1996), S. 56; vgl. Lang-von Wins (2003), S. 602; vgl. Obermann (1992), S. 138.

791 Vgl. Berthel (2000), S. 189; vgl. Hossiep (1996), S. 56; vgl. Sarges (2008), S. 26.

792 Vgl. Lang-von Wins (2003), S. 602–603; vgl. Obermann (1992), S. 138–139; vgl. Schuler/Höft (2001), S. 118–119; vgl. Weinert (1990), S. 423–424.

793 Vgl. Hossiep (1996), S. 59; vgl. Obermann (1992), S. 139; vgl. Schuler/Höft (2001), S. 115.

794 Zum Testen im Bildungs- und Ausbildungsbereich siehe Häcker/Leutner/Amelang (1998), S. 57.

Tests sind nicht fehlerfrei (interner Faktor); Tests können Bewerber auch ungerechtfertigt ausschließen[795]; Tests verleiten den Kandidaten mitunter dazu, unter Gesichtspunkten der sozialen Erwünschtheit (Social-Desirability-Response-Set) zu antworten[796]; Tests liefern meist nur Erkenntnisse zu einem relativ eng abgegrenzten Bereich der Persönlichkeit des Probanden und werden fälschlicherweise nicht in Bezug zu einer Vergleichsgruppe gesetzt[797]; die Testdurchführung hängt in starkem Maße von der Kompetenz des Anwenders ab (externer Faktor).[798]

4.2.2 Biographieorientierte Verfahren der Berufseignungsdiagnostik

Ein weiterer Grundansatz neben dem Messen von Eigenschaften ist der biographische Ansatz. Dieser basiert „(...) auf den ältesten und prognostisch fruchtbarsten Ansätzen der Eignungsdiagnostik"[799]: Dem direkten Schließen von vergangenem auf zukünftiges Verhalten. Bei der genauen Betrachtung dieses Ansatzes wird allerdings deutlich, dass das ganze Leistungsspektrum damit noch lange nicht umschrieben ist. Biographieorientierung bezieht sich vielmehr auch auf *gegenwärtiges* Verhalten, das mit einer Vielzahl an Verfahren erfasst wird und einen wesentlichen Stellenwert im Kontext der Berufseignungsdiagnostik besitzt. Die eingesetzten Instrumente unterscheiden sich hinsichtlich ihrer Standardisierbarkeit, ihres Bezugsrahmens und ihrer Methodik allerdings erheblich von psychologischen Testverfahren. Für die nachfolgende Darstellung der biographieorientierten Diagnostikverfahren wird daher auf eine eigene Kategorisierung zurückgegriffen. Diese schlägt ungeachtet der zeitlichen Komponente (Vergangenheit, Gegenwart) die Differenzierung in ein- und zweidimensionale (Aktion vom Diagnostiker oder dem Proband gegenüber der Interaktion zwischen beiden) Ansätze vor.

---

795 Vgl. Häcker/Leutner/Amelang (1998), S. 1.

796 Vgl. Jeserich (1990), S. 27.

797 Vgl. Bailer (1990), S. 69.

798 Vgl. Hossiep (1996), S. 61.

799 Schuler/Marcus (2006), S. 190.

4.2.2.1 Eindimensionale biographieorientierte Verfahren der Berufseignungsdiagnostik

Im Sinne der übernommenen Kategorisierung werden drei Verfahren als eindimensional eingestuft. Eines davon bezieht sich auf biographische Daten von Stellenbewerbern, während die zwei anderen jeweils eine Mischform (im Sinne einer Summe) aus vergangenen und gegenwärtigen Leistungen darstellen.

4.2.2.1.1 Der biographische Fragebogen

Bereits im 19. Jahrhundert speziell zur Auswahl von Versicherungsvertretern eingesetzt, genießt die Idee, aus biographischen Daten Prognosen beruflichen Erfolgs abzuleiten, universelle Anwendung, seitdem im letzten Jahrhundert eine Ausweitung auf die Bereiche Militär und Industrie zu beobachten war. Dem Bewerber/Probanden wird dabei ein Fragenkatalog, der zwischen 50 und 200 Fragen beinhaltet, zur Beantwortung ausgehändigt. Die Fragen beziehen sich auf objektive (Karriereverlauf, Anzahl der Mitarbeiter, verantwortetes Budget, früherer Umsatz etc.) und subjektive Aspekte (Einstellungen, berufliche Erfahrungen und Ambitionen etc.).[800]

Die sich der Beantwortung anschließende Auswertung erfolgt statistisch, wobei man zwischen drei Prinzipien der Itemgenerierung und -messung unterscheidet: Der empirische Ansatz folgt dem Vergleich von einzelnen Werten, indem die Ergebnisse der Probanden mit denen als erfolgreich respektive nicht erfolgreich eingestuften Mitarbeiter verglichen werden. Zur Berechnung wird dabei das Verfahren Regressionsanalyse genutzt. Rational (theoriegeleitet) konstruierte biographische Fragebogen zielen im Gegensatz dazu nicht auf die Gewichtung der einzelnen Items, sondern auf die inhaltliche Vollständigkeit (deduktive Sicht) und die Nachweisbarkeit von Annahmen (induktive Sicht). Induktiv konstruierte Fragebogen werden mittels der Faktorenanalyse ausgewertet - die deduktiven Items werden bereits vor der Erhebung der Daten zu Skalen zusammengefasst, sodass keine Berechnung erfolgt. Eine weitere Variante der Fragebogenkonstruktion ist die des Subgrouping. Bei dieser geht es um die Aufdeckung stabiler Muster von Lebensereignissen, die zur generalisierbaren Beschreibung typischer Lebensgeschichten geeignet sind. Statistisch ausgewertet wird diese Art Fragebogen mit der Clusteranalyse, bei der nicht Items nach ihrer Ähnlichkeit zusam-

800 Vgl. Schuler/Marcus (2006), S. 198.

mengefasst, sondern Personen mit ähnlicher Biographie zu ›Klumpen‹ aggregiert werden.[801]

Analog zum Konstruktionsprinzip unterscheiden sich auch die Validitätsschwerpunkte: Kriteriumsvalidität (empirischer Ansatz), Inhaltsvalidität (deduktiver rationaler Ansatz), Konstruktvalidität (induktiver rationaler Ansatz). Zum intervaliditiven Vergleich wird jedoch häufig auf die Berechnung der Kriteriumsvalidität zurückgegriffen; SCHULER und HÖFT berichten hier für den empirischen Ansatz von Durchschnittswerten zwischen .20 und .50, während BLIESENER eine mittlere Validität von .30 generell für biographische Fragebogen ermittelte. Weniger auf Durchschnittswerte, sondern auf Abweichungen zwischen Validitätskoeffizienten bezieht sich die Metaanalyse von HOUGH und PAULLIN. In dieser wurden geringe Validitätsunterschiede ermittelt. So fanden die beiden Autoren eine minimal höhere (.01) Validität des deduktiven Prinzips gegenüber dem empirischen Ansatz, eine ebenfalls gering höhere (.02) Validität des empirischen Ansatzes gegenüber dem induktiven und eine etwas höhere (.05) Validität des deduktiven Prinzips gegenüber induktiven Skalen.[802]

4.2.2.1.2 *Die Leistungsbeurteilung*

Informationen aus der Vergangenheit eines Mitarbeiters bilden wie auch beim biographischen Fragebogen einen Hauptbestandteil bei der Leistungsbeurteilung, einem Verfahren der Berufseignungsdiagnostik, das zudem aktuelle Daten in seine Bewertung einbezieht. Eingesetzt werden Leistungsbeurteilungen bereits seit den 1950er Jahren, zunächst als objektivierbare Entlohnungsgrundlage für Arbeiter und Angestellte und später für Mitarbeiter in höheren Instanzen.[803] Der Zielkatalog von Leistungsbeurteilungen umfasst nach GRIEGER und BARTÖLKE mittlerweile neben der Gehaltsfindung auch die Bereiche Personalführung und -förderung, die Vorbereitung von Personalzuweisungen und individueller Personalentwicklung, die Kontrolle personalwirtschaftlicher Maßnahmen und die Unterstützung der Mitarbeitermotivation.[804] Die Grundidee der Leistungsbeurteilung besteht darin, vorgegebene/vereinbarte Zielgrößen mit erreichten Leistungswerten zu vergleichen. Dahinter verbirgt sich die Annahme, dass ein Mitarbeiter,

801 Vgl. Schuler/Marcus (2006), S. 201-206.

802 Vgl. Schuler/Marcus (2006), S. 203 und 208.

803 Vgl. Drumm (2008), S. 99.

804 Vgl. Grieger/Bartölke (1993), S. 74-75.

der auf seinem jetzigen Arbeitsplatz seine Ziele (leicht) erreicht, entsprechende Ziele auf einem höherwertigen Arbeitsplatz ebenfalls erreicht - eine Annahme, die umso zutreffender wird, je häufiger dem Mitarbeiter Zielerreichung attestiert wird.[805]

Die Leistungsbeurteilung muss dabei einfachen theoretischen Anforderungen genügen: Die Leistungen müssen der Person anrechenbar und messbar sein, damit sie objektiviert werden können.[806] Durchgeführt werden Leistungsbeurteilungen von Vorgesetzten oder einer Beurteilergruppe - ausschlaggebend dafür sind Ansatzpunkte auf vier Ebenen: Zielorientierte Ebene (Vereinbarung/Vorgabe von Zielerreichungsgraden), outputorientierte Ebene (Vergleich Arbeitsergebnis mit Soll-Ergebnis), inputorientierte Ebene (Vergleich Arbeitsverhalten mit Soll-Verhalten, sofern die Faktoren der zweiten Ebene nicht bestimm- oder messbar sind), inputorientierte Ebene (Vergleich Fähigkeitspotential des Mitarbeiters mit der Nutzung seines Potentials). Die Beurteilung der Leistung kann in summarischer und analytischer Form vollzogen werden, wobei der summarische Ansatz laut Drumm nicht für die Personalforschung geeignet ist; während die summarische Leistungsbeurteilung undifferenziert die Gesamtleistung einer Person betrachtet, hat der analytische Ansatz die differenzierte Auseinandersetzung mit einzelnen Merkmalen des Arbeitsergebnisses, des Arbeitsverhaltens oder des Fähigkeitspotentials zum Gegenstand.[807]

Dennoch: Unabhängig vom Ansatz der Leistungsbeurteilung bestehen grundlegende Probleme, die die Aussagekraft dieses Verfahrens infrage stellen. So genügen nach Drumm und Jeserich nur wenige Ansätze der Leistungsbeurteilung den oben angeführten theoretischen Anforderungen. Dies, so die Autoren, ist auch dem Umstand geschuldet, dass die das Arbeitsergebnis beeinflussenden Arbeitsbedingungen üblicherweise vernachlässigt werden. Ferner wird die (nicht zu vermeidende) Subjektivität der Beurteilung angeführt - diese spiegelt sich dementsprechend in einer geringen Objektivität und minimalen Reliabilität wider. Zudem können nicht nur Sympathie oder Antipathie (Kriterien der Subjektivität) zur Verzerrung einer Beurteilung führen, sondern auch die Selbsteinschätzung des Beobachters.[808]

---

805 Vgl. Jeserich (1990), S. 30.

806 Vgl. Drumm (2008), S. 99.

807 Vgl. Drumm (2008), S. 99–106.

808 Vgl. Drumm (2008), S. 100 und 107; vgl. Jeserich (1990), S. 31. Zu Beobachtungsfehlern und Beobachtungsverzerrungen siehe ferner Schmidt-Atzert

4.2.2.1.3 *Die Analyse der Bewerbungsunterlagen*

Die in der Regel mehrstufige Personalauswahl beginnt mit einem ubiquitären Verfahren, das zwischen 80 und 90 Prozent aller deutschen Unternehmen zur externen Personalauswahl heranziehen, der Analyse der Bewerbungsunterlagen. Sie dient dabei jedoch selten als alleinige Entscheidungsgrundlage für die Besetzung eines Arbeitsplatzes, sondern übernimmt angesichts des gegenwärtigen Bewerberüberhangs vielmehr die Funktion von Datenreduktion.[809] Die Analyse der Unterlagen stützt sich vor allem auf zehn Elemente: Formale Aspekte (ordentliche, übersichtliche, fehlerfreie und vollständige Bewerbung), Anschreiben und Lebenslauf, erforderliche Ausbildung, erforderliche Spezialkenntnisse, Übereinstimmung Lebenslauf/Belege, Plausibilität der Bewerbung/des Stellenwechsels, Schulnoten, Studienleistungen, Arbeitszeugnisse und Referenzen und ergänzende anforderungsspezifische Aspekte. Die Auswertung der vielen, teilweise recht unterschiedlichen Elemente erfolgt nach SCHULER und MARCUS in der Unternehmenspraxis eher intuitiv als systematisch.[810] In einer Studie zur Bedeutung von Vorauswahlkriterien konnten KNOLL und DOTZEL in diesem Zusammenhang ermitteln, dass dem Lebenslauf (94,3%) und den Zeugnissen[811] (86,0%) gegenüber dem Alter (45,2%), den Fächerkombinationen (40,8%), den Fächern (38,2%), den Referenzen (18,5%), dem Lichtbild (13,4%) und der Berufserfahrung (9,6%) eine dominierende Bedeutung zugemessen wird.[812]

(2005) [a], S. 77–81. Ein im Rahmen der empirischen Datengewinnung oft genannter Ansatz zur Reduzierung von Beobachterfehlern ist das Beobachtertraining/die Beobachterschulung. Siehe dazu Görn (2002), S. 15–16, Gratton (1992), S. 150–152, Höft/Funke (2006), S. 169–170, Kleinmann (2003), S. 43–54, Lattmann (1989), S. 42–43, Musolesi (1996), S. 42–43, Obermann (1992), S. 182–194, Schnell/Hill/Esser (2005), S. 404–405, Schuler (1992), S. 10 und Wolfering (1990), S. 111–116. Zur Beobachtung generell siehe Klenovský/Ondracek (2007).

809 Westhoff (2005), S. 145 spricht in diesem Zusammenhang von zwei Fehlern, dem Fehler erster und dem Fehler zweiter Art. Ersterer bezeichnet die fälschliche Wahl eines ungeeigneten Bewerbers. Während sich dieser Fehler im weiteren Verlauf des Eignungsfeststellungsprozesses korrigieren lässt, ist der Fehler zweiter Art nicht mehr zu beheben, da bei diesem ein geeigneter Bewerber fälschlich abgelehnt wird.

810 Vgl. Schuler/Marcus (2006), S. 190–192.

811 Zur Analyse von Zeugnissen (Schul- und Arbeitszeugnisse) siehe Westhoff (2005), S. 146–148.

812 Vgl. Knoll/Dotzel (1996), S. 349.

Hinsichtlich der für die Berufseignungsdiagnostik überaus relevanten prognostischen Validität können für formale Aspekte, das Anschreiben und das Lichtbild allerdings keine verlässlichen Aussagen getroffen werden. Dies trifft jedoch nicht für Elemente mit biographischem Inhalt zu. Auch wenn Schulleistungen nach HOLLMANN und REITZIG nicht zur Validitätsschätzung verwendet werden sollten[813], verweisen SCHULER und MARCUS in Anlehnung an die Zusammenfassung etlicher Metaanalysen und die Metaanalyse von ROTH, BEVIER, SWITZER und SCHIPPMANN auf generalisierbare Validitätskoeffizienten: So konnten für die Schulnoten relativ hohe Werte von .46 (Schulnoten - Studienerfolg), .41 (Schulnoten - erfolgreiche Berufsausbildung) und .32 (Schulnoten - Berufserfolg) ermittelt werden. Ebenfalls biographischer Natur ist der Lebenslauf[814] mit wesentlichen Informationen zum Spektrum der Berufserfahrung des Bewerbers. Das Ausmaß der Berufserfahrung wird dabei unterschiedlich valide eingeschätzt. Manche Autoren fokussieren die Dauer und Art der Erfahrung mit relativer Validität (.21 bis .27), andere hingegen beziehen sich auf die Menge (im Sinne einer numerischen Anzahl) der Aufgaben und Positionen (.43). QUIÑONES et al. weisen daher auf eine für die Erfahrungskomponente typische Validitätsbandbreite von .09 bis .46 hin. Mit Berufserfahrung verbunden sind in der Regel auch Arbeitszeugnisse und Referenzen. Vor allem die Überprüfung von Referenzinformationen (reference check), die in mündlicher oder schriftlicher Form eingeholt werden, wird von HUNTER und HUNTER als verhältnismäßig valide (.26) eingeschätzt. Generell, und dies gilt für das Verfahren Analyse der Bewerbungsunterlagen als *Gesamtheit*, leiden die oben angeführten zehn Komponenten in Bezug auf ihre Auswertung/Analyse jedoch unter einem Standardisierungsdefizit, das sich negativ auf die Validität des Gesamtverfahrens auswirkt.[815]

---

813 Vgl. Hollmann/Reitzig (1995), S. 467.

814 Lebensläufe werden dabei nicht nur anhand der Berufserfahrung ausgewertet. Einige Unternehmen lassen zudem graphologische Gutachten aufgrund einer Schriftprobe etc. anfertigen. Von diesem Verfahren wird allerdings abgeraten, da ihm nur begrenzte Aussagekraft und minimale Validität nachgewiesen werden konnten. Vgl. dazu Bailer (1990), S. 78–81, Berthel (2000), S. 187 und Schuler/Marcus (2006), S. 196–197.

815 Vgl. Schuler/Marcus (2006), S. 194–198.

4.2.2.2 Zweidimensionale biographieorientierte Verfahren der Berufseignungsdiagnostik

Biographische Daten können darüber hinaus auch in der Interaktion zwischen mehreren Personen gewonnen werden. Für die weitere Auseinandersetzung mit zweidimensionalen biographieorientierten Verfahren wird dazu das Gespräch fokussiert - dieses kann sowohl mit Stellenbewerbern als auch mit den Inhabern von Arbeitsstellen geführt werden.

4.2.2.2.1 *Gespräche mit Stellenbewerbern*

Nach der Auswertung der Bewerbungsunterlagen sind Einstellungsinterviews, gleichzusetzen mit Vorstellungsgesprächen, die in der Praxis verbreitesten Auswahlinstrumente.[816] Geführt werden können Vorstellungsgespräche in Einzel- oder Gruppeninterviews und in drei Formen: Aufeinander folgende Gespräche eines Bewerbers mit mehreren Unternehmensvertretern (serielle Form), gleichzeitiges Einzelgespräch zwischen Bewerber und mehreren Vertretern des Unternehmens (Jury-Form), gleichzeitiges Gespräch mehrerer Bewerber mit mehreren Unternehmensvertretern (Gruppen-Form). Die Gegenstände des Vorstellungsgesprächs sind nach DRUMM dabei vor allem gegenseitige allgemeine Erwartungen, Tätigkeitserwartungen von Unternehmen und Bewerber, Tätigkeitsfelder des Unternehmens und zukünftige Anforderungen der vakanten Stelle. [817] Aus Unternehmenssicht werden mit Einstellungsinterviews in erster Linie folgende Ziele verfolgt: Gewinnung eines persönlichen Eindrucks zum Bewerber, Ermittlung gegebenenfalls fehlender Daten, Vergleich mündlicher und schriftlicher Aussagen, Feststellung von Erwartungen und Zielstellungen des Bewerbers sowie Ermittlung des Grades der Integrationsfähigkeit.[818]

Die Durchführungsmodi von Einstellungsinterviews umfassen von der völlig freien Gesprächsform über teilstrukturierte Varianten

---

816 Vgl. Berthel (2000), S. 188; vgl. Schuler/Marcus (2006), S. 210. Zur historischen Entwicklung und Erforschung von Interviews als Methode der Personalauswahl siehe zusammenfassend Schuler/Marcus (2001), S. 210-212.

817 Vgl. Drumm (2008), S. 302.

818 Vgl. Berthel (2000), S. 188; vgl. Schuler/Marcus (2006), S. 210. Eine als zweifelhaft angesehene Gesprächstechnik ist die in diesem Zusammenhang zu nennende Methode Stressinterview. Bei dieser wird der Interviewte starkem psychischem Stress ausgesetzt, um den Grad seiner Stressstabilität auszuloten. Siehe dazu und zu den Problemfeldern des Stressinterviews Drumm (2008), S. 308.

auch vollstrukturierte Interviewformen mit standardisierten Abläufen und Fragestellungen. Je nach Strukturierungsgrad und Zielgruppe wird in diesem Zusammenhang zwischen explorativem Interview/Gruppendiskussion (wenig strukturiert), Leitfadengespräch/Gruppenbefragung (teilweise strukturiert) und Einzelinterview/Gruppeninterview (stark strukturiert) unterschieden.[819] Im Zuge der methodischen Weiterentwicklung der Interviewtechnik zum verlässlichen Auswahlinstrument gewann vor allem das mittlerweile hinsichtlich seiner Aussagekraft (Güte) als überlegen geltende stark strukturierte Interview an Bedeutung.[820] Die Kategorie Strukturierung ist dabei keineswegs als eindeutige und homogene anzusehen, sondern bezieht sich je nach Autor auf die Reihenfolge und/oder die Gleichheit der Fragen oder die Art der Antwortverwertung. Nach SCHULER und MARCUS entstanden im Laufe der Weiterentwicklung zwei konkurrierende Verfahrensformen: Auf einen bestimmten Fragetypus konzentrierte Interviews (beispielsweise vergangenes oder situatives Verhalten) und Interviewvarianten, die unterschiedliche Arten von Fragen zu einem Interviewsystem kombinieren (zum Beispiel das Multimodale Interview [MMI]).[821]

Grundsätzlich kann, wie bereits angedeutet, von einem starken Moderatoreffekt des Strukturierungsgrades auf die Validität des Verfahrens Einstellungsinterview ausgegangen werden. HUFFCUTT und ARTHUR konnten dazu Validitätskoeffizienten ermitteln, die dies bestätigen: So berechneten sie im Rahmen einer Re-Analyse von 114 Studien Validitäten von .20 (unstrukturiertes Interview) bis .50 (stark strukturiertes Interview).[822] MCDANIEL et al. kamen mit Validitätswerten von .44 (strukturierte Verfahren) und .33 (unstrukturierte Verfahren) auf ähnliche Werte wie auch CAMPION, CAMPION und HUDSON, die die prognostische Validität des strukturierten Interviewansatzes MMI bezogen auf den Ausbildungs- und Berufserfolg zwischen .30 und .50 einordneten.[823] Der nachgewiesenen

---

819 Vgl. Schnell/Hill/Esser (2005), S. 323.

820 Zu den Sonderformen (nicht oder nur wenig standardisierte Verfahren) der mündlichen Befragung siehe in diesem Zusammenhang Schnell/Hill/Esser (2005), S. 386-390.

821 Vgl. Schuler/Marcus (2006), S. 213-219; vgl. Westhoff/Strobel (2005), S. 97-98.

822 Vgl. Schuler/Marcus (2006), S. 212.

823 Vgl. Schuler/Marcus (2006), S. 219. Siehe zur Validität unstrukturierter Ansätze von Bewerbungsgesprächen auch die Autorenaufzählung bei Drumm (2008), S. 303.

Validität stark strukturierter Interviews zum Trotz empfiehlt SARGES gerade für anspruchsvollere berufliche Tätigkeiten halbstrukturierte (im Sinne teilstrukturierter Varianten) Interviews, da diese flexibler und kandidatenzentrierter seien.[824] Analog zum eindimensionalen Verfahren der Leistungsbeurteilung wird zudem auch im Zusammenhang mit strukturierten Interviewverfahren immer wieder auf den Einfluss des Diagnostikers, hier: des Interviewers hingewiesen. Die so genannten Interviewer-Effekte zählen zu den möglichen Formen der Antwortverzerrung in Interviewsituationen (Response Errors) und bezeichnen die Reaktionen des Interviewten auf Merkmale des Interviewers.[825] Gleichzeitig können, wie die Interviewforschung ermittelt hat, auch auf Seiten des Interviewers problematische Faktoren zum Tragen kommen: Eine die Analyse des Interviews beeinflussende Erwartungshaltung, zu starke Gewichtung negativer Informationen über den Bewerber, zu frühe Festlegung auf eine Einschätzung, gleichzeitige Beurteilung zu vieler Faktoren etc.[826]

4.2.2.2.2 *Gespräche mit Stelleninhabern*

Im Gegensatz zum Einstellungsinterview/Vorstellungsgespräch wendet sich das Mitarbeiter- oder Fördergespräch an bereits im Unternehmen tätige Personen. Nach DRUMM ist das Mitarbeitergespräch „(…) prima facie die institutionalisierte und systematisierte Fortsetzung des *Auswahlinterviews*."[827] Stattfinden kann ein Fördergespräch zwischen Mitarbeiter, Vorgesetzten und/oder Vertretern der Personalabteilung dabei zu unterschiedlichen Anlässen: Einstellungen neuer Mitarbeiter, Auswahl von Nachwuchskräften, Gehaltsangleichungen, anstehende Beförderungen, Kündigungen, Zielvereinbarungen, Beurteilungen etc.[828] Da Arbeitgeber häufig durch eine Betriebsvereinbarung dazu verpflichtet sind, vakante Positionen innerbetrieblich zu besetzen, kommt dem erstgenannten Anlass besondere Bedeutung zu.[829] Geführt werden können Mitarbeitergespräche als Stressgespräch zur Ermittlung der Stressstabili-

---

824 Vgl. Sarges (2008), S. 23.

825 Vgl. Schnell/Hill/Esser (2005), S. 354.

826 Vgl. Jeserich (1990), S. 27. Zur Vermeidung/Minimierung ebendieser Fehler fordern Schnell/Hill/Esser (2005), S. 351–352 und Westhoff/Strobel (2005), S. 100 die Schulung/das Training der Interviewer.

827 Drumm (2008), S. 107.

828 Vg. Drumm (2008), S. 108.

829 Vgl. Bailer (1990), S. 61.

tät des Mitarbeiters (vergleichbar mit dem Stressinterview, siehe Fußnote), als direktives Gespräch zur Vermittlung von erwünschtem Mitarbeiterverhalten und als auf einen Kompromiss (bezogen auf gegenseitige Verhaltenserwartungen) abzielendes mitarbeiterzentriertes Gespräch.[830] DOERKEN formuliert in Ergänzung der oben genannten Punkte und in Anlehnung an das Betriebsverfassungsgesetz dazu neun beständige Funktionen des Mitarbeitergespräches: Abschluss von Personal- und Leistungsbeurteilung, Wirkungskontrolle personalwirtschaftlicher Maßnahmen, Ermittlung von Kenntnissen, Zielen, Wünschen, Werten und Motiven des Mitarbeiters, Konfliktmanagementunterstützung, Verhaltensbeeinflussung von Mitarbeitern, Forum für Ziel- und Planungsdiskussionen, Erläuterung und Diskussion von betrieblichen Angelegenheiten, der Zusammensetzung von Gehältern und der Erörterung von Ergebnissen der Leistungsbeurteilungen sowie der Ermittlung von Arbeitszufriedenheit.[831]

Aus den genannten Funktionen des Fördergespräches resultieren Mindestanforderungen an ebendiese. Sie werden optimalerweise in einem emotionsfreien und strukturierten Dialog ohne Zwänge geführt, wobei die Ergebnisse protokolliert werden. Durch die Dokumentation und die systematische Auswertung erlangt das Mitarbeitergespräch den Status eines Auswahlinstrumentes.[832]

Dennoch ergeben sich aus der Subjektivität der Gesprächspartner Begrenzungen bezüglich der Leistungsfähigkeit dieses Instrumentes. Dazu zählen neben den typischen Gesprächsfehlern (Distanz, Bagatellisierung, zu viele geschlossene Fragen etc.) auch verbreitete Beurteilungsfehler, wie sie im Kontext der Leistungsbeurteilung bereits angedeutet wurden. Zu den häufigsten Fehlern dieser Art werden der Zentrierungs- (Tendenz zur verschobenen Wahrnehmung extremer Ereignisse und deren Vercodung in einer Mittelkategorie), der Milde- (Neigung zu milden und großzügigen Urteilen), der Zeit- (Festlegung aufgrund des ersten Eindruckes), der Halo- (für weitere Urteile ausschlaggebende Urteilsverzerrung basierend auf einem besonderen Merkmal der Person) und der Kategorisierungseffekt (Tendenz zur Beurteilung nach der inneren Logik/der Zusammen-

830 Vgl. Drumm (2008), S. 108.

831 Vgl. Doerken (1978), S. 68–75. Eine wesentlich kürzere, aber in Teilen vergleichbare Aufzählung findet sich bei Berthel (2000), S. 246.

832 Vgl. Neuberger (1980), S. 23–26.

gehörigkeit von Eigenschaften, Situationselementen und Verhaltensweisen) gerechnet.[833]

4.2.3 Simulationsorientierte Verfahren der Berufseignungsdiagnostik

Während Verfahren des eigenschafts- und biographieorientierten Ansatzes durch einen eher geringen (indirekten) Bezug zur Arbeitsstelle charakterisiert sind, ist das Hauptkennzeichen der nachfolgend dargestellten simulationsorientierten Verfahren der diagnostische Einsatz möglichst realitätsnaher Simulationen bedeutsamer beruflicher Aufgaben.[834] In letzter Konsequenz geht dieses Diagnose- und Prognosekonzept damit von einer direkten Punkt-zu-Punkt-Übereinstimmung zwischen den Inhalten des diagnostischen Verfahrens und des zu prognostizierenden Leistungsbereiches aus: Im diagnostischen Verfahren soll eine möglichst repräsentative Stichprobe real existierender beruflicher Aufgaben erhoben werden; WERNIMONT und CAMPBELL sprechen in diesem Zusammenhang daher auch vom sample-Ansatz (tätigkeitsbezogene Aufgabe) im Gegensatz beispielsweise zum indirekteren sign-Ansatz (eigenschaftsbezogene Items). Die simulationsorientierten Verfahren können nach ROBERTSON und KANDOLA dabei in drei Gruppen unterteilt werden: Psycho-motorische, individuelle situationsgebundene und interaktive situationsgebundene Aufgaben; die Simulationstypen sind an keine bestimmte Durchführungsmethode gebunden, sondern können vielmehr schriftlich, mündlich, sozial-interaktiv, motorisch oder multimedial durchgeführt werden.[835] In Analogie zur oben angeführten Kategorisierung der Typen simulationsorientierter Verfahren wird im sich anschließenden Kapitel einführend und überblicksartig auf verbreitete Verfahren jeder Aufgabenart eingegangen, um darauf aufbauend in einem separaten Kapitel den multi-methodalen Ansatz des Assessment Centers zu behandeln.

---

833 Vgl. Drumm (2008), S. 109; vgl. Schmidt-Atzert (2005) [a], S. 79–81; vgl. Schnell/Hill/Esser (2005), S. 401. Vergleichbar mit der Problematik der Interviewführung besteht auch für dieses Problemfeld die Möglichkeit zur/die Forderung nach einer Schulung der Beurteiler. Siehe dazu Schnell/Hill/Esser (2005), S. 404–405.

834 Zum Vergleich der Verfahrenskonzepte siehe Höft/Funke (2006), S. 146, Jeserich (1990), S. 38–40 und Kleinmann (2003), S. 6.

835 Vgl. Höft/Funke (2006), S. 147.

4.2.3.1 Typische simulationsorientierte Aufgaben

Unter dem Begriff psycho-motorische Aufgaben können alle Verfahren mit manuellen, willkürlich gesteuerten Tätigkeiten subsumiert werden. Gebräuchlichste Form dieses Aufgabentyps ist die für simulationsorientierte Ansätze prototypische manuelle Arbeitsprobe (work sample test). Bei dieser muss der Bewerber zeigen, wie er auf kritische Ereignisse (critical incidents), also Vorfälle aus der täglichen Arbeitspraxis, deren Bewältigung über den Grad des Erfolges (oder Misserfolges) der Berufstätigkeit entscheiden, reagiert. Beispielhaft können dazu die Überprüfung der Planungs- und Motivationskompetenz bei einem Projektleiter, die Ermittlung der Fähigkeit zur Vermittlung von Ausbildungs- und Unterrichtsinhalten oder die Begutachtung der Kompetenz zum Geben klarer Anweisungen bei Führungskräften genannt werden.[836] Der Charakter der Arbeitsprobe ist unzweifelhaft abhängig von der Hierarchiestufe und dem Berufszweig - bedeutsam für die Aussagekraft dieses Verfahrens ist dabei vor allem die Angemessenheit/Verhältnismäßigkeit von Arbeitsprobe und Bewerberkompetenz(en).[837]

Nach SCHMIDT und HUNTER weisen Arbeitsproben relativ hohe kriteriumsbezogene Validitäten aus (.54), die damit mindestens mit den Validitätswerten von Intelligenz- und Leistungstests verglichen werden können.[838] Als nachteilig angesehen werden in diesem Zusammenhang jedoch der verhältnismäßig große Konstruktions-, Durchführungs- und Verwaltungsaufwand.[839]

Individuelle und situationsgebundene Aufgaben hingegen verlangen von dem Probanden, dass er Entscheidungen zu möglichen Problembereichen aus dem angestrebten Arbeitsbereich trifft. Eine mögliche Szenariovariante umfasst auf Computern implementierte Aufgaben, die auf die Steuerung und die Kontrolle komplexer dynamischer Prozesse oder Systeme abzielen: So kann beispielsweise eine mehr oder weniger realitätsnahe Rahmenhandlung wie die Leitung eines Unternehmens abgeprüft werden. DÖRNER et al. charakterisieren Computerszenarios in diesem Sinne als komplexe, vernetzte, dynamische und intransparente Aufgabenvarianten, die

836 Vgl. Bailer (1990), S. 75.

837 Vgl. Höft/Funke (2006), S. 148; vgl. Bailer (1990), S. 77–78.

838 Vgl. Höft/Funke (2006), S. 148.

839 Vgl. Höft/Funke (2006), S. 148; vgl. Bailer (1990), S. 77.

mitunter aufeinander oder gleichzeitig gegebene multiple und eventuell gegenteilige Teilziele enthalten (Polytelie).[840]

Das so genannte Postkorbverfahren simuliert hingegen administrative Tätigkeiten, die keine direkte Interaktion verlangen (Schreibtischarbeit). Vom Probanden wird hierbei in Einzelarbeit und in einem begrenzten Zeitraum ein Satz von Schriftstücken bearbeitet, der einen typischen Postkorb einer Fach- oder Führungskraft abbilden soll. Zu jedem Schriftstück soll der Proband Entscheidungen treffen wie das Entwerfen von Antwortbriefen, der Formulierung von Mitarbeiterinstruktionen oder der Vereinbarung von Treffen.[841]

Eine rein mündliche Einzelaufgabe stellt die Präsentation dar. Bei dieser muss der Proband nach einer variablen Vorbereitungszeit (zwischen zehn Minuten und mehreren Tagen) einen Vortrag zu einem bestimmten Thema halten. Die Aufgabe besteht im Kern aus der Analyse der Aufgabenstellung/des Problems, der strukturierten Problemdarstellung sowie dem Aufzeigen möglicher Lösungswege und/oder Alternativen.[842]

Die Validitätskoeffizienten für individuelle und situationsgebundene Aufgaben weichen dabei je nach Autor mehr oder weniger deutlich voneinander ab: Während FUNKE für computergestützte Szenarios durchschnittliche Validitätskoeffizienten zwischen .30 und .40 anführt, finden sich bei SCHIPPMANN et al. Koeffizienten für Postkorbaufgaben zwischen .40 und .75; zu Präsentationen liegen nach HÖFT und FUNKE allerdings keine publizierten Einzelstudien vor.[843]

Sobald Probanden mit mindestens einer weiteren Person interagieren, um ein berufsbezogenes Problem zu bewältigen, spricht man von interaktiven situationsgebundenen Aufgaben. Diese können beispielsweise in Form von Rollenspielen stattfinden. Eignungsdiagnostische Rollenspiele simulieren in der Regel Interaktionssituationen zweier Personen in einer Kundensituation oder im innerbetrieblichen Kontext. Die innerbetrieblichen Situationen stellen hierbei

840 Vgl. Höft/Funke (2006), S. 151.

841 Vgl. Berthel (2000), S. 145; vgl. Drumm (2008), S. 111; vgl. Hagmann/Hagmann (2006), S. 32; vgl. Höft/Funke (2006), S. 154; vgl. Moosbrugger/Rauch (2005), S. 164; vgl. Obermann (1992), S. 161–163; vgl. Stehle/Brunöhler (1992), S.128. Beispiele für Postkorbaufgaben sind zu finden bei Jeserich (1990), S. 172–193.

842 Vgl. Jeserich (1990), S. 170; vgl. Hagmann/Hagmann (2006), S. 32; vgl. Höft/Funke (2006), S. 157; vgl. Moosbrugger/Rauch (2005), S. 164; vgl. Obermann (1992), S. 150–151; vgl. Stehle/Brunöhler (1992), S.128.

843 Vgl. Görn (2002), S. 28; vgl. Höft/Funke (2001), S. 156–157.

Kollegen- oder Mitarbeiter-Vorgesetzten-Gespräche nach, während die Kundensituationen kooperativ (zum Beispiel das Anbieten von Dienstleistungen) oder konfrontativ (beispielsweise die Entgegennahme einer Kundenbeschwerde) angelegt sein können.[844]

Den Anforderungen des betrieblichen Alltags entlehnt sind auch Gruppendiskussionen, die zu den am häufigsten eingesetzten simulationsorientierten Verfahren zählen. Im Rahmen einer Kleingruppenarbeit, die mit typischerweise sechs Personen durchgeführt wird, muss die Probandengruppe ein vorgegebenes Problem (zum Beispiel die Bewältigung einer fiktiven Bruchlandung auf dem Mond) diskutieren und zu einem Konsens/einem von allen beteiligten Personen getragenen Beschluss kommen. Die meisten Gruppendiskussionen sind charakterisiert durch die Kombination der Merkmale geführt/nicht geführt und mit/ohne Rollenvorgabe.[845]

Trotz des Verbreitungsgrades, den vor allem Gruppendiskussionen vorweisen, liegen für diese und für das Verfahren Rollenspiel kaum Einzelvaliditätsbefunde vor. Die separaten Validierungsstudien zu den Personalauswahlrollenspielen und den Gruppendiskussionen ähneln sich hinsichtlich ihrer Ergebnisse: Hohen Reliabilitätswerten (Interraterreliabilität zwischen .57 und .80 [Rollenspiel] respektive .70 und .95 [Gruppendiskussion]) stehen relativ niedrige Validitätskoeffizienten (Kriteriumsvalidität zwischen .24 und .39 [Rollenspiel] sowie .20 und .30 [Gruppendiskussion]) gegenüber.[846]

4.2.3.2 Das multi-methodale Assessment-Center-Verfahren

Dass nicht für alle simulationsorientierten Verfahren der Berufseignungsdiagnostik separate Validierungsstudien existieren, wird auch darauf zurück geführt, dass viele dieser Verfahren in der Praxis nicht einzeln, sondern in Kombination mit anderen Diagnostikinstrumenten, hier: dem Verfahrensset Assessment-Center (AC), ein-

844 Vgl. Drumm (2008), S. 112; vgl. Hagmann/Hagmann (2006), S. 31; vgl. Höft/Funke (2006), S. 157; vgl. Jeserich (1990), S. 152; vgl. Moosbrugger/Rauch (2005), S. 164; vgl. Obermann (1992), S. 151–155. Beispielhafte Aufgaben zu den auf den Arzt und Psychiater Moreno zurück gehenden Rollenspielen finden sich bei Jeserich (1990), S. 152–155.

845 Vgl. Berthel (2000), S. 145; vgl. Drumm (2008), S. 112; vgl. Hagmann/Hagmann (2006), S. 31; vgl. Höft/Funke (2006), S. 157; vgl. Jeserich (1990), S. 138, 140 und 150; vgl. Moosbrugger/Rauch (2005), S. 164; vgl. Obermann (1992), S. 142–150; vgl. Stehle/Brunöhler (1992), S.128. Eine Aufstellung von Aufgaben dieser Kategorie findet sich bei Jeserich (1990), S. 139–152.

846 Vgl. Görn (2002), S. 28; vgl. Höft/Funke (2006), S. 159–161.

gesetzt werden. Dieses gilt gemeinhin als das geeignetste, anspruchsvollste und anderen Verfahren überlegene Instrument[847], das als eines der wichtigsten Instrumente der Personalauswahl aus der modernen Personalarbeit nicht mehr wegzudenken ist.[848] Begründet wird die fortdauernd gestiegene und weite Verbreitung[849] der in Deutschland bereits vor dem Ersten Weltkrieg zur Auswahl von militärischen Führungskräften eingesetzten[850] Assessment-Center-Methode anhand mehrerer Faktoren: Hohe Validitätswerte[851], Multi-Methodik[852], erhöhte Akzeptanz bei den Teilnehmern[853], Transparenz für alle Beteiligten[854]. Charakteristische Merkmale des in verschiedenen Bereichen der betrieblichen Personalarbeit zum Einsatz kommenden (Personalauswahl, Potentialermittlung im Rahmen der Personalentwicklung [Laufbahn- und Karriereplanung], Analyse von Personalentwicklungsnotwendigkeiten, eigenständige Personalentwicklungsmaßnahme, Erhöhung der Beobachterkompetenz,

---

847 Vgl. Domsch (1990), S. 10; vgl. Jeserich (1990), S. 13 und 33; vgl. Nicolai (1990), S. 18.

848 Vgl. Obermann (1992), S. 5; vgl. Domsch (1990), S. 5.

849 Vgl. Kleinmann (2003), S. 1; vgl. Kleinmann/Strauß (1996), S. 2; vgl. Neuberger (1989), S. 291; vgl. Schuler (1992), S. 1; vgl. Sichler (1996), S. 17; Bei Hagmann/Hagmann (2006), S. 13 und Obermann (1992), S. 31 sind Übersichten zu bedeutenden deutschen (Groß-)Unternehmen angeführt, die das Assessment-Center-Verfahren einsetzen.

850 Zur geschichtlichen Entwicklung des Assessment-Center-Verfahrens und insbesondere seiner Verbreitung siehe Berthel (2000), S. 144, Domsch/Jochum (1989), S. 1–16, Görn (2002), S. 3, Hagmann/Hagmann (2006), S. 11, Jeserich (1990), S. 95–102, Kleinmann (2003), S. 6, Nicolai (1990), S. 60–64, Obermann (1992), S. 24–30, (1990), S. 91–92, Sarges (1996) [a], S. 8–9 und Schuler (1992), S. 2–3.

851 Vgl. Berthel (2000), S. 145; vgl. Kleinmann (2003), S. 12 und 19; vgl. Kleinmann/Strauß (1996), S. 2; vgl. Obermann (1992), S. 16; vgl. Sarges (1996) [a], S. 7; vgl. Sarges (1996) [b], S. 97; vgl. Sichler (1996), S. 17.

852 Vgl. Jeserich (1992), S. 325; vgl. Schuler/Höft (2001), S. 96 und 122–123. Klieme/Hartig (2008), S. 24 erklären die Vorzüge multi-methodaler Verfahren damit, dass sich Kompetenzausprägungen nur in unterschiedlichen Situationen/bei variierenden Aufgaben abschätzen lassen. Dies widerspricht dem bei Schuler/Höft (2006), S. 130–131 angeführten bandwith-fidelity-Dilemma, das von möglichen Redundanzeffekten durch die Kombination verschiedener Diagnostikverfahren ausgeht.

853 Vgl. Jeserich (1990), S. 313; vgl. Kleinmann (2003), S. 8 und 13; vgl. Kleinmann/Strauß (1996), S. 2; vgl. Obermann (1992), S. 16.

854 Vgl. Kleinmann (2003), S. 13; vgl. Nicolai (1990), S. 66; vgl. Obermann (1992), S. 16 und 62.

Arbeitsplatzgestaltung etc.) [855] Assessment-Center-Verfahrens sind die detaillierte Planung der Methode, der Einbezug aller Daten in die Bewertung, standardisierte Durchführungs- und Auswertungsprozeduren mit geschulten internen und/oder externen Beobachtern, die zeitliche und inhaltliche Trennung von Datengewinnung und Bewertung, der Einsatz verschiedener Eignungsfeststellungsverfahren (multiple Diagnostik), die Realitätsnähe, der systematische Vergleich von vorher bestimmten Anforderungen und Potential sowie das zeitnahe Feedback an die Teilnehmer (in der Regel zwischen sechs und zwölf Probanden). [856]

In Anbetracht des breiten Einssatzspektrums kann hinsichtlich der inhaltlichen Ausgestaltung nicht von *dem* Assessment-Center mit den *Standard*-Übungen gesprochen werden, zumal nur wenige Übungen/Aufgaben weithin bekannt sind.[857] Zu den im Rahmen der Berufseignungsdiagnostik am häufigsten verwendeten Verfahren zählen neben den im letzten Kapitel dargestellten simulationsorientierten[858] so genannte nichtsituative (auf JESERICH zurück gehende eigenschafts- und biographieorientierte Ansätze umfassende Kategorie) Verfahren.[859] Speziell die Integration eigenschaftsorientierter Verfahren in Assessment-Center-Verfahren wird in diesem Zusammenhang hervorgehoben[860] respektive das Fehlen von Testverfahren bemängelt.[861] Hintergrund dessen ist die im Kontext der

---

855 Vgl. Drumm (2008), S. 110–111; vgl. Görn (2002), S. 1 und 7; vgl. Kleinmann (2003), S. 7–8; vgl. Kleinmann/Strauß (1996), S. 2- 3; vgl. Lattmann (1989), S. 27; vgl. Nicolai (1990), S. 74–79; vgl. Obermann (1992), S. 14–22; vgl. Obermann (1996), S. 87; vgl. Sarges (1996) [a], S. 7; vgl. Schuler (1992), S. 4; vgl. Wolfering (1990), S. 89–90.

856 Vgl. Berthel (2000), S. 144–145; vgl. Drumm (2008), S. 110; vgl. Görn (2002), S. 3–4; vgl. Jeserich (1990), S. 33–34; vgl. Kleinmann (2003), S. 1–2; vgl. Lattmann (1989), S. 26; vgl. Neuberger (1989), S. 291–292; vgl. Nicolai (1990), S. 59; vgl. Obermann (1992), S. 11–14; vgl. Sarges (1996) [a], S. 7; vgl. Schuler (1992), S. 2; Seegers (1996), S. 151–152; vgl. Wolfering (1990), S. 89. Der obigen Umschreibung entsprechen auch die vom Arbeitskreis Assessment Center e.V. entwickelten Standards der Assessment-Center-Technik. Vgl. dazu Höft/Funke (2006), S. 164 und Kleinmann (2003), S. 2–3.

857 Vgl. Jeserich (1990), S. 131 und 133; vgl. Obermann (1992), S. 121.

858 Vgl. Berthel (2000), S. 145; vgl. Drumm (2008), S. 111–112; vgl. Görn (2002), S. 5 und 28; vgl. Kleinmann (2003), S. 4; vgl. Schuler (1992), S. 5–6; vgl. Wolfering (1990), S. 93.

859 Vgl. Jeserich (1990), S. 137.

860 Vgl. Hossiep (1996), S. 53 und 61–65.

861 Vgl. Bailer (1990); vgl. Obermann (1992), S. 134.

Verfahrensdarstellung angedeutete Vielfalt an Beurteilungskriterien beruflicher Eignungsdiagnostik, die zwischenmenschliche (Kommunikationsfähigkeit, Durchsetzungsvermögen, Teamfähigkeit etc.), administrative (Entscheidungsfähigkeit, Planungs- und Organisationsfähigkeit etc.) und analytische Fähigkeiten (strukturiertes Denken, Analyse- und Kombinationsfähigkeiten etc.) sowie Komponenten des Leistungsverhaltens (Flexibilität, Ausdauer, Motivation etc.) umfasst.[862]

Der Ablauf von Assessment-Centern ist dagegen relativ stabil/homogen: Angelehnt an die Phasen Vorbereitung/Konzeptionalisierung, Durchführung und Abschluss/Nachbereitung weichen die in der Literatur angeführten Verfahrensschritte nur unwesentlich voneinander ab: So werden bis zu 15 Einzelfaktoren, beginnend mit der Definition der Zielgruppe über die Datengewinnung bis zur Vereinbarung von Entwicklungs- und Fördermaßnahmen oder der Verfahrensevaluation, genannt.[863]

Entsprechend ihrer Verbreitung standen Assessment-Center-Verfahren in der Vergangenheit immer wieder im Mittelpunkt von Validitätsstudien. Die Ergebnisse dieser Studien differieren allerdings erheblich, was darauf zurück zu führen ist, dass wie erwähnt auch die Assessment-Center inhaltlich variieren. Veröffentlichungen älterer und jüngerer Natur berufen sich daher häufig auf die Studie von THORNTON III et al.[864], in der aus 107 Validitätswerten, gewonnen im Rahmen von 50 Einzelstudien, eine mittlere prädiktive Validität (Mittelwert) errechnet und durch die Befunde von ARTHUR et al. bestätigt wurde. Diese beträgt bei einer sehr geringen Varianz[865] (Summe der quadrierten Abweichungen sämtlicher Messwerte vom arithmetischen Mittel, geteilt durch die Anzahl der Messwerte) von .017 im Mittel .37[866] und ist damit auch vergleichbar mit dem vom

---

862 Vgl. Drumm (2008), S. 113–114; vgl. Hagmann/Hagmann (2006), S. 15–28.

863 Vgl. Berthel (2000), S 146; vgl. Drumm (2008), S. 113; vgl. Höft/Funke (2006), S. 162–163; vgl. Jeserich (1990), S. 35; vgl. Nicolai (1990), S. 66–74; vgl. Schuler (1992), S. 20–22. Beispiele aus der unternehmerischen Praxis sind angeführt bei Iten/Müller (1989), S. 59–74, Jeserich (1989), S. 75–92, Obermann (1992), S. 39–50, Otte (1992), S. 78–98 und Schulz (1989), S. 93–108. Zu internationalen Assessment-Centern siehe Lohff (1996), S. 205–215.

864 Siehe dazu exemplarisch Höft/Funke (2006), S. 172–173, Kleinmann/Strauß (1996), S. 4, Schuler (1989), S. 233, Schuler (1992), S. 14 und Sichler (1996), S. 19.

865 Vgl. Bortz (1999), S. 42.

866 Vgl. Thornton III et al. (1992), S. 46 und 52.

Autor der vorliegenden Untersuchung errechneten Validitätsmittelwert von .41,27 aus 44 Werten, die 27 Studien entnommen wurden.[867] Fällt die prognostische Validität damit *relativ* hoch aus, wird die Konstruktvalidität von Assessment-Center-Verfahren generell kritisiert beziehungsweise als minimal oder nicht vorhanden angesehen.[868] Für die Inhaltsvalidität berichtet GÖRN unter Bezugnahme auf eine Studie von THORNTON allerdings von einem Wertespektrum von .33 bis .70, was wiederum für den Einsatz von Assessment-Centern spricht.[869]

Vergleichbar neutral können desgleichen die in der Literatur vorliegenden Hinweise zu den Kosten-Nutzen-Aspekten und den rechtlichen Gesichtspunkten der Assessment-Center-Methode zusammengefasst werden: Während viele Autoren auf einen hohen Aufwand[870] und hohe Kosten[871] für die Unternehmen hinweisen, finden sich jedoch auch Belege für nachgewiesene Rentabilität.[872] Einigkeit scheint dagegen hinsichtlich der juristischen Vereinbarkeit von Personalauswahl und Assessment-Centern zu bestehen: So wird

867 Die Auflistung der Studien ist zu finden bei Obermann (1992), S. 250–251. Als wesentlicher Beitrag zur Steigerung der Validität von Assessment-Centern wird der Einbezug von Psychologen angesehen. Vgl. dazu Höft/Funke (2006), S. 174, Kleinmann (2003), S. 21 und Nicolai (1990), S. 158.

868 Vgl. Drumm (2008), S. 115; vgl. Görn (2002), S. 26 vgl. Kleinmann (2003), S. 64; vgl. Kleinmann/Strauß (1996), S. 4-5; vgl. Obermann (1992), S. 238; vgl. Schuler (1989), S. 241. Drumm (2008), S. 115 führt dies zu der Schlussfolgerung, dass sich Assessment-Center nicht dazu eignen, längerfristige Prognosen bezüglich des Berufserfolges daraus abzuleiten.

869 Vgl. Görn (2002), S. 30.

870 Vgl. Drumm (2008), S. 116; vgl. Görn (2002), S. 3; vgl. Rischar (1990), S. 14; vgl. Sarges (1996) [a], S. 7. Zum Mindestzeitbedarf bei der Durchführung der Übungen siehe Jeserich (1990), S. 134.

871 Vgl. Berthel (2000), S. 147; vgl. Drumm (2008), S. 116; vgl. Görn (2002), S. 3; vgl. Kleinmann (2003), S. 17; vgl. Nicolai (1990), S. 185; vgl. Sarges (1996) [b], S. 97. Wolfering (1990), S. 122 spricht für ein zweitägiges Assessment-Center mit akademischen Bewerbern von Kosten in Höhe von rund 51.000 € (100.000 DM). Weitere Angaben zu Kosten und zur Bestimmung dieser sind bei Obermann (1992), S. 274–276 angeführt.

872 Vgl. Jeserich (1990), S. 330. Eine Formel zur Berechnung des betrieblichen Nutzens von Assessment-Center-Verfahren, die sämtliche Kostenaspekte (Nutzenzuwachs, Kosten pro Bewerber, erbrachte Arbeitsleistung etc.) beinhaltet, findet sich bei Kleinmann (2003), S. 11.

übereinstimmend davon gesprochen, dass keine rechtlichen Beanstandungen dieses Verfahrens bekannt sind.[873]

Abschließend wird daher auf SICHLER verwiesen, der sich weder als Befürworter noch als Kritiker des Assessment-Center-Verfahrens einordnet, sondern darauf hinweist, dass „(...) jedes AC so gut (oder so schlecht) wie die jeweilige Realisierung der AC-Methode in der Lebenswelt eines Unternehmens ist."[874]

Um den genannten Schwach-/Kritikpunkten des klassischen Assessment-Center-Verfahrens zu begegnen, werden verstärkt neuere Varianten der Assessment-Center-Methode eingesetzt. Zu nennen sind in diesem Zusammenhang vor allem das dynamische AC (Auswahl der Aufgaben, der Reihenfolge und des Zeiteinsatzes durch den Probanden)[875], das Einzel-Assessment (insbesondere im gehobenen Management praktiziertes Verfahren, das mit nur einem Teilnehmer durchgeführt wird)[876] und das Lernpotential-Assessment-Center, das durch ein permanentes Feedback an den Teilnehmer auf die damit einhergehenden Lernfortschritte abzielt.[877]

4.3 Zusammenfassung

Die Verfahren der Berufseignungsdiagnostik, die stabile Merkmale (personale Eigenschaften) mittels verschiedener Testverfahren erfassen, vergangene und gegenwärtige biographische Daten einzel- oder interaktiv erheben oder durch die Bewertung direkter Simulationen berufsbezogener Anforderungskategorien auf zukünftiges (Leistungs-)Verhalten schließen, unterliegen spezifischen Güte- und Beurteilungskriterien. Diese beziehen sich auf die Stabilität des Verfahrens gegenüber fehlerproduzierenden Einflüssen auf den Ebenen der Datengewinnung/-auswertung und -interpretation (Objektivität), die Genauigkeit der Messung (Reliabilität) und das Ausmaß, in dem ein Verfahren das misst, was es messen soll (Validität). Beson-

---

[873] Vgl. Jeserich (1990), S. 339–347; vgl. Nicolai (1990), S. 194–195; vgl. Obermann (1992), S. 68–74; vgl. Rischar (1990), S. 48–51; vgl. Schuler (1992), S. 18–19.

[874] Sichler (1996), S. 20.

[875] Vgl. Aldering (1996), S. 167–177; vgl. Berthel (2000), S. 148; vgl. Görn (2002), S. 32; vgl. Höft/Funke (2006), S. 180; vgl. Kleinmann (2003), S. 67; vgl. Obermann (1992), S. 308; vgl. Schwarz/Lehrenkrauss (1996), S. 179–188.

[876] Vgl. Höft/Funke (2001), S. 180; vgl. Kleinmann (2003), S. 66; vgl. Obermann (1992), S. 291–292.

[877] Vgl. Görn (2002), S. 32–33; vgl. Kleinmann (2003), S. 68; vgl. Sarges (1996) [b], S. 97–108.

deres Augenmerk aus testtheoretischer und arbeitswissenschaftlicher Perspektive liegt dabei auf einem multi-methodalen, inhaltlich variablen Ansatz, der unter dem Begriff Assessment-Center seit dem 20. Jahrhundert weltweite Verbreitung erlangt hat. Die Assessment-Center-Technik gilt hinsichtlich ihrer Aussagekraft generell als empirisch abgesichert - aufgrund der multiplen Ausgestaltungsmöglichkeiten ist der Gütegrad des Verfahrens allerdings abhängig von der konkreten Realisierung im anwendenden Unternehmen.

5 Die theoretischen Potentiale der ICF zur passgenauen Beruflichen Rehabilitation

Die Bedeutung passgenauer Integrationsvorbereitung/Rehabilitation ist im Verlauf der vorliegenden Ausführungen bereits mehrmals hervorgehoben worden. Essentiell sind in diesem Kontext Informationen zu den Anforderungen beruflicher Tätigkeiten und darüber, welches erwerbsarbeitsbezogene Potential der Rehabilitand/der Stellenbewerber ›anzubieten‹ hat.

Zur Illustration beruflicher Leistungsmerkmale wird im Rahmen der vorliegenden Untersuchung auf die im Zusammenhang mit der Bestimmung des Terminus Funktionsbeeinträchtigung angeführte Internationale Klassifikation der Funktionsfähigkeit, Behinderung und Gesundheit (siehe Kapitel 3.1.1.1) zurückgegriffen. Bevor auf den konkreten Einsatz der ICF als Dokumentationsbasis einer diagnosegestützten und auf die Teilhabe am Erwerbsleben bezogenen Rehabilitationsmaßnahme eingegangen wird, werden mit Blick auf die vorliegende Untersuchung essentielle theoretische und – insofern dies möglich ist – praktische Zugänge zu dieser von der Weltgesundheitsorganisation entwickelten Klassifikation geschaffen. Vorangestellt werden den Ausführungen zur ICF grundlegende Abhandlungen zum noch jungen und vor allem im Bereich der Arbeitsmarktreformen und der Integration erwerbsloser Personen in den allgemeinen Arbeitsmarkt angewandten Profiling-Konzepts.

5.1 Profiling als Grundlage systematischer Rehabilitationsmaßnahmen

Berufliche Eignungsentscheidungen basieren nach RISCHAR grundsätzlich auf einem Vergleich von geforderten und erbrachten Leistungen. Effektive Personalauswahl setzt damit neben der Berufseignungsdiagnostik zunächst die Definition der Stellen-Anforderungen voraus.[878] Aus diesen wird in mehreren Schritten das Anforderungsprofil des Bewerbers abgeleitet.[879] Die Sorgfalt, mit der die Anforderungs-Analyse durchgeführt wird, bestimmt die Güte der späteren Prognose.[880] Zur Ermittlung der Anforderungen (resultierend

---

878 Vgl. Rischar (1990) [a], S. 11; vgl. Scheller (2005), S. 297.

879 Vgl. Bailer (1990), S. 53; vgl. Wolfering (1990), S. 99–100.

880 Vgl. Eilles-Matthiessen (2007), S. 26; vgl. Obermann (1992), S. 78. Anforderungsprofile dienen dabei nicht nur der Berufseignungsdiagnostik: Auf ihnen basiert das gesamte Personalführungssystem, also auch die Leistungsbeurteilung, Maßnahmen der Personalentwicklung und Beförderungen, weiterhin werden sie eingesetzt im Rahmen der Arbeitsgestaltung, der Ent-

aus Tätigkeiten, Problemfeldern, Kenntnissen etc.)[881] gelangen verschiedene Verfahren mit den möglichen Schwerpunkten Aufgabenbeschreibung (task characteristics), Handlungsbeschreibung (behavior description), Handlungserfordernisse (behavior requirements) und Fähigkeitserfordernisse (abilitiy requirements)[882] zur Anwendung. Zu den bekanntesten zählen die deduktive Ableitung aus dem Aufgabenbild[883], die Befragung von Experten (Vorgesetzte/Führungskräfte, Vertreter der Personalabteilung, Mitarbeiter) per Interview[884] und Fragebogen, die Ermittlung charakteristischer Merkmale besonders erfolgreicher Stelleninhaber und der Vergleich dieser Merkmale mit denen erfolgloser Stelleninhaber sowie die Faktorenanalyse zur Auswertung ermittelter Korrelationen (Zusammenhänge) zwischen dem Aufgabenerfolg und persönlichen Merkmalen.[885]

Nachdem in einem ersten Schritt die Aufgabenstruktur analysiert wurde, erfolgt die darauf basierende Ableitung von konkreten Kompetenzen/Merkmalen. Die Angaben zur Anzahl der Merkmale variieren je nach wissenschaftlicher Herangehensweise respektive der Auslegung des Kompetenzbegriffes (formale Voraussetzungen, fachliche und außerfachliche Kompetenzen subsumiert unter dem

---

wicklung von Aufgabentaxonomien, der Bildungsberatung sowie als Einflussfaktor auf die Unternehmenskultur. Vgl. dazu Berner (2008), o.S., Donat/Moser (1989), S. 164; Gergs/Wingen (2004), o.S. und Verwaltung Berlin (2006), S. 11–12.

881 Vgl. Verwaltung Berlin (2006), S. 4.

882 Vgl. Donat/Moser (1989), S. 162.

883 Dazu zählt auch die Analyse vom Stellenbeschreibungen, die Angaben zu notwendiger Vor- und Ausbildung, erforderlicher Berufserfahrung und besonderen Stellenanforderungen erhalten. Vgl. dazu Schwarz (1987), S. 184. Siehe zur Stellenbeschreibung neben Schwarz (1987) auch Knebel/Schneider (2000).

884 Bewährte Verfahren sind in diesem Zusammenhang die Methode kritischer Ereignisse (Critical Incidents), bei der der Befragte Stellung zu kritischen Bedingungen nimmt, die zu erfolgreicher oder ineffektiver Aufgabenbewältigung führen sowie die Anwendung der Repertory Grid-Technik, die vom Befragten Aussagen zu Aufgaben (Elementen) und Qualifikationen (Konstrukten) der zu besetzenden Stelle einholt. Vgl. dazu Donat/Moser (1989), S. 165–168 und Lattmann (1989), S. 28.

885 Vgl. Berner (2008), o.S.; vgl. Donat/Moser (1989), S. 165–171; vgl. Eilles-Matthiessen (2007), S. 27; vgl. Gergs/Wingen (2004), o.S.; vgl. Knebel/Schneider (2000), S. 57; vgl. Lattmann (1989), S. 28–29; vgl. Schwarz (1987), S. 233; vgl. Stehle/Brunöhler (1992), S. 127; vgl. Verwaltung Berlin (2006), S. 4; vgl. Wolfering (1990), S. 99.

Termini Einzelmerkmale, Leistungsmerkmale [VERWALTUNG BERLIN], Erfolgsfaktoren [BERNER], Anforderungsmerkmale [GERGS und WINGEN], eigenschaftliche Merkmale [LATTMANN]) zwischen fünf und dreißig[886]; angesichts der differenten Begriffsauslegung kann diesbezüglich jedoch keine abschließende Aussage getroffen werden. Konsens herrscht allerdings darin, dass das spätere Anforderungsprofil nur so viele Merkmale wie nötig, ergo so wenige Merkmale wie möglich enthält.[887]

Um den eingangs angeführten Soll-Ist-Vergleich letztlich durchführen zu können, müssen den konkreten Anforderungsmerkmalen quantifizierbare Ausprägungen zugeordnet werden - nach welchem Maßstab die Merkmale gewichtet werden und welche Skalierung dafür verwendet wird, bleibt wiederum dem Anwender überlassen.[888] Äquivalent zur quantitativen Ausgestaltung des Anforderungsprofils gilt jedoch auch hier: Ausschlaggebend ist der Realitätsbezug. Das Stellen-/Anforderungsprofil sollte weder zu viele Merkmale enthalten noch dürfen diesem unrealistische Erwartungen hinsichtlich der Merkmalsauprägung zugrunde liegen.[889] Mit der Definition der Erwartungshaltung einher geht die Operationalisierung der Merkmalsausprägung. Damit diese (die Ausprägung) explizit festgestellt werden kann, müssen Indikatoren definiert werden, die das Merkmal anschaulich beschreiben, um Interpretationsspielräume und damit die Wahrscheinlichkeit von Missverständnissen zu minimieren.[890]

Liegen konkrete Informationen zum Stellenprofil vor, können diese im Rahmen eines systematischen Prozesses mit den berufsrelevanten Potentialen einer Person abgeglichen werden. Bezeichnet werden solche umfassenden Szenarien als Profiling. Dieses wird dabei nicht nur von potentiellen Arbeitgebern, sondern vor allem von der

886 Vgl. Berner (2008), o.S.; vgl. Gergs/Wingen (2004), o.S.; vgl. Lattmann (1989), S. 28; vgl. Verwaltung Berlin (2006), S. 7.

887 Vgl. Berner (2008), o.S.; vgl. Verwaltung Berlin (2006), S. 6.

888 Siehe dazu beispielhaft die Bewertungsschlüssel bei Gergs/Wingen (2004), o.S. und Verwaltung Berlin (2006), S. 8.

889 Vgl. Eilles-Matthiessen (2007), S. 27; vgl. Verwaltung Berlin (2006), S. 4; vgl. Wolfering (1990), S. 100–101.

890 Vgl. Berner (2008), o.S.; vgl. Gergs/Wingen (2004), o.S.; vgl. Verwaltung Berlin (2006), S. 8. Nach Berner (2008), o.S. wird dadurch einer der beiden häufigsten Schwachpunkte von Anforderungsprofilen, die Unschärfe der Anforderungen, abgestellt. Der zweite Schwachpunkt ist der bereits behandelte Aspekt des Profil-Umfanges.

Bundesagentur für Arbeit, den kommunalen Arbeitsgemeinschaften und den zugelassenen kommunalen Trägern, eingebunden in den Vermittlungsprozess in die Erwerbstätigkeit, durchgeführt[891]; seit dem Inkrafttreten des Job-AQTIV-Gesetzes Anfang 2002 und dem im Sommer 2002 veröffentlichten Bericht der Hartz-Kommission (Moderne Dienstleistungen am Arbeitsmarkt) ist der Profiling-Begriff zu einem der wichtigsten Schlüsselbegriffe im Bereich der Arbeitsmarktreformen und der Verbesserung der Integration Erwerbsloser geworden.[892] Das Profiling erfüllt dabei unterschiedliche Funktionen: Einschätzung von Chancen und Risiken des Erwerbslosen, Systematisierung des Vermittlungs-/Integrations-/Rehabilitationsprozesses, Wahl der Vermittlungsstrategie sowie die Steuerung von Personal- und Förderressourcen der Agenturen für Arbeit.[893] Zum Profiling-Prozess zählen in diesem Sinne die zielgerichtete Ermittlung und Darstellung relevanter beruflicher Merkmale, Anforderungen und Eigenschaften in einem Anforderungs-, einem Potential- und einem Abschlussprofil. Letzteres wird im Rahmen eines Matchingverfahrens ermittelt und ist das Ergebnis des Abgleichs von Stellenanforderungen und den entsprechenden Bewerberfähigkeiten.[894] Als charakteristische Profilinhalte werden in diesem Zusammenhang Merkmale wie Berufserfahrung, Motivationen, soziale Kontextfaktoren, in Summe also Schlüsselqualifikationen/-faktoren angesehen.[895]

Zur Erhebung der Merkmalsausprägungen kommt ein breites Spektrum eignungsdiagnostischer Verfahren zum Einsatz.[896] Die Diagnostikverfahren erfüllen hier eine Doppelfunktion: Neben der Dokumentation des Erwerbsarbeitspotentials (Dokumentationsinstrument) bilden sie gleichermaßen das Kommunikationsmedium

---

891 Vgl. Bertelsmann Stiftung (2003), S. 8; vgl. Gahlen (2002), S. 11; vgl. Rudolph (2003), S. 19; vgl. Scheller (2005), S. 295. Das im Rahmen der Arbeitsvermittlung durchgeführte Profiling ist in § 6, Sozialgesetzbuch III (Arbeitsförderung) definiert als Feststellung der für die Vermittlung des Erwerbslosen erforderlichen Merkmale, Fähigkeiten und Eignungskomponenten. Vgl. dazu Gahlen (2002), S. 11, Heib (2003), S. 42, Hubmann (2003), S. 34, Rudolph (2003), S. 14 und Scheller (2005), S. 303.

892 Vgl. Aster (2003), S. 6.

893 Vgl. Gahlen (2002), S. 11; vgl. Reis (2005), S. 2–3; vgl. Rudolph (2003), S. 14–18; vgl. Scheller (2005), S. 295 und 303.

894 Vgl. Scheller (2005), S. 295.

895 Vgl. Grote (2003), S. 80; vgl. Hubmann (2003), S. 34; vgl. Scheller (2005), S. 304.

896 Vgl. Gahlen (2002), S. 11; vgl. Rudolph (2003), S. 20.

zwischen den am Profiling-Prozess beteiligten Akteuren.[897] Zu diesen werden interne (im Unternehmen beschäftigte Personen: Mitarbeiter und Führungskräfte) und externe Akteure (Gutachter und Coaches) gezählt.[898] Die direkt am Profiling beteiligten Personen (Profiler) sollten in diesem Zusammenhang über fachliche (in erster Linie rechtliche Kenntnisse), methodische (diagnostische Fähigkeiten) und soziale Kompetenzen (Kommunikations-, Kooperations-, Teamfähigkeit etc.) verfügen.[899]

Unterschieden werden nach SCHELLER grundsätzlich drei Formen von Profiling: Das auf der Seite von Stellenbewerbern und Arbeitgebern durchführbare Erstprofiling, welches Informationen über die Vermittlungsperspektive (Bewerber) respektive die disponible Stelle und das Unternehmen als Ganzes enthält; das laufende Profiling, das die Aktualisierung des Erstprofilings umfasst sowie das Tiefenprofiling.[900] Dieses besteht zur Offenlegung aktivierbarer Ressourcen aus der Zusammenführung arbeits- und rehabilitationsmedizinischer, prozessorientierter und sozialpsychiatrischer Diagnosen und Prognosen.[901] Analog zur Generierung des Stellenprofils gelten für den Profiling-Prozess in seiner Gesamtheit allerdings vergleichbare Anforderungen: Wirtschaftlichkeit (bezogen auf den Umfang der Merkmale), Passgenauigkeit, sprachliche Verständlichkeit, Standardisierung bei gleichzeitiger Aufrechterhaltung der Individualität und Objektivität etc.[902] Vor allem dem Faktor Wirtschaftlichkeit kommt eine hervorgehobene Bedeutung zu: Damit das Profiling für den Bewerber und den Arbeitgeber nicht zu einer formalen Pflichtübung verkommt, müssen der Profilumfang gering gehalten

---

897 Vgl. Bertelsmann Stiftung (2003), S. 12.

898 Vgl. Bertelsmann Stiftung (2003), S. 42–44.

899 Vgl. Berenfanger/Dekker (2003), S. 65–72; vgl. Grote (2003), S. 80–82; vgl. Müller (2003), S. 76–78.

900 Vgl. Scheller (2005), S. 298–301.

901 Vgl. Bertelsmann Stiftung (2003), S. 8. Nach Langbein (2007), S. 76 stellt das umfassende Tiefenprofiling die Voraussetzung für eine erfolgreiche berufliche Rehabilitation dar.

902 Vgl. Bertelsmann Stiftung (2003), S. 47; vgl. Langbein (2007), S. 65; vgl. Rudolph (2003), S. 19; vgl. Scheller (2005), S. 297. Ein Profiling-Leitfaden findet sich in diesem Zusammenhang bei Bertelsmann Stiftung (2003), S. 51. Zu praktischen Erfahrungen mit dem Profiling-Konzept siehe die Abhandlungen von Hubmann (2003), Heib (2003), Moitz (2003) sowie Aster/Wunsch/Oppelt (2003).

oder/und die entsprechenden Personal-Kapazitäten vorgehalten werden.[903]

Auch wenn die BERTELSMANN STIFTUNG Profiling-Prozessen zunächst einen erhöhten Aufwand attestiert[904], werden die Potentiale dieses Konzeptes vielfach hervorgehoben. Positive Erwähnung finden hier unter anderem folgende Faktoren: Systematisierung der Integrationsbemühungen und damit die Investition in die Zukunft für die beteiligten Personen[905], eindeutige Potentiale, aber auch uneindeutige Vermittlungshemmnisse werden erkannt, den Vermittlungsbemühungen vorgelagerte Maßnahmen können zielgerichteter konzipiert werden, darüber hinaus ergeben sich durch Profiling-Aktivitäten neue Ansatzpunkte für die Weiterentwicklung von Wirtschaftlichkeitsvergleichen (Kosten-Nutzen-Analysen, Kosten-Ressourcen-Analysen, Klienten-Verbleibsanalysen).[906]

5.2 Grundlegende Aspekte der ICF

Die Internationale Klassifikation der Funktionsfähigkeit, Behinderung und Gesundheit blickt auf eine relativ junge Geschichte zurück: Als Bestandteil der Familie von Klassifikationen der WHO, die den Rahmen für die Kodierung eines breiten Spektrums von Aspekten der Gesundheit zur Verfügung stellt[907] (Family of International Classifications [FIC][908]), wurde sie 2001 von der 54. Vollversammlung der WHO einstimmig von allen 191 Mitgliedstaaten verabschiedet[909] und ist in der Vollversion gegenwärtig in arabischer, chi-

---

903 Vgl. Rudolph (2003), S. 20. Nach Gahlen (2002), S. 11 werden Profiling-Aktivitäten aufgrund fehlender Ressourcen oftmals extern durchgeführt.

904 Vgl. Bertelsmann Stiftung (2003), S. 7.

905 Vgl. Berenfanger/Dekker (2003), S. 72; vgl. Gahlen (2002), S. 12; vgl. Scheller (2005), S. 306.

906 Vgl. Bertelsmann Stiftung (2003), S. 52.

907 Vgl. Deutsches Institut für Medizinische Dokumentation und Information [DIMDI] (2005), S. 9; vgl. Schuntermann (2007), S. 12; vgl. World Health Organization (2005), S. 10.

908 Vgl. WHO Collaborating Centre for the FIC in The Netherlands (2002), S. 1. Eine Übersicht über die WHO-Familie, die aus Referenzklassifikationen, verwandten Klassifikationen und von Referenzklassifikationen abgeleiteten Klassifikationen besteht, ist einsehbar in World Health Organization (2004).

909 Vgl. Deutsches Institut für Medizinische Dokumentation und Information (2005), S. 4; vgl. Ewert/Cieza/Stucki (2002), S. 161; vgl. Lindmeier (2005), S. 1; vgl. Meyer (2004), S. 9; vgl. Rentsch (2006) [a], S. 6; vgl. Rentsch (2006) [b], S. 17; vgl. Schuntermann (2007), S. 12; vgl. World Health Organization

nesischer, spanischer, französischer, russischer und englischer Sprache veröffentlicht.[910] Sie stellt die Nachfolgerin respektive die Weiterentwicklung des 1980 vom Arzt Philipp Wood für die WHO entwickelten Krankheitsfolgemodells ICIDH (International Classification of Impairments, Disabilities, and Handicaps, deutsch: Internationale Klassifikation der Schädigungen, Fähigkeitsstörungen und Beeinträchtigungen) dar.[911] Bot die seit 1993 einem internationalen Revisionsprozess unterzogene ICIDH einen konzeptionellen Rahmen zur Gewinnung von Informationen hinsichtlich der Langzeit-Folgen von Krankheit, Verletzungen oder Störungen, wurde mit der Verabschiedung der ICF die biomedizinische Kausalbetrachtungsweise verlassen.[912] Neben rein biomedizinischen Aspekten (Ebene des Organismus) bezieht die ICF im Sinne eines umfassenden Gesundheitsverständnisses die Handlungsebene des Menschen sowie die Ebene des Subjekts in Umwelt und Gesellschaft in ihr bio-psycho-soziales Modell von Gesundheit ein.[913] Es handelt

(2005), S. 4. Der Beschluss der 54. Vollversammlung der WHO zur internationalen Anwendung der ICF ist nachzulesen bei Deutsches Institut für Medizinische Dokumentation und Information (2005), S. 30.

910 Vgl. Lindmeier (2005), S. 1. Siehe dazu auch die stets aktuellen Ausführungen auf der Homepage der WHO unter folgender URL: http://www.who.int/classifications/icf/en/.

911 Vgl. Backes (2007), S. 11; vgl. Bundesarbeitsgemeinschaft für Rehabilitation (2004), S. 7; vgl. Bundesarbeitsgemeinschaft für Rehabilitation (2005), S. 25; vgl. Ewert/Cieza/Stucki (2002), S. 158; vgl. Grundmann/Keller/Bräuning-Edelmann (2005), S. 337; vgl. Keel (2001), S. 1; vgl. Langbein (2007), S. 32; vgl. Lindmeier (2005), S. 1; vgl. Medizinischer Dienst der Krankenversicherung (2008), o.S.; vgl. Meyer (2004), S. 9; vgl. Rentsch (2006) [b], S. 17; vgl. Schliehe (2006) [a], S. 259; vgl. Schmollinger (2006) [a], S. 11; vgl. Schuntermann (2001), o.S.; vgl. Schuntermann (2004) [a], S. 52; vgl. Schuntermann (2007), S. 31. Kirschneck/Ewert (2006), S. 289 sprechen in diesem Zusammenhang von der ICIDH als der Erprobungsversion der ICF.

912 Gegenüberstellungen der ICF mit ihrer Vorgängerklassifikation sind aufgeführt bei Deutsches Institut für Medizinische Dokumentation und Information (2005), S. 5, Lindmeier (2005), S. 6–14, Medizinischer Dienst der Krankenversicherung (2008), o.S. und Schuntermann (2007), S. 84–85, allgemeine und grundlegende Informationen zur ICIDH führen Körner (2005), S. 230–231 und Meyer (2004), S. 19–21 an.

913 Vgl. Bundesarbeitsgemeinschaft für Rehabilitation (2007), S. 44; vgl. Ewert/Cieza/Stucki (2002), S. 157; vgl. Grundmann/Keller/Bräuning-Edelmann (2005), S. 337; vgl. Rentsch (2006) [b], S. 17; vgl. Schliehe (2006) [a], S. 260; vgl. Schuntermann (2006) [a], S. 23–24; vgl. Schuntermann (2007), S. 30. Wacker (2006), S. 58 weist in diesem Zusammenhang auf Parallelen zur Salutogeneseforschung hin, da diese Gesundheit als Prozess, nicht als Zustand versteht.

sich damit um ein komplexes Interdependenzmodell, das der neutralen, Stigmatisierungen vorbeugenden und individuellen Darstellung der funktionalen Gesundheit einer Person dient.[914] Folgerichtig werden auch die Ressourcen des Individuums berücksichtigt.[915]

Der in diesem Zusammenhang bekannteste und am häufigsten zu einer funktionalen Problematik führende Prozess ist ein Gesundheitsproblem. Diese mit dem Partizipationsfaktor der Person und ihren Kontextfaktoren in Wechselwirkung tretende Gesundheitsstörung oder Krankheit wird durch die Internationale Klassifikation der Krankheiten (International Classification of Diseases, Akronym: ICD) „(...) in einer für alle professionellen Gruppen im Gesundheitswesen gleichen Weise benannt und verstanden (...).“[916] Die mit Krankheiten einhergehenden negativen Auswirkungen auf das Leben der Betroffenen (meistens chronische oder mit dem Altern einhergehende Krankheiten), die als funktionale Probleme, beispielsweise als Beeinträchtigungen hinsichtlich der Mobilität, der Kommunikation, des Erwerbslebens oder der Interaktion mit anderen Menschen verstanden werden, vermag die ICD allerdings nicht zu erfassen.[917] Insofern ist die Internationale Klassifikation der Funktionsfähigkeit, Behinderung und Gesundheit als Ergänzung der ICD zu verstehen.[918]

---

914 Vgl. Backes (2007), S. 2; vgl. Parentin (2007), S. 30; vgl. Schliehe (2006) [a], S. 262.

915 Vgl. Bundesarbeitsgemeinschaft für Rehabilitation (2005), S. 51; vgl. Bundesarbeitsgemeinschaft für Rehabilitation (2008), S. 7–8; vgl. Diakonisches Werk der Evangelischen Kirche in Deutschland e.V. (2006), S. 5; vgl. Schliehe (2006) [a], S. 260; vgl. Schuntermann (2004) [a], S. 55; vgl. Wacker (2006), S. 58.

916 Schuntermann (2007), S. 13. Zur ICD siehe weiterhin Bundesarbeitsgemeinschaft für Rehabilitation (2006), S. 9–10, Bundesarbeitsgemeinschaft für Rehabilitation (2008), S. 10, Lindmeier (2005), S. 2 und Meyer (2004), S. 23.

917 Vgl. Linden/Baron (2005), S. 145.

918 Vgl. Bundesarbeitsgemeinschaft für Rehabilitation (2006), S. 10; vgl. Bundesarbeitsgemeinschaft für Rehabilitation (2008), S. 10; vgl. Deutsches Institut für Medizinische Dokumentation und Information (2005), S. 9; vgl. Diakonisches Werk der Evangelischen Kirche in Deutschland e.V. (2006), S. 6; vgl. Jakoby (2006), S. 70; vgl. Kirschneck/Ewert (2006), S. 289; vgl. Lindmeier (2005), S. 2; vgl. Medizinischer Dienst der Krankenversicherung (2008), o.S.; vgl. Schliehe (2006) [a], S. 260. Die Notwendigkeit der Ergänzung der ICD wurde seitens der WHO dabei nach Ewert/Cieza/Stucki (2002), S. 159 bereits Anfang der 1970er Jahre gesehen.

5.2.1 Struktur und Inhalt der ICF[919]

Gegliedert ist die ICF in zwei Teile. Der erste Abschnitt befasst sich mit den Aspekten Funktionsfähigkeit und Behinderung, ihm sind ferner die Komponenten Körperfunktionen und -strukturen sowie Aktivitäten und Partizipation (Teilhabe) zugeordnet. Den zweiten Teil der ICF bilden die Kontextfaktoren. Diese werden unterteilt in Umweltfaktoren und personbezogene Faktoren.[920] Jede der vier Komponenten besteht aus verschiedenen Gesundheitsdomänen (Menge miteinander im Zusammenhang stehender physiologischer Funktionen, anatomischer Strukturen, Aufgaben oder Lebensbereichen und Handlungen).[921] Die konkrete Klassifikation der funktionalen Gesundheit geschieht anhand von Einheiten/Kategorien, die im Folgenden die Bezeichnung Item(s) tragen.[922]

Die ICF enthält insgesamt 1424 Items[923], die, gegliedert in 30 Kapitel, auf 85 Seiten (Langversion, deutsche Fassung) detailliert aufgeführt werden.[924] Nicht klassifiziert sind derzeit allerdings die personbezogenen Kontextfaktoren.[925] Angesichts der Komplexität der ICF wird in den weiteren Abhandlungen lediglich auf den strukturellen Überbau der Items eingegangen, im Mittelpunkt stehen dabei die grundlegende Darstellung und Erläuterung der vier eingangs angesprochenen Komponenten und der ihnen inhärenten Sachverhalte/Items.

5.2.1.1 Das Konzept der Körperfunktionen und -strukturen

Die Weltgesundheitsorganisation versteht unter Körperfunktionen die Gesamtheit der physiologischen Funktionen von Körpersyste-

---

919 Die folgenden Ausführungen sind im Wesentlichen der vom Deutschen Institut für Medizinische Dokumentation und Information (2005) herausgegebenen deutschen Fassung der ICF entnommen, sodass bei Folgezitaten auf die verkürzte Quellenangabe ebd. zurückgegriffen wird.

920 Vgl. Deutsches Institut für Medizinische Dokumentation und Information (2005), S. 16.

921 Vgl. ebd., S. 9.

922 Vgl. ebd., S. 16 und 147.

923 Vgl. Schliehe (2006) [a], S. 262; vgl. Schuntermann (2006) [b], S. 25; vgl. Schuntermann (2007), S. 91.

924 Im Detail siehe Deutsches Institut für Medizinische Dokumentation und Information (2005): Körperfunktionen: S. 52–83, Körperstrukturen: S. 86–94, Aktivitäten und Partizipation: S. 97–122, Umweltfaktoren: S. 125–142.

925 Begründet wird dies mit der großen soziokulturellen Unterschiedlichkeit. Siehe dazu ebd., S. 14.

men, psychologische Funktionen eingeschlossen. Der Begriff Körper bezieht sich dabei auf den Organismus des Menschen als Ganzes, weshalb auch das Gehirn und dessen Funktionen unter dem Terminus Körperfunktionen subsumiert werden.[926]

Die Klassifikation der Körperfunktionen ist gegliedert in acht Kapitel: 1. *Mentale Funktionen* (Globale und spezifische mentale Funktionen wie zum Beispiel Funktionen des Bewusstseins oder kognitiv-sprachliche Funktionen, 87 ausformulierte[927] Items), 2. *Sinnesfunktion und Schmerz* (Funktionen der Sinne und Schmerzempfindung, 57 ausformulierte Items), 3. *Stimm- und Sprechfunktionen* (Funktionen, die im Kontext von Lauterzeugung und Sprechen erforderlich sind, 12 ausformulierte Items), 4. *Funktionen des kardiovaskulären, hämatologischen, Immun- und Atmungssystems* (Funktionen des Herzens und der Blutgefäße, Funktionen der Blutbildung und der Immunität, Funktionen des Atmens und der kardiorespiratorischen Belastbarkeit, 39 ausformulierte Items), 5. *Funktionen des Verdauungs-, des Stoffwechsel- und des endokrinen Systems* (Funktionen, die sich auf Nahrungsaufnahme, Verdauung, Ausscheidung, Stoffwechsel und endokrine Drüsen beziehen, 43 ausformulierte Items), 6. *Funktionen des Urogenital- und reproduktiven Systems* (Funktionen, die die Reproduktion und die Harnausscheidung betreffen, 26 ausformulierte Items), 7. *Neuromuskuloskeletale Funktionen* (Funktionen der Bewegung und der Mobilität, 52 ausformulierte Items), 8. *Funktionen der Haut und der Hauthangsgebilde* (Haut, Nägel und Haar betreffende Funktionen, 6 ausformulierte Items).[928]

Die zum parallelen Gebrauch konzipierten Körperstrukturen fokussieren die anatomischen Körperteile: Organe, Gliedmaßen sowie deren Bestandteile.[929]

Die diesbezügliche Klassifikation besteht dabei ebenfalls aus acht Kapiteln: 1. *Strukturen des Nervensystems* (Struktur von Gehirn, Hirnhaut, sympathischem/parasympathischem Nervensystem, Rückenmark, einschließlich mit dem Rückenmark in Zusammenhang stehenden Strukturen, 24 ausformulierte Items), 2. *Das Auge, das Ohr*

---

926 Vgl. Deutsches Institut für Medizinische Dokumentation und Information (2005), S. 17.

927 Der Terminus ausformuliert bezieht auf die inhaltliche Darstellung dessen, was unter dem jeweiligen Item subsumiert wird. Wie zu sehen sein wird, beinhaltet die ICF auch Items, für die keine Spezifikationen beziehungsweise keine weiterführenden Informationen vorliegen.

928 Vgl. ebd., S. 52–83.

929 Vgl. ebd., S. 17.

und mit diesen in Zusammenhang stehende Faktoren (Struktur von Augenhöhle, Augapfel, Augenumgebung, des äußeren, des Mittel- und des Innenohres, 22 ausformulierte Items), 3. *Strukturen, die an der Stimme und dem Sprechen beteiligt sind* (Struktur der Nase, des Mundes, des Pharynx und des Kehlkopfes, 19 ausformulierte Items), 4. *Strukturen des kardiovaskulären, des Immun- und des Atmungssystems* (Struktur des Atmungs-, des kardiovaskulären und des Immunsystems, 21 ausformulierte Items), 5. *Mit dem Verdauungs-, Stoffwechsel und endokrinen System in Zusammenhang stehende Strukturen* (Struktur der Speicheldrüsen, der Speiseröhre, des Magens, des Darms, der Bauchspeicheldrüse, der Leber, der Gallenwege und der endokrinen Drüsen, 14 ausformulierte Items), 6. *Mit dem Urogenital- und dem Reproduktionssystem in Zusammenhang stehende Strukturen* (Struktur der ableitenden Harnwege, des Beckenbodens und der Geschlechtsorgane, 23 ausformulierte Items), 7. *Mit der Bewegung in Zusammenhang stehende Strukturen* (Struktur der Kopf- und Halsregion, der Schulterregion, der oberen und der unteren Extremitäten, der Beckenregion, des Rumpfes und weiterer mit der Bewegung in Zusammenhang stehende muskuloskeletale Strukturen, 62 ausformulierte Items), 8. *Strukturen der Haut und Hautanhangsgebilde* (Struktur der Hautregionen, der Hautanhangsgebilde, der Nägel und der Haare, 14 ausformulierte Items).[930]

5.2.1.2 Das Konzept der Aktivitäten und Partizipation (Teilhabe)

Führt ein Mensch eine Aufgabe oder eine Handlung (Aktion) durch, spricht die WHO von einer Aktivität. Unter Partizipation wird in diesem Zusammenhang das Einbezogensein eines Individuums in eine Lebenssituation verstanden.[931]

Die Klassifikation dieses Konzeptes umfasst die nachfolgenden neun Kapitel: 1. *Lernen und Wissensanwendung* (Faktoren, die sich auf Lernen, Anwendung von Erlerntem, Denken sowie Problemlösungs- und Entscheidungsverhalten beziehen, 20 ausformulierte Items), 2. *Allgemeine Aufgaben und Anforderungen* (Aspekte der Ausführung von Einzel- und Mehrfachaufgaben, des Umgangs mit Stress und der Organisation von Routinen, 18 ausformulierte Items), 3. *Kommunikation* (allgemeine und spezifische Merkmale der Kommunikation, die mittels Sprache, Symbolen und Zeichen geführt werden kann, 27 ausformulierte Items), 4. *Mobilität* (mit genereller Bewegung des eigenen Körpers und speziellen Fortbewegungsme-

930 Vgl. ebd., S. 86–94.

931 Vgl. ebd., S. 95.

thoden sowie mit der Nutzung verschiedener Transportmittel verbundene Faktoren, 64 ausformulierte Items), 5. *Selbstversorgung* (Kategorien, die sich auf die eigene Versorgung, die eigene Körperpflege, den Umgang mit Kleidung, die Nahrungsaufnahme und die Sorge um die eigene Gesundheit beziehen, 26 ausformulierte Items), 6. *Häusliches Leben* (auf die Ausführung von häuslichen und alltäglichen Handlungen und Aufgaben abzielende Aspekte, 32 ausformulierte Items), 7. *Interpersonelle Interaktionen und Beziehungen* (für elementare und komplexe Interaktionen mit Menschen erforderliche Merkmale, 33 ausformulierte Items), 8. *Bedeutende Lebensbereiche* (Faktoren, die die Ausführung von Handlungen und Aufgaben betreffen, die für die Beteiligung an Erziehung und Bildung, Arbeit und Beschäftigung sowie der Durchführung wirtschaftlicher Transaktionen unerlässlich sind, 20 ausformulierte Items), 9. *Gemeinschafts-, soziales und staatsbürgerliches Leben* (für die Beteiligung am sozialen Leben außerhalb der Familie notwendigen Handlungen und Aufgaben, 16 ausformulierte Items).[932]

5.2.1.3 Das Konzept der Umweltfaktoren

Als eine Komponente der Kontextfaktoren bilden die Umweltfaktoren die soziale, einstellungsbezogene und materielle Umwelt, in der Menschen leben.[933]

Zur Klassifikation der Umweltfaktoren stehen dem ICF-Anwender Items aus fünf Kapiteln zur Verfügung: 1. *Produkte und Technologien* (vom Menschen hergestellte Produkte und Produktsysteme, Ausrüstungen und Technologien, die sich in der unmittelbaren Umwelt des Menschen befinden, 41 ausformulierte Items), 2. *Natürliche und vom Menschen veränderte Umwelt* (belebte und unbelebte Elemente der natürlichen und materiellen Umwelt des Menschen, 31 ausformulierte Items), 3. *Unterstützungen und Beziehungen* (Personen und Tiere, die Fürsorge, Schutz, Beziehungen, Hilfen und Unterstützungen zu anderen Personen bieten, 11 ausformulierte Items), 4. *Einstellungen* (beobachtbare Konsequenzen von Sitten, Weltanschauungen, Bräuchen, Werten, Normen und Überzeugungen, die das individuelle Verhalten und das soziale Leben auf allen Ebenen beeinflussen, 12 ausformulierte Items), 5. *Dienste, Systeme und Handlungsgrundsätze* (Dienste zur Deckung der menschlichen Bedürfnisse, Systeme zur administrativen Steuerung und Organisation dieser Dienste sowie

932 Vgl. ebd., S. 97–122.

933 Vgl. ebd., S. 123.

die Handlungsgrundsätze, welchen den Steuerungs- und Organisationsmechanismen zugrunde liegen, 72 ausformulierte Items).[934]

5.2.1.4 Allgemeiner Aufbau der Items

Die Items jeder Komponente folgen im Grundsatz demselben alphanumerischen Aufbau: Der Alpha-Teil, ein Präfix, das jede Komponente kennzeichnet, bildet die Klassifikationskennung. Diesbezügliche Verwendung finden die Kennungen **b** (body functions, Körperfunktionen), **s** (body structures, Körperstrukturen), **d** (life domains, Aktivitäten und Teilhabe[935]) und **e** (environmental factors, Umweltfaktoren). Dem Buchstaben nachgestellt ist ein numerischer Kode. Dieser umfasst bis zu fünf Ziffern und ist im nachfolgenden Beispiel aufgeführt. Die erste Ziffer steht für das Kapitel, dem das Item angehört: b1 „Mentale Funktionen", der Klassifikation der Körperfunktionen entlehnt. Mit der zweiten und dritten Ziffer wird die zweite Ebene der Teilklassifikationen betreten: b167 „Kognitiv-sprachliche Funktionen". Items der dritten Ebene werden mit vier Ziffern dargestellt: b1670 „Das Sprachverständnis betreffende Funktionen". Eine weitere Untergliederung/Differenzierung wird mittels fünf Ziffern bezeichnet: b16700 „Das Verständnis gesprochener Sprache betreffende Funktionen". Den Abschluss des Kodes, mit dem die Items bezeichnet werden, bildet ein Punkt (.); dieser trennt den Item-Kode von der Kodierung des Schweregrades (siehe nächstes Kapitel).

Der alpha-numerische Kode wird ergänzt durch den Namen und Erläuterungen des Items. Ferner sind den (dreistelligen) Items der zweiten Ebene Inklusionen und Exklusionen beigefügt. Erstere enthalten Beispiele zu den Faktoren, die unter das jeweilige Item fallen. Die Exklusionen wiederum schließen nicht unter das entsprechende Item fallende Sachverhalte aus.[936]

5.2.1.5 Items mit Sonderbezeichnung

Die vier Klassifikationsbereiche enthalten des Weiteren generell Items, die zwar konkreten Sachverhalten zugeordnet werden, in der ICF jedoch nicht klassifiziert sind respektive für die keine weiterführenden Informationen vorliegen. Ein Aspekt der funktionalen

934 Vgl. ebd., S. 125–142.

935 Das Präfix d kann allerdings auch durch die Buchstaben a oder p ersetzt werden, um Aktivitäten und Partizipation zu bezeichnen. Siehe dazu ebd., S. 151.

936 Vgl. Schuntermann (2007), S. 68–69 und 74.

Gesundheit, der in der ICF nicht spezifiziert ist, vom Anwender aber in die Beschreibung der funktionalen Gesundheit einbezogen werden möchte, wird mit der Schlussziffer 8 (steht für „anders bezeichnet") gekennzeichnet; solche Items sind von der anwendenden Person allerdings in einer zusätzlichen Liste zu beschreiben. Gibt es im Gegensatz dazu für einen Sachverhalt keine hinreichenden Informationen, die eine spezifischere Klassifikation ermöglichen, endet der alpha-numerische Kode zur Bezeichnung des Items mit der Ziffer 9 (steht für „nicht näher bezeichnet").[937]

5.2.2 Praktische Anwendung der ICF

Für die Nutzung der ICF existieren eine Reihe von Richtlinien, Hinweisen und Modi des Vorgehens. Die folgenden Ausführungen umfassen die relevantesten Aspekte, wobei der inhaltliche Schwerpunkt auf der Kodierung der Items liegt.

5.2.2.1 Kodierleitlinien der Weltgesundheitsorganisation

Zur Charakterisierung des Zustandes der funktionalen Gesundheit enthält die ICF verschiedene Beurteilungsmerkmale. Die Ausprägung dieser Merkmale wird nach dem Separator (Punkt nach dem Item-Kode) kodiert. Das allgemeine/obligatorische Merkmal, nach dem die Items beurteilt werden, ist der Schweregrad eines Problems. Dieses kann je nach Klassifikation eine Schädigung (Körperfunktionen und Körperstrukturen), eine Einschränkung oder eine Beeinträchtigung (Aktivitäten und Partizipation) oder eine Barriere (Umweltfaktoren) bedeuten. Alle Komponenten werden dabei mit derselben negativen Skala quantifiziert. Die Skala umfasst insgesamt sieben Kodes, wobei den Ziffern von 0 bis 4 fünf Perzentile zugeordnet werden.

Das Ausmaß eines Problems wird in der ICF wie folgt beurteilt: Kode **0**: Problem nicht vorhanden, Perzentil von 0 bis 4 Prozent; Kode **1**: Problem leicht ausgeprägt, Perzentil von 5 bis 24 Prozent; Kode **2**: Problem mäßig ausgeprägt, Perzentil von 25 bis 49 Prozent; Kode **3**: Problem erheblich ausgeprägt, Perzentil von 50 bis 95 Prozent; Kode **4**: Problem voll ausgeprägt, Perzentil von 96 bis 100 Prozent. Sofern das Ausmaß eines Problems/das Problem nicht spezifisiert werden kann, wird dieser Umstand mit der Ziffer **8** kodiert. Nicht anwendbare Beurteilungsmerkmale erhalten die Kodierung **9**.[938]

---

937 Vgl. Deutsches Institut für Medizinische Dokumentation und Information (2005), S. 153.

938 Vgl. ebd., S. 153–154.

Während die Items der Körperfunktionen nur einseitig nach dem allgemeinen Beurteilungsmerkmal, hier: Ausmaß der Schädigung, kodiert werden, gibt es für die verbleibenden drei Konzepte auch klassifikationsspezifische Beurteilungsmerkmale, wobei die Ziffern 8 und 9 dieselbe Bedeutung haben wie im Zusammenhang mit dem obligatorischen Beurteilungsmerkmal. So können die Körperstrukturen optional mit einem zweiten und einem dritten Beurteilungsmerkmal klassifiziert werden. Das zweite Beurteilungsmerkmal bezieht sich dabei auf die Art oder die Veränderung in der jeweiligen Körperstruktur, das dritte Beurteilungsmerkmal beschreibt die Lokalisation des Strukturschadens.[939]

Die Aktivitäten- und Partizipationskomponente kann in Ergänzung des allgemeinen Beurteilungsmerkmals, hier: die Leistung unter den gegenwärtigen Umweltbedingungen (Einbezug in eine Lebenssituation), anhand vier weiterer Beurteilungsmerkmale kodiert werden: Leistungsfähigkeit (Durchführung einer Handlung oder einer Aufgabe) ohne und mit Assistenz, Leistung ohne Assistenz und anhand optionaler Beurteilungsmerkmale wie beispielsweise der Lebensqualität.[940]

Für die Items der Umweltfaktoren besteht ferner die Möglichkeit, das allgemeine Beurteilungsmerkmal in zwei Varianten zu kodieren. Effekte der Umwelt (zum Beispiel Bordsteinabsenkungen ohne besonderen Belag) können als Förderfaktoren und Barrieren betrachtet werden: Für einen Rollstuhlfahrer stellen besagte Bordsteinabsenkungen einen positiven Effekt der Umwelt dar, während daraus für einen blinden Menschen eine Barriere resultiert. Wird ein Umweltfaktor als Förderfaktor angesehen, steht anstelle des Punktes, der den Item-Kode vom Kode des Schweregrades trennt, ein „+"-Zeichen.[941] Die Weltgesundheitsorganisation stellt es dem Anwender dabei frei, Kodierungsskalen zur Erfassung positiver Aspekte der Funktionsfähigkeit zu entwickeln.[942]

5.2.2.2 Sekundärliteraturbasierte Anwendungskriterien

In Ergänzung der von der WHO veröffentlichten Kodierungsleitlinien finden sich in der Sekundärliteratur zahlreiche Hinweise für die Anwendungspraxis. Betont werden in diesem Zusammenhang

---

939 Vgl. ebd., S. 84–85.

940 Vgl. ebd., S. 159–162.

941 Vgl. ebd., S. 123–124.

942 Vgl. ebd., S. 154.

unter anderem die Notwendigkeit von Schulungen im Vorfeld der ICF-Anwendung[943], die Wahrung der Einheitlichkeit und der Betroffenenzentrierung, die Handhabbarmachung der ICF, das Vermeiden überhöhter administrativer Ansprüche an die ICF[944], die Beibehaltung des Konzeptes der funktionalen Gesundheit[945] und der Einbezug vorliegender Item-Zuordnungsregeln (linkage rules).[946] Ebenfalls hingewiesen wird auf denkbare Missbrauchsrisiken der ICF wie beispielsweise das Vorenthalten oder das Entziehen von zivilen Rechten infolge ICF-basierter Aussagen[947] und auf christliche/diakonische Voraussetzungen der ICF-Nutzung wie zum Beispiel das Einverständnis und die Vorfeld-Aufklärung der betroffenen Personen.[948]

5.2.2.3 Praktikabilitätssteigerung durch die Reduktion von Items

In Abhängigkeit zum betreffenden Themenkreis können die ICF-Anwender dazu übergehen, nur ausgewählte Sachverhalte in die Betrachtung der funktionalen Gesundheit einzubeziehen. Bekannt sind in diesem Zusammenhang verschiedene Herangehensweisen: Eine davon ist die Nutzung der Kurzversion der ICF, die die ersten beiden Itemebenen, also die Kapitelnummer und den zweistelligen Itemkode, enthält und insgesamt 362 Items beinhaltet.[949] Ebenfalls von der WHO publiziert ist die ICF-Checkliste. Sie enthält Items aus allen Konzepten, wobei das Prinzip der ICF-Checkliste darin besteht, mit möglichst wenigen Items so umfassend wie möglich aufgestellt zu sein. Die Checkliste sollte zusammen mit der Kurz- oder

943 Vgl. Meyer (2004), S. 51 und 89; vgl. Rutishauser (2006), S. 28; vgl. Schliehe (2006) [a], S. 263; vgl. Schuntermann (2001), o.S.; vgl. Schuntermann (2004) [a], S. 57; vgl. Schuntermann (2007), S. 14. Oepen (2006), S. 44 führt in diesem Zusammenhang an, dass Krankenkassen für Rehabilitationsanträge die ICF-Schulung für Ärzte fordern.

944 Vgl. Schmollinger (2006) [a], S. 14.

945 Vgl. Meyer (2004), S. 51.

946 Vgl. Schliehe (2006) [a], S. 268.

947 Vgl. Schmollinger (2006) [c], S. 111–112.

948 Vgl. Bartmann (2006) [a], S. 20. Ausführlich zum ethischen Rahmen der ICF siehe Schmollinger (2006) [b], S. 119–122 und Schuntermann (2007), S. 259–260.

949 Siehe dazu Deutsches Institut für Medizinische Dokumentation und Information (2005), S. 34–49.

der Vollversion der ICF verwendet werden.[950] Werden Items bestimmt, die sich auf Sachverhalte in jeder der vier Komponenten auswirken, spricht man von der so genannten (bislang noch relativ unbekannten) Signalitem-basierten Variante. Auf Grundlage einer begrenzten Anzahl an Signalitems sollen so Interdependenzen abgebildet werden.[951]

Das bekannteste Vorgehen zur Item-Reduktion ist das Bilden von Core Sets, Vorauswahlen, bestehend aus für den Anwender relevanten Kategorien. Dieses basiert auf dem bereits erwähnten Checklisten-Prinzip[952] und wird auf die Arbeiten von STUCKI (Ludwig-Maximilians-Universität München) zurückgeführt.[953] Erfasst werden können mit den Core Sets spezifische Gesundheitsprobleme (krankheitsspezifisches Core Set) aber auch das Spektrum der funktionalen Gesundheit umfassende Sachverhalte (generisches Core Set).[954] Befürworter des Core Set-Verfahrens betonen vor diesem Hintergrund die Effizienz des ICF-Einsatzes[955] und die Notwendigkeit der Core Set-Entwicklung.[956] Weiterentwicklungen sind dabei in erster Linie bezüglich der Core Sets für bestimmte Gesundheitsstörungen zu beobachten: Ein Projektteam der WHO (ICF Research Branch of the WHO CC FIC) und der Ludwig-Maximilians-Universität München befassen sich mit der Entwicklung von Core Sets für verschiedene Settings der Frührehabilitation und für chronische Gesundheitsstörungen.[957]

---

950 Vgl. Schuntermann (2006) [b], S. 25–26; vgl. Schuntermann (2007), S. 91–92. Die ICF-Checkliste ist zu finden bei Schuntermann (2006) [b], S. 29–43.

951 Vgl. Langbein (2007), S. 44.

952 Vgl. Schuntermann (2007), S. 92.

953 Vgl. Grundmann (2006) [a], S. 30.

954 Vgl. Ewert/Cieza/Stucki (2002), S. 161; vgl. Grundmann (2006) [a], S. 30; vgl. Kirschneck/Ewert (2006), S. 290.

955 Vgl. Ewert/Cieza/Stucki (2002), S. 161; vgl. Oepen (2006), S. 44. Fack (2006), S. 57 sieht genau darin das größte Missbrauchsrisiko der ICF.

956 Vgl. Schliehe (2006) [a], S. 269.

957 Vgl. Kirschneck/Ewert (2006), S. 290. Die Dominanz des medizinischen Fokus' wird angesichts der publizierten Inhalte von Core Set-Projekten deutlich. Siehe dazu exemplarisch Ewert (2006), S. 4 und Kirschneck/Ewert (2006), S. 291–298 [Core Set-Entwicklung an der Ludwig-Maximilians-Universität in München und der WHO], Gutenbrenner (2005, S. 31–35 [Arthrose] und Stamm (2004).

5.3 Rezeption der ICF

Das Hauptziel der ICF besteht darin, eine interdisziplinäre und einrichtungsübergreifende Grundlage für die internationale Kommunikation zwischen Fachleuten des Gesundheits- und Sozialwesens bereitzustellen.[958] Das Interesse an der ICF in Deutschland ist dabei groß[959], sie befindet sich derzeit in einer intensiven Implementierungs- und Umsetzungsphase[960] und erfreut sich hoher Akzeptanz.[961] Die Rezeption der ICF ist jedoch in unterschiedlichen Bereichen inkongruent vorangeschritten: So ist sie mittlerweile integraler Bestandteil und Maßstab von Gesetzen und Verordnungen, wie beispielsweise dem SGB IX[962], dem SGB V (Gesetzliche Krankenversicherung)[963], dem Behindertengleichstellungsgesetz (BGG)[964] und der Richtlinien der Bundesarbeitsgemeinschaft für Rehabilitati-

958 Vgl. Backes (2007), S. 2; vgl. Bundesarbeitsgemeinschaft für Rehabilitation (2005), S. 34; vgl. Bundesarbeitsgemeinschaft für Rehabilitation (2006), S. 12 und 24; vgl. Deutsches Institut für Medizinische Dokumentation und Information (2005), S. 11; vgl. Grundmann/Keller/Bräuning-Edelmann (2005), S. 338; vgl. Jakoby (2006), S. 70; vgl. Parentin (2007), S. 31; vgl. Rentsch (2006) [b], S. 17; vgl. Rutishauser (2006), S. 3 und 7; vgl. Schian (2006) [a], S. 12; vgl. Schliehe (2006) [a], S. 258; vgl. Schliehe (2006) [b], S. 2; vgl. Schmollinger (2006) [a], S. 13; vgl. Schuntermann (2001), o.S.; vgl. Schuntermann (2004) [a], S. 56; vgl. Schuntermann (2007), S. 81; vgl. Wegscheider/Schian (2006), S. 21.

959 Vgl. Ewert/Cieza/Stucki (2002), S. 160.

960 Vgl. Schliehe (2006) [a], S. 258; vgl. Schliehe (2006) [b], S. 2; vgl. Schuntermann (2007), S. 14. In der Schweiz wurde sie 2006 eingeführt. Vgl. dazu Rutishauser (2006), S. 3.

961 Vgl. Ewert (2006), S. 4; vgl. Ewert/Cieza/Stucki (2002), S. 159; vgl. Schliehe (2006) [a], S. 258 und 260; vgl. Schliehe (2006) [b], S. 2–3; vgl. Schuntermann (2004) [a], S. 57; vgl. Wegscheider/Schian (2006), S. 20. Hinweise zu positiven Erfahrungen mit der ICF finden sich bei Bundesarbeitsgemeinschaft für Rehabilitation (2006), S. 24 und Rentsch (2006) [a], S. 6.

962 Vgl. Backes (2007), S. 15; vgl. Bundesarbeitsgemeinschaft für Rehabilitation (2005), S. 33; vgl. Bundesarbeitsgemeinschaft für Rehabilitation (2006), S. 25; vgl. Bundesarbeitsgemeinschaft für Rehabilitation (2007), S. 9; vgl. Bundesarbeitsgemeinschaft für Rehabilitation (2008), S. 21 und 45–46; vgl. Fuchs (2006), S. 46–47 und 53; vgl. Gohde (2006), S. 5; vgl. Keel (2001), S. 2; vgl. Schuntermann (2001), o.S.; vgl. Schuntermann (2004) [a], S. 57; vgl. Schliehe (2006) [a], S. 263–264; vgl. Steffens (2006), S. 67–76.

963 Vgl. Bundesarbeitsgemeinschaft für Rehabilitation (2006), S. 25; vgl. Bundesarbeitsgemeinschaft für Rehabilitation (2008), S. 8.

964 Vgl. Bundesarbeitsgemeinschaft für Rehabilitation (2005), S. 10.

on.[965] Darüber hinaus findet sie breite Verwendung im Rahmen der sozialmedizinischen Begutachtung der gesetzlichen Rentenversicherung[966], bildet den inhaltlichen und strukturellen Hintergrund für (medizinisches) Rehabilitations- und Gesundheits- und Pflegemanagement[967], stellt ein System zur systematischen Verschlüsselung von Gesundheitsinformationen bereit[968] und wird partiell eingesetzt als Instrument zur Herstellung von Chancengleichheit/gegen Diskriminierung.[969] Ein Schattendasein der ICF wird hingegen für den Bereich der Eingliederungshilfe und den der Sozialen Arbeit konstatiert.[970] Dass der Fokus der ICF-Anwendungen somit auf dem Faktor Gesundheit liegt, verdeutlichen zudem die Publikationen zu einschlägigen Projekten.[971]

---

965 Siehe dazu die Veröffentlichungen der Bundesarbeitsgemeinschaft für Rehabilitation (2004), (2005), (2006), (2007) und (2008).

966 Vgl. Bundesarbeitsgemeinschaft für Rehabilitation (2005), S. 20, 24, 31 und 34; vgl. Bundesarbeitsgemeinschaft für Rehabilitation (2006), S. 25; vgl. Deetjen (2006), S. 23–25; vgl. Frommelt/Grötzbach/Überle (2005), S. 212–217; vgl. Jakoby (2006), S. 70; vgl. Körner (2005), S. 230; vgl. Langbein (2007), S. 45–48; vgl. Medizinischer Dienst der Krankenversicherung (2008), S. 3; vgl. Parentin (2007), S. 30; vgl. Schliehe (2006) [a], S. 260; vgl. Schuntermann (2001), o.S.; vgl. Schuntermann (2004) [a], S. 53; vgl. Timner (2008), S. 1–18.

967 Vgl. Bundesarbeitsgemeinschaft für Rehabilitation (2006), S. 25; vgl. Deutsches Institut für Medizinische Dokumentation und Information (2005), S. 11 vgl. Keel (2001), S. 5; vgl. Langbein (2007), S. 30; vgl. Parentin (2007), S. 30; vgl. Rentsch (2006) [b], S. 18; vgl. Schliehe (2006) [a], S. 260.

968 Vgl. Deutsches Institut für Medizinische Dokumentation und Information (2005), S. 11; vgl. Grundmann/Keller/Bräuning-Edelmann (2005), S. 338; vgl. Keel (2001), S. 2; vgl. Langbein (2007), S. 32 und 42; vgl. Parentin (2007), S. 31; vgl. Rentsch (2006) [b], S. 18.

969 Vgl. Deutsches Institut für Medizinische Dokumentation und Information (2005), S. 11; vgl. Keel (2001), S. 5; vgl. Meyer (2004), S. 80.

970 Vgl. Hegener (2008), S. 4; vgl. Keel (2001), S. 6.

971 Einen Überblick über aktuelle ICF-Projekte (Deutschland) bietet der Internetauftritt des Deutschen Instituts für Medizinische Dokumentation und Information unter der URL: http://www.dimdi.de/static/de/klassi/icf/icf-projekte.html. Siehe dazu ferner die Arbeiten von Bundesarbeitsgemeinschaft für Rehabilitation (2008): Die Umsetzung des ICF-Konzeptes in der Neurorehabilitation; Diakonisches Werk der Evangelischen Kirche in Deutschland [EKD] (2006): Die ICF in Psychiatrie, Neurologie, Suchtkrankenhilfe, Behindertenhilfe, Krankenversorgung; Hoser (2006): Das ICF-Modell in der Akutklinik; Müller/Wünschmann (2008): Zur Anwendung der ICF in der ambulanten Rehabilitation; Rentsch/Bucher (2006): Zum ICF-Konzept im Kontext von Neuropsycho-

5.4 Schnittstellensanalyse: Zur Position der Erwerbsarbeit innerhalb der ICF

Mit der ICF orientiert sich die Weltgesundheitsorganisation wie dargestellt an einem Verständnis von Gesundheit, das auf Funktionalität abzielt. Zur Wiederholung: Funktionale Gesundheit bezieht sich unter anderem auf den Zugang zu allen für eine Person wichtigen Lebensbereichen - in dem Umfang, der auch von einem Menschen ohne Beeinträchtigung im Bereich der Körperfunktionen, der Körperstrukturen oder der Aktivitäten erwartet wird. Dies schließt den im Rahmen der vorliegenden Untersuchung zentral behandelten Faktor der Erwerbsarbeit ein.

Diese wird im Rahmen der ICF unter dem Konzept der Aktivitäten und Partizipation verortet. Im achten Kapitel (bedeutende Lebensbereiche) sind diesbezüglich zehn Items der zweiten und dritten Ebene, die nicht mit den Ziffern 8 oder 9 kodiert/bezeichnet werden, aufgeführt. Aus quantitativer Sicht nimmt das Aktivitäten- und Partizipationskonzept mit 236 Items zwar den zweiten Platz hinter den Körperfunktionen (322 Items) ein, mit 10 von insgesamt 906 ausformulierten Items erscheint der Stellenwert der Erwerbsarbeit im Kontext funktionaler Gesundheit zunächst untergeordnet.

Die unter der Domäne Arbeit und Beschäftigung angeführten Sachverhalte (Items d840 - d859) können vom Anwender entsprechend den Kodierleitlinien der WHO zwar anhand der Merkmale Leistung, Leistungsfähigkeit und Lebensqualität (optional) beurteilt werden, spezifische Leistungs- oder Leistungsfähigkeitsanforderungen aus dem Bereich der Erwerbsarbeit sind jedoch nicht Bestandteil dieses Konzeptes; die Items sind durchweg vielmehr durch allgemeine Bezeichnungen charakterisiert: Vorbereitung auf Erwerbstätigkeit (d840); eine Arbeit erhalten, behalten und beenden (d845); Arbeit suchen (d8450); ein Arbeitsverhältnis behalten (d8451); ein Arbeitsverhältnis beenden (d8452); bezahlte Tätigkeit (d850); selbständige Tätigkeit (d8500); Teilzeitbeschäftigung (d8501); Vollzeitbeschäftigung (d8502); unbezahlte Tätigkeit (d855).[972]

logie, Neurologie, Sprachrehabilitation, rehabilitativer Gesundheitsversorgung und Neurorehabilitation; Einen weiteren Überblick gibt die Arbeit von Schliehe (2006) [a], S. 264–268.

972 Vgl. Deutsches Institut für Medizinische Dokumentation und Information (2005), S. 118–119.

5.5 Kritische Würdigung der ICF (literaturbasiert)

Im Zuge ihrer fortschreitenden Rezeption (siehe Kapitel 4.2) ist die ICF, wie von SCHMOLLINGER und SEIDEL gefordert, auch Gegenstand kontroverser Diskussionen und wird kritisch hinterfragt.[973]

Auf Seiten der ICF-Befürworter werden vor dem Hintergrund der Bedeutung einer gemeinsamen Terminologie, hier: Verzicht auf vermeidbare Begutachtungen, Abschaffung von Teilzuständigkeiten[974] etc., vor allem die disziplinenübergreifende, multiprofessionale, kommunikationsfördernde und transparente sprachliche Ausgestaltung der ICF[975], die Datenvergleiche (und damit auch Profiling) ermöglicht[976] und durch Kohärenz[977] sowie einfache Termini charakterisiert ist[978], hervorgehoben. Ferner wirke die ICF durch ihre neut-

---

973 Vgl. Schmollinger (2006) [a], S. 14; vgl. Seidel (2006), S. 77.

974 Vgl. Bundesarbeitsgemeinschaft für Rehabilitation (2005), S. 22; vgl. Beyer (2006), S. 93; vgl. Rutishauser (2006), S. 24. Esser (2006), S. 106 spricht im Zusammenhang zu vieler Teilzuständigkeiten von einer ›Balkanisierung‹ der Leistungsträger.

978 Vgl. Bartmann/Höchstädter/Steffens (2006), S. 10; vgl. Beyer (2006), S. 95; vgl. Bundesarbeitsgemeinschaft für Rehabilitation (2006), S. 7 und 24–26; vgl. Bundesarbeitsgemeinschaft für Rehabilitation (2008), S. 8, 28 und 47; vgl. Ewert (2006), S. 4; vgl. Ewert/Cieza/Stucki (2002), S. 162; vgl. Fack (2006), S. 56–57; vgl. Fuchs (2006), S. 45; vgl. Grundmann (2006) [a], S. 47 und 49; vgl. Grunmann/Keller/ Bräuning-Edelmann (2005), S. 338; vgl. Heipertz (2006), S. 101; vgl. Keel (2001), S. 1 und 6; vgl. Kirschneck/Ewert (2006), S. 296; vgl. Langbein (2007), S. 42–43; vgl. Oepen (2006), S. 43; vgl. Parentin (2007), S. 31; vgl. Rentsch (2006) [a], S. 6; vgl. Rutishauser (2006), S. 27; vgl. Schian (2006) [b], S. 115–116; vgl. Ueberle (2006), S. 25. Kirschneck/Ewert (2006), S. 295 sprechen in diesem Zusammenhang davon, dass die ICF die einzige Möglichkeit darstellt, weltweit und einheitlich interdisziplinär zu kommunizieren.

976 Vgl. Bundesarbeitsgemeinschaft für Rehabilitation (2006), S. 12; vgl. Deutsches Institut für Medizinische Dokumentation und Information (2005), S. 11; vgl. Fack (2006), S. 56–57; vgl. Grundmann/Keller/ Bräuning-Edelmann (2005), S. 338; vgl. Langbein (2007), S. 74 und 84; vgl. Mayer (2004), S. 81; vgl. Parentin (2007), S. 31.

977 Vgl. Ewert/Cieza/Stucki (2002), S. 159.

978 Vgl. Bartmann (2006) [b], S. 63; vgl. Beyer (2006), S. 95; vgl. Bundesarbeitsgemeinschaft für Rehabilitation (2006), S. 7 und 24; vgl. Bundesarbeitsgemeinschaft für Rehabilitation (2008), S. 45; vgl. Grundmann (2006) [b], S. 54; vgl. Meyer (2004), S. 31; vgl. Schliehe (2006) [a], S. 268; vgl. Schmollinger (2006) [c], S. 110. Zu diesem Argument ist auch der Faktor Anwendungs-Aufwand zu zählen; dieser wird dementsprechend als gering angesehen. Vgl. dazu Bundesarbeitsgemeinschaft für Rehabilitation (2008), S. 44 und Schmollinger (2006) [c], S. 110.

rale Sprache Stigmatisierungen entgegen, fördere durch den potentiellen Ressourceneinschluss eine salutogenetische Sichtweise der Rehabilitation[979] und ermögliche ein zielführendes[980] und ökonomisches[981] Rehabilitationsmanagement; zudem markiert die von der WHO mit der ICF verfolgte Mehrdimensionalität (Einbeziehung der individuell relevanten Kontextfaktoren) den Stand der Zeit.[982] Damit soll der in Kapitel 3.1.2.3 angesprochene Paradigmenwechsel zugunsten eines neuen Verständnisses von Rehabilitation abgeschlossen[983] und der finale Charakter des Teilhabebegriffes des SGB IX umgesetzt werden.[984]

Als Argumente, die gegen eine unvoreingenommene Anwendung der ICF sprechen, werden in erster Linie der aus dem Umfang der ICF resultierende Nutzungs-Zeitaufwand[985], die schwierige Kodierung der Sachverhalte[986], die weiterhin bestehende Defizitorientie-

---

979 Vgl. Bartmann (2006) [b], S. 63; vgl. Ewert/Cieza/Stucki (2002), S. 162; vgl. Meyer (2004), S. 24. Höchstädter (2006), S. 77 weist in diesem Zusammenhang auf die Notwendigkeit von ressourcenorientierten Assessment-Instrumenten auf ICF-Basis hin.

980 Vgl. Bundesarbeitsgemeinschaft für Rehabilitation (2008), S. 8; vgl. Langbein (2007), S. 42 und 74.

981 Vgl. Fuchs (2006), S. 50.

982 Vgl. Backes (2007), S. 15, 19 und 21; vgl. Bundesarbeitsgemeinschaft für Rehabilitation (2006), S. 12; vgl. Bundesarbeitsgemeinschaft für Rehabilitation (2008), S.8; vgl. Gohde (2006), S. 5; vgl. Grundmann/Keller/Bräuning-Edelmann (2005), S. 338; vgl. Heipertz (2006), S. 98; vgl. Hoser (2006), S. 82; vgl. Meyer (2004), S. 87. Schmollinger (2006) [a], S. 11–13 untermauert in diesem Zusammenhang historisch, dass die rein medizinische Ausrichtung für Sozialleistungssysteme nicht ausreichend ist.

983 Vgl. Bartmann/Höchstädter/Steffens (2006), S. 6; vgl. Schliehe (2006) [a], S. 258.

984 Vgl. Zelfel (2008), S. 15. Siehe dazu ferner die bei Fuchs (2006), S. 53 angeführte Stellungnahme der Koalitionsgruppe „Behindertenpolitik" der Bundesregierung. Diese betont den Stellenwert der ICF zur Erbringung rehabilitativer Leistungen im Sinne des SGB IX.

985 Vgl. Ewert (2006), S. 4; vgl. Ewert/Cieza/Stucki (2002), S. 161; vgl. Gohde (2006), S. 5; vgl. Grundmann (2006) [a], S. 30; vgl. Grundmann/Keller/Bräuning-Edelmann (2005), S. 337; vgl. Kirschneck/Ewert (2006), S. 290; vgl. Langbein (2007), S. 43 und 84; vgl. Schliehe (2006) [a], S. 262; vgl. Schuntermann (2007), S. 91; vgl. Wegscheider/Schian (2006), S. 20.

986 Vgl. Grundmann/Keller/Bräuning-Edelmann (2005), S. 338; vgl. Meyer (2004), S. 27, 29–30 und 50.

rung[987] und der passive Charakter der ICF (sie dokumentiert, diagnostiziert nicht) genannt.[988] Moniert werden weiterhin die inkongruente Begriffsverwendung und der komplizierte theoretische Aufbau der ICF[989], das Fehlen der klassifizierten personbezogenen Kontextfaktoren[990], die medizinische Dominanz der ICF[991] und der Fakt, dass die ICF keine Aussagen zu Entwicklungen und zeitlichen Verläufen erlaubt.[992] Darüber hinaus setzen andere Autoren bei der fehlenden Beteiligung der Betroffenen bezüglich der Entwicklung der ICF[993], einer generellen Kritik an den Umweltfaktoren[994] und an der Nicht-Berücksichtigung der Aspekte des Wollens der Betroffenen an.[995]

5.6 Anforderungen an die ICF

Die Entwicklung der ICF ist dabei noch nicht abgeschlossen, ihre Nutzungsmöglichkeiten noch nicht ausgeschöpft.[996] Davon ausgehend finden sich in der Primär- (WHO) und Sekundär-Literatur viele Forderungen nach einer Weiterentwicklung und dem verstärkten Praxiseinsatz der ICF, die sich neben den Vertretern der Rehabilitationspraxis und der Wissenschaft auch an die Politikebene richten.[997] Die Forderungen weiterer Autoren beziehen sich darüber hinaus auf

---

987 Vgl. Lindmeier (2005), S. 16; vgl. Oepen (2006), S. 45. Meyer (2004), S. 13–15 verweist in diesem Zusammenhang auf Argumente contra Klassifikationen–diese beziehen sich in der Mehrzahl auf den defizitären Charakter ihrer Aussagen.

988 Vgl. Bundesarbeitsgemeinschaft für Rehabilitation (2006), S. 13; vgl. Grundmann/Keller/Bräuning-Edelmann (2005), S. 338; vgl. Körner (2005), S. 236; vgl. Linden/Baron (2005), S. 145; vgl. Parentin (2007), S. 31; vgl. Schuntermann (2001), o.S.; vgl. Schuntermann (2007), S. 81.

989 Vgl. Meyer (2004), S. 25–26.

990 Vgl. Lindmeier (2005), S. 17.

991 Vgl. Lindmeier (2005), S. 16.

992 Vgl. Bundesarbeitsgemeinschaft für Rehabilitation (2008), S. 44.

993 Vgl. Esser (2006), S. 107.

994 Vgl. Bartmann (2006) [a], S. 21.

995 Vgl. Meyer (2004), S. 71.

996 Vgl. Bundesarbeitsgemeinschaft für Rehabilitation (2008), S. 8; vgl. Schliehe (2006) [b], S. 2. Meyer (2004), S. 87 umschreibt diesen Umstand damit, dass die ICF nur einen Schritt nach vorne, nicht das Ende des Weges darstellt.

997 Vgl. Bartmann (2006) [a], S. 22; vgl. Beyer (2006), S. 95; vgl. Esser (2006), S. 106; vgl. Keel (2001), S. 7; vgl. Rutishauser (2006), S. 28; vgl. Schliehe (2006) [b], S. 3; vgl. Schuntermann (2001), o.S.; vgl. Seidel (2006), S. 77.

die Fortentwicklung der Kontextfaktoren-Komponente[998], die Reduktion und Spezifikation des Vokabulars[999], die Überprüfung der ICF auf Redundanzen, Uneinheitlichkeit etc.[1000], die Integration von Kodierbeispielen und einem Stichwortverzeichnis in die ICF-Veröffentlichung[1001], die Weiterentwicklung der fachlichen und ethischen Anwendungs-Standards[1002] und (Entwicklungs-)Leistungen in den Bereichen ICF-basierte Begutachtungssysteme für die Anerkennung von Teilhabeleistungen[1003], Effektivitätssteigerung[1004], wissenschaftliche Auseinandersetzung mit der ICF[1005] und Core Set-Anwendung.[1006]

Ungeachtet dessen zielen die Prognosen hinsichtlich der Zukunft der ICF in Praxis und Theorie auf einen positiven Fortgang ab: So wird davon ausgegangen, dass sich die ICF in Lehre, Forschung und dem Rehabilitationsalltag durchsetzen[1007], die generelle und interdisziplinäre Zusammenarbeit der Health Professionals (inklusive der Kommunikation dieser mit den Betroffenen) verbessern und revolutionieren[1008] sowie zukünftig eine sehr wichtige Rolle im Gesundheits- und Versicherungswesen einnehmen wird.[1009]

5.7 Zusammenfassung

Die Notwendigkeit passgenauer Beruflicher Rehabilitation bedingt neben der Feststellung der erwerbsarbeitsbezogenen Potentiale das Matching ebendieser mit den entsprechenden beruflichen Anforde-

998 Vgl. Bartmann/Höchstädter/Steffens (2006), S. 9; vgl. Lindmeier (2005), S. 19.

999 Vgl. Bartmann (2006) [a], S. 21.

1000 Vgl. Meyer (2004), S. 26.

1001 Vgl. Meyer (2004), S. 30.

1002 Vgl. Grundmann (2006) [b], S. 54.

1003 Vgl. Ewert/Cieza/Stucki (2002), S. 160; vgl. Fuchs (2006), S. 49; vgl. Höchstädter (2006), S. 77; vgl. Schliehe (2006) [a], S. 263.

1004 Vgl. Schuntermann (2004) [a], S. 58; Schuntermann (2006) [a], S. 25 schlägt in diesem Zusammenhang die Nutzung eines Computerprogramms und die Reduktion der Items vor.

1005 Vgl. Bartmann/Höchstädter/Steffens (2006), S. 12.

1006 Vgl. Schliehe (2006) [b], S. 3.

1007 Vgl. Ewert/Cieza/Stucki (2002), S. 159.

1008 Vgl. Beyer (2006), S. 93; vgl. Kirschneck/Ewert (2006), S. 289.

1009 Vgl. Ewert/Cieza/Stucki (2002), S. 160–162; vgl. Keel (2001), S. 1.

rungen. Das vor allem im Kontext staatlich verantworteter Arbeitsmarktintegrationsbemühungen zum Einsatz kommende Profiling-Konzept, das sich eignungsdiagnostischer Verfahren bedient, bietet hier einen systematischen, in verschiedenen Modi möglichen Ansatz des umfassenden Soll- und Ist-Profilvergleichs; hingewiesen wird in diesem Zusammenhang allerdings auf die für die praktische Anwendung essentielle Wirtschaftlichkeit und Handhabbarkeit dieses Konzeptes. Dasselbe gilt für die Nutzung der von der Weltgesundheitsorganisation 2001 verabschiedeten Internationalen Klassifikation der Funktionsfähigkeit, Behinderung und Gesundheit, die auf die Bildung einer internationalen und interdisziplinären Kommunikationsgrundlage für Fachleute des Gesundheits- und Sozialwesens abzielt. Die bio-psycho-soziale Ausrichtung der ICF ermöglicht die neutrale und individuelle Ressourcen einschließende Darstellung der Funktionsfähigkeit eines Menschen, deren Ausmaß sich aus der interdependenten Funktionalität bio-medizinischer, handlungs- und kontextbezogener (Funktions-) Faktoren ergibt. Der aus dem umfassenden Ansatz dieser Klassifikation resultierende Umfang kann durch den Anwender dabei sowohl reduziert als auch erweitert werden; vonseiten der WHO und anderer an der Verbreitung der ICF interessierten Institutionen werden diesbezüglich ein verstärkter Praxiseinsatz und entsprechende Weiterentwicklungsaktivitäten angeregt. Während die Rezeption der Internationalen Klassifikation der Funktionsfähigkeit, Behinderung und Gesundheit im Bereich der medizinischen Anwendung am weitesten fortgeschritten und einschlägigen Prognosen gemäß generell nicht abgeschlossen ist, scheint Entwicklungsbedarf jedoch unter anderem hinsichtlich der auf Erwerbsarbeit bezogenen Aspekte angezeigt.

6 Die praktische Erprobung der ICF in der Bildungszentrum Saalfeld GmbH

Die ICF weist auf theoretischer Ebene (dennoch) unübersehbar Potential auf: Das ihr zugrunde liegende bio-psycho-soziale Modell, die damit einhergehende umfassende Betrachtung des Menschen, dessen Funktionsfähigkeit mit der ICF neutral und ressourcenorientiert dargestellt werden kann sowie die zum Beispiel im Bereich der medizinischen Rehabilitation stark vorangeschrittene Rezeption der Klassifikation lassen, um an dieser Stelle nur einige Aspekte zu nennen, auch für andere Rehabilitationsfelder einen großen Nutzen vermuten.

Inwieweit die Internationale Klassifikation der Funktionsfähigkeit, Behinderung und Gesundheit ihren theoretischen Ansprüchen/zugeschriebenen Charakteristika auch im Alltag einer Rehabilitationseinrichtung gerecht wird, steht im Zentrum der nachfolgenden Ausführungen. Diesen zugrunde liegt eine Untersuchung zur praktischen ICF-Anwendung in der Bildungszentrum Saalfeld GmbH.

6.1 Darstellung des Unternehmens

Die Bildungszentrum Saalfeld GmbH wurde am 1. April 1991 gegründet, der Unternehmensgesellschafter ist der Landkreis Saalfeld-Rudolstadt. Mit Hauptsitz im thüringischen Unterwellenborn hält die Bildungszentrum Saalfeld GmbH, gegliedert in die sechs Abteilungen ›Berufliche Rehabilitation/Integration behinderter Jugendlicher‹, ›Berufliche Rehabilitation/Integration Erwachsener‹, ›Außerbetriebliche Ausbildung‹, ›Betriebliche Ausbildung‹, ›Jugend- und Präventionsprojekte‹ sowie ›Soziale Projekte‹, mittlerweile ein sehr breites Angebot beruflicher Aus- und Weiterbildungsmaßnahmen vor. Hervorzuheben ist in diesem Zusammenhang neben den vielfältigen lokalen und regionalen Bildungsangeboten, den Kooperationen mit der Industrie- und Handelskammer (IHK) Ostthüringen zu Gera und bekannten Unternehmen wie Bosch Rexroth Deutschland oder Berlitz auch die internationale Ausrichtung der Bildungszentrum Saalfeld GmbH. So kam es in der Vergangenheit zu Austauschaktivitäten mit finnischen Jugendlichen und französischen und tschechischen Auszubildenden. Die hohe Reputation der vom Unternehmen geleisteten Arbeit spiegelt sich zudem in nationalen und internationalen Auszeichnungen wider. Zu nennen sind hier vor allem der Gewinn des Thüringer Ideenwettbewerbes ›IMPULSe für die Gesundheit‹ (Juni 2008) und die Vergabe des Polnischen Staatspreises ›Ein Herz für Kinder‹ (Juni 2003) an das Sachgebiet Soziale Projekte.[1010]

Mit 203 Festangestellten[1011] stellt die Bildungszentrum Saalfeld GmbH dabei 8,45 Prozent der sozialversicherungspflichtig Beschäftigten im Bereich des Gesundheits-, Veterinär- und Sozialwesens (n: 2.402, Gesamtbeschäftigte N: 11.822)[1012] der Stadt Saalfeld/Saale.

6.2 Beschreibung und Einordnung der Erprobung in den Unternehmenskontext

In der Bildungszentrum Saalfeld GmbH werden Maßnahmen der Beruflichen Rehabilitation vom gleichnamigen Unternehmensbereich getragen. Dieser vereinigt die beiden Abteilungen Berufliche Rehabilitation/Integration behinderter Jugendlicher und Berufliche Rehabilitation/Integration Erwachsener in sich. Die Internationale Klassifikation der Funktionsfähigkeit, Behinderung und Gesundheit wurde dabei pilothaft im Rahmen des Saalfelder Modells für flexible Arbeit und Integration psychisch beeinträchtigter Menschen, kurz: SAFARI, eingesetzt. Das Projekt SAFARI ist eines von fünf Angeboten, das seit dem 1. Januar 2006[1013] vom Psychosozialen Zentrum (PSZ), einer der beiden Säulen der Abteilung Berufliche Rehabilitation/Integration Erwachsener, bereitgestellt wird. Zur Zielgruppe des PSZ zählen Menschen mit psychischen Beeinträchtigungen (siehe Kapitel 3.1.1.2.5), deren Erwerbsfähigkeit unter drei Stunden (täglich) respektive über drei Stunden liegt, die aufgrund ihrer Einschränkungen jedoch nicht wettbewerbsfähig auf dem allgemeinen Arbeitsmarkt arbeiten können, Menschen mit psychischen Beeinträchtigungen, die dem allgemeinen Arbeitsmarkt zur Verfügung stehen sowie Menschen mit leicht ausgeprägter geistiger Behinderung (siehe Kapitel 3.1.1.2.4). Neben dem Modellprojekt SAFARI umfasst die Angebotspalette des Psychosozialen Zentrums das Projekt IAPB (Integration in den Arbeitsmarkt für psychisch Beeinträchtigte), Beratungen zur beruflichen Integration, die kontinuierliche Begleit-Unterstützung für Maßnahmeteilnehmer des Rehabilitations- und Integrationszentrums sowie die Begleitung der beruflichen Integration und die Stabilisierung von Beschäftigungsverhältnissen

---

1010 Vgl. Bildungszentrum Saalfeld GmbH (2009) [a], o.S.

1011 Die Zahlen stellen den Stand des 19. Juni 2009 dar und entstammen einer persönlichen Anfrage beim Abteilungsleiter Berufliche Rehabilitation/Integration Erwachsener, Herrn Dr. Dieter Saalmann.

1012 Stadt Saalfeld (2009), o.S., Stand: 31.12.2007.

1013 Vgl. Doepel (2009), o.S.

für Personen mit besonderem Unterstützungsbedarf. Die angeführten Maßnahmen sind primär darauf ausgerichtet, die Erwerbsfähigkeit von Menschen mit psychischen Beeinträchtigungen zu verbessern, herzustellen oder wieder herzustellen, ihre Teilnahme am gesellschaftlichen und dem Arbeitsleben zu ermöglichen und sie dauerhaft auf dem allgemeinen Arbeitsmarkt zu integrieren. Zur Realisierung dieser Zielstellungen setzt die Bildungszentrum Saalfeld GmbH ein interdisziplinäres Team, zumeist bestehend aus Diplompsychologen, Ergotherapeuten und Erziehungswissenschaftlern (n: 43, bei N [Beschäftigte im Bereich Berufliche Rehabilitation]: 113)[1014], ein.[1015]

6.2.1 Zielgruppe, Zugangsberechtigte und zuweisende Kostenträger

Das Modellprojekt SAFARI richtet sich an Menschen, die eine befristete bzw. unbefristete Erwerbsunfähigkeitsrente beziehen, sowie an erwerbsfähige Personen, die aufgrund ihrer Einschränkungen auf dem allgemeinen Arbeitsmarkt nicht wettbewerbsfähig eingesetzt werden können. Ferner sind Menschen mit einer leicht ausgeprägten geistigen Behinderung zugangsberechtigt. Zugewiesen werden die Projektteilnehmer von der Deutschen Rentenversicherung Bund, der Deutschen Rentenversicherung Mitteldeutschland, der Bundesagentur für Arbeit, ihren ARGEn (Arbeitsgemeinschaften von Mitarbeitern der Bundesagentur für Arbeit und kommunalen Verantwortlichen) und den Sozialhilfeträgern. Die für die Zuweisung maßgeblichen Rechtsverordnungen sind § 53 SGB XII (Leistungsberechtigte und Aufgabe), § 17 SGB IX (Ausführung von Leistungen, Persönliches Budget) und § 33 SGB IX (Leistungen zur Teilhabe am Arbeitsleben).[1016]

6.2.2 Bestandteile des Projektes

Das Projekt SAFARI beinhaltet ein dreischrittiges Leistungsangebot. Dazu zählen das Feststellungsverfahren, das berufsvorbereitende Arbeitstraining und die betreute Integration in einen dezentralen Arbeitsbereich[1017]; die Beschäftigung erfolgt möglichst wohnortnah

---

1014 Zahlen nach Anfrage bei Dr. Saalmann, siehe dazu Fußnote 1011.

1015 Vgl. Bildungszentrum Saalfeld GmbH (2009) [b], o.S.

1016 Vgl. Bildungszentrum Saalfeld GmbH (2009) [c], o.S.

1017 Die Projektbestandteile unterlagen dabei einem zeitlichen Entwicklungsverlauf und begannen nicht gleichzeitig: So starteten die Bereiche Feststellungsverfahren und Berufsvorbereitendes Arbeitstraining am 1. Januar und ausschließlich auf betrieblichen Arbeitsplätzen in der freien Wirtschaft, in Behörden und Institutionen.[1018] Im Rahmen des Feststellungsverfahrens werden mithilfe eines breiten Spektrums diagnostischer Verfahren (arbeitsmedizinische Begutachtung, psychologische Leistungsdiagnostik, berufliche Eignungsdiagnostik, Assessment-Center, Evaluation der funktionellen Eignungsdiagnostik) dabei zunächst individuelle Kompetenzen festgestellt[1019], darauf aufbauend erfolgen eine detaillierte Eingliederungs- und Hilfeplanung, praktische Erprobungen sowie individuelle Gespräche und Reflexionen. Das sich an das Feststellungsverfahren anschließende Arbeitstraining umfasst das Training und die Erweiterung berufsrelevanter Qualifikationen, die gezielte Arbeitsplatzqualifikation und ein betriebliches Praktikum.[1020]

6.2.3 Beginn und Dauer des Projektes

Der Projekteinstieg ist nach Absprache möglich und erfolgt gemäß individuellen Maßgaben. Ebenso offen ist dabei die zeitliche Projekt-Komponente: Während das Feststellungsverfahren generell über einen Zeitraum von acht Wochen läuft, ist für das berufsbezogene Arbeitstraining lediglich eine Obergrenze von zwölf Monaten, jedoch keine Mindestdauer definiert. Für die individuelle Eingliederung in betriebliche Arbeitsplätze sind weder Minimal- noch Maximaldauer festgelegt.[1021]

6.3 Verlauf und Bestandteile der ICF-Erprobung

Die Erprobung der ICF im Rahmen des Projektes lief in mehreren Phasen ab. Diese sowie weitere inhaltliche Aspekte werden im Weiteren dargestellt. In Verbindung mit der im nächsten Kapitel thematisierten Evaluation der ICF-Erprobung dient dies der intersubjektiven Nachvollziehbarkeit des Vorgehens.

6.3.1 Vorgriff: Zur Pre-Erprobung

Bevor die Internationale Klassifikation der Funktionsfähigkeit, Behinderung und Gesundheit im Rahmen des Modellprojektes SAFARI

2007, während der Bereich Betriebliche Arbeitsplätze bereits zum 4. September 2006 ins Leben gerufen wurde. Vgl. dazu Doepel (2009), o.S.

1018 Vgl. Bildungszentrum Saalfeld GmbH (2009) [c], o.S.

1019 Vgl. Bildungszentrum Saalfeld GmbH (2009) [d], o.S.

1020 Vgl. Bildungszentrum Saalfeld GmbH (2009) [c], o.S.

1021 Vgl. Bildungszentrum Saalfeld GmbH (2009) [c], o.S.

eingesetzt und für den Anwendungsbereich der Beruflichen Rehabilitation weiterentwickelt werden konnte, wurde ihre Verwendung einer für Datenerhebungsprozesse notwendigen Vor-Erprobung mit einhergehender Erstevaluation (erhebungswissenschaftliches Äquivalent: Pre-Test[1022]) unterzogen. Diese wurde im Martinshof Bremen, einer Werkstatt für behinderte Menschen, die mit 35 Standorten im Wirtschaftsraum Bremen, 1.800 Mitarbeitern mit geistigen und psychischen Funktionsbeeinträchtigungen und 330 angestellten Fachkräften zu den größten deutschen Werkstätten zählt[1023], durchgeführt. Es ging dabei zunächst darum, erste Ansätze für den Einbezug der ICF in Maßnahmen der Beruflichen Rehabilitation sowie Ableitungen für künftige Evaluationen zu ermitteln. An den Standorten Bremen und Bremerhaven befassten sich dazu jeweils zwei Fachkräfte des Martinshofes (berufliche Hintergründe: Behindertenpädagoge, Sozialpädagogin, Industrieelektronikerin, Schreinerin) sowie ein Mitarbeiter (Autor der vorliegenden Arbeit) von Professor Gerd Grampp (Agentur für Forschung, Entwicklung, Beratung und Schulung in der Rehabilitation [AFEBS Reha]) mit der Dokumentation erwerbsarbeitsbezogener Potentiale auf Basis der ICF. Dies geschah im Zeitraum von zwölf Monaten und fand seinen vorläufigen Abschluss am 21. November 2007 mit der Auditierung des von den Fachkräften und der AFEBS Reha im Vorfeld erarbeiteten Core Sets »Teilhabe am Arbeitsleben«.

Die Mitarbeiter des Martinshofes, deren Erwerbsarbeitspotentiale mittels Leistungsbeurteilung festgestellt und anhand der Internationalen Klassifikation der Funktionsfähigkeit, Behinderung und Gesundheit dokumentiert wurden, unterlagen durch ihren Einbezug in verschiedene Maßnahmen einer hohen Fluktuation, sodass hier auf die Erhebung verlaufsbezogener und soziodemographischer Daten verzichtet wurde.

6.3.2 Verlaufsdaten der Erprobung

Die ICF-Erprobung in der Bildungszentrum Saalfeld GmbH war eingebunden in das Projektelement *Feststellungsphase* und begann mit einer zum 3. November 2008 begonnenen Maßnahme, auf die fünf weitere folgten (Rahmendaten: M_1: 03.11.2008 - 09.01.2009, M_2: 02.02.2009 - 28.03.2009, M_3: 23.03.2009 - 15.05.2009,[1024] M_4: 25.05.2009

1022 Vgl. Schnell/Hill/Esser (2005), S. 347-348.

1023 Siehe dazu den Internetauftritt des Martinshofes (2009).

1024 Anmerkung: Die beiden Maßnahmen M_2 und M_3 überschnitten sich, sodass ihre Ergebnisse im Kapitel 6.5.3 zusammengefasst dargestellt werden.

- 17.07.2009). Angeschlossen an die praktische Erprobung, das heißt die Erprobung im Rahmen der Maßnahmen M_1 bis M_4, war die theoretische Erprobung der ICF im Zeitraum vom 08.09.2009 - 09.10.2009 durch die Mitarbeiter, die mit dem Projektabschlussworkshop am 1. Dezember 2009 offiziell beendet wurde. Die theoretische Erprobung sah dabei die Überarbeitung der Protokolle und die kritische Auseinandersetzung mit ebendiesen vor dem Hintergrund der bereits gemachten Erfahrungen vor.

6.3.3 Soziodemographische Daten der an der Erprobung beteiligten Personen

Die in die Erprobung einbezogenen Maßnahmeteilnehmer sowie die Fachkräfte, deren Anwendungserfahrungen im Projektverlauf erhoben wurden, werden im Folgenden vor ihrem strukturellen Hintergrund dargestellt.

6.3.3.1 Teilnehmerdaten

Wie in Kapitel 6.2.2 angeführt, liegen den einzelnen Projektelementen unterschiedliche Inhalte, Zielstellungen und Verläufe zugrunde, ferner besitzt keines der drei Elemente verpflichtenden Charakter - daraus resultieren, wie nachfolgend deutlich wird, inkongruente Teilnehmerzahlen: Seit der Einführung am 1. Januar 2006 nahmen insgesamt 204 Menschen am Modellprojekt sowie der Maßnahme IAPB teil. Davon entfielen 95 Personen (46,57 %) auf die (vorgeschaltete) Feststellungsphase; 41 der 95 Teilnehmer (43,16 %) waren weiblich, 54 (56,84 %) männlichen Geschlechts. Aufgrund von Krankheiten brachen sechs Teilnehmer (6,32 %) die Feststellungsphase vorzeitig ab. Mit dem berufsvorbereitenden Arbeitstraining begannen 84 von 204 Personen (41,18 %), darunter waren 36 Frauen (42,86 %) und 48 Männer (57,14 %). Die Abbrecherquote innerhalb dieses Projektbereiches lag bei 25,00 %, was 21 Teilnehmern entspricht. Krankheitsbedingt beendeten 19 von ihnen (90,48 %) das Arbeitstraining, während ein Teilnehmer (4,76 %) in eine andere Maßnahme wechselte und darüber hinaus die Kostenübernahme eines weiteren Teilnehmers (4,76 %) endete und dieser die Maßnahme daher nicht bis zum Ende in Anspruch nehmen konnte. Am betrieblichen Arbeitstraining nahmen 25 der 204 Menschen (12,25 %) teil; konkret waren es elf Frauen (44,00 %) und 14 Männer (56,00 %). Vor Beendigung brachen zwölf der 25 Teilnehmer (48,00 %) dieses Element ab. Dabei wechselten sechs Teilnehmer (50,00 %) in eine WfbM, drei Teilnehmer (25,00 %) verließen das Projekt auf eigenen Wunsch, zwei weitere (16,67 %) aufgrund von Krankheit, während ein Teilnehmer (8,33 %) vermittelt werden konnte. Elementübergreifend lag die Quote derer, die die einzelnen Elemente vorzeitig abbrachen, somit bei 19,12 %, was 39 Personen entspricht (siehe dazu die nachfolgende Grafik).

Projektelement	Teilnehmeranzahl	Abbrecher	Abbrecherquote
Feststellung	95	6	6,32 %
Berufsvorbereitendes Arbeitstraining	84	21	25,00 %
Betriebliches Arbeitstraining	25	12	48,00 %
Σ	**204**	**39**	**19,12 %**

Abbildung 6-1: Teilnehmerdaten zum Modellprojekt SAFARI

Quelle: Eigene Darstellung.

Insgesamt nahmen 19 Personen an der in die Feststellungsphase integrierten ICF-Erprobung teil. Es handelte sich dabei um elf Frauen (57,89 %) und acht Männer (42,11 %); insgesamt brachen drei Teilnehmer (15,79 %) die Phase der Feststellung bedingt durch Krankheit vorzeitig ab. Die Teilnehmerzahl wurde bedingt durch die Verweigerungshaltung der Kostenträger; diese wiesen dem Projekt ab August 2009 keine Teilnehmer mehr zu, obwohl es vonseiten potentieller Maßnahmeteilnehmer viele Anfragen gab.

6.3.3.2 Mitarbeiterdaten

Eingebunden in die Feststellungsphase waren elf Mitarbeiter, drei von ihnen wurden dabei nicht für die ICF-Erprobung eingesetzt, sondern agierten im Kontext der psychologischen Leistungsdiagnostik bzw. der Potentialerfassung mit dem Instrument Handlungsorientierte Module zur Erfassung und Förderung beruflicher Kompetenzen (HAMET). Die acht an der ICF-Erprobung beteiligten Fachkräfte verfügten über insgesamt 105 Jahre Berufserfahrung (entspricht im Schnitt in etwa 13 Jahren und eineinhalb Monaten pro Fachkraft; durchschnittlich arbeiteten die involvierten Fachkräfte mit Stand vom 1. Juli 2009 sechs Jahre und zehneinhalb Monate für die Bildungszentrum Saalfeld GmbH).

Beruflicher Hintergrund	Anzahl	ICF-Bezug
Diplom-Psychologe	2	-
Ergotherapeut	4	4
Erziehungswissenschaftler (M.A.)	2	2
Betriebswirt	1	-
Feinmechaniker	1	1
Tischlermeister	1	1
$\sum$	**11**	**8**

Abbildung 6-2: Am Projekt beteiligte Fachkräfte

Quelle: Eigene Darstellung.

6.3.4 Eingesetzte Diagnostikverfahren im Rahmen der Erprobung

Zur Feststellung erwerbsarbeitsbezogener Potentiale kommen im Rahmen des Modellprojektes insgesamt 28 Verfahren zum Einsatz.[1025] Diese sind integriert in ein multimethodales Assessment-Center-Verfahren (siehe Kapitel 4.2.3.2), das sich aus den fünf Feststellungsbereichen kaufmännisches, gewerbliches, hauswirtschaftliches und allgemeines Assessment sowie einem Assessment im Zuge ergotherapeutischer Maßnahmen zusammensetzt. Äquivalent zu den Feststellungsdimensionen werden die eingesetzten Instrumente im Folgenden komprimiert dargestellt.

6.3.4.1 Instrumente für das kaufmännische Assessment

Das kaufmännische Assessment besteht aus maximal fünf Arbeitsaufträgen; diese werden jeweils in Einzelarbeit bearbeitet, von der Fachkraft ausgewertet und mit den Teilnehmern individuell besprochen. Die zeitlichen Vorgaben variieren dabei zwischen 45 und 60 Minuten.

1025 Anmerkung: Die Auswahl der einzelnen Verfahren obliegt den Fachkräften, sodass nicht in jeder Phase zwangsläufig dieselben Instrumente eingesetzt werden (müssen).

6.3.4.1.1 *Haushaltsbuch*

Die Teilnehmer erhalten eine Aufstellung von 40 Haushaltsposten, aus der sie Ausgaben und Einnahmen identifizieren, diese gegenüber stellen und mögliche Reserven berechnen. Ihnen stehen für diesen Einzelauftrag 60 Minuten sowie ein Taschenrechner, Schreibmaterial und das Haushaltsbuch zur Verfügung.

6.3.4.1.2 *Kassenabrechnung*

Die Teilnehmer ermitteln anhand eines Kassenbuches Einnahmen und Ausgaben und stellen im Rahmen der Endkontrolle Differenzen und Summen heraus. Dies geschieht als Einzelarbeit innerhalb von 60 Minuten.

6.3.4.1.3 *Geldformen*

Die Teilnehmer ermitteln den Bestand einer Handkasse und gehen dabei mit verschiedenen Geldformen um. Das Zeitfenster für diesen Einzelauftrag beträgt 45 Minuten.

6.3.4.1.4 *Alphabetische Reihenfolge*

Die Teilnehmer sortieren eine Aufstellung unterschiedlicher Wörter nach alphabetischen Gesichtspunkten. Innerhalb von 60 Minuten bewältigen die Teilnehmer diesen Auftrag in Einzelarbeit.

6.3.4.1.5 *Unfallbericht*

Die Teilnehmer fertigen einzeln und in maximal 45 Minuten einen schriftlichen Unfallbericht an.

6.3.4.2 Instrumente für das gewerbliche Assessment

Lediglich zwei Aufträge sieht das gewerbliche Assessment vor. Für diese sind jeweils ein Zeitfenster von drei Stunden, die Einzelbearbeitung und eine Nachbesprechung mit der Fachkraft vorgesehen.

6.3.4.2.1 *Holzwürfel*

Die Teilnehmer stellen in insgesamt elf Schritten einen Holzwürfel nach Mustervorlage her. Jeweils einzeln, innerhalb von drei Stunden und unter Zuhilfenahme des entsprechenden Werkzeuges, wählen sie zunächst das Material, vermessen und schneiden es, bohren die Augen ein und beschließen ihren Arbeitsvorgang mit Feinarbeiten wie Lackieren und Lasieren.

6.3.4.2.2 *Hockerfertigung*

Die Teilnehmer erstellen im Zeitraum von drei Stunden als Einzelaufgabe einen Blumenhocker nach Vorlage. Die Arbeitsreihenfolge/-inhalte sind dabei identisch mit der oben angeführten Herstellung des Holzwürfels.

6.3.4.3 Instrumente für das berufliche Assessment

Die Teilnehmer des beruflichen Assessments werden mit maximal vier Aufgaben konfrontiert, die in Einzelbearbeitung (drei Aufträge) und im Gruppenrahmen (ein Auftrag) bearbeitet werden. Die Zeitvorgaben sind dabei unterschiedlich und umfassen zwischen 30 und 90 Minuten; die Präsentation des Ergebnisses wird nur bei einem Auftrag verlangt.

6.3.4.3.1 *Speisekarte*

Die Teilnehmer fertigen in Einzelarbeit eine Speisekarte für ein Menü im Familienrahmen (34 Personen) an und erstellen einen Kostenvoranschlag für ebendieses. Der zeitliche Rahmen für die Bearbeitung der Aufgabenstellung beträgt 30 Minuten.

6.3.4.3.2 *Kochvorgang*

Die Teilnehmer planen alleine innerhalb von 60 Minuten die Zubereitung eines Gerichtes ihrer Wahl für zwei respektive zehn Personen, berechnen für beide Varianten die Kosten und erläutern die Vorgehensweise des Kochvorgangs (Durchführung, Vor- und Nachbereitung).

6.3.4.3.3 *Catering*

Die Teilnehmer richten in Einzelarbeit und im Zeitraum von 50 Minuten ein Buffet für insgesamt 80 Personen (30 Kinder und 50 Erwachsene) an und präsentieren nachfolgend ihre Ergebnisse.

6.3.4.3.4 *Reinigung*

Die Teilnehmer reinigen maximal zu dritt eine Ferienwohnung nach Arbeitsplan. Dafür stehen ihnen 90 Minuten zur Verfügung.

6.3.4.4 Instrumente für das allgemeine Assessment

Im Rahmen des allgemeinen Assessments bearbeiten die Teilnehmer bis zu 14 Aufgaben alleine (vier Aufträge) und als Arbeitsgruppe (zehn Aufträge). Zur Verfügung stehen den Teilnehmern Zeiträume zwischen 30 und 120 Minuten; sieben Aufträge schließen dabei die Ergebnispräsentation ein.

6.3.4.4.1 *Einsame Insel*

Die Teilnehmer erarbeiten im Zuge einer Gruppenarbeit auf Basis vorgegebener Kontextbedingungen (natürliche Umwelt, Ausrüstung, Proviant) eine Wochenplanung für das eigenständige Überleben auf einer Südseeinsel und stellen diese nach einer Bearbeitungszeit von 60 Minuten den anderen Arbeitsgruppen vor.

6.3.4.4.2 *Brückenbau*

Die Teilnehmer verbinden zwei Stühle mittels einer selbst gebauten Brücke, nachdem sie zunächst eine Konstruktion entwickeln und diese gemeinsam mit den anderen Teilnehmern in die Praxis umsetzen. Dies geschieht innerhalb von 40 Minuten.

6.3.4.4.3 *Teamwork*

Die Teilnehmer bearbeiten als Gruppe in 60 Minuten acht Aufgaben zu kreativen, mathematischen, logischen und sprachbezogenen Problemstellungen. Abgeschlossen ist der Auftrag, sobald alle Ergebnisse auf einem Plakat zusammengefasst dargestellt werden.

6.3.4.4.4 *Modellbau*

Die Teilnehmer fertigen in Einzelarbeit innerhalb von 60 Minuten ein Modellhaus mit Balkon und Dachfenster aus Bauplatte.

6.3.4.4.5 *PC-Simulation*

Die Teilnehmer nehmen nach der PC-gesteuerten Simulation von acht Kunden- und Kritiksituationen, die auditiv (Ton) und visuell (Text) untermalt werden, schriftlich Stellung zu den dargestellten Szenarien. Für diesen Einzelauftrag stehen ihnen 30 Minuten zur Verfügung.

6.3.4.4.6 *Straßenübung*

Die Teilnehmer versuchen innerhalb von 35 Minuten unter Zuhilfenahme schriftlicher Anweisungen jeweils einzeln verschiedene Straßenkreuzungen auf einer Straßenkarte zu finden.

6.3.4.4.7 *Leporello*

Die Teilnehmer erstellen in Einzelarbeit ein Faltbild, das je nach Perspektive (von links bzw. rechts betrachtet) ein anderes Motiv zeigt. Die Bearbeitungszeit beträgt 120 Minuten.

6.3.4.4.8 *Deutsch*

Die Teilnehmer bearbeiten innerhalb von 60 Minuten gemeinsam verschiedene Aufgaben aus dem Bereich der deutschen Sprache.

6.3.4.4.9 Gruppendiskussion

Die Teilnehmer diskutieren im Gruppenrahmen 60 Minuten lang über einen Zeitungsartikel und erörtern dabei gemeinsam drei Fragestellungen.

6.3.4.4.10 Kapla

Die Teilnehmer bauen jeweils zu zweit eine Abbildung aus Holzplättchen nach. Die Aufgabenstellung sieht dabei eine zweigeteilte Bearbeitung vor: Ein Teilnehmer fungiert erklärend, während der andere Teilnehmer seinen Instruktionen folgt. Vorgesehen sind für diese Aufgabe 30 oder 45 Minuten, wobei die Bearbeitungszeit von der Teilnehmerzahl abhängt.

6.3.4.4.11 Gebäudenutzung

Die Teilnehmer erarbeiten in Teamarbeit ein Raumaufteilungs- und Nutzungskonzept für ein Wohnhaus, in dem fünf Menschen im Rahmen einer Wohngemeinschaft (WG) wohnen sollen. Dafür veranschlagt sind 60 Minuten.

6.3.4.4.12 Wohngemeinschaft

Die Teilnehmer nehmen anhand eines Wohnungsgrundrisses (4-Zimmer-Wohnung) die Verteilung der Zimmer sowie die Aufteilung der Möbel vor; ferner planen sie unter der Annahme eines geringen Budgets einen gemeinsamen Filmeabend. Die zeitliche Obergrenze beträgt dabei 45 Minuten.

6.3.4.4.13 Hammerwerk

Die Teilnehmer bauen nach Anleitung ein batteriebetriebenes Hammerwerk aus Fischertechnik®-Elementen zusammen und bringen dieses zum Laufen. Für die Auftragsbearbeitung sind 45 Minuten vorgesehen.

6.3.4.4.14 Spontanparty

Die Teilnehmer planen im Gruppenrahmen innerhalb von 50 Minuten eine Feier - inkludiert in die Planungen sind dabei alle mit Feierlichkeiten im Vorfeld verbundenen Aktivitäten/Faktoren (Auswahl der Musik, Verpflegung der Gäste, Absprachen mit den Nachbarn etc.).

6.3.4.5 Instrumente für das Assessment im Zuge ergotherapeutischer Maßnahmen

Das ergotherapeutische Angebot der Bildungszentrum GmbH umfasst drei Assessmentaufgaben, die von den Teilnehmern jeweils als Einzelleistung und in variablen Zeiträumen bearbeitet werden.

6.3.4.5.1 Collage

Die Teilnehmer gestalten in Einzelarbeit eine Collage, in der sie ihre Gedanken zum Erhalt einer Erwerbstätigkeit ausdrücken. Dafür steht ihnen ein von der Gruppenstärke abhängiges Zeitfenster zur Verfügung, das ohne Bezug zur konkreten Bearbeitungssituation nicht beziffert werden kann.

6.3.4.5.2 Arbeiten mit Ton

Die Teilnehmer fertigen jeweils alleine und innerhalb eines ebenfalls variablen Zeitraumes eine Daumenschale aus Ton an.

6.3.4.5.3 Bildererkennung

Die Teilnehmer erkennen und benennen einzeln Bilder abweichenden Schärfegrades. Vorgesehen dafür sind maximal sieben Minuten.

Zur Einordnung der Verfahren und der intersubjektiven Nachvollziehbarkeit des Vorgehens finden sich nachfolgend abgebildet die 28 Assessment-Center-Aufgaben (siehe dazu auch Anhang 3.2) sowie die entsprechenden Zieldimensionen. Aus Gründen der Übersichtlichkeit sind die dargestellten Leistungsmerkmale dabei jeweils nur einfach pro Feststellungs-Bereich enthalten, auch wenn sie ggf. von mehreren Verfahren desselben Bereiches erhoben wurden.

Feststellungs-Bereich	**Verfahren**	**Zieldimensionen**
Kaufmännisches Assessment	Haushaltsbuch Kassenabrechnung Geldformen Alphabetische Reihenfolge Unfallbericht	Flexibilität, Psychische Stabilität, Selbstvertrauen, Motivation, Selbständigkeit, Rechnen, Lesen, Schreiben, Kontrollfähigkeit, Misserfolgstoleranz, Fertigkeiten aneignen, Mit Autoritätspersonen umgehen, Gewissenhaftigkeit, Sprachverständnis, Arbeitsausdauer, Arbeitsgeschwindigkeit, Arbeitsqualität
Gewerbliches Assessment	Holzwürfel	Psychische Stabilität, Offenheit gegenüber neuen Erfahrungen,

	Hockerfertigung	Selbstvertrauen, Motivation, Selbständigkeit, Abstraktionsvermögen, Organisieren und Planen, Flexibilität, Einsichtsvermögen, Urteilsvermögen, Problemlösung, Rechnen, Fertigkeiten aneignen, Misserfolgstoleranz, Arbeitsqualität, Gewissenhaftigkeit, Gegenstände anheben und tragen, Zuverlässigkeit, Kontrollfähigkeit, Sprachverständnis, Arbeitsausdauer, Arbeitsgeschwindigkeit, Arbeitsqualität
Berufliches Assessment	Speisekarte Kochvorgang Catering Reinigung	Psychische Stabilität, Offenheit gegenüber neuen Erfahrungen, Selbstvertrauen, Motivation, Selbständigkeit, Abstraktionsvermögen, Organisieren und Planen, Flexibilität, Einsichtsvermögen, Urteilsvermögen, Problemlösung, Rechnen, Fertigkeiten aneignen, Lesen, Schreiben, Umgänglichkeit, Kritikfähigkeit, Gegenstände anheben und tragen, Misserfolgstoleranz, Toleranz, Mit Autoritätspersonen umgehen, Mit Gleichrangigen umgehen, Gewissenhaftigkeit, Zuverlässigkeit, Kontrollfähigkeit, Sprachverständnis, Arbeitsausdauer, Arbeitsgeschwindigkeit, Arbeitsqualität
Allgemeines Assessment	Einsame Insel Brückenbau Teamwork Modellbau PC-Simulation Straßenübung Leporello Deutsch Gruppendiskussion Kapla Gebäudenutzung Wohngemeinschaft	Psychische Stabilität, Offenheit gegenüber neuen Erfahrungen, Selbstvertrauen, Motivation, Selbständigkeit, Abstraktionsvermögen, Organisieren und Planen, Flexibilität, Einsichtsvermögen, Urteilsvermögen, Problemlösung, Rechnen, Fertigkeiten aneignen, Lesen, Schreiben, Feinmotorischer Handgebrauch, Extraversion, Umgänglichkeit, Misserfolgstoleranz, Toleranz, Kritikfähigkeit, Mit Autoritätspersonen umgehen, Mit Gleichrangigen umgehen,

	Hammerwerk Spontanparty	Gewissenhaftigkeit, Zuverlässigkeit, Kontrollfähigkeit, Sprachverständnis, Arbeitsausdauer, Arbeitsgeschwindigkeit, Arbeitsqualität, Kommunikationsfähigkeit, Teamfähigkeit, Kreativität, Mit Verantwortung umgehen, Transferfähigkeit, Konfliktfähigkeit
Assessment im Rahmen der Ergotherapie	Bildererkennung Arbeiten mit Ton Collage	Psychische Stabilität, Offenheit gegenüber neuen Erfahrungen, Selbstvertrauen, Motivation, Selbständigkeit, Abstraktionsvermögen, Organisieren und Planen, Flexibilität, Einsichtsvermögen, Urteilsvermögen, Fertigkeiten aneignen, Lesen, Schreiben, Feinmotorischer Handgebrauch, Extraversion, Umgänglichkeit, Misserfolgstoleranz, Toleranz, Kritikfähigkeit, Mit Autoritätspersonen umgehen, Mit Gleichrangigen umgehen, Gewissenhaftigkeit, Kontrollfähigkeit, Sprachverständnis, Arbeitsausdauer, Arbeitsgeschwindigkeit, Kreativität

Abbildung 6-3: Das Assessment-Center-Verfahren der Bildungszentrum Saalfeld GmbH

Quelle: Eigene Darstellung.

6.4 Dokumentation und Darstellung der Erprobungs-Evaluation

Die ICF-Erprobung wurde begleitend und abschließend evaluiert. Auf die theoretischen Hintergründe der Evaluation wird nachfolgend eingegangen. Ferner wird der Bezug zur praktischen Umsetzung dargestellt. Beide Themenkomplexe bilden die Grundlagen für das Verständnis der im nächsten Kapitel aufgeführten Evaluationsergebnisse.

6.4.1 Aufgabe und Fragestellung der Evaluation

Die Evaluation verfolgte die Zielstellung, das praktische Potential der Internationalen Klassifikation der Funktionsfähigkeit, Behinderung und Gesundheit zur passgenauen Beruflichen Rehabilitation - pilothaft erprobt in einer Vorstudie und einem Modellprojekt - zu erfassen und damit konkrete Informationen hinsichtlich möglicher Weiterentwicklungserfordernisse zu liefern.

Die ICF war dabei stets eingebunden in einen praktischen Rahmen, bezeichnet als Core Set, Instrument und Protokoll; dies geschah aus Gründen der Praktikabilität. Denn: Zum Zeitpunkt des Erprobungsbeginns existierte im Unternehmen kein Verfahren, das auf Grundlage der ICF in die Berufliche Rehabilitation eingebunden war; den Fachkräften jedoch nur die aktuelle Version der Klassifikation an die Hand zu geben, ohne ihnen ein Anwendungsgerüst zur Verfügung zu stellen, erschien grundsätzlich ausgeschlossen.

Wenn im Folgenden also Ergebnisse im Zusammenhang mit ihrem Praxisrahmen benannt werden, beziehen sich diese primär auf die ICF in der aktuellen Version von 2005 (siehe Kapitel 5.2 fortfolgende). Aus diesen ableitbar sind darüber hinaus Implikationen für eine mögliche Einbindung der ICF in eine Dokumentationsstruktur der Rehabilitationspraxis.

Als generelle Untersuchungshypothese gilt dabei die Annahme, dass die gegenwärtig vorliegende Version der Internationalen Klassifikation der Funktionsfähigkeit, Behinderung und Gesundheit, deren Rezeption mittlerweile vor allem im gesetzgebenden, sozialmedizinischen und medizinischen Bereich vorangeschritten ist, trotz ebendieser Rezeption und ihres umfassenden Gesundheitsverständnisses nicht uneingeschränkt zur Dokumentation individueller Erwerbsarbeitspotentiale einsetzbar ist (es gilt damit die Alternativhypothese H_1; die zu widerlegende Nullhypothese H_0 lautet demzufolge, dass die ICF ohne Veränderung angewendet werden kann).

6.4.2 Auswahl der Stichprobe und Durchführung der Evaluation

Zielgruppe der Befragung waren die in die ICF-Erprobung involvierten Fachkräfte des Bremer Martinshofs und der Bildungszentrum Saalfeld GmbH.

Verwendung fanden gebräuchliche qualitative und quantitative Erhebungsmethoden, die im Vorgriff theoretisch abgehandelt werden. An diese Materie angeschlossen sind theoriebasierte Abhandlungen zur Datenauswertung. Beide Themenkomplexe weisen dabei generell ein breites theoretisches Spektrum auf – in den nachfolgenden Ausführungen finden jedoch nur die Theoriebereiche Berücksichtigung, auf die im Rahmen der vorliegenden Untersuchung (zumindest) partikular praktisch Bezug genommen wurde und deren Verständnis maßgeblich für die Nachvollziehbarkeit des Evaluationsprozesses ist.[1026]

6.4.2.1 Grundlagen der Datenerhebung: Befragung

Nach BUNGARD werden 90% aller Daten in den empirischen Sozialwissenschaften mit der Befragung gewonnen - diese Methode gilt daher als die am häufigsten angewandte.[1027] Welche Erhebungsart, die mündliche oder die schriftliche, vorzuziehen ist, kann nur für die konkrete Untersuchung geklärt werden. Denn: Beide Verfahren haben, wie im Folgenden deutlich wird, Stärken und Schwächen, sodass die Entscheidung für/gegen eine Methode (siehe praktischer Bezug) von der subjektiven Gewichtung förderlicher/hemmender Faktoren abhängt.

6.4.2.1.1 Quantitative Daten: Schriftliche Befragungen

Mit den Methoden der empirischen Datenerhebung sollen Ausschnitte der im Rahmen einer Untersuchung interessierenden Realität möglichst genau beschrieben oder abgebildet werden; die so genannten quantitativen Methoden zielen dabei darauf ab, die Ausprägungen der zu erhebenden Merkmale unter Beachtung testtheoretischer Gütekriterien (siehe dazu ausführlich Kapitel 4.1) zu quantifizieren und statistisch zu analysieren.[1028] Von einer schriftlichen Befragung spricht man in diesem Zusammenhang, wenn Untersuchungsteilnehmer selbständig die ihnen schriftlich vorgelegten Fragen/Fragebögen beantworten.[1029] Generell kann dies in oder ohne Anwesenheit des Untersuchungsleiters geschehen; im Allgemeinen bezieht sich die Verwendung des Terminus ›schriftliche Befragung‹ allerdings auf so genannte Mail Surveys, also postalische Befragungen, bei denen kein Interviewer respektive Untersuchungsleiter anwesend ist und die Untersuchungsteilnehmer einen Fragebogen mit der Bitte um Bearbeitung und Rücksendung erhalten.[1030] Nach BORTZ und DÖRING eignet sich diese Untersuchungsva-

1026 In diesem Zusammenhang seien die weiterführenden Grundlagenwerke von Atteslander (2008), Bortz (1999), Bortz/Döring (2005), Flick (2009), Flick/von Kardorff/Steinke (2008), Lamnek (2005), Roth/Holling (1999) und Schnell/Hill/Esser (2005) empfohlen.

1027 Vgl. Bortz/Döring (2005), S. 237.

1028 Vgl. Bortz/Döring (2005), S. 137 und 298. Zur Gegenüberstellung quantitativer und qualitativer Verfahren siehe die Übersicht bei Bortz/Döring (2005), S. 298.

1029 Vgl. Bortz/Döring (2005), S. 253.

1030 Vgl. Bortz/Döring (2005), S. 253; vgl. Schnell/Hill/Esser (2005), S. 358.

riante besonders für die Befragung homogen aufgestellter Gruppen, da sie u.a. „(...) eine hohe Strukturierbarkeit der Befragungsinhalte (...)"[1031] erfordert.

Als Gründe für die Wahl von schriftlichen Befragungen werden vorwiegend technische und ökonomische Faktoren aufgeführt. So bedürfen sie eines relativ geringen Verwaltungsaufwandes (keine Interviewerbetreuung und -kontrolle), was sich gleichermaßen positiv auf den Mitarbeiter-, den Koordinations- und den Kostenaufwand auswirkt.[1032] Ferner, dies führen SCHNELL, HILL und ESSER an, gehen mit dieser Befragungsvariante auch methodische und inhaltliche Vorteile einher: Vermeidung von Interviewerfehlern, ›ehrlichere‹ Antworten als bei der Anwesenheit des Interviewers, überlegtere Antworten aufgrund eines größeren zur Verfügung stehenden Zeitrahmens, aus dem selbst wählbaren Beantwortungszeitpunkt resultierende höhere Motivation und Konzentration sowie die glaubwürdigere Zusicherung von Anonymität.[1033]

Zu den Nachteilen dieser Administrationsform zählt einerseits die gegenüber mündlichen Befragungen häufig höhere Ausfallquote. Das Ausmaß der Ausfälle hängt dabei in der Regel systematisch von Teilnehmervariablen wie Bildungsniveau, Erfahrung im Umgang mit Evaluationen und dem persönlichen Interesse an der Thematik/dem Untersuchungsgegenstand ab. Darüber hinaus führt die Abwesenheit des Interviewers zu einer unkontrollierten Erhebungssituation: Externe Einflüsse auf den Teilnehmer, Verständnisprobleme sowie geminderte Ernsthaftigkeit[1034] bei der Fragenbeantwortung sind nur einige mögliche Stichprobenverzerrungen, ferner ist nicht gesichert, dass die angesprochene Person den Fragebogen tatsächlich bearbeitet.[1035]

Trotz der oben angeführten Faktoren, die sich am ehesten auf die Ausfallquote auswirken, kann die Rücklaufquote, deren Ausmaß laut Grundlagenliteratur zwischen 10 und 90 Prozentpunkten[1036] schwankt, zumindest in gewissem Maße durch administrative und

---

1031 Bortz/Döring (2005), S. 253.

1032 Vgl. Bortz/Döring (2005), S. 257; vgl. Schnell/Hill/Esser (2005), S. 358–359.

1033 Vgl. Schnell/Hill/Esser (2005), S. 359.

1034 Ausschlaggebend für die Bearbeitungsbereitschaft kann auch die untersuchende Institution sein. Ist dies der Fall, spricht man vom Sponsorship-Effekt. Vgl. dazu Bortz/Döring (2005), S. 257.

1035 Vgl. Bortz/Döring (2005), S. 257; vgl. Schnell/Hill/Esser (2005), S. 359.

1036 Vgl. Bortz/Döring (2005), S. 257.

gestalterische Aspekte beeinflusst werden. So wirken sich Maßnahmen wie die schriftliche oder telefonische (nur bei geringem Stichprobenumfang) Ankündigung der Befragung sowie das Beifügen eines persönlichen Anschreibens mit Angaben zur Untersuchung, dem Untersuchungsleiter, dem Rücklauftermin, einem Antwortappell, der Zusicherung von Anonymität, dem Dank für die Mitarbeit und der Unterschrift des Untersuchungsleiters positiv auf die Untersuchungsbeteiligung aus. Positiven Einfluss hat aus Sicht des Teilnehmers zudem das Vorfinden eines frankierten Umschlags für die Rücksendung des Fragebogens. In diesem Zusammenhang wird davon berichtet, dass sogar die Art der Frankierung nicht unerheblich für die Rücklaufquote ist, da die Briefmarkenfrankierung gegenüber der einfachen Freistempelung („Gebühr zahlt Empfänger", „Nicht freimachen" etc.) zu einem höheren Fragebogenrücklauf führt. Wird anhand der Rücklaufkurve, dem Protokoll der eingegangenen Fragebögen, ersichtlich, dass die untersuchte Stichprobe noch nicht genügend ausgeschöpft ist (70 bis 80 Prozent der antwortwilligen Befragten antworten in der Regel innerhalb der ersten zehn Tage nach dem Versand der Fragebögen), wird der Versand eines Erinnerungsschreibens empfohlen.[1037]

Bei der Konstruktion des Fragebogens sollten darüber hinaus spezifische Konstruktionsprinzipien beachtet werden. Als unverzichtbar wird dabei eine die Handhabung des Fragebogens anleitende Instruktion angesehen.[1038] Die im Fragebogen enthaltenen Fragen müssen prinzipiell einfach, kurz und konkret formuliert sein. Weiterhin sollten sie neutral formuliert werden und keine bestimmte Beantwortung beabsichtigen, nicht hypothetisch formuliert sein, sich nur auf einen Sachverhalt beziehen, keine doppelten Negationen beinhalten und den Befragungsteilnehmer nicht überfordern.[1039] Ferner müssen die Antwortkategorien in gleich bleibender Weise identifizierbar und notwendige Filterführungen deutlich erkennbar sein.[1040] Nach BORTZ und DÖRING sollten weiterhin Fragen mit Antwortvorgaben (geschlossene Fragen) der offenen Frageform vorge-

---

1037 Vgl. Bortz/Döring (2005), S. 257–258. Hier finden sich bei Schnell/Hill/Esser (2005), S. 363 abweichende Angaben: Sie schlagen vor, nicht acht bis zehn Tage, sondern drei Wochen zu warten und dem Erinnerungsschreiben einen Ersatzfragebogen beizufügen. Führt auch diese Maßnahme nicht zu einer erhöhten Rücklaufquote, wird empfohlen, nach sieben Wochen ein zweites Erinnerungsschreiben zu versenden.

1038 Vgl. Bortz/Döring (2005), S. 256; vgl. Schnell/Hill/Esser (2005), S. 362.

1039 Vgl. Schnell/Hill/Esser (2005), S. 334–335.

1040 Vgl. Schnell/Hill/Esser (2005), S. 362.

zogen werden, da die Verwendung geschlossener Fragen erhebliche Vorteile bei der Auswertung mit sich bringt.[1041] Der Hauptvorteil dieser Frageform besteht darin, dass der Befragte antworten kann, ohne in eine bestimmte Richtung gelenkt zu werden. Wird eine Kombination geschlossener und offener Antwortvorgaben verwendet, kommt die so genannte Hybridfrage zum Einsatz.[1042] Neben der Fragenkonstruktion spielen auch Format und Layout des Fragebogens eine wesentliche Rolle: Der erste Eindruck sollte Seriosität, leichte Handhabbarkeit und Wichtigkeit vermitteln und zudem ästhetischen Maßstäben genügen. Dem Deckblatt des Fragebogens kommt in diesem Zusammenhang eine besondere Rolle zu; es muss Angaben zum Untersuchungsinhalt und dem Untersuchungsleiter/-auftraggeber enthalten sowie Interesse am Fragebogen wecken. Die letzte Seite des postalisch versandten Fragebogens sollte eine Dankesformel, Kommentiermöglichkeiten zur Untersuchung und Raum für Bemerkungen beinhalten.[1043]

6.4.2.1.2 Vorgriff I: Charakteristika mündlicher Befragungen

Mündliche Befragungen (Interviews) sind durch einen enormen Variantenreichtum gekennzeichnet und werden nach sechs Gesichtspunkten unterschieden: Ausmaß der Strukturierung, Autoritätsanspruch des Interviewers, Art des Kontaktes, Anzahl der Befragten, Anzahl der Interviewer und Funktion des Interviews. Da sich diese Charakteristika auf die praktische Evaluationsdurchführung im Rahmen des Modellprojektes auswirkten, folgen - komprimiert aufbereitet - grundlegende Abhandlungen zu diesem Themenausschnitt.[1044]

Sofern Wortlaut und Fragenabfolge eindeutig vorgegeben und für den Interviewer verbindlich sind, spricht man von einem standardisierten/vollständig strukturierten Interview. Der Interviewer muss bei dieser Variante nur die vom Befragten benannte Antwort ankreuzen, sodass sich das wörtliche Mitprotokollieren erübrigt. Aus Sicht des Befragenden eignen sich voll strukturierte Interviews für Themenbereiche, die klar umgrenzt sind und über die der Interviewer detaillierte Vorkenntnisse besitzt. Im Gegensatz dazu wird im Rahmen nichtstandardisierter/unstrukturierter/qualitativer Inter-

---

1041 Vgl. Bortz/Döring (2005), S. 257–258.

1042 Vgl. Schnell/Hill/Esser (2005), S. 332-333.

1043 Vgl. Schnell/Hill/Esser (2005), S. 361-362.

1044 Vgl. zu den grundlegenden Aspekten Atteslander (2008), S. 121-128, Bortz/Döring (2005), S. 238–244 und Lamnek (2005), S. 332–346.

views lediglich der interessierende thematische Rahmen (Kontext) vorgegeben. Die Äußerungen der interviewten Personen werden hier entweder stichwortartig mitprotokolliert oder - mit dem Einverständnis der Befragten - anhand eines Tonbandgerätes aufgezeichnet. Bewährt hat sich diese Interviewform vor allem in explorativen Studien, die auf Informationen hinsichtlich komplexer Thematiken, Einstellungsmuster oder Motivstrukturen abzielen. Eine Mischform der beiden genannten Varianten ist das so genannte halb- oder teilstandardisierte Interview. Charakteristisch für dieses ist ein Leitfaden, der mehr oder weniger verbindlich Art und Inhalte des Interviews vorgibt.

Interviews können vom Interviewer dabei nach unterschiedlichen Autoritätsansprüchen geführt werden: So spricht man vom weichen Interview, wenn der Interviewer eine betont einfühlsame, emotional beteiligte und entgegenkommende Gesprächsführung praktiziert. Den Gegenpol dazu bildet das harte Interview, dieses ist charakterisiert durch eine autoritär-aggressive Haltung des Interviewführers. Als eine Art Zwischenform ist in diesem Zusammenhang das neutrale Interview einzuordnen, da es die informationssuchende Funktion der Befragung betont sowie Interviewer und Interviewten als gleichwertige Partner ansieht.

Der Interviewer muss in diesem Zusammenhang allerdings nicht persönlich anwesend sein, wobei das persönliche Interview (auch bezeichnet als Face to Face-Interview) die übliche Befragungsart darstellt. Zunehmender Beliebtheit erfreut sich außerdem das telefonische Interview. Es ist eine preiswerte und schnelle Interviewvariante, die sich für kurze Befragungen ohne besondere Motivation der befragten Personen eignet. Die Interviewten erleben das telefonische Interview im Vergleich zu persönlichen Interviews als anonymer und weniger bedrängend; dies spiegelt sich entsprechend in niedrigeren Verweigerungsraten wider.[1045]

Wird eine Person separat befragt, nimmt sie an einem Einzelinterview teil. Dieses kommt oft bei Themenbereichen zur Anwendung, die auf individuelle Aspekte abzielen, bedingt durch mangelndes Vorwissen nur begrenzt strukturierbar sind und eine persönliche, von Gruppendruck unbeeinflusste Atmosphäre erfordern. Die simultane Befragung mehrerer Personen, das Gruppeninterview, ver-

1045 Eine weitere Möglichkeit bieten die in diesem Zusammenhang noch nicht etablierten Online-Interviews. Zur (qualitativen) Online-Forschung siehe Atteslander (2008), S. 156 und Flick (2009), S. 334–354.

einheitlicht dahingegen die Befragungssituation aller beteiligten Personen und erspart ferner Kosten.

Unterschieden werden können Interviews zudem hinsichtlich der Anzahl der am Interview aktiv beteiligten Interviewer. Wird ein Interview von einem einzelnen Interviewer geführt, bezeichnet man dieses Vorgehen als Einzelinterview. Es gilt als die ökonomischste Variante und wird am häufigsten eingesetzt. Tandem-Interviews, die von zwei Interviewern durchgeführt werden, haben dem gegenüber den Vorteil, dass die Interviewer sich beim Fragen abwechseln und darüber hinaus gegenseitig kontrollieren/beobachten können - ein Aspekt, der vor allem im Rahmen der Interviewerschulung bedeutsam ist. Ferner können sich die beiden Interviewer gegenseitig unterstützen und weiterführende Fragen/Nachfragen vorbereiten, während das Pendant agiert. Wollen oder müssen mehrere Personen, beispielsweise zusammengeschlossen als Gremium, direkte Informationen über eine/von einer Person gewinnen, werden Hearings oder Board-Interviews veranstaltet. Das Hearing wird dabei mehreren Einzelinterviews vorgezogen, da alle Interviewer zum selben Zeitpunkt informiert werden und ihre Fragen ergänzend platzieren können; Befragte hingegen erleben diese Interviewform allerdings häufig als belastend und inquisitorisch.

Die Durchführung von Interviews ist dabei nicht zwangsläufig einseitig gerichtet. Je nach Zielstellung der Untersuchung/des Vorhabens unterscheidet man zwischen Interviews, die auf Informationsermittlung und solchen, die auf Informationsvermittlung abzielen. Informationsvermittelnde Interviews werden beispielsweise in Form von Beratungsgesprächen (Berufsberatung, Lebensberatung, Erziehungsberatung etc.) geführt, währenddessen informationsermittelnde Interviews unter anderem zur Erfassung von Tatsachen, im Rahmen von Organisations- und Personalentwicklung oder als sozialwissenschaftliches Forschungsinstrument genutzt werden.

6.4.2.1.3 *Vorgriff II: Leitlinien und Gütekriterien qualitativer Forschung*

Obwohl die im letzten Kapitel anhand qualitativer Interviews erstmals aufgeführte/thematisch eingeführte qualitative Forschung vor allem von quantitativ arbeitenden Wissenschaftlern auf die Messung von Qualitäten (nonmetrische Eigenschaften) reduziert wird und in diesem Kontext negativ ausgrenzende Faktoren wie ein geringer Stichprobenumfang, willkürliche Stichprobenwahl, das Fehlen metrischer (quantitativer) Daten und damit einhergehend die fehlende Möglichkeit statistischer Analyse-/Auswertungsverfahren genannt werden[1046], hat sie (die qualitative Forschung) sich in den letzten Jahren zu einem breiten Feld entwickelt.[1047] So bildet sie mittlerweile in verschiedensten Disziplinen einen festen Bestandteil in der Ausbildung in empirischen Forschungsmethoden; neben den die qualitative Forschung aufgreifenden klassischen Grundlagenfächern wie Psychologie, Soziologie, Erziehungs-, Kultur- und Wirtschaftswissenschaften nimmt diese, begünstigt durch ihre starke Anwendungsorientierung, besonders im Bereich der Sozialwissenschaften einen wichtigen Platz ein. Damit kann konstatiert werden, dass sich die qualitative Forschung - der erwähnten Kritik zum Trotz - etabliert und den Status einer ›normal science‹ erreicht hat.[1048] Als besonders attraktiv gilt diese Forschungsrichtung in diesem Zusammenhang aufgrund ihrer Nähe zum Untersuchungsgegenstand, die konkrete und dichte Informationen liefert und darüber hinaus subjektive und soziale Konstruktionen der beteiligten Personen berücksichtigt.[1049] Für KNOBLAUCH erscheint es daher realistisch, dass „(…) die qualitative Sozialforschung nach dem Ende der Postmoderne zu einer neuen ‹wissenschaftlichen Spiritualität› beitragen und damit auch die Moral der zukünftigen Gesellschaft (…)“[1050] prägen wird.

Zu den zentralen Kennzeichen qualitativer Forschung, die, wie angedeutet, verbale respektive nichtnumerische Daten erhebt, um diese interpretativ zu verarbeiten[1051], zählen die Verwendung eines Methodenspektrums anstelle einer Einheitsmethode, die Gegenstandsangemessenheit der eingesetzten Verfahren, die starke Alltagsorientierung (Alltagswissen/-geschehen), Kontextualität,

---

1046 Vgl. Lamnek (2005), S. 3. Zum generellen Verhältnis qualitativer und quantitativer Forschung siehe Flick (2009), S. 39–42. Überblicksartige Ausführungen zur Integration qualitativer und quantitativer Forschung sind zu finden bei Flick (2009), S. 51–52.

1047 Vgl. Helfferich (2009), S. 9.

1048 Vgl. Flick/von Kardorff/Steinke (2008), S. 13. Abhandlungen zur historischen Entwicklung der qualitativen Forschung finden sich unter anderem bei Bortz/Döring (2005), S. 301–306, Flick (2009), S. 30–37, Flick/von Kardorff/Steinke (2008), S. 26–28 und Lamnek (2005), S. 4–5 und 27–28.

1049 Vgl. Flick (2009), S. 22–23; vgl. Flick/von Kardorff/Steinke (2008), S. 17. Ebendiese, S. 14 sprechen in diesem Zusammenhang von der von innen heraus stattfindenden Beschreibung von Lebenswelten. Zur thematisch verwandten Kritik an der traditionellen quantitativen Sozialforschung siehe Flick (2009), S. 23–25 und Lamnek (2005), S. 6–20.

1050 Knoblauch (2008), S. 623.

1051 Vgl. Bortz/Döring (2005), S. 298.

Unterschiedlichkeit der Perspektiven der beteiligten Personen, Reflexivität des Forschers, Nachvollzug fremder/anderer Perspektiven, Offenheit, Fallanalyse als Untersuchungsausgangspunkt, Konstruktion der Wirklichkeit, Produktion von Texten (Textwissenschaft) und die Zielsetzung qualitativer Forschung: Entdeckung und Theoriebildung.[1052] LAMNEK ergänzt diese Charakteristika um die Prinzipien der Kommunikation, der Prozesshaftigkeit und der Explikation der Forschung.[1053]

Je nach Grundposition zur Bewertung der Güte qualitativer Forschung gelten dabei alternative, reformulierte oder gar keine Gütekriterien für qualitative Untersuchungen.

Während Vertreter der ablehnenden Position ihre Sichtweise dadurch untermauern, dass sie auf die Unmöglichkeit des Bezuges von Kriterien auf ein festes Bezugssystem, die Unvereinbarkeit einer sozial konstruierten Welt mit Standards zur Bewertung von Erkenntnisansprüchen sowie auf die fehlende Notwendigkeit von Reliabilitäts- und Validitätsmaßen verweisen, postulieren andere Forscher die potentielle Übertragbarkeit quantitativer Kriterien auf die qualitative Forschung.

Die drei Gütekriterien werden dazu reformuliert bzw. operationalisiert, sodass nach MILES und HUBERMAN folgendes Schema konstruiert wird: Objektivität = Bestätigbarkeit qualitativer Untersuchungen, Reliabilität = Verlässlichkeit, interne Validität = Glaubwürdigkeit/Authentizität, externe Validität = Transferierbarkeit/Passung.[1054]

Demgegenüber bezweifeln die Repräsentanten der alternativen Position prinzipiell die Übertragbarkeit quantitativer Maßstäbe auf qualitative Forschung; sie schlagen daher - ausgehend von der methodologischen, wissenschaftstheoretischen und methodischen Besonderheit qualitativer Forschung - die Formulierung und Verwendung alternativer Kriterien vor, die, wie deutlich werden wird, weit über den Bezugsrahmen der ›Einheitskriterien‹ Objektivität, Reliabilität und Validität hinaus gehen. Häufig diskutiert werden in diesem Zusammenhang die folgenden Maßstäbe: Verfahrensdokumen-

---

1052 Vgl. Flick (2009), S. 26–30; vgl. Flick/von Kardorff/Steinke (2008), S. 22–24.

1053 Vgl. Lamnek (2005), S. 22–24. Zu den in diesem Kontext verortbaren theoretischen Forschungsperspektiven qualitativer Sozialforschung siehe u.a. Bergmann (2008), S. 118–135, Bortz/Döring (2005), S. 302–304, Denzin (2008), S. 136–150, Flick (2009), S. 81–105, Hitzler/Eberle (2008), S. 109–118 und Lamnek (2005), S. 34–82.

1054 Vgl. Flick (2008), S. 506; vgl. Steinke (2008), S. 320–321.

tation (detaillierte und weitgehende Darstellung des Forschungsprozesses), Argumentative Interpretationsabsicherung (Dokumentation der Interpretation der Datenanalyse), Regelgeleitetheit (schrittweises, sequenzielles Vorgehen), Nähe zum Gegenstand (Forschung richtet sich an die natürliche Lebenswelt der Betroffenen), kommunikative Validierung (Rückkoppelung der Dateninterpretation an die Befragten), Validierung der Interviewsituation (Analyse der Interviews und deren Verlauf auf offene, ehrliche und vertrauensvolle Beantwortung), Authentizität (u.a. sorgfältiger Umgang mit den Äußerungen der Befragten, angemessene Erhebung und Systematisierung der Daten), Vertrauenswürdigkeit, Glaubwürdigkeit, Übertragbarkeit, Zuverlässigkeit, Bestätigbarkeit, Indikation qualitativer Forschung (Auswahl angemessener Methoden durch die systematische Reflexion von Forschungsschritten und -methoden), analytische Induktion (systematische Ereignisinterpretation), Verallgemeinerung (Generalisierung gefundener Zusammenhänge), Prozessevaluation und Qualitätsmanagement.[1055] Die genannten Kriterien partikular auf- bzw. zusammenfassend und ergänzend spricht STEINKE in diesem Kontext von Kernkriterien qualitativer Forschung und führt dabei die zentralen, breit angelegten Faktoren *intersubjektive Nachvollziehbarkeit* (resultierend aus der Dokumentation des Forschungsprozesses, intersubjektiver Dateninterpretation sowie der Anwendung kodifizierter Verfahren), *Indikation des Forschungsprozesses* (Indikation des qualitativen Vorgehens, der Methodenauswahl, der Transkriptionsregeln, der Samplingstrategie, der methodischen Einzelentscheidungen sowie der Bewertungs-/Qualitätskriterien), *empirische Verankerung* (Verankerung von Theoriebildung und -überprüfung durch die Verwendung kodifizierter Methoden, die hinreichende Textbelegung der Theorie, die Prüfung einer Theorie anhand eines Falles = analytische Induktion, die Ableitung und Prüfung von Prognosen sowie die kommunikative Validierung [siehe oben]), *Limitation* (Analyse der Verallgemeinerbarkeit der Theorie durch die Überprüfung, unter welchen Bedingungen die Forschungsergebnisse zutreffen), *Kohärenz* (Entwicklung und Beibehaltung einer in sich konsistenten Theorie), *Relevanz* (Beurteilung von Theorien hinsichtlich ihres pragmatischen Nutzens) und *reflektierte Subjektivität* (Überprüfung, ob die konstituierende Rolle des Untersuchenden als Subjekt reflektiert und in die Bildung von Theorien einbezogen wird) an.[1056]

1055 Vgl. Flick (2009), S. 500, 512–518, 521, 525–527; vgl. Lamnek (2005), S. 146–147; vgl. Steinke (2008), S. 320–321.

1056 Vgl. Steinke (2008), S. 323–331.

Eine zentrale Rolle nimmt im Zusammenhang mit alternativen[1057] und zentralen (Kern-) Kriterien[1058] die im Weiteren tiefergehend diskutierte Methode der *Triangulation* ein. Der Trigonometrie entlehnt steht sie für die wechselseitige Ergänzung qualitativer und quantitativer Methoden.[1059] Hintergrund dessen ist nach JICK die Erkenntnis, „(...) dass qualitative und quantitative Methoden eher komplementär denn als rivalisierende Lager gesehen werden sollten."[1060] Ursprünglich verortet im Kontext quantitativer Methodenlehre und mit dem Ziel, durch den Einsatz unterschiedlicher Methoden und Messinstrumente die Validität der Untersuchungsergebnisse zu erhöhen, kann das als Methodenmix (so bezeichnet in der kommerziellen Meinungs- und Marktforschung) oder Triangulation (so benannt im Kontext der amerikanischen Soziologie) diskutierte methodologische Schlagwort[1061] zwei Zwecke verfolgen: So ist es möglich, sie zur kumulativen Validierung von Forschungsergebnissen einzusetzen, ferner bietet sie die Möglichkeit, Perspektiven zu ergänzen – in der jüngeren Literatur wird dabei der Aspekt der Perspektivenergänzung gegenüber dem Validierungsaspekt hervorgehoben[1062], was von FLICK wie folgt umschrieben wird: „Triangulation wird damit weniger zu einer Strategie der Validierung der Ergebnisse und Vorgehensweisen als zu einer Alternative dazu, die Breite, Tiefe und Konsequenz im methodischen Vorgehen erhöht."[1063] Unterschieden werden nach DENZIN insgesamt vier Formen der Triangulation: Daten-Triangulation (Kombination von Daten aus verschiedenen Quellen, von verschiedenen Zeitpunkten etc.), Investigator-Triangulation (Einsatz verschiedener Beobachter bzw. Interviewer), Theorien-Triangulation (Einbeziehung verschiedener Hypothesen und Perspektiven zum Untersuchungsgegenstand) und die methodologische Triangulation. Diese kann sich auf die Verwendung unterschiedlicher Techniken innerhalb einer Methode (z.B. Einsatz verschiedener Subskalen innerhalb eines Fragebogens, ›within-method‹) oder den Einsatz verschiedener Methoden

---

1057 Vgl. Steinke (2008), S. 320.

1058 Vgl. Flick (2009), S. 529.

1059 Vgl. Flick (2008), S. 309; vgl. Flick (2009), S. 44; vgl. Kelle/Erzberger (2008), S. 302; vgl. Lamnek (2005), S. 158 und 277–278.

1060 Jick (1983), S. 135, zitiert nach Flick (2009), S. 44.

1061 Vgl. Lamnek (2005), S. 277.

1062 Vgl. Kelle/Erzberger (2008), S. 304.

1063 Flick (2009), S. 520.

(›between-method‹) beziehen; die ›between-method‹ stellt dabei die populärste Form dar.[1064]

6.4.2.1.4 *Grundtechniken qualitativer mündlicher Befragungen*

Qualitative Interviews erfreuen sich gegenwärtig großer Verbreitung und Beliebtheit in der Sozialforschung[1065] und gelten komplementär zum quantitativen/strukturierten Interview als Königsweg der qualitativen Forschung.[1066] Unterschieden werden qualitative Interviews nach FLICK in drei Varianten: Leitfaden-Interviews, Interviews, deren Zugang durch Erzählen geschaffen wird sowie Gruppenverfahren; die Leitfaden-Interviews, die wiederum in verschiedenen Arten bestehen, werden dabei behandelt als eine der methodischen Säulen qualitativer Sozialforschung.[1067] Eingesetzt werden Leitfadengespräche in der empirischen Sozialforschung in erster Linie zur Analyse interessanter oder seltener Gruppen, die selbst in großen Stichproben in nur kleiner Zahl repräsentiert sind, zur Validierung und Ergänzung anderer Forschungsinstrumente, zur Exploration, zur Hypothesenbildung und als Instrument der qualitativen Sozialforschung. Die Befragung wird dabei auf der Basis eines Leitfadens geführt, der als Gerüst für die Erhebung und die Auswertung der Daten fungiert und Stichpunkte zu den abzuarbei-

---

[1064] Vgl. Flick (2008), S. 310–315; vgl. Flick (2009), S. 519–520; vgl. Lamnek (2005), S. 277–278.

[1065] Vgl. Hopf (2008), S. 349. Dies gilt vor allem für den deutschen Sprachraum, wobei qualitative Interviews mittlerweile auch im angelsächsischen Sprachraum an Bedeutung gewinnen. Vgl. dazu Flick (2009), S. 194. Bortz/Döring (2005), S. 307 sprechen in diesem Zusammenhang von der qualitativen Befragung als eine der wichtigsten Techniken zur Erhebung qualitativer Daten. Informationen zu zwei weiteren Grundtechniken der qualitativen Datenerhebung, der qualitativen Beobachtung und nonreaktiven Verfahren, finden sich unter anderem bei Bortz/Döring (2005), S. 321–326, Flick (2009), S. 281–303, Lamnek (2005), S. 547–640, Lüders (2008), S. 384–401 und Roth/Holling (1999), S. 440–460.

[1066] Vgl. Lamnek (2005), S. 329. Zum direkten Vergleich beider Paradigmen (qualitativ/quantitativ) siehe Lamnek (2005), S. 331. Umfassende Hinweise zur praktischen Durchführung von Interviews und thematisch verwandten Aspekten (Aufbau, Interviewerverhalten, Interviewerschulung, Verhalten der Befragten) finden sich bei Bortz/Döring (2005), S. 244–253. Hinweise zur Interviewerschulung sind ebenfalls aufgeführt bei Schnell/Hill/Esser (2005), S. 351–352. Zu den methodischen Problemen von Interviews (Antwortverzerrungen) siehe ebd. S. 353–356. An dieser Stelle wird ferner auf das Lehrbuch zur Durchführung qualitativer Interviews von Helfferich (2009) verwiesen.

[1067] Vgl. Bortz/Döring (2005), S. 315; vgl. Flick (2009), S. 221 und 270–273.

tenden Themenkomplexen sowie die zu stellenden Fragen enthält. Inkludiert sind hier zwei Arten von Fragen: Solche, die auf jeden Fall gestellt werden müssen (Schlüssel-/Hauptfragen), und solche, die je nach Interviewverlauf gestellt werden können (Eventualfragen).[1068]

Zu den wichtigsten Arten von Leitfaden-Interviews zählen vier Befragungsformen.[1069] Eine davon ist das *fokussierte Interview*, welches im Kontext der Kommunikationsforschung und der Propagandaanalyse unter anderem von PATRICIA KENDALL und ROBERT MERTON (1956) entwickelt wurde. Charakteristisch für diese Interviewform ist die Vorgabe eines vorab bestimmten Reizes/Gesprächsgegenstandes (Film, Artikel, Radiosendung etc.): „The persons interviewed are known to be involved in a particular situation: they have seen a film, heard a radio program or read a pamphlet."[1070] Darauf aufbauend werden im Interview Reaktionen und Interpretationen erhoben.[1071]

Steht die Betrachtung eines Problembereiches gesellschaftlicher Realität im Fokus der Untersuchung, wird auf das *problemzentrierte Interview* zurückgegriffen. Dieses Verfahren wurde von WITZEL (1985) entwickelt und erfährt vor allem in der Psychologie Anwendung und Aufmerksamkeit. Gekennzeichnet ist diese Interviewform, die aufgrund ihrer vier Teilelemente (qualitatives Interview, Fallanalyse, biographische Methode, Gruppendiskussion) auch als Methodenkombination gilt, durch drei zentrale Kriterien: Problemzentrierung (der Forscher orientiert sich an einer gesellschaftlich relevanten Problemstellung), Gegenstandsorientierung (die eingesetzten Methoden werden orientiert am Gegenstand entwickelt und modifiziert) und Prozessorientierung (der Forschungsablauf orientiert sich an den Handlungen der Befragten).[1072]

Während bei den bereits abgehandelten Interviewformen immer von dem Wissen/dem Bewusstsein der Befragten für den Untersuchungsgegenstand ausgegangen wird und die Interviewer mittels

---

1068 Vgl. Bortz/Döring (2005), S. 315; vgl. Schnell/Hill/Esser (2005), S. 387.

1069 Die nachfolgenden Ausführungen orientieren sich an der bei Flick (2009), S. 194 zu findenden Übersicht über qualitative Befragungsmethoden. Abweichende Aufstellungen finden sich u.a. bei Bortz/Döring (2005), S. 314 und Lamnek (2005), S. 356 und 383.

1070 Merton/Kendall (1956), S. 3, zitiert nach Lamnek (2005), S. 369.

1071 Vgl. Bortz/Döring (2005), S. 315–317; vgl. Flick (2009), S. 195–202; vgl. Hopf (2008), S. 353–355; vgl. Lamnek (2005), S. 368–371.

1072 Vgl. Flick (2009), S. 210–214; vgl. Lamnek (2005), S. 363–368.

Auswertungsverfahren versuchen, die Bedeutungsstrukturierungen der befragten Personen nachzuvollziehen, zielt das *Tiefeninterview* (auch bezeichnet als Intensiv- oder klinisches Interview) ab auf die Aufdeckung unbewusster und damit nicht unmittelbar artikulierbarer Motive/Tatbestände/Prozesse. Ursprünglich eingesetzt im Rahmen der therapeutischen und klinischen Praxis (Psychoanalyse) gelangt diese Form des qualitativen Interviews auch im nichttherapeutischen, primär forschungsbezogenen Kontext zur Anwendung. Zentral ist für das Tiefeninterview dabei das Postulat der (Alltags-) Kommunikation, da davon ausgegangen wird, dass alltagsweltliches Fragen und Antworten am ehesten zum Vordringen in menschliche Tiefenstrukturen führen.[1073]

Eine spezielle Anwendungsform der Leitfaden-Befragung stellt das *Experten-Interview* dar. Dieses erfreut sich in der Praxis der Sozialforschung großer Beliebtheit: „So gibt es wohl nur wenige empirische Untersuchungen, die nicht ... auf das mittels Interviews erhobene Wissen spezifischer, für das Fach- und Themengebiet als relevant erachteter Akteure zurückgreifen."[1074] Der Befragte interessiert dabei weniger als ganze Person denn als Träger einer Expertenrolle für ein spezifisches Handlungsfeld und gleichermaßen als Repräsentant einer Gruppe von Experten.[1075] BOGNER und MENZ stellen in diesem Zusammenhang einen Rahmen zur Bestimmung von Experten und Expertenwissen zur Verfügung: So verfügt ein Experte über ein Wissen (technisches, Deutungs- und Prozesswissen), das neben systematisiertem und reflexiv zugänglichem Fach- und Sonderwissen auch den Charakter von Handlungs- oder Praxiswissen aufweist. In dieses Wissen fließen verschiedene und mitunter disparate Entscheidungsregeln und Handlungsmaxime, soziale Deutungsmuster und kollektive Orientierungen ein; ferner ist der Experte in der Lage, seine Orientierungen zumindest partiell durchzusetzen.[1076] Dem Experten-Interview, das unterschiedliche Zielsetzungen verfolgen kann (Exploration, Gewinnung von Kontextinformationen = systematisierendes Experten-Interview, Theoriegenese)[1077], werden dabei folgende positive Effekte zugeschrieben: Forschungsökonomie (Aufwandsreduktion in der Explorationsphase sowie Abkürzung aufwendiger Erhebungsprozesse),

1073 Vgl. Hopf (2008), S. 352; vgl. Lamnek (2005), S. 371–372.

1074 Bogner/Menz (2009), S. 8.

1075 Vgl. Atteslander (2008), S. 131; vgl. Flick (2009), S. 214.

1076 Vgl. Bogner/Menz (2005), S. 46.

1077 Vgl. Bogner/Menz (2005), S. 36–39.

Erleichterung des Feldzuganges (befragte Experten machen mitunter auf weitere potentielle Gesprächspartner aufmerksam = Katalysatorfunktion von Experten), leichtere Mobilisierung (Experten sind aufgrund eines gemeinsamen Interesses, ihrer Professionalität und ihres Wunsches zu ›wirken‹, eher bereit, sich interviewen zu lassen) und Attraktivität für die Forschung (vor dem Hintergrund der sozialen und sprachlichen Kompetenz des Experten).[1078]

Liegen Leitfaden-Interviews wie dargestellt zumindest elementare Strukturierungen zugrunde, können auch unstrukturierte Erzählungen des Interviewpartners zur Datenerhebung verwendet werden. Dies kann grundsätzlich in zwei Interviewformen geschehen.

Kommt das von SCHÜTZE in den (1977) im Kontext einer Studie über kommunale Machtstrukturen entwickelte *narrative Interview* zum Einsatz, eröffnet der Interviewer die Befragung durch das Stellen einer Eingangsfrage (Erzählanstoß), die angelehnt an den Gegenstand/das Thema der Untersuchung zur freien Erzählung (Stegreiferzählung) stimulieren soll. Narrative Interviews können dabei in mehrere Phasen differenziert werden: Auf die Erzählaufforderung folgt die autonome Haupterzählung, der der Interviewer aufmerksam zuhört und die von ebendiesem durch unterstützende Gesten bzw. nicht-direktive Kurzkommentare aufrechterhalten wird. Daran angeschlossen ist bei Bedarf die Nachfragephase, innerhalb derer Details, offen gebliebene Hintergründe und Widersprüchlichkeiten geklärt werden. Den Abschluss bildet die Bilanzierungsphase. In dieser werden direkte Fragen zur Intention des Interviewpartners gestellt und dieser zu einer finalen Bewertung der Geschichte angeregt. Verbunden wird mit dieser Variante des Interviews die Idee, dass sich Erzählungen stärker an Handlungsabfolgen und weniger an Rationalisierungen und Ideologien der Befragten orientieren.[1079]

Ausgehend davon, dass ein Gegenstandsbereich nicht in der einen Narration abgespeichert ist, zielt das von FLICK (1995) entwickelte *episodische Interview* auf individuelle Erfahrungen ab, die zwei Formen des Wissens zugeordnet werden können: Narrativ-episodischem und semantischem, aus Erfahrungen abgeleitetem

---

1078 Vgl. Bogner/Menz (2009), S. 9–10. Ausführliche Informationen den theoretischen Grundlagen, der methodischen Praxis und den konkreten Anwendungsfeldern sozialwissenschaftlicher Experten-Interviews finden sich bei Bogner/Littig/Menz (2005) und Bogner/Littig/Menz (2009).

1079 Vgl. Atteslander (2008), S. 133; vgl. Bortz/Döring (2005), S. 317–318; vgl. Flick (2009), S. 228–237; vgl. Hopf (2008), S. 355–357; vgl. Lamnek (2005), S. 357–359.

Wissen. Die erste Wissensform ist dabei erfahrungsnah und bezogen auf konkrete Umstände und Situationen organisiert (im Fokus: Darstellung von Situationsabläufen), während die zweite Form des Wissens verallgemeinerte, davon abstrahierte Zusammenhänge und Annahmen enthält (zentrale Forderung: Benennung und In-Beziehung-Setzen von Begriffen). Das episodische Interview kann damit als Kombination aus erzählerisch dargestellten Kontexten mit den daraus abgeleiteten Regeln und davon abstrahierten Begriffen betrachtet werden. Grundlage des Interviews ist ein Leitfaden, der die thematisierenden Gegenstände beinhaltet (Kernpunkt des Interviews: Regelmäßige Erzählaufforderung), sodass dieser Interviewform ferner die Methodologie der Triangulation (siehe Kapitel 6.4.2.1.2) zugrunde liegt[1080]: „Dadurch wird die extrem einseitige und künstliche Situation des narrativen Interviews von einem offeneren Dialog abgelöst, in dem Erzählungen als Datenform genutzt werden."[1081]

Dabei ist es generell auch üblich, neben den Ansichten einer Person die Positionen mehrerer Gesprächspartner zu ermitteln, was gleichzeitig damit verbunden ist, Einblicke in die kommunikationsbezogene Gruppendynamik zu gewinnen.

Eine der am häufigsten angewandten Techniken der qualitativen Gruppenbefragung ist die nachfolgend näher behandelte *Gruppendiskussion.*[1082] Ursprünglich eingesetzt in der Kleingruppenforschung entwickelte sie sich in kürzester Zeit zu einem der wichtigsten Instrumente der kommerziellen Markt- und Meinungsforschung.[1083] Die Geschichte dieses Verfahrens ist eng verbunden mit der Entwicklung der qualitativen Forschung allgemein. So basiert die erste große Untersuchung der Nachkriegszeit über das politische Bewusstsein in Deutschland auf Gruppendiskussionen. In jüngerer Zeit ist ferner im angelsächsischen Sprachraum ein lebhaftes Interesse an dieser Methode auszumachen.[1084] Die Gruppendis-

1080 Vgl. Flick (2009), S. 238–247; vgl. Lamnek (2005), S. 362–363.

1081 Flick (2009), S. 244–245.

1082 Ausführungen zu weiteren, nicht in diesem Ausmaß etablierten Gruppenbefragungsvarianten wie z.B. Brainstorming, Feld- oder ethnographische Befragung, Gruppeninterview oder Moderationsmethode finden sich u.a. bei Atteslander (2008), S. 131, Bortz/Döring (2005), S. 320–321, Flick (2009), S. 249–250, Lamnek (2005), S. 721 und Lüders (2008), S. 389–399.

1083 Vgl. Bortz/Döring (2005), S. 319; vgl. Lamnek (2005), S. 408.

1084 Historische Details inkl. neuerer Entwicklungen und theoretische Hintergründe zur Verbreitung des Gruppendiskussionsverfahrens sind u.a. zu kussion, die als eine spezifische Variante des Gruppeninterviews angesehen wird, kann in Anlehnung an die von KOOLWIJK und WIEKEN-MAYSER entwickelte Klassifikation von Interviews in die vermittelnde und die ermittelnde Gruppendiskussion unterteilt werden.[1085] Die vermittelnde Form findet vor allem in der Unternehmensberatung sowie der Personal- und Unternehmensentwicklung Anwendung, während die vermittelnde Variante der Gruppendiskussion beispielsweise integriert in eine sozialwissenschaftliche Untersuchung eingesetzt wird, um vorzugsweise Meinungen und Einstellungen einer Gruppe und/oder deren Teilnehmer zu ermitteln, gruppenspezifische Verhaltensweisen zu erforschen, öffentliche Einstellungen und Meinungen festzustellen, kollektive Orientierungsmuster zu ermitteln oder ganze gesellschaftliche Teilbereiche empirisch zu erfassen.[1086] Unterschieden werden ferner die Formen der an den Diskussionen beteiligten Gruppen: Wird eine Datenquelle, die so auch im Alltag besteht, befragt, spricht man von einer natürlichen Gruppe, während nach bestimmten Kriterien und zu Forschungszwecken zusammengestellte Quellen als künstliche Gruppen bezeichnet werden. Weiterhin können Gruppen sowohl homogen[1087] (vergleichbarer Hintergrund der Teilnehmer) als auch heterogen (die Teilnehmer weisen Unterschiede hinsichtlich der für die Fragestellung relevanten Attribute auf) strukturiert sein.[1088] Da der Ablauf einer Gruppendiskussion wesentlich von der Dynamik innerhalb und der Zusammensetzung der Gruppe[1089] bestimmt wird, können keine fixen Ablaufschemata dargestellt werden. FLICK stellt in diesem Zusammenhang drei Schritte vor: Explikation des Vorgehens durch den Leiter der Diskussion, Vorstellung der Teilnehmer untereinander und ›Anwärmen‹ für die Gruppendiskussion, Beginn und Durchführung der Diskussion – hervorgerufen durch einen vom Diskussionsleiter initiierten Diskus-

---

finden bei Bohnsack (2008), S. 369–384 und Lamnek (2005), S. 409–412 und 423–432.

1085 Vgl. Lamnek (2005), S. 408 und 412–413.

1086 Vgl. Bortz/Döring (2005), S. 319; vgl. Flick (2009), S. 251–252; vgl. Lamnek (2005), S. 412–413.

1087 Bortz/Döring (2005), S. 243 verweisen an dieser Stelle darauf, dass Gruppen mit möglichst homogener Zusammensetzung bzw. identischem/vergleichbarem Bildungsstand/Status eine größere Dynamik aufweisen.

1088 Vgl. Flick (2009), S. 252; vgl. Lamnek (2005), S. 434.

1089 Zu den unterschiedlichen Teilnehmertypen siehe Lamnek (2005), S. 444–445.

sionsanreiz (provokantes Statement, Text, Kurzfilm, allgemeine Frage oder konkrete Problemstellung).[1090] Die Beliebtheit der Gruppendiskussion resultiert dabei aus der angesprochenen Multifunktionalität (Ziel- und Einsatzbereiche), der Flexibilität (Anpassungsfähigkeit an den Gegenstand, die Erkenntnisabsichten und die Population der Untersuchung) sowie der Kosten-Nutzen-Relation (gleichzeitige Involvierung mehrerer Gesprächspartner).[1091]

6.4.2.2 Grundlagen der Datenauswertung

Generell - und damit unabhängig von der Form der Befragung - beeinflusst die Entscheidung für ein bestimmtes Skalenniveau (Kriterium für den Grad an Transformationspotential der Daten) neben der Konstruktion der Fragen auch die im Untersuchungsverlauf erfolgende Datenaus- und Verwertung. Bevor auf statistische und qualitative Auswertungsmethoden[1092] eingegangen wird, erfolgt daher die theoretische Grundlegung hinsichtlich empirischer Datentransformation.[1093]

6.4.2.2.1 Skalenniveaus empirischer Forschung

Skalen werden grundsätzlich danach klassifiziert, welche Transformationen sie ermöglichen - prinzipiell können unendlich viele verschiedene Skalenniveaus von einander unterschieden werden, da bestimmte Skalen auch unendlich viele Transformationen zulassen. Zur wichtigsten/am meisten verwendeten Unterteilung von Skalenniveaus zählt die Klassifikation von STEVENS.[1094] Diese sieht eine hierarchische Struktur, beginnend mit relativ ungenauen und einfachen Messungen bis hin zu sehr exakten und in den Naturwissenschaften etablierten Messungen, vor. Unterschieden werden dabei vier Skalenarten: Das niedrigste Skalenniveau besitzt die *Nominalskala*. Voraussetzung für diese Skalenart ist das Vorliegen eines empirischen Relativs mit einer gültigen Äquivalenzrelation. Objekte mit identischen Merkmalsausprägungen respektive Objekte, die äquivalent sind, erhalten demnach identische Zahlen - Objekten mit abweichenden Merkmalsausprägungen werden in diesem Sinne

---

1090 Vgl. Flick (2009), S. 255–256.

1091 Vgl. Lamnek (2005), S. 414.

1092 Zur besseren Nachvollziehbarkeit der Evaluationsergebnisse werden die verwendeten statistischen Formeln im Text angeführt.

1093 Vgl. zu diesen Ausführungen die Abhandlungen von Bortz (1999), S. 20–27; Bortz/Döring (2005), S. 70–72; Schnell/Hill/Esser (2005), S. 142–144.

1094 Vgl. Lück (1976) [b], S. 59.

verschiedene Zahlen zugeordnet. Da die Zuordnung von Zahlen lediglich als Benennung verstanden wird, bezeichnet man das der nominalen Messung zugrunde liegende empirische Relativ mit gültiger Äquivalenzrelation auch als klassifikatorische Messstruktur. Unerheblich ist nämlich, welche Zahlen den Objektklassen zugeordnet werden, es muss nur gewährleistet sein, dass äquivalente Objekte eindeutig von nicht äquivalenten Objekten unterschieden werden können. Dabei gilt, dass jedes Objekt genau einer Klasse zugeordnet werden muss, also weder keiner noch mehreren Klassen zugeordnet werden kann. Beispiele für Nominalskalen sind Klassifikationen von Geschlecht oder Blutgruppen.

Sollen Objekte nicht nur auf ihre Gleichheit/Verschiedenheit, sondern auch auf ihre Rangordnung untereinander in Bezug auf eine interessierende Dimension untersucht werden, wird auf die *Ordinalskala* zurückgegriffen. Diese setzt ein empirisches Relativ sowie eine Objektmenge mit schwacher Ordnungsrelation voraus. Bei einem beliebigen Objektpaar muss demnach entscheidbar sein, ob beide Objekte hinsichtlich eines untersuchten Kriteriums äquivalent sind oder welches der beiden Objekte über das andere Objekt dominiert. Es gilt in diesem Zusammenhang die eingangs angesprochene Transitivität: Dominiert Objekt a über Objekt b, muss bei Dominanz des Objektes b über das Objekt c das Objekt a auch über das Objekt c dominieren. Die Zuordnung von Zahlen orientiert sich dabei an der Relation der Objekte zueinander, sodass das Objekt, das über ein anderes dominiert, eine größere Zahl erhält als das dominierte Objekt; äquivalente Objekte erhalten dementsprechend identische Zahlen. Weil der Ordinalskala die Rangfolge von Objekten bezüglich eines Dominanzkriteriums zu entnehmen ist, wird sie auch Rangskala genannt. Oft genannte Beispiele für diese Skalenart sind Einschätzungen von Lehrbüchern nach Attraktivität, Schulnoten oder Platzierungen bei Wettbewerben.

Während bei der Ordinalskala unerheblich ist, in welchem Ausmaß ein Objekt über ein anderes dominiert, erfordert die *Intervallskala* ein empirisches Relativ, für dessen Objektpaare eine schwache Ordnungsstruktur der Dominanzrelationen gilt. Die paarweisen Dominanzrelationen können dabei in einer Rangreihe angeordnet und als Merkmalsunterschiede zwischen Objekten interpretiert werden. Dabei ist zu beachten, dass die Größe des Unterschiedes zwischen jedem Objektpaar bekannt sein und die Intervalle jeweils dieselbe Größe besitzen müssen. Gleich große Merkmalsunterschiede werden innerhalb dieser Skala durch äquidistante Zahlen abgebildet, das bedeutet, dass identische Messwertunterschiede zwischen Objektpaaren identischen Merkmalsunterschieden entsprechen. Zahlenintervalle wie 1 bis 2, 2 bis 3, 3 bis 4, 4 bis 5, 5 bis 6 etc. bilden demzufolge identische Merkmalsunterschiede ab. Ein bekanntes Beispiel für eine Intervallskala ist die für die Temperaturmessung eingesetzte Celsiusskala (C): Der Temperaturunterschied zwischen 1°C und 3°C ist genauso groß wie beispielsweise der Unterschied zwischen 2°C und 4°C. Auf die in diesem Zusammenhang oft cozitierte Schulnotenskala (siehe oben) trifft dies nicht zu, da nicht gesichert ist, dass die (inhaltliche/qualitative) Differenz zwischen den Noten 1 und 2 der selben Größenordnung entspricht wie die Differenz zwischen den Noten 3 und 4.

Skalen, die neben Unterscheidungs- und Rangordnungsdeterminanten und identischen Intervallgrößen auch einen natürlichen Nullpunkt aufweisen, werden *Verhältnisskalen* genannt. Vorliegen muss für diese Skalenart ein empirisches Relativ, das neben einer schwachen Ordnungsrelation der Objekte Verknüpfungsoperationen definiert. Der Verknüpfungsoperator wird u.a. bei Merkmalen wie Gewicht oder Länge sinnvoll angewendet und ermöglicht konkrete Aussagen zum Verhältnis von Objekten zueinander; bei intervallskalierten Daten sind derartige Aussagen nicht möglich, da Aussagen wie „Mit einer Durchschnittstemperatur von 20°C war es gestern doppelt so warm wie heute, da es momentan nur 10°C warm ist", nicht logisch sind.[1095] Weist ein empirisches Relativ die genannten Eigenschaften auf, wird es auch als extensive Messstruktur bezeichnet. In diesem Sinne ordnet eine Verhältnisskala den Objekten eines empirischen Relativs Zahlen so zu, dass das Verhältnis zwischen zwei Zahlen auch dem Verhältnis der Merkmalsausprägungen der Bezugs-Objekte entspricht. Variablen, die mit Verhältnisskalen erhoben werden, sind zum Beispiel Gewichts- oder Längenangaben oder Angaben zu Anzahlen/Häufigkeiten.

6.4.2.2.2 Möglichkeiten der Datenauswertung I: Quantitative Daten

In Abhängigkeit von den gewählten Skalenniveaus und den Zielstellungen der Untersuchung können die erhobenen quantitativen Daten mit verschiedenen statistischen Methoden ausgewertet werden. Die Elementarstatistik offeriert dafür zwei Herangehensweisen:

1095 Dazu die von Schnell/Hill/Esser (2005), S. 144 vollständig übernommene Erklärung: „So ist z.B. bei der Celsius-Skala der Nullpunkt um 273.16 gegenüber dem (natürlichen) Nullpunkt der Kelvin-Skala verschoben. Ergibt eine Messung 100°Kelvin, eine andere Messung 200°Kelvin, so besitzt das zweite Objekt doppelt so viel Bewegungsenergie der Moleküle. Die entsprechenden Messungen in Celsius hätten -173.16°C und -73.16°C erbracht. Der Quotient -73.16/-173.16 ist ungleich dem Quotienten 200/100; daher ist der Quotient der Celsius-Messung nicht sinnvoll interpretierbar."

Statistische Methoden, die Daten in Form von Tabellen, Grafiken oder einzelnen Kennwerten beschreiben, werden unter der Bezeichnung *deskriptive Statistik* subsumiert. Der zweite elementarstatistische Teilaspekt bezieht sich auf die Überprüfung von Hypothesen und trägt die Bezeichnung *Inferenzstatistik* (schließende Statistik).[1096]

Sollen die Daten als Rohwerte tabellarisch dargestellt werden, müssen diese eingangs kategorisiert werden, damit den Kategorien bei der nachfolgenden Datenanalyse die entsprechenden Häufigkeiten zugeordnet werden können. Bei der Kategorienbildung muss unter anderem beachtet werden, dass die Kategorien dieselbe Breite aufweisen, mit wachsender Größe des Untersuchungskollektivs engere Breiten besitzen können, bei größerer Differenz zwischen dem größten und dem kleinsten Wert (Variationsbreite) breiter werden können und die maximale Anzahl von 20 nicht überschreiten sollten. Die zugeordneten Häufigkeiten können dabei als kumulierte Häufigkeitsverteilung (sukzessiv summierte Kategorienhäufigkeiten) oder als absolute Häufigkeiten in Prozentwerten ausgedrückt werden.[1097]

Für die grafische Darstellung des Datenmaterials wird das Erstellen von Polygonen, Histogrammen oder Kreisdiagrammen empfohlen. Polygone sollten in diesem Zusammenhang zur Darstellung stetiger Variablen (Merkmal, das kontinuierliche Werte annehmen bzw. beliebig genau gemessen werden kann, wie beispielsweise Gewicht, Größe etc.) verwendet werden; soll die Häufigkeitsverteilung einer diskreten (diskontinuierlichen = nur in ganzen Zahlen messbaren) Variablen veranschaulicht werden, geschieht dies integriert in ein Histogramm. Für die Veranschaulichung nominalskalierter Häufigkeiten eignet sich das Kreisdiagramm. Prinzipiell kann die Verteilungsform der graphischen Darstellung einer Häufigkeitsverteilung (gilt für Polygone und Histogramme) mit den folgenden Gegensatzpaaren charakterisiert werden: Symmetrisch oder asymmetrisch, unimodal (ein-) oder bimodal (zweigipflig), schmalgipflig oder breitgipflig, linkssteil oder rechtssteil und U-förmig oder abfallend.[1098]

Während Grafiken und Tabellen Informationen über die gesamte Verteilung eines Merkmals innerhalb eines Kollektivs beinhalten, geben statistische Kennwerte Auskunft über spezielle Eigenschaften der Merkmalsverteilung. Unterschieden werden in diesem Zusam-

---

1096 Vgl. Bortz (1999), S. 1 und 17.

1097 Vgl. Bortz (1999), S. 29–32.

1098 Vgl. Bortz (1999), S. 32–36.

menhang insgesamt vier Formen von Kennwerten, wobei die beiden am häufigsten verwendeten Kennwerte im Weiteren erläutert werden. Zur Repräsentation von Verteilungen anhand einzelner Werte, die mindestens intervallskaliert sind, wird auf *Maße der zentralen Tendenz* zurückgegriffen. Zu den am meisten verwendeten Kennwerten zählen dabei der Modalwert (Wert, der am häufigsten vorkommt), der Medianwert (Wert, der die Verteilung in zwei gleich große Hälften teilt, sodass 50% der Fälle über respektive unter ihm liegen) und das arithmetische Mittel (AM). Dieses ist das gängigste Maß zur Kennzeichnung der zentralen Tendenz von Verteilungen. Berechnet wird das arithmetische Mittel durch die Division der Summe aller Werte durch die Anzahl aller Werte[1099]:

$$AM = \overline{x} = \frac{\sum_{i=1}^{n} x_i}{n}$$

Abbildung 6-4: Formel zur Berechnung des Aritmethischen Mittels

Quelle: Bortz (1999), S. 38.

Verteilungen, die sich hinsichtlich ihrer zentralen Tendenz ähneln, können vor dem Hintergrund unterschiedlicher Streuungen (Dispersionen) jedoch stark von einander abweichende Werte aufweisen; die so genannten *Dispersionsmaße* informieren in diesem Zusammenhang über die Unterschiede/Abweichungen der Werte untereinander. Die Variationsbreite (range) ist dabei das einfachste Dispersionsmaß; ihr wird entnommen, über welchen (Werte-)Bereich die Messwerte verteilt sind. Ermittelt wird die range durch das Bilden der Differenz aus dem größten und dem kleinsten Wert. Als informationsreicher wird allerdings die AD-Streuung (average-deviation) angesehen, diese gibt die durchschnittliche Abweichung aller Messwerte vom Mittelwert an. Durch die einzelne Berücksichtigung sämtlicher Werte werden auch die beiden gebräuchlichsten Dispersionsmaße, die Varianz (s^2) und die Standardabweichung (s), charakterisiert. Definiert wird die Varianz als „(…) Summe der quadrierten Abweichungen aller Messwerte vom arithmetischen Mittel, dividiert durch die Anzahl aller Messwerte (…)."[1100] Das Varianzmaß enthält durch die Quadrierung der Einzelabstände vom AM damit ein Maß, dem im Gegensatz zur Variationsbreite oder der

---

1099 Vgl. Bortz (1999), S. 37–38.

1100 Bortz (1999), S. 42.

AD-Streuung nicht die ursprüngliche Einheit (Längen-, Zeit- oder Testpunkteinheit etc.), sondern deren Quadrat zugrunde liegt. Ein solches Maß gilt allerdings als schwer interpretierbar, sodass man die Quadrierung durch das Berechnen der Wurzel aus der Varianz sinngemäß rückgängig macht, wie die nachfolgende Abbildung verdeutlicht[1101]:

$$s = \sqrt{s^2} = \sqrt{\frac{\sum_{i=1}^{n}(x_i - \overline{x})^2}{n}}$$

Abbildung 6-5: Formel zur Berechnung der Standardabweichung

Quelle: Bortz (1999), S. 42.

Während die Entscheidung für Verfahren zur Beschreibung von Verteilungen lediglich vom Skalenniveau bestimmt wird, setzen Verfahren der schließenden Statistik zusätzliche Faktoren voraus, die sich entsprechend auf die Methodenauswahl auswirken. Prinzipiell unterscheidet die Inferenzstatistik zwischen Verfahren zur Überprüfung von Unterschieds- respektive Zusammenhangshypothesen. Hervorgehoben wird in diesem Kontext, dass die zur Analyse von Zusammenhängen eingesetzten Methoden der psychologischen und sozialwissenschaftlichen Forschung mehr Impulse als alle anderen statistischen Verfahren verliehen haben.[1102] Im Rahmen der vorliegenden Untersuchung wurde allerdings nicht auf die Zusammenhänge zwischen zwei Merkmalen abgezielt. Von Interesse waren - der Zielstellung der vorliegenden Untersuchung geschuldet - aus quantitativer Perspektive neben der Verteilungsbeschreibung vielmehr die Vergleiche von Häufigkeiten und Mittelwerte. Beide Aspekte werden nachfolgend aufgegriffen und je nach Relevanz für die vorliegende Untersuchung abgehandelt.

Nominalskalierte Daten, die indiziert sind, wenn Merkmalen oder Merkmalskombinationen Häufigkeiten zugeordnet sind, werden vor dem Hintergrund approximativ verteilter Prüfstatistiken mit den so genannten *Chi-Quadrat-Verfahren* (χ^2) analysiert. Die Anwendung dieser Methoden ist allerdings nicht auf nominale Daten begrenzt; steht beispielsweise für intervallskalierte Variablen kein skalenspezifisches Verfahren zur Verfügung und liegen gleichzeitig Häufigkeiten für die Kategorien des Merkmals vor, können diese

1101 Vgl. Bortz (1999), S. 41–42.

1102 Vgl. Bortz (1999), S. 173.

Merkmale wie nominale Variablen behandelt werden. Die Informationen der höheren Skalenstufe gehen dadurch aber verloren. Unterschieden werden in diesem Zusammenhang insgesamt acht χ^2-Methdoden, wobei im Folgenden nur auf eine Chi-Quadrat-Analyse detailliert eingegangen wird. Die anderen Verfahren werden lediglich ansatzweise vorgestellt. Die Grundstruktur aller χ^2-Methoden ist gleich - sie zielen ab auf den Vergleich von beobachteten und erwarteten Häufigkeiten, wobei - ähnlich den Dispersionsmaßen - besonderes Augenmerk auf die Abweichungen der Werte voneinander gelegt (hier: beobachtete und erwartete Werte, siehe oben) wird. Möglich sind dabei die Analysen (a) von einer beliebigen Anzahl an Merkmalen, die mehr- oder zweifach gestuft (Konfigurationsfrequenzanalyse für alternative bzw. mehrfach gestufte Merkmale) sind, (b) von zwei Merkmalen, die zwei- oder mehrfach gestuft (4-Felder- χ^2-Test und k*l χ^2-Test) sind und (c) von einem Merkmal, das ebenfalls zwei- (eindimensionales χ^2, McNemar- χ^2-Test, Cochran-Q-Test) oder mehrfach (Vergleich einer theoretischen mit einer empirischen Verteilung) gestuft ist. Sofern in diesem Zusammenhang eine Stichprobe zwei- oder mehrere Male bezüglich eines alternativen Merkmales untersucht werden soll (McNemar- χ^2- bzw. Cochran-Q-Test), muss gesichert sein, dass sich die Stichprobe nicht verändert. Sollen eine theoretische und eine empirische Verteilung miteinander verglichen werden, müssen darüber hinaus erwartete Häufigkeiten von mindestens fünf vorliegen, Selbiges gilt für 4-Felder- χ^2- und k*l χ^2-Tests. Im Großen und Ganzen, so berichten beispielsweise BRADLEY, CAMILLI und HOPKINS, weisen die χ^2-Verfahren bezüglich der erwarteten Häufigkeiten jedoch eine relativ große Robustheit auf, sodass zumeist im Zusammenhang mit einmaligen Untersuchungen entsprechende Häufigkeitsverteilungen analysiert werden können.[1103] Berechnet wird das eindimensionale χ^2 folgendermaßen:

$$\chi^2 = \sum_{j=1}^{2} \frac{(f_{b(j)} - f_{e(j)})^2}{f_{e(j)}}$$

Abbildung 6-6: Formel zur Berechnung des eindimensionalen Chi-Quadrat-Wertes

Quelle: Bortz (1999), S. 153.

1103 Vgl. Bortz (1999), S. 150–170.

Werden im Rahmen der Untersuchung Rangreihen erhoben oder kann der Intervallskalencharakter der Daten nicht aufrecht erhalten werden, kommen Verfahren zum Einsatz, die unabhängige oder abhängige (im Falle von Messwiederholungen) Stichproben hinsichtlich ihrer zentralen Tendenz (siehe oben) miteinander vergleichen. Bei voneinander unabhängigen Stichproben wird auf den von MANN und WHITNEY entwickelten *Mann-Whitney-U-Test* zurückgegriffen. Dessen Ausgangspunkt ist die Zuordnung von Rängen zu erhobenen Daten oder der Einbezug ordinaler Variablen. Die Daten beider Stichproben werden dabei direkt miteinander verglichen. Abhängige, also mindestens zweifach (T_1,T_2) erhobene Merkmale, setzen ebenfalls am unmittelbaren Vergleich zweier Rangreihen an – analog zum McNemar- χ^2- respektive dem Cochran-Q-Test muss allerdings auch für den in diesem Zusammenhang eingesetzten *Wilcoxon-Test* gewährleistet werden, dass sich die Stichprobe nicht verändert.[1104] Sobald die Varianz und der Mittelwert einer Messwertreihe aufgrund ihrer Skalenqualität sinnvoll interpretierbar sind, können Hypothesen betreffend der Unterschiedlichkeit ebendieser Variablen mit den im Weiteren angegebenen Methoden überprüft werden. Eine Variante stellt der Vergleich eines *Stichprobenmittelwertes* (AM, siehe oben) mit einem *Populationsparameter* (μ_0) dar. Werden zwei Stichprobenmittelwerte betrachtet, kann dies wie im Kontext der Ordinaldaten angeführt, auf unabhängige und abhängige Stichproben bezogen werden. Für die Analyse der Mittelwerte werden so genannte *t-Tests* empfohlen. Wie bei den nominal- und ordinalskalierten Daten setzen diese Tests jedoch gleich große (t-Test für unabhängige Stichproben) bzw. gleich bleibende Stichproben bzw. -umfänge (t-Test für abhängige Stichproben) voraus. Zum Vergleich von Varianzen greift man entweder darauf zurück, eine *Stichprobenvarianz* mit einer *Populationsvarianz* zu vergleichen respektive einen *F-Test* durchzuführen. Dieser setzt dabei die Unabhängigkeit der beiden miteinander verglichenen Stichproben sowie normalverteilte Grundgesamtheiten voraus.[1105]

Für alle erwähnten inferenzstatistischen Verfahren gleich ist, dass sie mit einer *Signifikanzprüfung* abschließen. Verkürzt dargestellt bedeutet dies, dass den errechneten Werten statistische Prüfgrößen gegenübergestellt werden, um aus Theorien abgeleitete Hypothesen

---

1104 Vgl. Bortz (1999), S. 146–150.

1105 Vgl. Bortz (1999), S. 134–146.

zu überprüfen. Nach BORTZ wird damit „(...) eine der schwierigsten Fragen der Inferenzstatistik angedeutet."[1106]

Generell prüft der Forscher zwei Hypothesen, die Alternativ- (H_1) und die Nullhypothese (H_0). Alternativhypothesen enthalten dabei Aussagen, die den bisherigen Wissensstand ergänzen respektive mit anderen Theorien in Widerspruch stehen. Unterschieden werden können im Zusammenhang mit Alternativhypothesen Unterschieds- und Zusammenhangshypothesen; die erste Hypothesenart prüft im Allgemeinen Häufigkeits- beziehungsweise Mittelwertsvergleiche, während Zusammenhangshypothesen mit Korrelationsrechnungen (Verfahren zur Bestimmung von Zusammenhängen zwischen zwei oder mehreren Merkmalen) geprüft werden. Ferner wird zwischen gerichteten und ungerichteten Hypothesen unterschieden. Von einer ungerichteten Hypothese spricht man, wenn diese irgendeinen Unterschied postuliert - in Bezug auf Zusammenhänge können weiters gerichtete Aussagen (negativ und positiv) getroffen und ggf. bestätigt werden. Spezifiziert der Forscher im Vorfeld der Untersuchung neben der Richtung auch die Größe des Unterschiedes, so formuliert er eine spezifische gerichtete Unterschiedshypothese. Abhängig von der Alternativhypothese, auf deren Überprüfung die Untersuchung eigentlich abzielt, formuliert der Forscher eine konkurrierende, die so genannte Nullhypothese.[1107] Diese ist eine „(...) Negativhypothese, mit der behauptet wird, dass die zur Alternativhypothese komplementäre Aussage richtig sei."[1108]

Die statistische Prüfgröße, die in diesem Zusammenhang dem errechneten χ^2-Wert (eindimensionale Analyse) gegenübergestellt wird, um die Alternativhypothese zu überprüfen, wird auch als kritischer χ^2-Wert (χ^2krit) bezeichnet. Dieser Wert ergibt sich aus dem Freiheitsgrad (df = 1) für eindimensionale χ^2-Verteilungen[1109] und dem gewählten α-Fehler-Niveau (die α-Fehlerwahrscheinlichkeit, auch bezeichnet als Irrtumswahrscheinlichkeit, bezieht sich auf die Wahrscheinlichkeit, mit der das gefundene Ergebnis bei [oder besser: trotz] Gültigkeit der H_0 eintritt).[1110] Ist der empirische Wert (χ^2emp) größer als der kritische Wert, wird die H_0 verworfen und

1106 Bortz (1999), S. 107.

1107 Vgl. Bortz (1999), S. 108–110.

1108 Bortz (1999), S. 109.

1109 Vgl. Bortz (1999), S. 153.

1110 Vgl. Bortz (1999), S. 110–112. Ausführlich zum komplementären β-Fehler sowie der Bestimmung der Irrtumswahrscheinlichkeit siehe Bortz (1999), S. 110–113 und Schnell/Hill/Esser (2005), S. 453.

die H_1 akzeptiert.[1111] Als signifikant wird in diesem Zusammenhang ein Ergebnis bezeichnet, wenn die Nullhypothese bei einem α-Fehler von kleiner oder gleich fünf Prozent respektive sogar kleiner oder gleich ein Prozent verworfen werden kann. Möglich sind dabei in Abhängigkeit von den Folgen einer Fehlentscheidung zugunsten der H_1 auch größere α-Fehler-Niveaus bzw. Irrtumswahrscheinlichkeiten.[1112] SCHNELL, HILL und ESSER weisen an dieser Stelle allerdings darauf hin, dass Signifikanztests häufig falsch interpretiert werden: So lässt ein signifikantes Ergebnis nicht zwangsläufig den Schluss zu, dass es sich dabei um einen bedeutsamen oder wichtigen Effekt handelt, dass damit die Existenz eines Effektes bewiesen ist oder dass es sich um einen stark ausgeprägten Effekt handelt. Wenn möglich sollten daher Effektstärkemaße wie beispielsweise Eta^2 (beschreibt das Verhältnis der gesamten Varianz zur durch die Mittelwertsdifferenz erklärten Varianz) genutzt werden, um die Stärke eines Effektes zu beurteilen.[1113]

6.4.2.2.3 *Möglichkeiten der Datenauswertung II: Qualitative Daten*

Verbale, also qualitative/nichtnumerische Daten können wie in Kapitel 6.4.2.1.4 aufgezeigt anhand unterschiedlicher Techniken gewonnen werden. Für die Analyse qualitativer Befragungen existiert eine Reihe von Auswertungstechniken - die Wahl der Methode hängt dabei ab von der Zielsetzung, dem methodischen Ansatz, den Fragestellungen und den zur Verfügung stehenden zeitlichen, finanziellen und personellen Ressourcen.[1114] Im Folgenden soll daher lediglich die von LAMNEK vorgeschlagene vierschrittige Auswertungsabfolge dargestellt werden, um einen strukturellen Einblick in diese Thematik zu eröffnen.[1115]

Ausgangspunkt jeder Datenauswertung ist die Datenaufzeichnung.[1116] Als klassisches Medium zur Aufzeichnung qualitativer Daten gelten die *Notizen* des Forschers (Feldnotizen). Diese sollen das Essentielle der Antworten des/der Befragten sowie Informationen zum Interviewverlauf enthalten. SPRADLEY schlägt in diesem Zu-

---

1111 Vgl. Bortz (1999), S. 153.

1112 Vgl. Bortz (1999), S. 114.

1113 Vgl. Schnell/Hill/Esser (2005), S. 452–453. Zur Thematik der Effektgröße siehe auch Bortz (1999), S. 119–120.

1114 Vgl. Schmidt (2008), S. 447.

1115 Methodenspezifische Verfahren finden sich beispielsweise bei Schmidt (2008) und Rosenthal/Fischer-Rosenthal (2008)

1116 Vgl. Flick (2009), S. 371.

sammenhang vier Typen von Notizen vor: Darstellungen in Stichworten, Zitaten oder Sätzen, ausführliche Niederschriften der Interviewereindrücke, Erfahrungen, Ideen, Befürchtungen, Fehler etc., eingebettet in ein Forschungs-Journal sowie Aufzeichnungen über erste Analysen und Interpretationen.[1117] In diesem Zusammenhang entwickelten Kirk und Miller ein System, das zur Erhöhung der Reliabilität von Feldnotizen beitragen soll, die Konventionalisierung von Notizen nach festen Regeln. Im Rahmen dieser Methode werden die Notizen strukturiert und damit vergleichbar gemacht, indem beispielsweise Zitate mit doppelten Anführungszeichen (« »), Paraphrasen mit einfachen Anführungszeichen (‹ ›), Begriffe des Forschers mit Schrägstrichen (/ /) oder eigene Begriffe der Untersuchten mit spitzen Klammern (< >) versehen werden.[1118]

In der Literatur werden des Weiteren Varianten wie Datenträgeraufzeichnungen (Ton- oder Videobandaufzeichnungen), aber auch Fotografien genannt.[1119] Die nachfolgend abgehandelten vier Auswertungsschritte beziehen sich dabei ausschließlich auf die audio-visuellen Daten.

In der ersten Phase, der *Transkriptionsphase*, wird das Datenmaterial durch Verschriftung (Abtippen) in eine lesbare Form gebracht. Für diesen Schritt stehen dem Forscher unterschiedlich genaue Transkriptionssysteme zur Verfügung, ferner kann er eigene Systematiken entwickeln.[1120] Möglich sind dabei vier Formen der Verschriftung: Standardorthographie, literarische Umschrift, Umgangssprache (eye dialect) und phonetische Umschrift – jede Verschriftungsvariante orientiert sich dabei an unterschiedlichen Normen: Geschriebene Sprache, Abweichungen von der Standardsprache durch die Auslassung einzelner Laute (Elision: ‹gehn› für ‹gehen›) oder die Angleichung nacheinander folgender Laute (Assimilation: ‹haste› für ‹hast du›), lautgetreue Umgangssprache (‹askedche› für ‹asked you›) oder phonetisch-phonologische Kategorien (‹[ge:n]› für ‹gehn›) nach dem Internationalen Phonetischen Alphabet (IPA). Die Transkripte werden nach der Erstellung mit den audio-visuellen Aufzeichnungen verglichen, ggf. verbessert und abschließend gelesen.[1121]

[1117] Vgl. Flick (2009), S. 374–377.

[1118] Vgl. Flick (2009), S. 490–491.

[1119] Vgl. Flick (2009), S. 304 und 372; vgl. Lamnek (2005), S. 403, 415 und 460.

[1120] Hinweise dafür finden sich bei Kowal/O'Connell (2008), S. 439.

[1121] Vgl. Bortz/Döring (2005), S. 312; vgl. Kowal/O'Connell (2008), S. 441; vgl. Lamnek (2005), S. 403. Konkrete Transkriptionskonventionen und

Nach dem Abschluss der Korrekturen werden in der zweiten Phase die einzelnen Interviews *analysiert*, um das Datenmaterial zu konzentrieren. Dafür müssen den Abschriften eingangs die Nebensächlichkeiten entnommen und die zentralen Passagen hervorgehoben werden. Die sich daraus ergebenden wichtigen Textteile unterzieht man daraufhin einer inhaltsanalytischen Auswertung.[1122] Diese kann in unterschiedlichen Varianten vorgenommen werden; im Folgenden seien an dieser Stelle daher nur einige Techniken exemplarisch und komprimiert vorgestellt: Eine Technik ist die *Globalauswertung* nach LEGEWIE, die in zehn Schritte untergliedert ist (Orientierung, Aktivieren von Kontextwissen, Textbearbeitung, Niederschrift von Einfällen, Anlegen eines Stichwortverzeichnisses, Zusammenfassung, Textbewertung, Festlegen von Auswertungs-Stichwörtern, Vorgehensplanung, Ergebnisdarstellung), zur breiten, übersichtsartigen und zügigen Dokumentauswertung bis zu einem Umfang von ca. 20 Seiten eingesetzt wird und mit einem Zeitaufwand zwischen fünf und 15 Minuten pro Seite veranschlagt wird. Einen Auswertungsansatz in relativ kurzer Zeit verschafft ferner die von GLASER und STRAUSS vorgelegte und vor allem von STRAUSS weiterentwickelte *Grounded Theory*. Es handelt sich bei diesem Ansatz um eine Auswertungstechnik, die die Entwicklung und Überprüfung von Theorien fokussiert, die in den Daten verankert ist (grounded) respektive eng am vorhandenen Material arbeitet. Das Ziel der Grounded Theory besteht in der Identifikation der Schlüssel- oder Kernkategorien des untersuchten Textes, wobei die Anzahl/die Struktur der Auswertungsschritte differiert, sodass von dem Grounded Theory-Konzept nicht gesprochen werden kann. Aufwendiger hingegen gestaltet sich die *qualitative Inhaltsanalyse* nach MAYRING. Sie umfasst Feinanalysen und zielt ab auf ein elaboriertes Kategoriensystem als Basis einer zusammenfassenden Materialdeutung. Zur Auswertung des Materials wird ein dreischrittiges Konzept, bestehend aus einer zusammenfassenden (Reduktion auf eine die wichtigsten Inhalte umfassende Kurzversion), einer explizierenden (unklare Textbestandteile werden verständlich gemacht) und einer strukturierenden (Gliederung und Ordnung der Vorarbeiten unter theoretischen Gesichtspunkten) Inhaltsanalyse vorgeschlagen. Wie in den vorgestellten inhaltsanalytischen Techniken bildet auch im Verfahren der *objektiven Hermeneutik*, das von OEVERMANN et al. entwickelt wurde, die Schriftform sprachlicher

Transkriptionsregeln sowie entsprechende Praxisbeispiele finden sich u.a. bei Bortz/Döring (2005), S. 312 und Flick (2009), S. 381–383.

1122 Vgl. Lamnek (2005), S. 403.

Kommunikation den Hauptgegenstand. Das Ziel dieser Methode, die nicht nur zur inhaltsanalytischen Auswertung, sondern als komplettes Forschungsdesign eingesetzt werden kann, besteht darin, die latenten Sinnstrukturen, die hinter den Einzelhandlungen liegen, herauszuarbeiten. Dafür stehen dem Forscher drei Strategien zur Verfügung: Fein- (Interpretation des äußeren Kontextes und des Interaktionstyps), Sequenz- (Analyse jedes Interaktionsbeitrages) und Strukturanalyse (Interpretation der Sozialdaten der an der Interaktion beteiligten Personen).[1123]

Angeschlossen an diesen Auswertungsschritt ist die *generalisierende Analyse*. Diese zielt ab auf Gemeinsamkeiten und Unterschiede der/zwischen den einzelnen Interviews, um allgemeinere theoretische Erkenntnisse, wie beispielsweise Grundtendenzen oder Syndrome, zu liefern. Werden unterschiedliche Informationen, Typen von Befragten, Aussagen etc. ermittelt, so müssen diese unter Bezugnahme auf den konkreten Einzelfall dargestellt und interpretiert werden.[1124]

Fehlinterpretationen sind, da die Interviewprotokolle reduktiv ausgewertet werden (das Material wird laufend verringert), dabei allerdings nicht auszuschließen. Empfohlen wird daher die Integration einer *Kontrollphase* in den Auswertungsprozess. Diese kann als Fremd- und als Selbstkontrolle durchgeführt werden und hat ihren Ausgangspunkt generell in der vollständigen Transkription der Interviews.[1125]

6.4.2.3 Praxisbezug I: Datenerhebung

Im Rahmen des Modellprojektes kamen sowohl mündliche als auch schriftliche Befragungstechniken zum Einsatz. Diese werden nachfolgend in ihren Grundzügen administrativ (*wie* wurde befragt) und inhaltlich (*was* wurde erfragt) dargestellt.

6.4.2.3.1 Schriftliche Befragungen

Die schriftlichen Befragungen fanden bis auf eine (zweite Evaluation in der Bildungszentrum Saalfeld GmbH) im Beisein des Autors der

---

1123 Vgl. Böhm (2008), S. 475–485; vgl. Bortz/Döring (2005), S. 331–334; vgl. Flick (2009), S. 409–421; vgl. Lamnek (2005), S. 513–546; vgl. Mayring (2008), S. 468–475.

1124 Vgl. Lamnek (2005), S. 404.

1125 Vgl. Lamnek (2005), S. 404.

vorliegenden Arbeit anonym[1126], im Gruppenrahmen und innerhalb eines flexiblen Zeitfensters statt. Dieses Vorgehen diente zwei Zwecken: Unklarheiten zu den Fragekatalogen konnten direkt ausgeräumt respektive weitere unkontrollierbare Verzerrungsvariablen minimiert werden, zudem wurden die Ergebnisse der Evaluation nach der Auswertung unmittelbar mit den Befragungsteilnehmern kommuniziert und das weitere Vorgehen im Projekt mit den Mitarbeitern und der Projektleitung besprochen.

Die Fragenkataloge zur Evaluation der ICF-Erprobung waren grundsätzlich in die zwei Dimensionen *Funktionalität* und *Gestaltung* unterteilt. Die Funktionalität beschrieb dabei die Güte der Funktion/Anwendbarkeit des Erfassungsbogens und war in die Ebenen Itemfunktionalität (Mikroebene) und Anwendungsfunktionalität (Makroebene) aufgeteilt. Der Divisor (Teiler) der zwei Funktionalitätsebenen ergab sich aus dem jeweiligen Fokus: Während auf der Mikroebene zunächst alle die konkreten Core Set-Inhalte (Items: Art, Anzahl und Beschreibungen) betreffenden Aspekte angesiedelt waren, zielte die Makroebene auf Informationen hinsichtlich der Praktikabilität des Instrumentes ab. Die Gestaltungsdimension hingegen bezog sich auf äußerliche Aspekte, die nur mittelbar auf die Funktionalität einwirken und daher separat betrachtet wurden.

Erstellt wurden die Fragebögen auf Grundlage des Fragenkatalogs, der im Rahmen der Pre-Erprobung im Martinshof Bremen zum Einsatz kam. Da mit jeder Erprobungsphase Erkenntnisgewinne und daraus abgeleitete Weiterentwicklungsaktivitäten einhergingen, variierten die Fragen sowohl inhaltlich als auch quantitativ, was die folgende Abbildung illustriert. Deutlich wird dabei, wie sich der Fokus der Befragung mit Beginn des Modellprojekts in der Bildungszentrum Saalfeld GmbH von einer Gleichverteilung auf die Ebene der Anwendungsfunktionalität verschob und diese als zentrales Kriterium beibehielt.

Projektabschnitt	**Anzahl Fragen zur Itemfunktionalität**	**Anzahl Fragen zur Anwendungsfunktionalität**	**Anzahl Fragen zur Gestaltung**	**Sonstige Fragen**
Pre-Erprobung	5	5	5	-
Adaption	4	7	2	4

[1126] Der Aspekt der Anonymität bezieht sich hier darauf, dass die Befragungsteilnehmer keine persönlichen Angaben auf den Fragebögen machen mussten, die ihre Identifikation ermöglicht hätten.

Proto-Referenz	3	11	1	4
Weiterentwicklung (i)	5	13	2	3
Weiterentwicklung (ii)	3	13	1	7
Abschlussworkshop	0	11	0	6

Abbildung 6-7: Fragenstruktur der Erprobungsevaluation

Quelle: Eigene Darstellung.

6.4.2.3.2 Mündliche Befragungen I: Gruppendiskussionen

Im Anschluss an die schriftlichen Befragungen fanden - sofern den Fachkräften dies zeitlich möglich war - ermittelnde Gruppendiskussionen (siehe Kapitel 6.4.2.1.4) statt. Konkret traf dies auf die Pre-Erprobung, die dritte und vierte Phase des Modellprojektes sowie im Rahmen des Abschlussworkshops zu.

Die Gruppendiskussionen griffen dabei immer besonders relevante (die Relevanz ergab sich aus den Antworten der Fachkräfte v.a. hinsichtlich Aussagen zur Anwendungsfunktionalität) Aspekte der schriftlichen Befragung mitunter erneut auf. Dies zielte darauf ab, möglichst detaillierte Informationen zu gewinnen; zu diesem Zweck wurden die Fachkräfte vom Leiter der Diskussion mit auf die Untersuchung bezogenen Diskussionsanreizen konfrontiert. Da es sich bei den Fachkräften um eine homogene, natürliche und damit untereinander bekannten Gruppe handelte, konnte auf Explikation des Vorgehens durch den Diskussionsleiter sowie die Vorstellung der Teilnehmer untereinander verzichtet werden.

6.4.2.3.3 Mündliche Befragungen II: Experteninterviews

Integriert in die vorliegende Untersuchung waren ferner qualitative Interviews mit drei Experten der Bildungszentrum Saalfeld GmbH. Diese besetzten zum Zeitpunkt der Untersuchung Schlüsselpositionen im Rahmen des Modellprojekts und konnten im Vorfeld des Abschlussworkshops befragt werden: Zwei Fachkräfte waren dabei mit der Anfertigung von Potentialprofilen der Rehabilitanden betraut. Die Profiler (siehe Kapitel 5.1) nutzten dafür die im Rahmen der Feststellungsphase erhobenen Merkmalsausprägungen, die ihnen als quantitative und qualitative (ergänzende Ausführungen der Fachkräfte) Daten und in schriftlicher Form vorlagen.

Für den weiteren Rehabilitationsverlauf der Klienten der Bildungszentrum Saalfeld GmbH und den zumeist angestrebten nachhaltigen Übergang auf den dynamischen, stetigen Veränderungen unterliegenden Arbeitsmarkt (siehe Kapitel 2.2.8) stellten die Potentialprofile eine zentrale Komponente im Rehabilitationsprozess dar. Das Interview mit den beiden Experten bezog sich vor diesem Hintergrund auf die in Kapitel 3.6.2.2 und 3.6.2.3 dargestellten Faktoren Übergangsmanagement und Passgenauigkeit, zwei bedeutsamen Forderungen an das System der Beruflichen Rehabilitation.

Das zweite Experteninterview wurde mit der Leiterin des Modellprojektes SAFARI geführt. Eingebunden in zwei Handlungs- und Kommunikationszusammenhänge (Fachkräfte und wissenschaftliche Begleitforschung) verfügte sie in ihrer Leitungsfunktion über Informationen bzgl. der ICF-Anwendung/-implementierung aus Sicht der Fachkräfte und aus der Perspektive einer Führungskraft.

Dieses Experteninterview war deshalb darauf ausgerichtet, die der Projektleiterin zur Verfügung stehenden bilateralen Informationen zur Einführung und Anwendung der ICF zu erheben.

6.4.2.4 Praxisbezug II: Datenauswertung

Äquivalent zu den weiter oben platzierten elementarstatistischen Ausführungen und qualitativen Auswertungstechniken kamen einige der dargestellten Verfahren zum Einsatz. Dies war den Begleitumständen der vorliegenden Untersuchung geschuldet, welche in Ansätzen ebenfalls Bestandteile der nachfolgenden Abhandlungen sind.

6.4.2.4.1 Schriftliche Befragungen

Die an die Fachkräfte der Bildungszentrum Saalfeld GmbH übergebenen Fragebögen förderten neben qualitativen Daten nominal-, ordinal- und intervallskalierte Daten zutage. Diese wurden analog zu den in Kapitel 6.4.2.2.2 dargestellten Verfahren statistisch ausgewertet. Festgehalten werden muss in diesem Zusammenhang allerdings, dass nur eine einzige elementarstatistische Technik zur Datenanalyse eingesetzt werden konnte. Beschrieben wurden die intervallskalierten Daten mit dem arithmetischen Mittel und den Dispersionsmaßen Varianz und Standardabweichung. Diese Kennwerte wurden dort berechnet, wo die Fachkräfte beispielsweise Faktoren der Verständlichkeit oder der Anwendbarkeit beurteilen sollten. Aus dem breiten Spektrum inferenzstatistischer Verfahren wurde die eindimensionale χ^2-Methode zur Analyse von (nominalskalierten) Häufigkeiten bestimmt. Für den kritischen χ^2-Wert wurde resultierend aus den geringen Stichprobengrößen dabei ein α-Fehler-Niveau von 25% angenommen - ein im Vergleich zum Lehrbuch von BORTZ sehr hohes Fehler-Niveau, das vor dem Hintergrund nicht-fataler Folgen einer irrtümlichen Entscheidung für die Alternativhypothese jedoch ohne Bedenken gewählt wurde. Wurden in diesem Zusammenhang empirische Werte errechnet, die den kritischen χ^2-Wert von 1,32 übertrafen, wurden diese, dem hohen α-Fehler-Niveau zum Trotz, als signifikant bezeichnet und zur Visualisierung im Kontext der Evaluationsergebnisse fett gedruckt.

Dass die Datenauswertung nur mit einem der Inferenzstatistik zuzurechnenden Verfahren vorgenommen wurde, ist den (unabhängigen) Kontextvariablen der Untersuchung geschuldet. So erfüllten die erhobenen Daten nicht die Voraussetzungen für weitere Tests, da die Stichproben zwar im Kern gleich blieben, bedingt durch Krankheit, Urlaub, Versetzung, Abstellung und ähnliche Faktoren dennoch nicht kontinuierlich identisch waren. Dieser Umstand schließt, wie in Kapitel 6.4.2.2.2 erläutert, Verfahren, die gleich bleibende Stichproben voraussetzen (McNemar- χ^2-Test, Cochran-Q-Test, Wilcoxon-Test, t-Test für abhängige und unabhängige Stichproben) aus. Der theoretisch mögliche Mann-Whitney-U-Test wurde nicht durchgeführt; dieser setzt zwar keine unveränderte Kontroll-Stichprobe voraus, da jedoch nur zwei Mal ordinale Daten erhoben wurden und diese hinsichtlich der Stichprobengröße (fünf gegenüber drei Befragten) und -zusammensetzung (gemessen werden sollte der Aufwand bzw. die Unterschiedlichkeit des Arbeitsaufwandes der ICF durch eine homogen aufgestellte = sich über einen längeren Zeitraum mit der ICF befassenden Gruppe) stark differierten, wurde auf dieses Verfahren nicht zurück gegriffen. Vor dem Hintergrund fehlender Populationsparameter konnte es zudem nicht zu einem Vergleich von Populations- und Stichprobenparametern (Mittelwert/Varianz) kommen; ebenfalls nicht einbezogen in die Datenanalyse wurde der F-Test zum Vergleich zweier Stichprobenvarianzen, da die evaluierten Stichproben trotz personaler Fluktuation als abhängige Stichproben bezeichnet werden konnten.

6.4.2.4.2 *Mündliche Befragungen I: Gruppendiskussionen*

Die Ergebnisse der Gruppendiskussionen wurden vom Diskussionsleiter notiert und ähnlich dem System von KIRK und MILLER (siehe Kapitel 6.4.2.2.3) konventionalisiert. Verwendung fanden dabei doppelte Anführungszeichen (« ») für Aussagen der Fachkräfte und die Initialen des Untersuchungsleiters (DB) für eigene Bemerkungen. Die Niederschriften waren dabei sowohl ausführlich als auch stichpunktartig und wurden im Nachhinein nicht inhaltsanalytisch ausgewertet, sondern in Ergänzung der im Vorfeld schriftlich erhobenen Antworten in die Ergebnisdarstellung aufgenommen.

6.4.2.4.3 Mündliche Befragungen II: Experteninterviews

Zur Dokumentation der Experteninterviews wurden deren Inhalte mit einem Tonbandgerät aufgezeichnet und darüber hinaus unmittelbar handschriftlich festgehalten, wenn für die Untersuchung Aussagen von besonderer Relevanz getroffen wurden. Da die Interviews nicht länger als 20 Minuten dauerten, die beiden Profiler zusammen befragt wurden und der Umfang der Antworten vor dem Hintergrund der Dominanz geschlossener Fragen überschaubar blieb, wurde sich hier ebenfalls gegen eine aufwendige inhaltsanalytische Auswertung des Datenmaterials entschieden. Einbezogen in die Auswertung waren bei fehlender Transkription dabei dennoch im Ansatz eine generalisierende Analyse zur Identifikation von Gemeinsamkeiten und Unterschieden zwischen den Profilern sowie die Kontrollphase, die, das traf auch für das Experteninterview mit der Projektleiterin zu, das mehrmalige Abhören der Tonbandaufzeichnungen durch den Untersuchungsleiter beinhaltete.

6.5 Ergebnisse der ICF-Erprobung

Mit Abschluss des Modellprojektes liegen kaskadenförmig ineinander übergehende Erprobungs- und Entwicklungsergebnisse vor, die im Folgenden analog zum Projektverlauf (siehe Kapitel 6.3.2) vorgestellt werden. Um eine ganzheitliche Betrachtung zu ermöglichen, finden zudem die jeweiligen Ausgangspunkte des Erprobungsprozesses Berücksichtigung in der Darstellung.

Die Struktur ebendieser orientiert sich an den theoretischen Ausführungen zur ICF – aus Gründen der Übersichtlichkeit und der Umfangsreduktion werden die Core Set- respektive Protokollinhalte und ergänzenden Materialien dabei in tabellarischer Form und zum Teil nur auszugsweise aufgeführt.

6.5.1 Ausgangspunkt: Core Set »Teilhabe am Arbeitsleben«

Die im Vorfeld der Pre-Erprobung mit den einbezogenen Fachkräften des Bremer Martinshofs erarbeite Aufstellung von ICF-Items entsprach einer Vorauswahl, konkret: einem generischen Core Set (siehe Kapitel 5.2.2.3). Dieses wird nachfolgend detailliert in Struktur/Inhalt und in Bezug auf seine Anwendung erörtert, bevor darauf aufbauend die Ergebnisse der ersten Evaluation angeführt werden.

6.5.1.1 Struktur und Inhalt

Das Core Set enthielt 318 Items aus den Komponenten Körperfunktionen (89 Items), Aktivitäten und Partizipation (113 Items), Umweltfaktoren (54 Items) und personbezogene Kontextfaktoren (62 Items). Der Umfang des Core Sets war dabei dem Umstand geschuldet, dass es auf Grundlage eines Brainstormings zu den Anforderungen von Erwerbstätigkeit entstand, daher sehr breit aufgestellt war und bis zu diesem Zeitpunkt noch keine Erkenntnisse zur Anwendung der ICF vorlagen.

6.5.1.1.1 Items ohne Sonderbezeichnung

233 der 318 im Core Set enthaltenen Merkmale waren Items, für die in der ICF entsprechende Informationen respektive Klassifikationen vorlagen. Sie trugen daher keine besonderen Bezeichnungen.

Items der Komponente	Items der Komponente	Items der Komponente
b110. Funktionen des Bewusstseins b114. Funktionen der Orientierung b1140. Orientierung zur Zeit b1141. Orientierung zum eigenen Selbst b1142. Orientierung zur Person b11421. Orientierung zum Ort b11422. Psychische Stabilität b117. Funktionen der Intelligenz b122. Globale psychosoziale Funktionen b126. Funktionen von Temperament und Persönlichkeit b1260. Extraversion	a110. Zuschauen a115. Zuhören a120. Andere bewusste sinnliche Wahrnehmungen a130. Nachmachen, nachahmen a135. Üben a155. Sich Fertigkeiten aneignen a160. Aufmerksamkeit fokussieren a163. Denken a166. Lesen a170. Schreiben a172. Rechnen a175. Probleme lösen a1750. Einfache Probleme lösen a1751. Komplexe Probleme lösen	e120. Produkte und Technologien zur persönlichen Mobilität drinnen und draußen und zum Transport e1200. Allgemeine Produkte und Technologien zur persönlichen Mobilität und zum Transport drinnen und draußen e1201. Hilfsprodukte und Technologien zur persönlichen Mobilität und zum Transport drinnen und draußen e125. Produkte und Technologien zur Kommunikation e1250. Allgemeine Produkte und Technologien für die Kommunikation e1251. Hilfsprodukte und unterstützende Technologien für die

b1261. Umgänglichkeit	a177. Entscheidungen treffen	Kommunikation
b1262. Gewissenhaftigkeit	a210. Eine Einzelaufgabe übernehmen	e130. Produkte und Technologien für Bildung/Ausbildung
b1264. Offenheit gegenüber neuen Erfahrungen	a2100. Eine einfache Einzelaufgabe übernehmen	e1300. Allgemeine Produkte und Technologien für Bildung/Ausbildung
b1265. Optimismus	a2101. Eine komplexe Aufgabe übernehmen	e1301. Hilfsprodukte und Technologien für Bildung/Ausbildung
b1266. Selbstvertrauen	a2102. Eine Einzelaufgabe unabhängig übernehmen	e135. Produkte und Technologien für die Erwerbstätigkeit
b1267. Zuverlässigkeit	a2103. Eine Einzelaufgabe in einer Gruppe bewältigen	e1350. Allgemeine Produkte und Technologien für die Erwerbstätigkeit
b130. Funktionen der psychischen Energie und des Antriebs	a220. Mehrfachaufgaben übernehmen	e1351. Hilfsprodukte und Technologien für die Erwerbstätigkeit
b1300. Ausmaß der psychischen Energie	a2200. Mehrfachaufgaben bearbeiten	e155. Entwurf, Konstruktion sowie Bauprodukte und Technologien von privaten Gebäuden
b1301. Motivation	a2201. Mehrfachaufgaben abschließen	e1550. Entwurf, Konstruktion sowie Bauprodukte und Technologien für Zu- und Ausgänge von privaten Gebäuden
b1302. Appetit	a2202. Mehrfachaufgaben unabhängig übernehmen	e1551. Entwurf, Konstruktion sowie Bauprodukte und Technologien für den Zugang zu Einrichtungen innerhalb von privaten Gebäuden
b1303. Drang nach Suchtmitteln	a2203. Mehrfachaufgaben in einer Gruppe übernehmen	e1552. Entwurf, Konstruktion sowie Bauprodukte und Technologien zur Wegefindung, für Wegeführungen und zur Bezeichnung von Stellen
b1304. Impulskontrolle	a240. Mit Stress und anderen psychischen Anforderungen umgehen	
b140. Funktionen der Aufmerksamkeit	a2400. Mit Verantwortung umgehen	
b1400. Daueraufmerksamkeit	a2401. Mit Stress umgehen	
b1401. Wechsel oder Lenkung der Aufmerksamkeit	a2402. Mit Krisensituationen umgehen	
b1402. Geteilte Aufmerksamkeit	a310. Kommunizieren als Empfänger gesprochener Mitteilungen	
b1403. Mit anderen geteilte Aufmerksamkeit	a315. Kommunizieren als Empfänger non-verbaler	
b144. Funktionen des Gedächtnisses		
b1440. Kurzzeitgedächtnis		
b1441. Langzeitgedächtnis		
b1442. Abrufen von Gedächtnisinhalten		

b147. Psychomotorische Funktionen b1470. Psychomotorische Kontrolle b1471. Qualität der psychomotorischen Funktionen b152. Emotionale Funktionen b1520. (Situations)Angemessenheit der Emotion b1521. Affektkontrolle b156. Funktionen der Wahrnehmung b1560. Auditive Wahrnehmung b1561. Visuelle Wahrnehmung b1564. Taktile Wahrnehmung b1565. Räumlich-visuelle Wahrnehmung b164. Höhere kognitive Funktionen b1641. Das Organisieren und Planen betreffende Funktionen b1642. Das Zeitmanagement betreffende Funktionen b1644. Das Einsichtsvermögen betreffende Funktionen b1646. Das Problemlösungsvermögen betreffende Funktionen b167. Kognitiv-	Mitteilungen a3150. Kommunizieren als Empfänger von Gesten oder Gebärden a3151. Kommunizieren als Empfänger von allgemeinen Zeichen und Symbolen a3152. Kommunizieren als Empfänger von Zeichnungen und Fotos a320. Kommunizieren als Empfänger von Mitteilungen in Gebärdensprache a325. Kommunizieren als Empfänger schriftlicher Mitteilungen a330. Sprechen a335. Non-verbale Mitteilungen produzieren a3350. Körpersprache einsetzen a3351. Zeichen und Symbole produzieren a3352. Zeichnungen und Fotos machen a340. Mitteilungen in Gebärdensprache ausdrücken a345. Mitteilungen schreiben a360. Kommunikationsgeräte und -techniken benutzen a3600. Telekommunikationsgeräte benutze a3601. Technische	in privaten Gebäuden e225. Klima e2250. Temperatur e2251. Luftfeuchtigkeit e240. Licht e2400. Lichtintensität e2401. Lichtqualität e250. Laute und Geräusche e2500. Laut-/Geräuschintensität oder -stärke e2501. Laut-/Geräuschqualität e255. Schwingung e260. Luftqualität e2600. Luftqualität in Innenbereichen e2601. Luftqualität in Außenbereichen e310. Engster Familienkreis e315. Erweiterter Familienkreis e320. Freunde e325. Bekannte, Seinesgleichen (Peers), Kollegen, Nachbarn und Gemeindemitglieder e330. Autoritätspersonen e340. Persönliche Hilfs- und Pflegepersonen e345. Fremde e355. Fachleute der Gesundheitsberufe

sprachliche Funktionen b1670. Das Sprachverständnis betreffende Funktionen b1671. Das sprachliche Ausdrucksvermögen betreffende Funktionen b16711. Das schriftsprachliche Ausdrucksvermögen betreffende Funktionen b172. Das Rechnen betreffende Funktionen b1720. Das einfache Rechnen betreffende Funktionen b176. Mentale Funktionen zur Durchführung komplexer Bewegungshandlungen b210. Funktionen des Sehens (Sehsinn) b2100. Die Sehschärfe (Visus) betreffende Funktionen b2101. Das Gesichtsfeld betreffende Funktionen b2102. Qualität des Sehvermögens b230. Funktionen des Hörens (Hörsinn) b2300. Schallwahrnehmung b2301. Auditive Differenzierung b2302. Ortung der Schallquelle b2303. Richtungshören	Schreibgeräte benutzen a410. Eine elementare Körperposition wechseln a4101. Hocken a4102. Knien a4103. Sitzen a4104. Stehen a4105. Sich beugen a415. In einer Körperposition verbleiben a4151. In hockender Position verbleiben a4152. In kniender Position verbleiben a4153. In sitzender Position verbleiben a4154. In stehender Position verbleiben a430. Gegenstände anheben und tragen a4300. Anheben a4301. Mit den Händen tragen a4302. Mit den Armen tragen a4303. Auf den Schultern, der Hüfte oder dem Rücken tragen a4305. Gegenstände absetzen a440. Feinmotorischer Handgebrauch a4400. Einen Gegenstand aufnehmen a4401. Einen Gegenstand ergreifen	e360. Andere Fachleute e410. Individuelle Einstellungen der Mitglieder des engsten Familienkreises e415. Individuelle Einstellungen der Mitglieder des erweiterten Familienkreises e420. Individuelle Einstellungen von Freunden e425. Individuelle Einstellungen von Bekannten, Seinesgleichen (Peers), Kollegen, Nachbarn und Gemeindemitgliedern e430. Individuelle Einstellungen von Autoritätspersonen e440. Individuelle Einstellungen von persönlichen Hilfs- und Pflegepersonen e445. Individuelle Einstellungen von Freunden e450. Individuelle Einstellungen von Fachleuten der Gesundheitsberufe e455. Individuelle Einstellungen von anderen Fachleuten e460. Gesellschaftliche Einstellungen e465. Gesellschaftliche Normen, Konventionen und Weltanschauungen e530. Dienste, Systeme

b2304. Sprachdifferenzierung b235. Vestibuläre Funktionen b260. Die Propriozeption betreffende Funktionen b265. Funktionen des Tastens (Tastsinn) b270. Funktionen der Bewegungsmuster beim Gehen b2700. Temperaturempfinden b2701. Vibrationsempfinden b2702. Druck- und Berührungsempfinden b2703. Wahrnehmung schädlicher Reize b280. Schmerz b310. Funktionen der Stimme b320. Artikulationsfunktionen b330. Funktionen des Redeflusses und Sprechrhytmus b3300. Sprechflüssigkeit b3301. Sprechrhytmus b3302. Sprechtempo b3303. Melodik des Sprechens b710. Funktionen der Gelenkbeweglichkeit b720. Funktionen der Beweglichkeit der Knochen b730. Funktionen der	a4402. Einen Gegenstand handhaben a4403. Einen Gegenstand loslassen a445. Hand- und Armgebrauch a4450. Ziehen a4451. Schieben a4452. Nach etwas langen a4453. Hände oder Arme drehen oder verdrehen a450. Gehen a4500. Kurze Entfernungen gehen a4501. Lange Entfernungen gehen a4502. Auf unterschiedlichen Oberflächen gehen a4503. Hindernisse umgehen a460. Sich in unterschiedlichen Umgebungen fortbewegen a4601. Sich in anderen Gebäuden außerhalb der eigenen Wohnungen umherbewegen a4602. Sich außerhalb der eigenen Wohnung und anderen Gebäuden umherbewegen a465. Sich unter Verwendung von Geräten/Ausrüstung fortbewegen a470. Transportmittel benutzen	und Handlungsgrundsätze des Versorgungswesens e570. Dienste, Systeme und Handlungsgrundsätze der sozialen Sicherheit e575. Dienste, Systeme und Handlungsgrundsätze der allgemeinen sozialen Unterstützung e585. Dienste, Systeme und Handlungsgrundsätze des Bildungs- und Ausbildungswesens e590. Dienste, Systeme und Handlungsgrundsätze des Arbeits- und Beschäftigungswesens

Muskelkraft b735. Funktionen des Muskeltonus b740. Funktionen der Muskelausdauer b760. Funktionen der Kontrolle von Willkürbewegungen b765. Funktionen der unwillkürlichen Bewegungen b770. Sinnesfunktionen bezüglich Temperatur und anderer Reize	a4700. Ein von Menschenkraft betriebenes Fahrzeug benutzen a4701. Ein privates, motorisiertes Fahrzeug benutzen a4702. Ein öffentliches, motorisiertes Fahrzeug benutzen a475. Ein Fahrzeug fahren a4750. Ein von Menschenkraft betriebenes Fahrzeug fahren a4751. Ein motorisiertes Fahrzeug fahren a850. Bezahlte Tätigkeit	

Abbildung 6-8: Core Set-Items ohne Sonderbezeichnung

Quelle: Eigene Darstellung.

6.5.1.1.2 *Items mit Sonderbezeichnung*

Für 23 Sachverhalte, die im Rahmen der Pre-Erprobung erhoben wurden, lagen allerdings keine Klassifikationen beziehungsweise weiterführenden Informationen vor, sodass diese von der Projektgruppe entwickelt und mit der Ziffer 8 versehen wurden. Es handelte sich dabei um Sachverhalte, die sich vom Item a850. (Bezahlte Tätigkeit) ableiten ließen.

Items der Komponente Aktivitäten und Partizipation
a858. Merkmale bezahlter Tätigkeit
a8580. Psychische Merkmale
a85800. Arbeitsqualität
a85801. Arbeitsquantität
a85802. Arbeitstempo
a85803. Zeitdruck
a85804. Monotonie

a85805. Arbeit mit Publikum
a85806. Überstunden
a8581. Körperbezogene Merkmale
a85810. Schwere körperliche Arbeit
a85811. Ungünstige Körperhaltung
a85812. Über-Kopf-Arbeit
a8582. Technische Merkmale
a85820. Handarbeit ohne Maschinen
a85821. Maschinenarbeit mit einfachen Maschinen
a85822. Maschinenarbeit mit komplizierten Maschinen
a8583. Strukturelle Merkmale
a85830. Taktgebundene Arbeit
a85831. Diskontinuierliche Arbeit
a85832. Schichtarbeit
a85833. Wochenendarbeit
a85834. Risikoreiche Arbeit

Abbildung 6-9: Core Set-Items mit Sonderbezeichnung

Quelle: Eigene Darstellung.

6.5.1.1.3 Items der personbezogenen Kontextfaktoren

Generell nicht klassifiziert sind Merkmale, die sich auf personbezogene Kontextfaktoren beziehen (siehe Kapitel 5.2.1). Für die Vor-Studie zum ICF-Einsatz wurden dennoch 62 entsprechende Items entwickelt, um auch diese Komponente in die Erprobung mit einzubeziehen.

Items der Komponente personbezogene Kontextfaktoren
i511. Persönlichkeitsfaktoren
i5111. Emotionalität
i5112. Rationalität
i5113. Aufgeschlossenheit
i5115. Selbstsicherheit
i5116. Persönlichkeitsmerkmale

i51160. Soziale Persönlichkeit
i51161. Selbstbeobachtende Persönlichkeit
i51162. Zur Kontrolle neigende Persönlichkeit
i51163. Ängstliche Persönlichkeit
i51164. Abhängige Persönlichkeit
i51165. Misstrauische Persönlichkeit
i513. Motive
i5131. Selbstverwirklichung
i5132. Soziale Anerkennung
i5134. Sicherheit
i5135. Fürsorge
i5136. Genuss
i5137. Wohlbefinden
i514. Interessen
i5140. Privatleben
i5141. Berufsleben
i515. Einstellungsfaktoren
i5150. Kontrollüberzeugung
i5151. Selbstwirksamkeitserwartung
i5152. Selbstvertrauen
i5153. Widerstandsfähigkeit
i5154. Verstehbarkeit
i5155. Handhabbarkeit
i5156. Bedeutsamkeit
i5157. Verdrängungstendenz
i516. Faktoren der sozialen Tendenz
i5160. Teamfähigkeit
i5161. Kommunikationsfähigkeit
i5152. Konflikttoleranz
i610. Ernährungsbezogene Faktoren
i6102. Flüssigkeitsaufnahme
i6103. Nahrungsmittelaufnahme

i6104. Gebrauch von Genussmitteln
i61040. Alkohol
i61041. Rauschgift/Betäubungsmittel
i61042. Nikotin
i61056. Einnahme von Arzneimitteln
i611. Bewegungsfaktoren, Fitness
i6110. Körperliche Aktivität in der Freizeit
i612. Faktoren der Körper- und Psychohygiene
i6120. Tagesstrukturierung
i6121. Kognitive und emotionale Beanspruchung
i6122. Körperpflege
i6123. Wellness
i6124. Künstlerische Betätigung
i613. Faktoren des sozialen Wohlbefindens
i6130. Gefühl der sozialen Sicherheit
i6131. Einbezogensein in soziale Netzwerke
i6132. Wahrnehmung externer Unterstützung
i614. Faktoren des arbeitsbezogenen Wohlbefindens
i6140. Kompetenzbestätigung
i6141. Teambestätigung
i6142. Passungsgleichheit von Anforderung und Fähigkeiten
i6143. Handlungsspielraum
i6144. Messbare Arbeitsergebnisse
i6145. Berufung

Abbildung 6-10: Core Set-Items der personbezogenen Kontextfaktoren

Quelle: Eigene Darstellung.

6.5.1.2 Anwendungsbezogene Aspekte

Im Weiteren werden zwei für die praktische Anwendung der ICF besonders relevante Aspekte in ihrer Früh-Form dargestellt: Die Kodierung und die Beschreibung der Items.

6.5.1.2.1 *Kodierung der Itemausprägung*

Die Basis der Merkmalskodierung des Core Sets bildete das für alle vier ICF-Komponenten von der Weltgesundheitsorganisation entwickelte allgemeine Beurteilungsmerkmal; dieses fokussiert je nach Komponente unterschiedliche Faktoren. Für die erstmalige Erprobung wurde auf drei Beurteilungsmerkmale zurückgegriffen: Schädigung (Komponente Körperfunktionen, Komponente Aktivitäten und Partizipation, Komponente personbezogene Kontextfaktoren), Barriere und Förderfaktor (Komponente umweltbezogene Kontextfaktoren). Verwendet wurde dabei die von der WHO vorgegebene Skala von 0 bis 4, wobei die jeweiligen Perzentile nicht detailliert aufgeführt wurden; zum Einsatz kamen lediglich die qualitativen Abstufungen (Schädigung/Barriere/Förderfaktor nicht vorhanden, leicht/mäßig/erheblich/voll ausgeprägt).

6.5.1.2.2 *Beschreibung der Items*

Zum Verständnis der Items wurden ebendiesen Beschreibungen beigefügt, welche aus der ICF entnommen respektive in Anlehnung an die Ausführungen in der Schriftform der ICF formuliert wurden. Aus der ICF entnommen werden konnten dabei 245 Beschreibungen (der Hauptteil der 256 klassifizierten Merkmale konnte somit abgedeckt werden), 15 Itembeschreibungen wurden für die personbezogenen Kontextfaktoren generiert, sodass insgesamt für 260 der 318 inkludierten Merkmale Beschreibungen vorlagen. An dieser Stelle wird aus Platzgründen allerdings auf die vollständige Darstellung der 260 Item-Beschreibungen verzichtet; die folgende Abbildung gibt vielmehr einen Einblick in die beigefügten Beschreibungen.

Items ohne Sonderbe-	**Items mit Sonderbe-**	**Personbezogene Kon-**
b110. Funktionen des Bewusstseins Bewusste Wahrnehmung und Wachheit einschließlich Klarheit und fortdauerndem Wachheitszustand.	**a85800. Arbeitsqualität** Güte der zu erstellenden Produkte und/oder Dienstleistungen.	**i5112. Rationalität** Verstandesbetonung des Verhaltens im Gegensatz zur Gefühlsbetonung.
b117. Funktionen der Intelligenz Allgemeine geistige Funktionen als Grundlage für das Handeln und die	**a85802. Arbeitstempo** Schnelligkeit der Erstellung von Produkten und/oder Dienstleistungen.	**i51160. Soziale Persönlichkeit** Hilfsbereit, andere unterstützend, im Gegensatz zu nicht hilfsbereit und

Entwicklung einer Person.		egoistisch.
a120. Andere bewusste sinnliche Wahrnehmungen Absichtsvoll andere elementare Sinne zu benutzen, z.B. abschmecken von Essen bei einer Tätigkeit in einer Großküche.	**a85812. Über-Kopf-Arbeit** Erstellung von Produkten und/oder Dienstleistungen, bei denen die Ausführung dauerhaft über dem Niveau des eigenen Kopfes stattfindet.	**i51163. Ängstliche Persönlichkeit** Grundsätzliche Unsicherheit und Vermeidung nicht bekannter Situationen, im Gegensatz zu Sicherheit und Risikobereitschaft.

Abbildung 6-11: Beispielhafte Itembeschreibungen (Core Set)

Quelle: Eigene Darstellung.

6.5.1.2.3 *Anmerkungen*

Das Core Set wurde den Fachkräften in Form einer Microsoft® Excel-Datei zur Verfügung gestellt, sodass die Dokumentation der Merkmalsausprägung sowohl rechnergestützt als auch auf dem Dokumentenausdruck geleistet werden konnte. Unterteilt war die Datei in fünf Arbeitsblätter. So beinhaltete sie ein Deckblatt zum Festhalten der Klientendaten und ein Arbeitsblatt für jede ICF-Komponente. Die rechnergestützte Variante ermöglichte den Fachkräften dabei die Gegenüberstellung von erwerbsarbeitsbezogenen Anforderungen und diesbezüglichen individuellen Potentialen.

6.5.1.3 Evaluationsergebnisse

Die im Weiteren angeführten Befragungsergebnisse wurden im Rahmen einer Auditveranstaltung am 21. November 2007 erhoben. Die vier mit der Erprobung betrauten Fachkräfte des Martinshofes beantworteten den ihnen im Vorfeld übersandten Fragenkatalog jeweils zu zweit, da sie in derselben Konstellation (Fachkräfte Bremen/Fachkräfte Bremerhaven) auch die Erprobung vornahmen. Angeschlossen an die Kommunikation der Evaluationsergebnisse wurde eine Gruppendiskussion aller in die Erprobung einbezogenen Personen; deren Ergebnisse finden hier ebenfalls Berücksichtigung. Die Evaluationsergebnisse wurden zusammengefasst – auf deskriptiv- und inferenzstatistische Auswertungsverfahren wurde daher nicht zurückgegriffen.

6.5.1.3.1 *Itemfunktionalität*

Die Items erschienen den Fachkräften erst nach einer *Einarbeitungszeit* verständlich. Diese sollte ausführliches Lesen, Erklären, Arbeit mit dem Core Set sowie eine Schulung zur ICF beinhalten. Hinsichtlich der Itemauswahl stellte sich heraus, dass diese bezüglich der Komponenten Körperfunktionen, Aktivitäten und Partizipation sowie personbezogene Kontextfaktoren umfassend, d.h. den Bedarfen der Praxis *entsprechend*, vollzogen wurde – für die Auswahl der Merkmale aus der Komponente der *Umweltfaktoren* traf dies allerdings nicht zu: Viele Items stellten sich als *nicht feststellbar* heraus. Das Item *Pünktlichkeit* wurde zudem als *fehlend* herausgearbeitet. Insgesamt beurteilten die Fachkräfte die Anzahl der Core Set-Items als grenzwertig, da der Umfang der Items vor dem Hintergrund von (anfänglichen) Verständnisproblemen auch für geübte Anwender zu einem *sehr großen* Zeitaufwand/-bedarf führt. Hingewiesen wurde in diesem Zusammenhang auf vermeintlich *doppelt/mehrfach* aufgeführte Items.

6.5.1.3.2 *Anwendungsfunktionalität*

Ferner wurde angeregt, den drei vom Item a470. (Transportmittel benutzen) abgeleiten Items a4700. – a4702. (Ein von Menschenkraft betriebenes/privates, motorisiertes/öffentliches, motorisiertes Fahrzeug benutzen) und den beiden vom Item i515. (Einstellungsfaktoren) abgeleiteten Items i5150. (Kontrollüberzeugung) und i5151. (Selbstwirksamkeitserwartung) ein kurzes, reelles *Beispiel* zuzuordnen. Die Beschreibungen der Items wurden generell als *sehr wichtig* angesehen, da sie die Arbeit mit dem Core Set erleichtern. Während die Fachkräfte die Skalierung der WHO in ihrer Struktur (Bedeutung der fünf Skalierungsstufen) prinzipiell *nachvollziehen* konnten und attestierten, dass die fünfstufige, von der Weltgesundheitsorganisation erarbeitete Skala *alle* Merkmalsausprägungen umfasst, empfanden sie die praktische Kodierung der Merkmalsausprägung (Zuordnung von Merkmalsausprägung zur Skalierungsstufe) als für ungeübte Anwender *nicht* zu leisten; erst mit *zunehmender* Anwendungsdauer fiel diese leichter. Als wichtig wurden in diesem Zusammenhang daher konkrete *Kodierbeispiele* angesehen, die eine eindeutige Zuordnung der Itemausprägung zur entsprechenden Skalierungsstufe erlauben. Die mehrfache Kodierung, d.h. ein Merkmal mit mehreren Items zu erfassen, erschien möglich, jedoch *nicht* sinnvoll.

6.5.1.3.3 *Gestaltungsfaktoren*

Das Core Set, verstanden als Dokumentationsinstrument, bewerteten die Fachkräfte als *übersichtlich* und *logisch* aufgebaut, die farbliche Gestaltung und die verwendete Schriftart (Arial) *unterstützten* den geübten Nutzer bei der Anwendung des Instrumentes, wobei für ebendiesen auch die von der Projektgruppe entworfene Schwarz-Weiß-Version *sehr gut* zu nutzen war.

6.5.1.3.4 *Exkurs: Ergebnisse der Gruppendiskussion*

Bei der Gruppendiskussion konnte herausgestellt werden, dass es zur Optimierung der Instrumentennutzung des *Austausches* von Entwickler, Nutzer und dem Klienten, dessen Potentiale dokumentiert werden, bedarf. Ferner wurde der Aspekt der *Objektivität* kritisch hinterfragt, da jeder Nutzer nach individuellen Maßgaben agiert. Weiter wurde hervorgehoben, dass das Instrument für Nutzer und Klient *verständlich* sein muss und dass der Geltungsbereich des Items a850. (bezahlte Tätigkeit) *unklar* ist. Wiederholt wurde zudem auf in der ICF *fehlende* Items hingewiesen. Neben der bereits angesprochenen *Pünktlichkeit* wurden in diesem Zusammenhang die Faktoren *Belastbarkeit* und *Sorgfalt* genannt.

6.5.1.3.5 *Zusammenfassung*

Die Arbeit mit der ICF, beispielsweise integriert in das Instrument mit Stand vom 21. November 2007, setzt Schulungen und vor allem ausgeprägte zeitliche Ressourcen zur Entwicklung eines Verständnisses für die ICF-Nutzung voraus. Zudem müssen das Core Set und die ICF grundsätzlich überarbeitet, hier: fehlende Items und fehlende Itembeschreibungen müssen generiert, mehrfach vorhandene Items entfernt werden. Der Umfang des Core Sets muss reduziert beziehungsweise darf auf keinen Fall erhöht werden. Ferner müssen für die ICF-Items respektive die fünfstufige Skala Kodierbeispiele entwickelt werden.

6.5.2 Modellprojekt, Phase I: Adaption

In der ersten Phase des Modellprojektes wurden z.T. aufbauend auf den Erkenntnissen der Vorstudie nächste Erprobungsaktivitäten unternommen und dokumentiert.[1127] Den unmittelbaren Rahmen dafür bildete jedoch nicht das vorgestellte Core Set, sondern eine um zahl-

---

[1127] Um es vorweg zu nehmen: Dass die Erkenntnisse der Vorstudie nicht uneingeschränkt in die darauf folgende Erprobungsphase übernommen wurden, diente der Überprüfung (Validierung) besonders relevanter Resultate. Dies gilt im Übrigen für alle Folgeerprobungen.

reiche Items reduzierte Version dessen, im Kontext des Modellprojektes bezeichnet als Anforderungsprotokoll; dieses ist prinzipiell auch zu verstehen als Anforderungsprofil (siehe Kapitel 5.1).

6.5.2.1 Struktur und Inhalt

Die Grundlage des Anforderungsprotokolls bildete ein im Psychosozialen Zentrum vorhandener Katalog von für das Erwerbsleben relevanten Leistungsmerkmalen. Dieser enthielt 35 Variablen, die in kognitive, soziale und psychomotorische sowie Merkmale der Arbeitsausführung, der Kulturtechniken und der Psychodiagnostik unterteilt waren. Vor dem Hintergrund der Verständnis-Thematik (siehe Kapitel 6.5.1.3.1) blieb das Protokoll in seinem Umfang unberührt. Den Protokollinhalten wurden in dieser ersten Projektphase vielmehr vermeintlich äquivalente ICF-Items aus den Komponenten Körperfunktionen (15 Items), Aktivitäten und Partizipation (27 Items) und personbezogene Kontextfaktoren (1 Item) zugeordnet, um die Übertragbarkeit der ICF-Termini in ein bestehendes Instrument zu überprüfen. Es handelte sich damit vordergründig um eine Adaptionsstudie.

6.5.2.1.1 Items ohne Sonderbezeichnung

Den 35 ›Saalfelder‹ Variablen wurden insgesamt 43 ICF-Items zugeordnet; vier Items wurden dabei mehrfach verwendet (a310. Kommunizieren als Empfänger gesprochener Mitteilungen, a325. Kommunizieren als Empfänger schriftlicher Mitteilungen, b122. globale psychosoziale Funktionen, b1640. das Abstraktionsvermögen betreffende Funktionen). Für 36 der 43 zur Adaption eingesetzten Items lagen spezifische Informationen vor, sie wurden daher nicht besonders klassifiziert. Der Vollständigkeit halber sind den ICF-Items in diesem und den folgenden beiden Unterkapiteln die jeweiligen Äquivalenten zur Seite gestellt.

Items der Kom-	Äquivalent	Items der	Äquivalent
b110. Funktionen des Bewusstseins b114. Funktionen der Orientierung b117. Funktionen der Intelligenz b122. Globale psychosoziale Funkti-	Allgemeines Leistungsvermögen Vorstellung	a220. Mehrfachaufgaben übernehmen a210. Eine Einzelaufgabe übernehmen	Selbständigkeit Lernfähigkeit Konzentration

onen	Sorgfalt	a155. Sich Fertigkeiten aneignen	Logisches Denkvermögen
b122. Globale psychosoziale Funktionen	Pünktlichkeit		Lesen
	Antrieb	a160. Aufmerksamkeit fokussieren	Schreiben
b1262. Gewissenhaftigkeit			
	Ausdauer	a163. Denken	Rechnen
b1267. Zuverlässigkeit	Aufmerksamkeit	a166. Lesen	Problemlösefähigkeit
b130. Funktionen der psychischen Energie und des Antriebs	Lernfähigkeit	a170. Schreiben	Misserfolgstoleranz
	Räumliches Denken	a172. Rechnen	
b1300. Ausmaß der psychischen Energie	Planungsfähigkeit		Auffassung
	Denkgeschwindigkeit	a177. Entscheidungen treffen	
b140. Funktionen der Aufmerksamkeit		a175. Probleme lösen	
	Wahrnehmungstempo		Instruktionsverständnis
b144. Funktionen des Gedächtnisses	Wahrnehmung/Symmetrie	a240. Mit Stress und anderen psychischen Anforderungen umgehen	
b1565. Räumlich-visuelle Wahrnehmung			Sprechen
			Worteinfall
b164. Höhere kognitive Funktionen		a310. Kommunizieren als Empfänger gesprochener Mitteilungen	Grobmotorik
b1640. Das Abs-			

traktionsvermögen betreffende Funktionen b1640. Das Abstraktionsvermögen betreffende Funktionen b176. Mentale Funktionen, die die Durchführung komplexer Bewegungshandlungen betreffen		a325. Kommunizieren als Empfänger schriftlicher Mitteilungen a310. Kommunizieren als Empfänger gesprochener Mitteilungen a325. Kommunizieren als Empfänger schriftlicher Mitteilungen a330. Sprechen a345. Mitteilungen schreiben a430. Gegenstände anheben und tragen a445. Hand- und Armgebrauch a440. Feinmotorischer Handgebrauch	Feinmotorik Kritisierbarkeit Kontaktfähigkeit

		a710. Elementare interpersonelle Aktivitäten a720. Komplexe interpersonelle Interaktionen a730. Mit Fremden umgehen A750. Informelle soziale Beziehungen	

Abbildung 6-12: Protokoll-Items ohne Sonderbezeichnung (Phase I)

Quelle: Eigene Darstellung.

6.5.2.1.2 Items mit Sonderbezeichnung

Neu geschaffen wurden dabei drei der sechs Items mit der Schlussziffer 8. Sie entstammten den Komponenten Körperstrukturen sowie Aktivitäten und Partizipation. Die anderen drei Items (a85800. Arbeitsqualität, a85802. Arbeitstempo, a85803. Zeitdruck) wurden bereits im Rahmen der Erst-Erprobung eingesetzt.

Item der Kompo-	Äquivalent	Items der	Äquivalent
b12681. Ordnungsbereitschaft	Ordnungsbereitschaft	a1781. Handlungskontrolle	Kontrollfähigkeit
		a1791. Allgemeinbildung	Allgemeinbildung
		a85800. Arbeitsqualität	Messgenauigkeit/Präzision
		a85802. Arbeitstempo	Arbeitsgeschwindigkeit
		a85803. Zeitdruck	

Abbildung 6-13: Protokoll-Items mit Sonderbezeichnung (Phase I)

Quelle: Eigene Darstellung.

6.5.2.1.3 *Items der personbezogenen Kontextfaktoren*

Analog zum vorangegangenen Kapitel fand auch die Komponente der personbezogenen Kontextfaktoren Berücksichtigung in dieser Phase der Erprobung. Im Gegensatz zur ersten Erprobung wurde allerdings nur ein Item, das bereits vorgestellte Merkmal Teamfähigkeit i5160. (siehe Kapitel 6.5.1.1.3) aufgenommen.

Item der Komponente personbezogene	Äquivalent
I5160. Teamfähigkeit	Teamfähigkeit

Abbildung 6-14: Protokoll-Item der personbezogenen Kontextfaktoren (Phase I)

Quelle: Eigene Darstellung.

6.5.2.2 Anwendungsbezogene Aspekte

Wie im Folgenden zu sehen sein wird, unterschied sich die Vorgehensweise der ICF-Anwendung innerhalb der Adaptionsstudie von der Erst-Erprobung im Bremer Martinshof zudem sehr stark hinsichtlich die praktische Anwendung betreffende Faktoren.

6.5.2.2.1 *Kodierung der Itemausprägung*

So wurde zur Kodierung der Merkmalsausprägung nicht auf die von der WHO vorgegebene Skalierung zurückgegriffen, sondern die Skala des bestehenden Instrumentes eingesetzt. Diese war ebenfalls gegliedert in fünf Stufen, welche allerdings statt durch numerische Werte mittels Symbolen von ++, +, Ø, - bis -- illustriert wurden. Konkrete Differenzierungen zur exakten Zuordnung der Ausprägungen zu den Skalenwerten, hier: Symbolen, wurden den Fachkräften, die das Instrument in seiner Originalfassung seit immerhin Januar 2007 einsetzten, dabei nicht zusätzlich offeriert: Die in diese Erprobung mit der Fokussierung des Adaptionspotentials der ICF einbezogenen Fachkräfte verwendeten weiterhin die dem Instrument zugrunde liegenden Differenzierungsmerkmale.

6.5.2.2.2 *Beschreibung der Items*

Die den Anforderungsprotokoll-Merkmalen als Äquivalente zugeordneten ICF-Items wurden im Gegensatz zur letzten Erprobungsphase nicht be- respektive umschrieben.[1128]

6.5.2.2.3 *Anmerkungen*

Die Fachkräfte verwendeten zur Dokumentation der Merkmalsausprägungen keine Exceldatei, sondern den Ausdruck des Instrumentes im Microsoft® Word-Format.

6.5.2.3 Evaluationsergebnisse

Zum Abschluss der ersten Erprobungsphase bei der Bildungszentrum Saalfeld GmbH wurden die entsprechenden Eindrücke der Fachkräfte (n = 5) am 15. Dezember 2008 im Rahmen einer schriftlichen Befragung im Gruppenrahmen erhoben.

6.5.2.3.1 *Itemfunktionalität*

Die 43 ICF-Items, die den 35 im Instrument enthaltenen Variablen zugeordnet wurden, erschienen den Saalfelder Fachkräften überzu-

---

[1128] Anmerkung des Autors: Angesichts der Bremer Ergebnisse erscheint dieses Vorgehen auf den ersten Blick unlogisch. Dieser Schritt zielte wie erwähnt jedoch darauf ab, die Übertragbarkeit der ICF-Termini zu erproben; auf das Zufügen einschlägiger Item-Beschreibungen, die die Adaption ggf. verzerren könnten, wurde nach Absprache mit der Projektleitung daher verzichtet.

fällig[1129] *verständlich* (χ^2_{emp} = **1,80**, bei χ^2_{krit} = 1,32) und den Merkmalen zuzuordnen. Als *nicht* verständlich stufte eine Fachkraft in diesem Zusammenhang das mit der Ziffer 8 besonders bezeichnete Item a1781. *Handlungskontrolle* (Äquivalent: Kontrollfähigkeit) ein. Ferner stimmten vier der fünf Befragten (χ^2_{emp} = **1,80**) darin überein, dass die Protokollinhalte die wesentlichen Anforderungen des Erwerbslebens *umfassen*. Die Konkretheit der ICF-Items wurde dabei in drei von fünf Fällen (χ^2_{emp} = 0,20; es liegt daher keine Signifikanz vor) *größer* eingestuft als ihre im Protokoll enthaltenen Äquivalente - von zwei Fachkräften wurde dazu angemerkt, dass die ursprünglichen Leistungsmerkmale zu *allgemein* formuliert waren. Ebenfalls *nicht* eindeutig beurteilten die Projektteilnehmer die Ersetzbarkeit der Merkmale durch die ICF-Items (χ^2_{emp} = 0,20 - resultierend aus drei Für- und zwei Gegenstimmen; keine Signifikanz, siehe oben); Angaben zu nicht ersetzbaren Merkmalen wurden allerdings nicht gemacht.

Die Fachkräfte der Bildungszentrum Saalfeld GmbH, die zum Abschluss jeder Projektphase diverse Faktoren auf einer fünffach gestuften Skala von sehr gut bis sehr schlecht respektive sehr hilfreich bis nicht hilfreich (Werteskala von eins bis fünf, äquivalent zu Schulnoten)[1130] bewerteten, beurteilten die Itemfunktionalität als *mäßig* (AM = 2,6; s = 0,49).

6.5.2.3.2 *Anwendungsfunktionalität*

Geschlossener zeigten sich die Fachkräfte in Hinblick auf das Maß der Erfassbarkeit der Itemausprägung: So hielten vier der fünf Fachkräfte die ICF-Items *nicht* für problemlos erfassbar (χ^2_{emp} = **1,80**). Zu den schwer erfassbaren Items zählten dabei die ICF-Items a155. *Sich Fertigkeiten aneignen*, a430. *Gegenstände anheben und tragen*, a440. *Feinmotorischer Handgebrauch*, a445. *Hand- und Armgebrauch*, a730. *Mit Fremden umgehen*, a8580. *Arbeitsqualität*, b122. *Globale psychosoziale Funktionen*, b144. *Funktionen des Gedächtnisses* und b176.

[1129] Aufgrund der geringen Stichprobengröße (n = 5) wurde für die Auswertung bei einem Freiheitsgrad (df) von 1 ein kritischer Chi-Quadrat-Wert gewählt, der die Signifikanz der Häufigkeiten mit einer Wahrscheinlichkeit von 75,00 % angibt. Siehe dazu Bortz (1999), S. 774. Die signifikanten Werte wurden in diesem Zusammenhang fett gedruckt, um sie hervorzuheben.

[1130] Dabei wurden den qualitativen Daten folgende Wertebereiche zugeordnet: Sehr gut/sehr hilfreich/sehr nützlich/sehr hoch: 1,00–1,49; gut/hilfreich/nützlich/hoch: 1,50–2,49; mäßig/relativ hilfreich/relativ nützlich/relativ hoch: 2,50–3,49; schlecht/wenig hilfreich/wenig nützlich/gering: 3,50–4,49; sehr schlecht/nicht hilfreich/nicht nützlich/nicht notwendig: 4,50–5,00.

Mentale Funktionen, die die Durchführung komplexer Bewegungshandlungen betreffen. Auch wenn die Fachkräfte die Zuordnungbarkeit der ICF-Items zu den Protokollvariablen überzufällig bestätigten, bewerteten vier der fünf Befragten die Zuordnung der Feststellungsergebnisse zu den ICF-Items als *nicht* eindeutig (χ^2_{emp} = **1,80**); herausgestellt wurden in diesem Kontext die Items a1791. *Allgemeinbildung,* b122. *Globale psychosoziale Funktionen,* b12681. *Ordnungsbereitschaft* und b1565. *Räumlich-visuelle Wahrnehmung.* Die Skalierung konnten die Saalfelder Fachkräfte zwar grundsätzlich *nachvollziehen,* drei der fünf befragten Teilnehmer (χ^2_{emp} = 0,20) gaben jedoch an, dass die vorliegende Skalierung *keine* exakte Dokumentation der Merkmalsausprägung zulässt. Signifikante Ähnlichkeiten zu den Bremer Ergebnissen sind dabei in Bezug auf die Anwendung als Ganzes festzustellen: Vier von fünf Projektmitarbeitern (χ^2_{emp} = **1,80**) beurteilten die Arbeit mit dem Instrument vor dem Hintergrund des aufgezeigten Weiterentwicklungsbedarfs als *aufwendig;* als Anregungen zur Optimierung der ICF-Anwendung wurden ferner genannt die *rechnergestützte* Nutzung der ICF (im Sinne einer netzwerkfähigen Datenbank), die *Aufteilung* der Items nach möglichen Anforderungsdimensionen (kognitive, soziale, berufliche Merkmale etc.) - sinnvoll erschien den Fachkräften in diesem Zusammenhang die *dimensionsspezifische* Ausprägungserhebung - sowie eine *klare/aussagekräftige* Beschreibung der Skalierung, um die *Objektivität* der Feststellung zu erhöhen.

Die Anwendungsfunktionalität wurde von den Fachkräften zum Phasenabschluss ebenfalls als *mäßig* empfunden (AM = 2,8; s = 0,4).

6.5.2.3.3 *Gestaltungsfaktoren*

Vier der fünf Projektteilnehmer (χ^2_{emp} = **1,80**) forderten die gestalterische *Überarbeitung* des Anforderungsprotokolls. Genannt wurden dem Hintergrund einer verbesserten Gestaltung ausschließlich den *Platz* für Eintragungen betreffende Anregungen: So wurde generell mehr Fläche für die *Ergebnisdokumentation,* eigene *Begründungen* und *Anmerkungen* zur Feststellung beansprucht.

Bewertet wurde die äußerliche Gestaltung des Anforderungsprotokolls desgleichen als *mäßig* (AM = 2,6; s = 0,49).

6.5.2.3.4 *Zusammenfassung*

Obwohl adaptiert in das bestehende und sich im Einsatz befindliche Dokumentationssystem der Bildungszentrum Saalfeld GmbH empfinden die Fachkräfte die Arbeit mit der ICF überzufällig als aufwendig und regen zur Verbesserung beispielsweise den rechnergestützten und dimensionsspezifischen Einsatz der ICF an, dessen

Objektivität ferner durch eine klare/verbindliche Skalierung gesteigert werden kann. Überarbeitet werden muss im Grunde genommen das Instrument als Ganzes, da die Items zwar grundlegend als verständlich und überwiegend als konkret wahrgenommen werden, die Itemausprägungen jedoch nicht ohne Weiteres erfasst und mit den Feststellungsergebnissen in Zusammenhang gebracht werden können. Zudem unterliegt das genutzte Instrument einer signifikanten Überarbeitungserfordernis hinsichtlich des den Fachkräften zur Verfügung stehenden Platzangebotes.

6.5.3 Modellprojekt, Phase II: Proto-Referenz

Die im letzten Kapitel dokumentierte Adaptionsstudie lieferte in Kombination mit der Ersterprobung in Bremen entscheidende Impulse für die nachfolgenden Erprobungsphasen. Die zweite Phase im Modellprojekt SAFARI nahm unmittelbaren Bezug zu den Resultaten der beiden vorgeschalteten Phasen und markierte damit einen wesentlichen Zwischenschritt im Rahmen der gesamten Erprobung.

6.5.3.1 Struktur und Inhalt

Zu den grundlegenden Änderungen respektive mit dieser Phase etablierten Faktoren zählte in struktureller Hinsicht die Einführung der dimensionsspezifischen Potentialfeststellung. In modifizierter Form wurde dabei auf die von ERPENBECK und VON ROSENSTIEL entwickelten Kompetenzklassen personale Kompetenzen, aktivitäts- und umsetzungsorientierte Kompetenzen, fachlich-methodische Kompetenzen und sozial-kommunikative Kompetenzen zurückgegriffen.[1131] Deren für die vorliegende Arbeit weiterentwickelten Formen werden zur theoretischen Grundlegung nachfolgend dargestellt.

Personale aktivitäts- und umsetzungsorientierte Kompetenzen

bezeichnen die Dispositionen einer Person, aktiv und ganzheitlich selbstorganisiert zu handeln, um die generelle Umsetzung von Absichten, Vorhaben und Plänen zu realisieren – entweder für sich selbst oder für andere und/oder mit anderen. Sie erfassen damit das Vermögen einer Person, Fähigkeiten für die Bewältigung grundlegender Anforderungen abzurufen, auszubilden oder zu festigen. Als personale Handlungskompetenzen

---

[1131] Siehe dazu Erpenbeck/von Rosenstiel (2003), S. XVII. Zur in diesem Zusammenhang themenverwandten und grundlegenden Auseinandersetzung mit dem Kompetenzbegriff im beruflichen Kontext siehe exemplarisch Erpenbeck/von Rosenstiel (2003), S. IX–XVIII, Frey (2005), S. 126–130 und Frey/Balzer (2005), S. 31–37.

bilden sie daher die Basis allgemeiner beruflicher, sozial-kommunikativer und berufsfachspezifischer Umsetzungspotentiale.

Sozial-kommunikative aktivitäts- und umsetzungsorientierte Kompetenzen

bezeichnen die Dispositionen einer Person, kommunikativ und kooperativ selbstorganisiert zu handeln, um sich gruppen- und beziehungsorientiert zu verhalten - entweder im Alltags- oder im Berufsleben. Sie erfassen damit das Vermögen einer Person, Fähigkeiten zur Realisierung sämtlicher interaktiver Absichten, Vorhaben und Pläne abzurufen. Als sozial-kommunikative Handlungskompetenzen sind sie die Grundlage interpersonaler Handlungserfolge.

Berufliche aktivitäts- und umsetzungsorientierte Kompetenzen

bezeichnen die Dispositionen einer Person, aktiv und ganzheitlich selbstorganisiert zu handeln, um die Umsetzung unspezifischer beruflicher Absichten, Vorhaben und Pläne zu realisieren - entweder alleine und/oder mit anderen, im Team und/oder im Unternehmen. Sie erfassen damit das Vermögen einer Person, berufsübergreifende Fähigkeiten für die Bewältigung grundlegender Anforderungen des Berufslebens abzurufen. Als fundamentale berufliche Handlungskompetenzen tragen sie zusammen mit den berufsfachspezifischen Umsetzungspotentialen zur anforderungsgerechten Realisierung beruflicher Aktivitäten bei.

Den drei Kompetenzklassen wurden 39 Items aus den ICF-Komponenten Körperfunktionen (22 Items) und Aktivitäten und Partizipation (17 Items) zugeordnet. En détail stellte sich die Struktur der drei als Verlaufsprotokolle bezeichneten Dokumentationssysteme wie folgt dar: Den personalen aktivitäts- und umsetzungsorientierten Kompetenzen wurden 25 Items (19 Merkmale der Körperfunktionen, sechs Merkmale der Aktivitäten und Partizipation), den sozial-kommunikativen aktivitäts- und umsetzungsorientierten Kompetenzen sieben Items (drei Merkmale der Körperfunktionen, vier Merkmale der Aktivitäten und Partizipation) und den beruflichen aktivitäts- und umsetzungsorientierten Kompetenzen sieben Items (alle Merkmale entstammen der Komponente Aktivitäten und Partizipation) beigeordnet.

Inhaltlich orientierten sich die drei Protokolle an den Leistungsmerkmalen der vorangegangen beiden Phasen: Zwölf Items wurden direkt übernommen, 13 weitere von Items der zweiten Ebene (Items, die aus drei Ziffern bestehen) abgeleitet. Im Gegensatz zur Adaptionsstudie wurde jedoch nicht auf mögliche Synergieeffekte/-

potentiale abgezielt, sondern einzig auf die Arbeit der WHO Bezug genommen. Diese Phase ist daher als Protostudie[1132] zu verstehen.

6.5.3.1.1 Items ohne Sonderbezeichnung

29 der insgesamt 39 Items waren zum Zeitpunkt der Erprobung von der WHO voll entwickelt und (theoretisch) mit sämtlichen notwendigen Informationen versehen. Der Großteil der Items entstammte dabei der Komponente Körperfunktionen (19 Items), während die anderen zehn Merkmale der Komponente Aktivitäten und Partizipation entnommen wurden.

Items der Komponente Körperfunktionen	**Items der Komponente Aktivitäten und Partizipation**
b1260. Extraversion	a155. Sich Fertigkeiten aneignen
b1261. Umgänglichkeit	a166. Lesen
b1263. Psychische Stabilität	a170. Schreiben
b1264. Offenheit gegenüber neuen Erfahrungen	a330. Sprechen
b1266. Selbstvertrauen	a430. Gegenstände anheben und tragen
b1301. Motivation	a440. Feinmotorischer Handgebrauch
b1400. Daueraufmerksamkeit	a7102. Toleranz in Beziehungen
b1401. Wechsel oder Lenkung der Aufmerksamkeit	a7103. Kritik in Beziehungen
b1402. Geteilte Aufmerksamkeit	a7400. Mit Autoritätspersonen umgehen
b1565. Räumlich-visuelle Wahrnehmung	a7402. Mit Gleichrangigen umgehen
b1600. Denktempo	
b1601. Form des Denkens	
b1640. Das Abstraktionsvermögen betreffende Funktionen	
b1641. Das Organisieren und Planen betreffende Funktionen	
b1643. Kognitive Flexibilität	

[1132] Gewählt wurde diese Bezeichnung in Anlehnung an den griechischen Wortstamm des Begriffes Prototyp: Urbild, Inbegriff, Muster. Siehe dazu Bibliographisches Institut (1962), S. 1728.

b1644. Das Einsichtsvermögen betreffende Funktionen b1645. Das Urteilsvermögen betreffende Funktionen b1646. Das Problemlösungsvermögen betreffende Funktionen b1720. Das einfache Rechnen betreffende Funktionen	

Abbildung 6-15: Protokoll-Items ohne Sonderbezeichnung (Phase II)

Quelle: Eigene Darstellung.

6.5.3.1.2 Items mit Sonderbezeichnung

In quantitativer Hinsicht dominierten in diesem Bereich allerdings die Items der Komponente Aktivitäten und Partizipation. Charakteristisch für die a-/und p-Merkmale war, dass sie wie die in Kapitel 6.5.1.1.2 (Items mit besonderer Bezeichnung, Vorstudie Bremen) einzig auf Erwerbsarbeitsanforderungen abzielten. Überarbeitet wurde jedoch die Bezeichnung: Statt der von der Projektgruppe entwickelten zweiten Ebene a858. wurde die von der WHO vorgegebene zweite Ebene a859. *Arbeit und Beschäftigung, anders oder nicht näher bezeichnet*, als Grundlage gewählt. Vollkommen neu entwickelt wurde dabei nur das Item a85916. (Ausdauerleistung), die restlichen sechs a-/und p-Merkmale lagen entweder in der ICF im Original vor (b1262. Gewissenhaftigkeit, b1267. Zuverlässigkeit, b1670. Das Sprachverständnis betreffende Funktionen, b16701. Das Verständnis geschriebener Sprache betreffende Funktionen) oder wurden mit ähnlicher Bezeichnung bereits eingesetzt (a85913., hieß Handlungskontrolle [a1781.]; a85917., hieß Arbeitstempo [a85802.]).

Die besonders bezeichneten Merkmale der Komponente Körperfunktionen wurden in diesem Zusammenhang gänzlich neu entwickelt.

Items der Komponente Körperfunktionen	Items der Komponente Aktivitäten und Partizipation
b1268. Misserfolgstoleranz	a85911. Gewissenhaftigkeit
b1308. Selbständigkeit	a85912. Zuverlässigkeit
b1568. Wahrnehmungstempo	a85913. Kontrollfähigkeit
	a85914. Das Sprachverständnis betreffende Funktionen
	a85915. Das Verständnis geschriebener Sprache betreffende Funktionen
	a85916. Ausdauerleistung
	a85917. Arbeitsgeschwindigkeit

Abbildung 6-16: Protokoll-Items mit Sonderbezeichnung (Phase II)

Quelle: Eigene Darstellung.

6.5.3.2 Anwendungsbezogene Aspekte

Im Rahmen dieser Phase wurde vor dem Hintergrund des implizierten ICF-Bezuges - wenn auch angepasst - rein auf die von der Weltgesundheitsorganisation entwickelten Anwendungsmodi zurückgegriffen.

6.5.3.2.1 Kodierung der Itemausprägung

Dementsprechend nutzten die Fachkräfte die fünfstufige Skala von 0 bis 4, wobei der Skalierung im Dokumentationsinstrument (Protokoll) zudem die Perzentile (Prozentränge) und die qualitative Beschreibung der Skalierungsstufen von ›voll ausgeprägt‹ bis ›nicht vorhanden‹ beigeordnet wurden. Das für beide Komponenten gewählte Beurteilungsmerkmal war der ursprünglich nur für die a-/und p-Merkmale konzipierte Faktor *Leistungsfähigkeit* (zur Durchführung einer Handlung oder einer Aufgabe, siehe Kapitel 5.2.2.1).

6.5.3.2.2 Beschreibung der Items

Die 29 Items ohne Sonderbezeichnungen wurden anhand der Ausführungen der WHO beschrieben; für die zehn Leistungsmerkmale mit der Sonderziffer 8 wurden des Weiteren Beschreibungen entwickelt, die inhaltlich und sprachlich an die WHO-Vorarbeiten anknüpfen. Eingefügt wurden die Beschreibungen dabei direkt in das Instrument. Wie in Kapitel 6.5.1.2.2 wird aus Platzgründen nachfolgend nur in Auszügen auf die Itembeschreibungen eingegangen.

Items ohne Sonderbezeichnung	Items mit Sonderbezeichnung
b1263. Psychische Stabilität Mentale Funktionen, die sich in einer Persönlichkeit äußern, die durch Ausgeglichenheit, Ruhe und Gelassenheit gekennzeichnet ist, im Gegensatz zu Reizbarkeit, Besorgtheit, Unbeständigkeit und Launenhaftigkeit.	**a85911. Gewissenhaftigkeit** Mentale Funktionen, die sich in einer Einstellung zur Erwerbstätigkeit äußern, die durch Fleiß, Genauigkeit und Sorgfalt gekennzeichnet ist, im Gegensatz zu Faulheit, Unzuverlässigkeit und Verantwortungslosigkeit.
b1400. Daueraufmerksamkeit Mentale Funktionen, die sich in der Konzentration über eine geforderte Zeitspanne äußern.	**a85917. Arbeitsgeschwindigkeit** Mentale und psychomotorische Funktionen, die sich in der Geschwindigkeit der Arbeitsausführung äußern.
a155. Sich Fertigkeiten aneignen Elementare und komplexe Fähigkeiten für integrierte Mengen von Handlungen und Aufgaben zu entwickeln, um die Aneignung einer Fertigkeit anzugehen und zu Ende zu bringen.	**b1308. Selbständigkeit** Mentale Funktionen, die sich darin äußern, Vorhaben und Aufgaben ohne den Antrieb und die Unterstützung durch andere anzugehen.

Abbildung 6-17: Beispielhafte Itembeschreibungen (Phase II)

Quelle: Eigene Darstellung.

6.5.3.2.3 Anmerkungen

Zur Dokumentation der Merkmalsausprägungen im Kontext dimensionsspezifischer Feststellungsaktivitäten nutzten die in das Projekt involvierten Fachkräfte die Ausdrucke der jeweiligen Kompetenzklasse im Microsoft® Word-Format.

6.5.3.3 Evaluationsergebnisse

Da sich im Anschluss an die mittlerweile dritte Erprobungsphase kein gemeinsamer Evaluationstermin finden ließ, der zeitnah weitere Entwicklungen ermöglicht hätte, wurde diese Abschlussevaluation von den Fachkräften einzeln und ohne Anwesenheit des Autors der vorliegenden Arbeit durchgeführt. Die Rücklaufquote der Fragebögen lag zwar bei 100 %, da jedoch nicht alle Fragen von allen Beteiligten beantwortet wurden, konnte keine vollständige Auswertung erfolgen. Im Weiteren sind daher nur die Ergebnisse angeführt, die auf von allen Fachkräften (n = 5) beantwortete Fragen zurückgehen.

6.5.3.3.1 *Itemfunktionalität*

Die 39 der ICF entnommenen oder aus ihr abgeleiteten respektive auf ihrer Grundlage entwickelten Items wurden wie erwähnt mit den WHO-Beschreibungen versehen. Diese erschienen den Fachkräften allerdings signifikant (χ^2_{emp} = **1,80**) als *nicht verständlich,* sondern wurden vielmehr als zu *umfangreich,* zu *umständlich* und zu *kompliziert* empfunden. Genannt wurden in diesem Zusammenhang die Items b1260. *Extraversion,* b1261. *Umgänglichkeit* und b1565. *Räumlich-visuelle Wahrnehmung.*

Diese Einschätzung fand sich ferner wieder in der abschließenden Bewertung der Item-Verständlichkeit durch die Fachkräfte. Diese wurde mit dem Prädikat *mäßig* versehen (AM = 3,33; s = 0,94).

6.5.3.3.2 *Anwendungsfunktionalität*

Die Arbeit mit der ICF empfanden dabei vier der fünf Projektteilnehmer (χ^2_{emp} = **1,80** als *aufwendig* und – je nach Kompetenzklasse – *unterschiedlich* hoch (χ^2_{emp} = 0,20). Als die ICF-Anwendung generell erleichternde Faktoren bestimmten die Fachkräfte die *Reduktion* der Items (drei Nennungen)[1133], die bessere *Beschreibung* ebendieser (drei Nennungen), *Skalierungs-/Kodierbeispiele* (zwei Nennungen) sowie *Schulungen* zur generellen Anwendung der Internationalen Klassifikation der Funktionsfähigkeit, Behinderung und Gesundheit (drei Nennungen). Ebenfalls überzufällig, jedoch noch stärker (χ^2_{emp} = **2,50**) stimmten die Befragten darin überein, dass die WHO-Skalierung *keine* exakte Beschreibung der Itemausprägung zuließ; gefordert wurde vor diesem Hintergrund die *Überarbeitung* der Skalierung.

Die Anwendungsfunktionalität wurde abschließend hinsichtlich der Skalierung als *schlecht* (AM = 4,00; s = 0,71) und bezüglich des Itemumfangs auch als *schlecht* (AM = 3,5; s = 0,5) wahrgenommen.

6.5.3.3.3 *Gestaltungsfaktoren*

Die Fachkräfte bewerteten die äußere Gestaltung des Dokumentationssystems als *mäßig* (AM = 2,67; s = 0,47) und regten an, *Platz* zum Eintragen klientenbezogener Daten und des Feststellungsverfahrens einzufügen.

[1133] Konkret benannt wurden jedoch keine Merkmale.

6.5.3.3.4 *Zusammenfassung*

Die Anwendung der ICF in ihrer Reinform birgt vor dem Hintergrund nicht unterstützender Itembeschreibungen signifikante Verständnis- und damit Nutzungsprobleme und wird daher als aufwendig in Bezug auf ihre Anwendung empfunden. Dabei müssen zur Vereinfachung der ICF-Nutzung nicht nur ebendiese Merkmalsbeschreibungen überarbeitet, sondern auch neue Skalierungsstufen und Skalierungsbeispiele/-vorlagen entwickelt, Items aus dem Dokumentationssystem entfernt und Platz in dieses eingefügt sowie Schulungen zur ICF-Anwendung durchgeführt werden.

6.5.4 Modellprojekt, Phase III: Weiterentwicklung (i)

Ansetzend an den signifikanten Überarbeitungserfordernissen, die in der vorangegangenen Erprobungsphase mitunter zum wiederholten Mal herausgestellt werden konnten, wurde die Internationale Klassifikation der Funktionsfähigkeit, Behinderung und Gesundheit auch in der dritten Phase des Saalfelder Modellprojektes als eigenständiges Dokumentationssystem eingesetzt.

6.5.4.1 Struktur und Inhalt

Die im vorherigen Kapitel erläuterte Struktur mit den drei modifizierten Kompetenzklassen bildete wiederum den strukturellen Unterbau der Erprobung. Während die dimensionsspezifische Verteilung der Items dabei derjenigen der vorherigen Phase ähnelte (personale aktivitäts- und umsetzungsorientierte Kompetenzen: 13 Merkmale der Körperfunktionen, neun Merkmale der Aktivitäten und Partizipation; sozial-kommunikative aktivitäts- und umsetzungsorientierte Kompetenzen: vier Merkmale der Körperfunktionen, fünf Merkmale der Aktivitäten und Partizipation; berufliche aktivitäts- und umsetzungsorientierte Kompetenzen: sechs Items der Komponente Aktivitäten und Partizipation), dominierten in dieser Erprobungsphase die Merkmale der Komponente Aktivitäten und Partizipation (20 Items) gegenüber den b-Merkmalen (17 Items).

Hinlängliche Überschneidungen zur vorangegangenen Phase gab es allerdings in Bezug auf die inhaltliche Ausrichtung der drei Protokolle: Nur vier der insgesamt 37 Merkmale kamen nicht in der zweiten Phase des Modellprojektes respektive in der Bremer Vorstudie zur Anwendung. Charakteristisch für diese Phase war neben den merkmalsbezogenen Ähnlichkeiten dabei die zielgerichtete Weiterentwicklung des bestehenden ICF-basierten Dokumentationssystems. Insofern kann dieser Erprobungsschritt als erste Weiterentwicklungsphase bezeichnet werden.

6.5.4.1.1 Items ohne Sonderbezeichnung

24 Leistungsmerkmale konnten der Originalform der ICF entnommen werden; 13 Items zählen zur Komponente der Körperfunktionen, diese wurden ergänzt durch elf a-/und p-Merkmale.

Items der Komponente Körperfunkti-	**Items der Komponente Aktivitäten**
b1260. Extraversion	a155. Sich Fertigkeiten aneignen
b1261. Umgänglichkeit	a166.Lesen
b1263. Psychische Stabilität	a170. Schreiben
b1264. Offenheit gegenüber neuen Erfahrungen	a2400. Mit Verantwortung umgehen
b1266. Selbstvertrauen	a330. Sprechen
b1301. Motivation	a430. Gegenstände anheben und tragen
b1640. Das Abstraktionsvermögen betreffende Funktionen	a440. Feinmotorischer Handgebrauch
b1641. Das Organisieren und Planen betreffende Funktionen	a7102. Toleranz in Beziehungen
b1643. Kognitive Flexibilität	a7103. Kritik in Beziehungen
b1644. Das Einsichtsvermögen betreffende Funktionen	a7400. Mit Autoritätspersonen umgehen
b1645. Das Urteilsvermögen betreffende Funktionen	a7402. Mit Gleichrangigen umgehen
b1646. Das Problemlösungsvermögen betreffende Funktionen	
b1720. Das einfache Rechnen betreffende Funktionen	

Abbildung 6-18: Protokoll-Items ohne Sonderbezeichnung (Phase III)

Quelle: Eigene Darstellung.

6.5.4.1.2 Items mit Sonderbezeichnung

Wie in der vorgeschalteten Erprobungsphase stellten die a-/und p-Merkmale mit einer Häufigkeit von neun den Hauptteil der besonders bezeichneten Items; die vier übrigen Items wurden der Komponente der Körperfunktionen entnommen. Während die in der letzten Phase eingeführte Ebene a859. beibehalten wurde, fanden mit den Items b1648. (Kreativität), a158. (Selbständiges Lernen), a198. (Transferfähigkeit) und a7108. (Konfliktfähigkeit) vier neu entwickelte Merkmale Aufnahme in das Dokumentationssystem. Vier der neun Sonderitems, die zu diesem Zeitpunkt bereits entwickelt waren, erhielten in diesem Zusammenhang ferner eine neue Bezeichnung: Es handelte sich dabei um die Merkmale b12681. (Kommunikationsfähigkeit, hieß in der Vorstudie i5161.), b12682. (Misserfolgstoleranz, trug in der letzten Phase die Bezeichnung b1268.), a85915. (Arbeitsausdauer, wurde in der Protostudie mit a85916. [Ausdauerleistung] bezeichnet) und a85916. (Arbeitsgeschwindigkeit, trug die Bezeichnung a85917.).

Items der Komponente Körperfunktionen	Items der Komponente Aktivitäten und Partizipation
b12681. Kommunikationsfähigkeit	a158. Selbständiges Lernen
b12682. Misserfolgstoleranz	a198. Transferfähigkeit
b1308. Selbständigkeit	a7108. Konfliktfähigkeit
b1648. Kreativität	a85911. Gewissenhaftigkeit
	a85912. Zuverlässigkeit
	a85913. Kontrollfähigkeit
	a85914. Das Sprachverständnis betreffende Funktionen
	a85915. Arbeitsausdauer
	a85916. Arbeitsgeschwindigkeit

Abbildung 6-19: Protokoll-Items mit Sonderbezeichnung (Phase III)

Quelle: Eigene Darstellung.

6.5.4.2 Anwendungsbezogene Aspekte

Äquivalent zu den Evaluationsergebnissen der vorherigen Erprobungsphase wurden zudem die Kodierungsfaktoren (Abstufungen der Skala, Kodiervorlagen) und die Beschreibungen der Items weiterentwickelt.

6.5.4.2.1 Kodierung der Itemausprägung

Die Fachkräfte arbeiteten dabei mit der bereits vorgestellten fünffach gestuften Skalierung der WHO, der qualitativen Beschreibung der Skalierungsstufen von ›voll ausgeprägt‹ bis ›nicht vorhanden‹ und dem Beurteilungsmerkmal Leistungsfähigkeit, orientierten sich jedoch an anderen Perzentilen. So wurde eine Skalierung gewählt, deren Abstufungen Kriterien der Normalverteilung[1134] zugrunde gelegt wurden und die wie folgt unterteilt wurde: Kode 0: Leistungsfähigkeit nicht vorhanden, Perzentil von 0 bis 5 Prozent; Kode 1: Leistungsfähigkeit leicht ausgeprägt, Perzentil von 6 bis 24 Prozent; Kode 2: Leistungsfähigkeit mäßig ausgeprägt, Perzentil von 25 bis 74 Prozent; Kode 3: Leistungsfähigkeit erheblich ausgeprägt, Perzentil von 75 bis 94 Prozent; Kode 4: Leistungsfähigkeit voll ausgeprägt, Perzentil von 95 bis 100 Prozent.

Für alle Items wurden zudem verbindliche Kodiervorlagen entwickelt, die für jedes Perzentil konkrete Merkmalsausprägungen mit den jeweiligen negativen ›Gegenübern‹ vorgaben. Unterstützend wurden weiterhin die zu beobachtenden Ressourcen angeführt. Dabei handelte es sich nicht um Fantasiekonstrukte, sondern um den Itembeschreibungen (WHO und eigene) entnommene Charakteristika, welche in Anlehnung an die Ressourcenorientierung der ICF als Ressource/Beobachtungsmerkmal bezeichnet wurden. Konträr zur bestehenden ICF wurden den Saalfelder Fachkräften damit fassbare Ansatzpunkte für die Einordnung der in der Feststellungsphase erhobenen Merkmalsausprägungen zu den entsprechenden Perzentilen zur Verfügung gestellt. Die folgende Abbildung gibt einen Einblick in die Kodiervorlagen.

[1134] Die Normalverteilung ist die wichtigste, auch als die ideale Verteilung bezeichnete Verteilungsform für die Statistik. Sie wurde aufgrund folgender Charakteristika für die vorliegende Untersuchung ausgewählt: Die Verteilung ist symmetrisch; sie nähert sich asymptotisch der X-Achse; ungefähr zwei Drittel (genau 68,26 %) der Gesamtfläche (Werte) befinden sich zwischen den Wendepunkten der Verteilung, sodass davon ausgegangen wird, dass die Normalverteilung repräsentativ für v.a. für große Stichproben ist. Vgl. dazu Bortz (1999), S. 43–44 und Litz (2003), S. 268.

Item	Beobachtungsmerkmale (Ressourcen)	Beschreibungen der Ausprägungen	Auspr. Perz. (%)
Offenheit gegenüber neuen Erfahrungen	Neugier, Vorstellungsvermögen, Suche nach Erfahrungen	Die Person ist generell sehr offen für neue Erfahrungen, neugierig und hat ein sehr gutes Vorstellungsvermögen.	**4** 100 - 95
		Die Person ist meistens offen für neue Erfahrungen, neugierig und verfügt über ein gutes Vorstellungsvermögen. Nur sehr selten ist sie unaufmerksam, abgestumpft und emotional ausdruckslos.	**3** 94 - 75
		Die Person neigt zu offenem und neugierigem Verhalten und kann sich vieles vorstellen. Skepsis gegenüber neuen Erfahrungen, Abgestumpftheit oder Unaufmerksamkeit zeigt sie nur gelegentlich.	**2** 74 - 25
		Die Person lässt nur sehr selten neue Erfahrungen zu, ist häufig unaufmerksam, kann sich fast nichts vorstellen und wirkt oft abgestumpft.	**1** 24 - 6
		Die Person lässt überhaupt keine neuen Erfahrungen zu, ist generell unaufmerksam und abgestumpft. Neugier und Vorstellungsvermögen sind ihr fremd.	**0** 5 - 0

Abbildung 6-20: Beispielhafte Kodiervorlagen (Phase III)

Quelle: Eigene Darstellung.

6.5.4.2.2 *Beschreibung der Items*

Während in der vorgeschalteten Projektphase die Original-Itembeschreibungen der WHO genutzt wurden, wurden den im Projekt tätigen Fachkräften in dieser Erprobungsphase sprachlich vereinfachte Erklärungen der Merkmale zur Verfügung gestellt, wie die nachfolgende Abbildung exemplarisch verdeutlicht.

b1261. Umgänglichkeit
Persönlichkeitsmerkmal, das durch Kooperationsbereitschaft, Freundschaftlichkeit und Zuvorkommendheit gekennzeichnet ist.
a7103. Kritik in Beziehungen
Fähigkeit, in einer angemessenen Weise Meinungsverschiedenheiten oder Uneinigkeiten auszudrücken und darauf zu reagieren.
a7108. Konfliktfähigkeit
Fähigkeit, in einer angemessenen Weise in Konfliktsituationen zu agieren.

Abbildung 6-21: Beispielhafte Itembeschreibungen (Phase III)

Quelle: Eigene Darstellung.

6.5.4.2.3 *Anmerkungen*

Neben den drei Protokollen im Microsoft® Word-Format bekamen die Fachkräfte die vorgestellten Kodiervorlagen und Itembeschreibungen erstmals als separate Dokumente im Microsoft® Word-Format ausgehändigt.

6.5.4.3 Evaluationsergebnisse

Die dritte Phase des Modellprojektes SAFARI fand ihren Abschluss mit einer schriftlichen Gruppen-Evaluation (n = 4) in der Zentrale der Bildungszentrum Saalfeld GmbH am 27. Juli 2009; komplettiert wurde diese dabei von einer im Anschluss an die Befragung durchgeführten ermittelnden Gruppendiskussion (siehe dazu ferner Kapitel 6.4.2.1.4), wie sie bereits mit den Fachkräften des Bremer Martinshofes stattfand, sowie einer schriftlichen Nachbefragung.

6.5.4.3.1 *Itemfunktionalität*

Die 37 mit sprachlich vereinfachten Beschreibungen versehenen Items wurden von den Fachkräften in ihrer Gesamtheit als *nicht verständlich* empfunden ($\chi^2_{\mathbf{emp}}$ = 0,34, es liegt also keine Signifikanz vor). Daneben fand sich die Forderung, den Protokollen weitere Merkmale ($\chi^2_{\mathbf{emp}}$ = 0,34), konkret: *Teamfähigkeit, Handlungsplanung* und *Umstellungsfähigkeit*, einzufügen.

Die angeführten Funktionalitätsaspekte spiegelten ferner die quantitativen Beschreibungen ebendieser wider: So bewerteten die Fachkräfte die Itemverständlichkeit im Schnitt als *mäßig* (AM = 3,00; s = 0,82), was ebenfalls auf den Faktor ›im Dokumentationssystem enthaltene Items‹ zutraf (AM = 2,67; s = 0,47).

6.5.4.3.2 *Anwendungsfunktionalität*

Zudem wurde angeregt, die Itembeschreibungen, die grundsätzlich als *hilfreich* (AM = 2,33; s = 0,47) bewertet wurden, zu *überarbeiten* (χ^2_{emp} = 1,00). Hervorgehoben wurden dabei die Merkmale b1263. *Psychische Stabilität*, b12681. *Kommunikationsfähigkeit*, a440. *Feinmotorischer Handgebrauch*, a85911. *Gewissenhaftigkeit* und a85915. *Arbeitsausdauer*. Ähnlich beurteilten die Fachkräfte die neue Skalierung: Dieser wurde *abgesprochen* (χ^2_{emp} = 0,34), eine exakte Ausprägungsbeschreibung zu ermöglichen - die Kodiervorlagen wurden zudem als *relativ hilfreich* (AM = 2,67; s = 0,87) wahrgenommen und mit dem Prädikat *überarbeitungsbedürftig* (χ^2_{emp} = 0,34) versehen. Die den Kodiervorlagen immanenten Ressourcen wurden dagegen als *verständlich* (χ^2_{emp} = 0,34) und *hilfreich* (AM = 2,00; s = 0,82) angesehen. Obwohl die Leistungsmerkmale *nicht* ausschließlich problemlos beobachtet werden konnten (χ^2_{emp} = 0,34), empfanden die Fachkräfte die Arbeit mit dem Dokumentationssystem als *unaufwendig* (χ^2_{emp} = 0,34) und für alle drei Kompetenzklassen *gleich* (χ^2_{emp} = 0,34). Zur Minimierung des Aufwandes wurden weiters die Faktoren *Itemreduktion* (eine Nennung), *Beschreibungsverbesserung* (eine Nennung), *ICF-Schulung* (eine Nennung) und *Skalierungsüberarbeitung* (zwei Nennungen) angeführt.

Insgesamt bewerteten die Projektteilnehmer die Anwendungsfunktionalität bezüglich der Skalierung (Differenzierung) und der Kodiervorlagen als *mäßig* (jeweils AM = 3,00; s = 0,82), während der Umfang der Leistungsmerkmale als *gut* (AM = 2,33; s = 0,47) wahrgenommen wurde.

6.5.4.3.3 *Gestaltungsfaktoren*

Ebenfalls für *gut* (AM = 2,00; s = 0,00) befanden die Befragten die äußerliche Gestaltung hinsichtlich des Platzangebotes; den in der vorangegangenen Evaluation geforderten zusätzlichen Platz für persönliche Eintragungen, der in der dritten Erprobungsphase in die Protokolle eingefügt wurde, bewerten die Fachkräfte allerdings als *relativ hilfreich* (AM = 3,00; s = 1,41).

6.5.4.3.4 *Exkurs I: Ergebnisse der Gruppendiskussion*

Im Rahmen der anschließenden Gruppendiskussion wurde herausgestellt, dass in Bezug auf die zu überarbeitenden Itembeschreibungen vor allem *Konkretisierungen* vonnöten waren, die in erster Linie qualitative Aspekte (Feinmotorischer Handgebrauch und Gewissenhaftigkeit) sowie erfahrungsbezogene Faktoren (Psychische Stabilität und Arbeitsausdauer) berücksichtigten. In diesem Kontext regten die Fachkräfte an, das Leistungsmerkmal *Arbeitsqualität* in den Itemkatalog aufzunehmen. Hinsichtlich der überarbeitungsbedürftigen Kodiervorlagen wurden zwei Verbesserungsbereiche inklusive Änderungsvorschläge benannt: Die negativen Ausprägungen (Gegenpole) sollten *entfernt* und die qualitative Abstufung der Skalierung, die die Grundlage der Kodiervorlagen darstellten, sollte noch *differenzierter* ausgearbeitet werden. Vor diesem Hintergrund kam zudem der Vorschlag auf, den Saalfelder Fachkräften ergänzend zu den Kodiervorlagen die äquivalenten Ausprägungen der den Projektbeteiligten bekannten Instrumente HAMET oder/und MELBA *an die Seite zu stellen*, um diesen eine vereinfachte Kodierung/Ergebniszuordnung zu ermöglichen. Ferner baten die Fachkräfte darum, den *ICF-Kode 9* (Item nicht anwendbar, siehe Kapitel 5.2.2.1) in die Kodierstufen zu integrieren. Zur generellen Vereinfachung der ICF-Anwendung im Rahmen des Dokumentationssystems wurde abschließend die Erarbeitung einer *Anleitung*, eines *Manuals* mit den für die Fachkräfte relevanten Anwendungsaspekten beschlossen.

6.5.4.3.5 *Exkurs II: Ergebnisse der Nachbefragung zur Itemreduktion*

Da die Fachkräfte wie in der vorangegangenen Evaluation für die Reduktion der Items optierten, um die Anwendungsfunktionalität zu steigern, auf dem Evaluationsbogen jedoch keine Items benannten, fand unmittelbar nach der Evaluation der dritten Phase des Modellprojektes SAFARI eine Nachbefragung der Fachkräfte (n = 4) statt. Dabei wurden die Evaluationsergebnisse zur Anwendungsfunktionalität, konkret: Optimierungsfaktoren, bestätigt. So forderte nur eine der vier Fachkräfte (bedeutet im Umkehrschluss drei Verneinungen bei einer Bejahung, inferenzstatistisch ausgedrückt: $\chi^2_{emp} = 1{,}00$) die Reduktion von Merkmalen. Angeführt wurden dabei folgende Vorschläge: *Streichung* des Items b1643. *Kognitive Flexibilität*, Zusammenfassung/Vereinigung der Merkmale a155. *Sich Fertigkeiten aneignen* und a158. *Selbständiges Lernen* sowie die Entscheidung für eines der beiden Items a330. *Sprechen* oder b12681. *Kommunikationsfähigkeit* - und zwar zuungunsten des jeweils anderen Merkmals, da dieses dann aus dem Protokoll entfernt werden sollte.

6.5.4.3.6 *Zusammenfassung*

Trotz qualitativer (sprachlicher) Hilfestellungen weist die ICF inhaltliche Verständnisprobleme auf. Anwendungsprobleme gehen ferner von der auf der Normalverteilung basierenden Skalierung aus - hilfreich und damit anwendungsunterstützend allerdings kommen die Ressourcen (der ICF entnommene Schlagwörter, hier bezeichnet als Beobachtungsmerkmale) zum Tragen. Überarbeitet werden müssen hingegen generell die Itembeschreibungen und die

Kodiervorlagen; zudem müssen fehlende Items neu entwickelt werden. Ähnlich den vorangegangenen Phasen finden in diesem Sinne weiters Faktoren wie Beschreibungsverbesserung, Skalierungsüberarbeitung inklusive Aufnahme einer zusätzlichen Skalierungsstufe und Parallelbeispielen (bekannte Instrumente), ICF-Schulung und Itemreduktion Erwähnung im Kontext der Aufwandsreduktion. Erstmals angeführt wird in diesem Zusammenhang die Notwendigkeit einer Anwendungsanleitung.

6.5.5 Modellprojekt, Phase IV: Weiterentwicklung (ii)

Nachdem die Fachkräfte in den vorangegangenen Erprobungsphasen schrittweise an die Arbeit mit der Internationalen Klassifikation der Funktionsfähigkeit, Behinderung und Gesundheit herangeführt wurden, sollte sie auch in diesem Abschnitt des Projektes als selbständiges Dokumentationsinstrument genutzt werden. Wie in Kapitel 6.3.2 angeführt, kam es aufgrund fehlender Zuweisungen der Kostenträger jedoch nur zu einer theoretischen Auseinandersetzung der Fachkräfte mit der ICF.

6.5.5.1 Struktur und Inhalt

Ferner etabliert hatte sich bis dato die in der zweiten Projektphase eingeführte dimensionsspezifische Potentialerfassung. Die Verteilung der Items auf die einzelnen Kompetenzklassen blieb darüber hinaus nahezu identisch mit der der letzten Phase, wie nachfolgend deutlich wird: So entfielen auf die personalen aktivitäts- und umsetzungsorientierten Kompetenzen 13 Merkmale der Körperfunktionen (unverändert) und acht Leistungsmerkmale der Aktivitäten und Partizipation (um ein Item reduziert), während die Klasse der sozial-kommunikativen aktivitäts- und umsetzungsorientierten Kompetenzen fünf Merkmale der Körperfunktionen (um ein Item erweitert) und fünf Items der Aktivitäten- und Partizipations-Komponente (unverändert) enthielt. Die Merkmale der beruflichen aktivitäts- und umsetzungsorientierten Kompetenzen waren wie in der zweiten und dritten Erprobungsphase der Komponente Aktivitäten und Partizipation zuzuordnen (sieben Items, im Vergleich zur vorangegangenen Phase also um ein Merkmal erweitert). Äquivalent zur letzten Erprobungsphase dominierten damit auch in dieser Phase die Merkmale der a-/und p-Komponente (20 Items) gegenüber den b-Merkmalen (18 Items).

Inhaltlich gab es dabei nur geringfügige Veränderungen gegenüber den vorgeschalteten Erprobungsabschnitten: Zwei im Rahmen der Vorstudie bzw. der Adaptionsstudie verwendete Items wurden reintegriert, während ein in der letzten Phase eingeführtes Merkmal aus dem Merkmalskatalog entfernt wurde. Ausschlaggebend dafür war die inhaltliche Fixierung bei gleichzeitiger Verbesserung der Praktikabilität. Charakterisiert werden kann dieser Erprobungsabschnitt daher als zweite Weiterentwicklungsphase.

6.5.5.1.1 Items ohne Sonderbezeichnung

Hinsichtlich der Original-Items der ICF gab es in diesem Sinne keine Änderungen: 13 Items der Komponente der Körperfunktionen und elf a-/und p-Merkmale wurden weiterhin aus der ICF direkt übernommen.

Items der Komponente Körperfunktionen	**Items der Komponente Aktivitäten und Partizipation**
b1260. Extraversion	a155. Sich Fertigkeiten aneignen
b1261. Umgänglichkeit	a166.Lesen
b1263. Psychische Stabilität	a170. Schreiben
b1264. Offenheit gegenüber neuen Erfahrungen	a2400. Mit Verantwortung umgehen
b1266. Selbstvertrauen	a330. Sprechen
b1301. Motivation	a430. Gegenstände anheben und tragen
b1640. Das Abstraktionsvermögen betreffende Funktionen	a440. Feinmotorischer Handgebrauch
b1641. Das Organisieren und Planen betreffende Funktionen	a7102. Toleranz in Beziehungen
b1643. Kognitive Flexibilität	a7103. Kritik in Beziehungen
b1644. Das Einsichtsvermögen betreffende Funktionen	a7400. Mit Autoritätspersonen umgehen
b1645. Das Urteilsvermögen betreffende Funktionen	a7402. Mit Gleichrangigen umgehen
b1646. Das Problemlösungsvermögen betreffende Funktionen	
B1720. Das einfache Rechnen betreffende Funktionen	

Abbildung 6-22: Protokoll-Items ohne Sonderbezeichnung (Phase IV)

Quelle: Eigene Darstellung.

6.5.5.1.2 *Items mit Sonderbezeichnung*

Erhalten blieb ferner die Anzahl der a-/und p-Merkmale innerhalb der Items mit Sonderbezeichnungen, fünf weitere Merkmale und damit eines mehr als in der letzten Phase wurden von der Komponente der Körperfunktionen übernommen. Inhaltliche Veränderungen gab es dabei durch die von den Fachkräften geforderte Wiederaufnahme der Items b12683. (Teamfähigkeit, kam bereits in der Vorstudie unter der Bezeichnung i5160. respektive in der Adaptionsstudie als Äquivalent des gleichnamigen Merkmals zum Einsatz) und a85917. (Arbeitsqualität, wurde, bezeichnet als a85800., ebenfalls in der Vor- und der Adaptionsstudie verwendet). Das Merkmal a158. (Selbständiges Lernen) wurde vor dem Hintergrund notwendiger Itemreduktion mit dem Item a155. (Sich Fertigkeiten aneignen) zusammengefasst.

Items der Komponente Körperfunktionen	**Items der Komponente Aktivitäten und Partizipation**
b12681. Kommunikationsfähigkeit	a198. Transferfähigkeit
b12682. Misserfolgstoleranz	a7108. Konfliktfähigkeit
b12683. Teamfähigkeit	a85911. Gewissenhaftigkeit
b1308. Selbständigkeit	a85912. Zuverlässigkeit
b1648. Kreativität	a85913. Kontrollfähigkeit
	a85914. Das Sprachverständnis betreffende Funktionen
	a85915. Arbeitsausdauer
	a85916. Arbeitsgeschwindigkeit
	a85917. Arbeitsqualität

Abbildung 6-23: Protokoll-Items mit Sonderbezeichnung (Phase IV)

Quelle: Eigene Darstellung.

6.5.5.2 Anwendungsbezogene Aspekte

Standen in der vorherigen Phase die Skalierungsstufen, die Kodiervorlagen und die Itembeschreibungen im Fokus der Weiterentwicklungen, wurden entsprechende Aktivitäten zur Modifikation ebendieser mit Ausnahme der Skalierungsabstufungen auch in dieser Phase wieder aufgegriffen. Des Weiteren wurde für die Fachkräfte eine Anleitung zur Nutzung des ICF-basierten Dokumentationssystems entwickelt.

6.5.5.2.1 Kodierung der Itemausprägung

Wie in der dritten Erprobungsphase arbeiteten die Fachkräfte mit der normalverteilten Skala, integriert in die fünffach gestufte WHO-Skalierung von 0 bis 4, nun allerdings mit der Option, nicht feststellbare Merkmalsausprägungen mit der Ziffer 9 zu kodieren; die Ausprägungen der Items wurden ebenfalls anhand des Beurteilungsmerkmals Leistungsfähigkeit beurteilt. Die in der vorangegangenen Phase zum Einsatz gekommenen Kodiervorlagen wurden jedoch umfassend überarbeitet. Hintergründe dessen waren die in Kapitel 6.5.4.3.4 (Ergebnisse der Gruppendiskussion) angeführten Anregungen der Fachkräfte zur Fokussierung qualitativer Faktoren anstelle der rein auf Quantität abzielenden und sich an den Perzentilen orientierenden Beurteilungskriterien. Wie die nachfolgende Abbildung verdeutlicht, wurde daher von der Aufnahme der den Skalierungsstufen bis dato immanenten Prozentwerte in die Kodiervorlagen abgesehen. Zudem wurden den Vorlagen - sofern es signifikante Überschneidungen gab - äquivalente Merkmale des Instrumentes MELBA an die Seite gestellt, um den Fachkräften die Kodierung zu erleichtern.

Item	**Ressourcen**	**Merkmalsausprägungen:** Die Person	**ICF-Kode**	**MELBA-Äquivalent**
a85913. **Kontrollfähigkeit**	• Kontrolle von Abläufen und Fehlererkennung	• kontrolliert die eigene Arbeit permanent und sehr zuverlässig, auch bei sehr komplexen Sachverhalten • beherrscht den Arbeitsablauf und sämtliche dazugehörigen Komponenten/Elemente im Detail, sodass auch minimale Abweichungen erkannt werden • ist in der Lage, in kürzester Zeit die Ursachen von Abweichungen und Fehlern zu identifizieren und	**4**	**Kritische Kontrolle** **12_5**

		diese zu beheben bzw. deren Behebung anzustoßen		
		• kontrolliert die eigene Arbeit in regelmäßigen Abständen und beurteilt auch komplexe Sachverhalte realistisch • kennt den Arbeitsablauf gut und erkennt Abweichungen relativ schnell • identifiziert die Ursache von Abweichungen und Fehlern zügig und beginnt selbständig mit der Behebung ebendieser, solange die eigenen Kompetenzen dies zulassen	**3**	**12_4**
		• kann gewohnte Aufgaben selbständig und zuverlässig kontrollieren • erkennt sich wiederholende Fehler und Abweichungen schnell • kann bei gewohnten Aufgaben bestimmten Sachverhalten konkrete Ursachen zuschreiben	**2**	**12_3**
		• muss auch bei einfachen Aufgaben regelmäßig von einer weiteren Person kontrolliert werden • erkennt Fehler und Abweichungen nur mit der Unterstützung anderer Personen • hat Schwierigkeiten damit, die Ursachen für Fehler und Abweichungen zu identifizieren,	**1**	**12_2**

		wirkt dabei oft überfordert		
		• benötigt auch bei sehr einfachen Aufgaben die permanente Kontrolle einer weiteren Person • erkennt weder eigene Fehler noch unverschuldete Abweichungen von Abläufen, da sie sich inhaltlich überhaupt nicht auf die Aufgabe bzw. den Ablauf einlässt	0	12_1

Abbildung 6-24: Beispielhafte Kodiervorlagen (Phase IV)

Quelle: Eigene Darstellung.

Wie oben angedeutet, muss allerdings festgehalten werden, dass nicht für alle 38, sondern nur für 20 ICF-Items äquivalente (17) bzw. teil-äquivalente (drei, entsprechen Ressourcen, also Bestandteilen der Items) Merkmale aus dem MELBA-Katalog entnommen werden konnten. Dabei traten auch qualitative Unterschiede zutage: So gab es vor dem Hintergrund, dass die ICF – korrekt ausgewertet – konkrete Ressourcen vorgibt, nur bei drei Items vollständige Überschneidungen (alle fünf Skalierungsstufen konnten miteinander vereinbart werden), während bei sieben respektive zehn Merkmalen nur Teil-Gemeinsamkeiten ausgemacht werden konnten (jeweils vier bzw. drei Merkmalsausprägungen erschienen vereinbar). Dies berücksichtigend wurden die Kodiervorlagen mit einführenden Erläuterungen versehen, die auf die genannte Problematik der bedingten Generalisierbarkeit hinwiesen und ferner mit einem Beispiel verdeutlichten, dass die in der Äquivalent-Spalte befindlichen Ausführungen wie beispielsweise ›Kritische Kontrolle 12_5‹ das MELBA-Merkmal Nummer 12 (Kritische Kontrolle) bezeichneten, dessen Ausprägungsgrad 5 mit dem Ausprägungsgrad des in der Parallelspalte aufgeführten ICF-Items vergleichbar war.

6.5.5.2.2 Beschreibung der Items

Äquivalent zur Vorbereitung der letzten Erprobungsphase wurden auch im Vorgriff zum vierten Erprobungsabschnitt die Itembeschreibungen überarbeitet. Dies geschah wie bei den Kodiervorlagen in Hinblick auf den von den Fachkräften geforderten Einbezug qualitativer Faktoren. Für ein gesteigertes Verständnis der

Merkmalsbeschreibungen wurde den erklärten Items ferner - wenn möglich - ein vergleichbares bzw. mehrere vergleichbare Merkmale zugeordnet; die Fachkräfte hatten zudem die Möglichkeit, in die Spalte, in der die äquivalenten Merkmale aufgeführt waren, eigene Begriffe einzutragen.

b1260. Extraversion Persönlichkeitsmerkmal, das durch Kontaktfreudigkeit, Geselligkeit und (emotionale) Ausdrucksfähigkeit gekennzeichnet ist.	Offenheit Aufgeschlossenheit
b1641. Das Organisieren und Planen betreffende Funktionen Fähigkeit, Teile zu einem Ganzen zusammenzufügen, zu systematisieren sowie methodisch/planvoll und effektiv vorzugehen.	Planungsfähigkeit
b1644. Das Einsichtsvermögen betreffende Funktionen	Reflektionsfähigkeit Selbsteinsicht

Abbildung 6-25: Beispielhafte Itembeschreibungen (Phase IV)

Quelle: Eigene Darstellung.

6.5.5.2.3 *Anleitung zur Nutzung des ICF-basierten Dokumentationssystems*

Die für die Fachkräfte entwickelte Anleitung zur Anwendung des Instrumentes gliederte sich in zwei Komponenten: Grundlegende Ausführungen zur ICF (Hintergrund und Gliederung der ICF, Aufbau der Items) bzw. zum Dokumentationssystem (Struktur des Instrumentes, Aufbau und Inhalt der einzelnen Protokolle) und Erläuterungen zur praktischen Anwendung des Instrumentes (Kodierung, Verweise auf die Anwendung der Kodiervorlagen sowie der Itembeschreibungen).

6.5.5.2.4 *Anmerkungen*

Den Fachkräften wurde, wie dies auch in den vorgeschalteten Erprobungsphasen gehandhabt wurde, neben den drei Protokollen, den Kodiervorlagen und den Itembeschreibungen nun auch die Nutzungsanleitung als Dokument im Microsoft® Word-Format ausgehändigt.

6.5.5.3 Evaluationsergebnisse

Sechs Tage nach dem Ende der vierten Phase des Modellprojektes SAFARI fand am 15. Oktober 2009 die Evaluation der theoretischen ICF-Erprobung statt. Nach dieser diskutierten die involvierten Fachkräfte (n = 6) die ICF-Anwendung hemmende und fördernde Faktoren.

6.5.5.3.1 *Itemfunktionalität*

Die den Protokollen inhärenten Leistungsmerkmale empfanden die Fachkräfte überzufällig als *verständlich* (χ^2_{emp} = **6,00**).

Bestätigt wurde diese Wertung durch die abschließende *gute* Beurteilung der Itemverständlichkeit (AM = 2,00; s = 0,00). Selbiges traf auf die Auswahl der Items zu, sie wurde desgleichen als *gut* (AM = 2,17; s = 0,37) empfunden.

6.5.5.3.2 *Anwendungsfunktionalität*

Neben den Itembeschreibungen, die die Saalfelder Fachkräfte als *hilfreich* empfanden (AM = 2,16; s = 0,37) und deren Überarbeitung sie demzufolge signifikant häufig *ablehnten* (χ^2_{emp} = **6,00**), wurden auch die Kodiervorlagen als *hilfreich* (AM = 1,83; s = 0,61) und *nicht* überarbeitungsbedürftig (χ^2_{emp} = **2,66**) wahrgenommen. Die ihnen zugrunde liegenden Ressourcen/Beobachtungsmerkmale erhielten ebenfalls das Prädikat *hilfreich* (AM = 1,83; s = 0,37) und wurden überzufällig oft als *verständlich* (χ^2_{emp} = **6,00**) betrachtet. Im Gegensatz zur vorangegangenen Erprobungsphase sahen die Fachkräfte die normalverteilte Skalierung als *geeignet* (χ^2_{emp} = **6,00**) dazu an, eine exakte Ausprägungsbeschreibung zu ermöglichen, was sich jedoch nicht positiv auf den Arbeitsaufwand mit den Protokollen auswirkte. Dieser wurde durchweg als *gegeben* empfunden (χ^2_{emp} = **6,00**), was auf die Faktoren *erhöhter Leseaufwand* (vier Nennungen) und - ursächlich dafür - *viele Extradokumente* (drei Nennungen) zurückgeführt wurde. Zur Reduktion des Arbeitsaufwandes wurden in diesem Zusammenhang die *Minimierung* der Anzahl an separaten Dokumenten (drei Nennungen) und die damit einhergehende *Umgestaltung* der Protokolle (drei Nennungen), *ICF-Schulungen* (zwei Nennungen) und die *Itemreduktion* (eine Nennung) angeregt. Weiter gaben die Fachkräfte an, dass die ihnen erstmalig zur Verfügung gestellte Anleitung zur ICF-Anwendung eine *Erleichterung* in Hinblick auf die Nutzung der ICF darstellt (χ^2_{emp} = **2,66**).

Diese Einschätzung teilten abschließend jedoch nicht alle Fachkräfte, da die Nützlichkeit ebendieses Anwendungsmanuals als *relativ* (AM = 2,5; s = 1,12) bewertet wurde. *Mäßig* (AM = 2,83; s = 0,53) stuften die Projektmitarbeiter dabei den Itemumfang ein. Bezüglich der

Skalierung und der Kodiervorlagen wurde dem die ICF-Merkmale integrierenden Dokumentationssystem eine *gute* Anwendbarkeit (AM = 2,00; s = 0,00 / AM = 2,00; s = 0,37) attestiert. Dennoch sahen die Fachkräfte die Notwendigkeit von Schulungen zum ICF-Einsatz als *hoch* (AM = 2,00; s = 0,82) an.

6.5.5.3.3 Gestaltungsfaktoren

Nachsteuerungsbedarf sahen die Teilnehmer des Modellprojektes ebenfalls hinsichtlich der äußeren Gestaltung des Anforderungsprotokolls, diese wurde als *schlecht* (AM = 3,67; s = 0,75) wahrgenommen.

6.5.5.3.4 Ergebnisse der Gruppendiskussion

Die im Rahmen der Gruppendiskussion ermittelten Informationen bezogen sich rein auf die Anwendungsfunktionalität des ICF-basierten Dokumentationssystems: Gefordert wurde zum einen das *Streichen* der allgemeinen Erläuterungen zur Internationalen Klassifikation der Funktionsfähigkeit, Behinderung und Gesundheit im Anwendungsmanual sowie der MELBA-Äquivalenten im Kontext der Kodiervorlagen. Darüber hinaus optierten die Fachkräfte dafür, die Kodiervorlagen anstelle in einem separaten Dokument in das *Anforderungsprotokoll* zu integrieren.

6.5.5.3.5 Zusammenfassung

Itembeschreibungen, die ein einfaches sprachliches Niveau besitzen und denen vergleichbare Merkmale auch durch die Anwender an die Seite gestellt werden können, tragen zur gesteigerten Anwendung der ICF bei. Dies gilt gleichsam prinzipiell für das erstmalig einbezogene Anwendungsmanual, das jedoch keine allgemeinen Hinweise zur Internationalen Klassifikation der Funktionsfähigkeit, Behinderung und Gesundheit erhalten muss. Die Fokussierung der qualitativen Abstufungen im Kontext der Kodiervorlagen, die keiner MELBA-Äquivalenten bedürfen, führt neben allgemeinverständlich formulierten Items und den bereits wiederholt positiv hervorgehobenen Ressourcen ferner dazu, dass die Anwendung der ICF erleichtert wird. Zu viele separate Dokumente und daraus resultierender hoher Leseaufwand sorgen allerdings für einen merklichen Arbeitsaufwand, der indessen durch die Protokollumgestaltung und die damit verbundene Minimierung der Anzahl der Zusatzdokumente sowie durch die abermals angeführten Faktoren ICF-Schulungen und Itemreduktion reduziert werden kann.

6.5.6 Modellprojekt, Abschlussworkshop

Das Modellprojekt SAFARI lief am 31. Dezember 2009 offiziell aus, dies beendete auch die Arbeit der Saalfelder Fachkräfte mit der ICF. Ebendiese Fachkräfte (n = 7[1135]) nahmen am 1. Dezember 2009 an einem Workshop teil, der den offiziellen Abschluss der wissenschaftlichen Begleitung der ICF-Erprobung darstellte. Im Rahmen des Workshops wurde zunächst die Umsetzung der im Kontext der theoretischen Erprobung angestoßenen Weiterentwicklungsbedarfe vorgestellt. Daran schlossen sich eine schriftliche Befragung und eine abschließende Gruppendiskussion an. Beide Erhebungselemente umfassten das Modellprojekt in seiner *Gesamtheit*. Ebenfalls Bestandteile des Workshops, jedoch nur für einzelne Fachkräfte relevant, waren zwei Experteninterviews.

Da es im Vergleich zur vorhergegangenen Erprobungsphase weder inhaltliche noch strukturelle, sondern lediglich geringfügige Veränderungen hinsichtlich anwendungsbezogener Aspekte (Streichen der MELBA-Äquivalenten in den Kodiervorlagen sowie Entnahme der allgemeinen Hinweise zur ICF im Anwendungsmanual) gab, wird im Weiteren von der Darstellung der Protokolle abgesehen.

Im Mittelpunkt der sich anschließenden Ausführungen stehen vielmehr die Ergebnisse der angesprochenen Datenerhebungen.

6.5.6.1 Ergebnisse der schriftlichen Befragung

Die Saalfelder Fachkräfte, in erster Linie befragt bezüglich anwendungs- und einführungsbezogener Faktoren, stuften die Bedeutung des Anwendungsmanuals als unterstützende Komponente als *hoch* (AM = 2,00; s = 0,00) ein, wobei, eingegangen auf den Inhalt des Manuals, die Forderung nach *Hinweisen zur praktischen Handhabung* (sieben Nennungen) dominierte und dabei weniger Augenmerk auf grundlegende Erklärungen zum Dokumentationssystem (zwei Nennungen) respektive Grundlegendes zur ICF (eine Nennung) gelegt wurde. Den maximalen Umfang der Anleitung bezifferten die Fachkräfte in diesem Zusammenhang mit *zwei* Seiten. Als Faktoren, die die ICF-Anwendung im Verlaufe der Erprobung negativ beeinflussten, nannten die Befragten ferner neben der *Schwierigkeit der Sprache* und der *WHO-Skalierung* (jeweils sechs Nennungen), *fehlende Kodiervorlagen* (drei Nennungen) sowie *nicht vorgegebene Ressourcen/Beobachtungsmerkmale* und *fehlende Anwendungshinweise*. Die Anwendung unterstützende Effekte gingen dabei vor allem von den

1135 Zwei Fachkräfte konnten krankheitsbedingt nicht am Workshop teilnehmen, diese wurden schriftlich (nach)befragt.

Kodiervorlagen und einer *modifizierten Skalierung* (je sechs Nennungen), einer *allgemeinverständlichen Sprache* (fünf Nennungen), einer *Anleitung* (zwei Nennungen) sowie *vorgegebenen Ressourcen/Beobachtungsmerkmalen* (eine Nennung) aus. Überzufällig oft (χ^2_{emp} = **3,58**) optierten die Fachkräfte darüber hinaus dafür, dass sich die Arbeit mit der ICF *aufwendig* gestaltete. Aufwandsreduzierende Wirkung schrieben die Fachkräfte in diesem Zusammenhang vor allem der *Itemreduktion* (sieben Nennungen) und der *Erweiterung* der eingesetzten Feststellungs-/Diagnostikverfahren (zwei Nennungen) zu, während die Notwendigkeit von ICF-Schulungen als *hoch* (AM = 2,29; s = 0,70) eingestuft wurde. Relative Übereinstimmung konnte dabei hinsichtlich der Schulungszeiträume und -häufigkeiten festgestellt werden: So stimmten jeweils fünf Fachkräfte für *im Vorfeld* und *parallel zur Anwendung* statt findende Schulungs-Aktivitäten, während vier der befragten Personen Schulungen nach einer *gewissen Erprobungszeit* anregten und sich alle Fachkräfte für mindestens *eine* und maximal *drei* Schulungsveranstaltungen aussprachen. Die Schulungen sollten dabei auf die *praktische Handhabung* der ICF (vier Nennungen) abzielen, *Neuentwicklungen* darstellen/erläutern (zwei Nennungen), vorhandenes Wissen *auffrischen*, zur Verständlichkeit der *Itemerklärungen* und der *Skalierung* führen sowie die Möglichkeit zur *Weitergabe praktischer Erfahrungen* (jeweils eine Nennungen) offerieren. Die Bedeutung von Erfahrungsaustauschen mit anderen ICF-Anwendern schätzten die Fachkräfte als *hoch* (AM = 2,00; s = 0,53) ein, was sich auch in der Häufigkeitenverteilung der Indikatoren einer gelungenen ICF-Einführung widerspiegelt: Der *Erfahrungsaustausch* mit weiteren ICF-Nutzern erhielt drei Nennungen, während auf Faktoren wie *regelmäßige Reflektionen*, eine *gründliche Einarbeitung*, *praktische Erfahrungen* der einführenden Person(en) und der Führungskräfte, Schulungen im *Vorfeld* und *begleitende* Unterstützung je eine Stimme entfiel. Negative Einflüsse auf die Einführung der ICF gehen den Saalfelder Fachkräften zufolge von *unregelmäßigen* Anwendungen, *häufigen* Umstellungen aufgrund von Aktivitäten zur Weiterentwicklung (je zwei Nennungen) sowie von Anwendungen *ohne* beziehungsweise mit *zu kurzer* Einarbeitung aus (jeweils einmal genannt). Abschließend benannten die Fachkräfte diejenigen Aspekte, die gegen einen Einsatz der ICF in ihrem Rehabilitationssystem sprachen und fokussierten dabei den *Arbeitsaufwand* (drei Nennungen), den *Umfang* der Items und die *mangelnde Bekanntheit* der ICF bei den Kostenträgern (je zwei Nennungen). Als Argument für die Einführung der ICF wurde die *bessere Vergleichbarkeit* der erhobenen Daten angeführt.

6.5.6.2 Ergebnisse der Gruppendiskussion

Nachdem die Fachkräfte eingangs ihre ICF-Kompetenz resultierend aus einjähriger praktischer Anwendung als *mäßig* (AM = 3,2; s = 0,45) einstuften[1136], betonten sie die Relevanz der *Kodiervorlagen*: Diese stellten eine wirkliche Erleichterung dar und erwiesen sich zudem als nützlich bei der Einarbeitung neuer Fachkräfte in die Feststellungsphase. Als Indikatoren der ICF-Einführungs- und Anwendungsförderung sahen die Fachkräfte vor allem sechs Faktoren an: *Zeitliche* Ressourcen, die unter anderem für *Übungen* und *Austausch/Reflektion* eingesetzt werden müssen. Zum Üben der ICF-Anwendung wurde die Entwicklung von Fall-Vignetten vorgeschlagen, anhand derer konkrete Indikationen vorgenommen werden können. Austausch-Aktivitäten wünschten sich die Saalfelder Fachkräfte mit ICF-Anwendern auch über das eigene Unternehmen hinaus. Während sie im Kreis ihrer Kollegen regelmäßig einen so genannten ›ICF-Stammtisch‹ abhielten und im Rahmen dessen Erfahrungswerte austauschten, regten sie ferner an, mit externen ICF-Nutzern praktisch und theoretisch Erfahrungen zu kommunizieren. Diese Anregung bezog sich auf die Ebenen Leistungsträger (Unternehmen), Projektmitarbeiter (Fachkraft) und Projektleitung (Führungskraft), wobei sich die Fragen der Fachkräfte aus heutiger Sicht auf die Faktoren ICF-Anwendung (vor allem Kodierung), Auswahl der Leistungsmerkmale/Items und Anwendungsprobleme beziehen würden. Realistisch für die Fachkräfte war dabei das Zustandekommen einer Anwendungs-Kooperation, einer Partnerschaft zum gemeinsamen Erfahrungsaustausch, die zum Beispiel in der Einführung eines Mentorensystems (ein erfahrener Anwender führt die ICF ein und unterstützt die Fachkräfte aktiv bei der Erst-/Anfangsanwendung) münden könnte. Zudem wurde in diesem Zusammenhang die Notwendigkeit einer Austausch-Plattform, denkbar in Form eines internetbasierten ICF-Forums, -Chats oder -Portals, hervorgehoben. Ferner wiesen sie auf die Bedeutung von begleitenden und im Vorfeld der ICF-Einführung/-Anwendung stattfindenden *ICF-Schulungen* hin. Von großer Relevanz für die Fachkräfte war ebenfalls der *Einbezug* in Weiterentwicklungsmaßnahmen, die der Förderung der ICF-Anwendbarkeit dienen sollten. Auf die vier Erprobungsphasen rückblickend führten die Projektmitarbeiter abschließend an, dass der Aspekt der *Item-Verständlichkeit* neben der Kodierung als der wesentliche Erfolgsfaktor für eine nachhaltige ICF-Einführung anzusehen war und ist.

1136 Die dem Mittelwert zugrunde liegenden quantitativen Daten wurden anonym erhoben.

6.5.6.3 Ergebnisse der Experteninterviews

Wie in Kapitel 6.4.2.3.3 dargestellt, wurden drei Schlüsselpositionen besetzende Mitarbeiter der Bildungszentrum Saalfeld GmbH zur Anwendung der ICF in ihrem Verantwortungsbereich befragt. Deren Erfahrungen und Einschätzungen sind nachfolgend aufgeführt.

6.5.6.3.1 Ergebnisse der Profiler-Befragung

Eine den weiteren Rehabilitationsverlauf nach der Feststellungsphase maßgeblich beeinflussende Komponente im Rahmen der Rehabilitationsmaßnahme SAFARI stellte die Entscheidung für ein spezielles Arbeitstraining, spezifische Qualifikationsmaßnahmen oder die Wahl eines beruflichen Praktikums dar. Als Entscheidungsgrundlage dienten den beiden Fachkräften, die mit der Anfertigung der Potentialprofile der Rehabilitanden und der Rehabilitationsplanung betraut waren, dabei die Ergebnisse der Feststellungsphase. Die beiden Profiler übten damit eine Schnittstellenfunktion aus, die vor dem Hintergrund der in Kapitel 3.6.2 herausgestellten Nachhaltigkeitsindikatoren, hier: Übergangsmanagement und Passgenauigkeit, von wesentlicher Bedeutung für die Rehabilitanden und deren Rehabilitationserfolg war.

Die den beiden Profilern zugrunde liegenden Informationen mussten in diesem Sinne konkret sein, Auskünfte über individuelle Stärken und Schwächen beinhalten, sich auf berufliche und soziale Faktoren beziehen und in ihrer Formulierung/Darstellung einem einheitlichen Muster folgen. Auf die ICF trafen die genannten Aspekte im Verlaufe des Modellprojektes nur *bedingt* respektive *zeitweise* (bezogen darauf, dass bestimmte Weiterentwicklungsbedarfe erst später herausgearbeitet und umgesetzt wurden) zu. Erst die *Entwicklung* von sozialen *Leistungsmerkmalen* wie etwa Team-, Kommunikations- oder Konfliktfähigkeit und beruflichen Items wie zum Beispiel Kontrollfähigkeit, Arbeitsqualität, -geschwindigkeit und -ausdauer ermöglichte es, Aussagen hinsichtlich des Leistungsspektrums des Rehabilitanden zu treffen, die seinem Potential und den Anforderungen des Arbeitsmarktes gerecht wurden. Vergleichbares berichteten die Profiler hinsichtlich der Merkmalsausprägung. So bedurfte es der Einführung der *Kodiervorlagen*, um den fünf Ziffern und Prozenträngen konkrete Informationen zuordnen zu können, die durch ihre Verbindlichkeit und Einheitlichkeit (alle Fachkräfte arbeiteten mit den Vorlagen) zudem das Gütekriterium Objektivität berücksichtigten. Ferner boten sie den beiden Fachkräften Ansätze zur qualitativen Formulierung der quantitativen Daten. Neben den Kodiervorlagen als zentrale, die Anwendung der ICF fördernde Faktoren betonten die Profiler die Bedeutung der *Kon-*

zentration auf wenige Items (Itemreduktion), die Notwendigkeit eines *PC-Programms* zur Errechnung und Abbildung individueller Potentialprofile sowie die Sinnhaftigkeit von *Ergänzungen*, welche die Fachkräfte im Zuge der Feststellungsphase in den Protokollen vornahmen. Als problematisch sahen sie in diesem Zusammenhang den *geringen Verbreitungs-* und *Bekanntheitsgrad* der ICF im Rahmen der Beruflichen Rehabilitation an: Kostenträgern, Praktikums- und Arbeitstellen vorhaltenden Unternehmen unbekannt, fehlte es an der Vergleichbarkeit der Daten bzw. einer über das Unternehmen hinausgehenden einheitlichen Daten- und Informationsbasis.

6.5.6.3.2 *Ergebnisse der Projektleiter-Befragung*

Verantwortlich für den Ablauf und die Durchführung des Modellprojektes SAFARI sowie die Steuerung der Erprobung und Weiterentwicklung der Internationalen Klassifikation der Funktionsfähigkeit, Behinderung und Gesundheit im Kontext dieser Rehabilitationsmaßnahme war die Leiterin des Projektes. Ihre im Verlauf des Modellprojektes angeeigneten Kenntnisse und gewonnenen Erfahrungen stellten sich mit Rückbezug auf die der vorliegenden Untersuchung zugrunde liegende Erprobung und mit Blick auf die nachhaltige Implementierung der ICF im Rahmen der Beruflichen Rehabilitation generell als sehr bedeutsam heraus. Ähnlich den beiden Profilern hatte auch sie eine Schnittstellenfunktion inne, die ihr praktische Erfahrungen und Einblicke bezüglich der praktischen ICF-Anwendung (Perspektive Fachkraft) sowie der ICF-Einführung (Perspektive Führungskraft) gewährte.

Im Rahmen der Befragung führte sie an, dass die praktische Anwendung der ICF zu Beginn der Einführung *sehr aufwendig* und *schwierig* gewesen sei und dass die ICF vielschichtige *Weiterentwicklungsbedarfe* aufwies. Förderlich auf die Einführung und Implementierung der ICF wirkten sich jedoch Faktoren aus, die in drei fiktiven Phasen (Vorbereitung, Einführung, Anwendung und/inklusive Weiterentwicklung) verortet werden können: Als unerlässlich schätzte sie die Durchführung von *Schulungen* zur ICF ein, die sowohl im Vorfeld der Einführung als auch begleitend zur Anwendung ablaufen sollten. Ferner wies sie auf die damit einhergehende Bedeutung von *zeitlichen Ressourcen* für ebendiese Schulungen und *Einarbeitungsaktivitäten* hin und betonte, dass *Routine* und eine *aktive Auseinandersetzung* mit der ICF die Schlüssel für eine nachhaltige ICF-Anwendung seien. Zur Unterstützung der Fachkräfte in ihrem Prozess der ICF-Kompetenzentwicklung hielt sie die *Weitergabe* von Informationen zur ICF-Anwendung und damit die *Reflektionen* der täglichen Anwendungspraxis für unabdingbar. Als unverzichtbar schätzte sie weiterhin den Einsatz der *Kodiervorlagen* und das jederzeit mögliche Zugreifen auf ein *Anwendungsmanual* ein.

Aus Sicht einer Führungskraft hob sie hervor, dass neben den oben genannten Aspekten vor allem die *Motivation* der Fachkräfte zur Bewältigung der mit der ICF-Einführung verbundenen Herausforderungen, konkret: *Mehraufwand* und *Schwierigkeiten* bedeutsam war. Dies beinhaltete auch die Verdeutlichung der *Ziele* der ICF-Anwendung, ihrer *Sinn-* und *Zweckhaftigkeit* sowie der *Bedeutung* der Arbeit mit der ICF für das Unternehmen. Als wesentliche Voraussetzung sah die Projektleiterin dabei einen Fundus *praktischer Erfahrungen* mit der ICF an, um *Unklarheiten* bezüglich der ICF-Anwendung direkt auszuräumen oder deren Klärung mittelbar übernehmen zu können. In diesem Zusammenhang führte sie auch die Notwendigkeit regelmäßiger *Evaluationen* an, um Weiterentwicklungsbedarfe zu ermitteln. Ein konkretes Problem stellte jedoch die Tatsache dar, dass die ICF bei den *Kostenträgern* nicht bis kaum bekannt war und ist; sie schlug daher vor, alle mit der Kostenübernahme betrauten Institutionen in die Einführung und Anwendung der ICF *einzubinden.*

Abschließend wies sie darauf hin, dass neben den unternehmensinternen Reflektionen und Praxisbesprechungen systematisch angelegte *Erfahrungsaustausche* mit anderen Anwendern erstrebenswert seien. In diesem Zusammenhang stellte sie zudem heraus, dass es vorstellbar wäre, ein *Mentorensystem* (Anlernen und begleitende Unterstützung durch erfahrene ICF-Anwender) in der ICF-basierten Feststellungsphase zu etablieren und im Zuge dessen unternehmensinterne *Multiplikatoren* auszubilden. Als sehr sinnvoll schätzte sie weiterhin die Möglichkeit zum Erfahrungsaustausch über das Internet, beispielsweise in spezifischen *ICF-Foren* und *-Plattformen,* ein.

6.5.7 Zusammenfassung der Erprobungsergebnisse

Im Verlauf der Erprobung der Internationalen Klassifikation der Funktionsfähigkeit, Behinderung und Gesundheit im Rahmen des Modellprojektes SAFARI wurde deutlich, dass die Klassifikation in der 2005er-Version aus der Perspektive der Projektteilnehmer umfassende Weiterentwicklungsbedarfe aufweist. Modifikationserfordernisse sind dabei jedoch nicht ausschließlich in den Kontext der erwerbsarbeitsbezogenen Potentialerfassung und -dokumentation zu verorten: So müssen neben fehlenden beruflichen Items und deren Beschreibungen auch universelle Merkmale mit entsprechender Beschreibung generiert werden. Ferner müssen, um die nachhaltige Anwendbarkeit der ICF herzustellen, vier Voraussetzungen erfüllt sein: Die Existenz verbindlicher qualitativer Kodiervorlagen und einer überarbeiteten, den Möglichkeiten und Erfordernissen der Praxis entsprechenden Skalierung, das Vorhandensein von konkreten Beobachtungsmerkmalen, gleichzusetzen mit individuellen Ressourcen sowie die klassifikationsweite Etablierung einer allgemeinverständlichen und damit professionenübergreifenden Sprache. Grundsätzlich wirken sich darüber hinaus die dimensionsspezifische Potentialerfassung und -dokumentation, die Festlegung auf möglichst wenige Items und die Nutzung einer Anwendungsanleitung positiv auf den ICF-Einsatz aus. Aus Sicht der Fachkräfte wünschenswert sind ferner Schulungen zur Anwendung der ICF, eine computerbasierte Potentialdokumentation, das Bestehen konkreter auf die ICF bezogener Feststellungsverfahren sowie der multimediale und -methodale Erfahrungsaustausch mit externen ICF-Anwendern. Offensichtlich ist weiterhin, dass ein ICF-basiertes Dokumentationsmanagement zeitliche Ressourcen für die Einarbeitung und den Etablierungsprozess im Unternehmen voraussetzt, dass der unternehmensinternen Kommunikation zwischen Fach- und Führungskräften eine große Bedeutung zukommt und dass der Nachhaltigkeitsgrad der ICF-Einführung und -anwendung wesentlich davon abhängt, wie intensiv/kontinuierlich die Fachkräfte mit der ICF arbeiten (können) und vonseiten der Kostenträger darin unterstützt werden.

7 Die Befragung ausgewählter deutschsprachiger ICF-Akteure

Im Rahmen der vorliegenden Untersuchung wurden neben den Fachkräften der Bildungszentrum Saalfeld GmbH weitere Anwender respektive sich mit der ICF auseinander setzende Personen aus Deutschland, Österreich und der Schweiz befragt.

7.1 Dokumentation und Darstellung der Co-Evaluation

Konkret handelte es sich dabei um zwei Evaluationsvorhaben, die nachfolgend behandelt werden. Analog zum Kontext der ICF-Erprobung werden dazu eingangs die Hintergründe der Befragung dargestellt, bevor darauf aufbauend in Kapitel 7.2 auf die konkreten Ergebnisse eingegangen wird.

7.1.1 Aufgabe und Fragestellung der Evaluation

Ziel der beiden zusätzlichen Evaluationen war es, ergänzende Erfahrungen einer multiprofessionellen Zielgruppe zur ICF-Anwendung und Einschätzungen zum praktischen Potential der Internationalen Klassifikation der Funktionsfähigkeit, Behinderung und Gesundheit zu erheben.

Im Gegensatz zur projektbegleitenden Evaluation bezogen sich diese Erhebungen auf Anwendungs- und Erfahrungshintergründe, denen nicht zwangsläufig ICF-basierte Maßnahmen der Beruflichen Rehabilitation zugrunde liegen mussten. Ferner gab es deutliche Unterschiede hinsichtlich der konkreten Einbindung der ICF in die Arbeit der befragten Personen.

In Anbetracht dessen wurde für beide Evaluationen eine weit gefasste Untersuchungshypothese gewählt, die sich auf die Annahme stützt, dass die gegenwärtig vorliegende Version der Internationalen Klassifikation der Funktionsfähigkeit, Behinderung und Gesundheit nicht uneingeschränkt zur Klassifikation individueller Funktionsfähigkeit einsetzbar ist (es gilt damit die Alternativhypothese H_1; die zu widerlegende Nullhypothese H_0 lautet demzufolge, dass die ICF ohne Weiterentwicklung angewandt werden kann).

7.1.2 Auswahl der Stichprobe und Durchführung der Evaluation

Als Zielgruppen der Befragungen wurden zwei sich mitunter überschneidende Personenkreise bestimmt. Dies waren zum einen die Mitglieder des 2008 gegründeten Ad-hoc-Ausschusses ›Nutzung der ICF in der beruflichen Rehabilitation‹ der Deutschen Vereinigung für Rehabilitation (DVfR). Dieses Gremium besteht aus 21 Vertretern aller relevanten Bereiche der Beruflichen Rehabilitation: Leistungserbringer, Rehabilitationsträger, Leistungsberechtigte, Bundesministerium für Arbeit und Soziales (BMAS) und Wissenschaft. Der Ausschuss hat die Aufgabe, „(…) die Aktivitäten in den verschiedenen Bereichen der beruflichen Rehabilitation zu sichten, auf dieser Grundlage Überlegungen zum gemeinsamen weiteren Vorgehen bei der Nutzung der ICF in der beruflichen Rehabilitation anzustellen und in eine Empfehlung einmünden zu lassen."[1137]

Zum anderen wurde eine Vielzahl derjenigen ICF-Anwender befragt, die mit Stand des 6. September 2009 in der Übersicht der deutschsprachigen ICF-Projekte auf der Homepage des Deutschen Instituts für Medizinische Dokumentation und Information aufgeführt waren. Von den insgesamt 47 dargestellten Aktivitäten mit der ICF kamen neben dem Modellprojekt SAFARI 26 Projekte/ICF-Aktivitäten potentiell in Betracht: Drei der 26 Projektverantwortlichen/-durchführenden wurden in diesem Zusammenhang doppelt genannt und nur ein Mal befragt, während die acht Forschungsvorhaben der ICF Research Branch der Ludwig Maximilians-Universität München nach Rücksprache mit einer Mitarbeiterin dieser Einrichtung ebenfalls nicht in die Befragung einbezogen wurden.[1138] Aufgrund mangelnder Praxisrelevanz wurden neun ICF-Aktivitäten ferner nicht berücksichtigt. Da einigen der 26 in Frage kommenden Projekten in der Übersicht mehrere Projektverantwortliche und Ansprechpartner zugeordnet wurden, belief sich die Gesamtgröße dieses zu befragenden Personenkreises auf N = 36.

Integriert in diese Befragung wurden weiterhin Vertreter von sechs Einrichtungen, in denen die ICF eingesetzt wird beziehungsweise wurde. Zustande kam diese Erweiterung durch die Informationsweitergabe bereits befragter ICF-Anwender.

Insgesamt wurden damit 42 ICF-Anwender und 21 Rehabilitationsvertreter in die Co-Evaluation einbezogen.

Da auf die theoretischen Hintergründe der Datenerhebung und -auswertung in Kapitel 6.4.2.1 und 6.4.2.2 ausführlich eingegangen wurde, wird im Weiteren direkt auf die praktische Durchführung Bezug genommen.

1137 DVfR (2009), o.S.

1138 Zur Begründung: Die ICF Research Branch-Koordinatorin führte per Mail an, dass diese Institution die ICF nicht direkt anwendet, sondern die Anwendung der ICF lediglich recherchiert.

7.1.2.1 Praxisbezug I: Datenerhebung

Zur Datenerhebung wurde sowohl den Mitgliedern des DVfR-Ausschusses als auch den Nutzern der ICF ein mehrseitiger Fragebogen übersandt. Inhaltlich gab es zwischen den Fragebögen für die beiden Zielgruppen nur geringe Unterschiede: Die Ausschuss-Mitglieder erhielten je einen Fragebogen mit 22 Fragen, während die ICF-Anwender einen Katalog, bestehend aus 28 Fragen, bearbeiteten. Im Fokus beider Fragebögen stand dabei die Anwendungsfunktionalität (17 Fragen), der Anwender-Fragebogen beinhaltete zudem vier Fragen, die sich auf administrative, die WHO/das DIMDI betreffende Aspekte bezogen und zwei auf die Hintergründe der ICF-Anwendung abzielende Fragen. Das Vorgehen und der zeitliche Rahmen waren ansonsten identisch und folgten den in Kapitel 6.4.2.1.1 dargestellten Grundsätzen zur Steigerung der Rücklaufquote. Um an dieser Stelle nur auf die administrativen Faktoren einzugehen: Die Sendungen enthielten neben dem Fragebogen persönliche Anschreiben, welche wiederum mit Angaben zur Untersuchung und dem Untersuchungsleiter, dem Rücklauftermin, einem Antwortappell, der Zusicherung von Anonymität, Dank für die Mitarbeit und der Unterschrift des Untersuchungsleiters versehen waren. Die Befragung wurde zudem per Email angekündigt. Ferner wurden die potentiellen Untersuchungsteilnehmer sowohl postalisch als auch mehrmals per Email an die Befragung erinnert. Mit übersandt wurde dabei jeweils auch der ICF-Fragebogen. Das Zeitfenster, in dem die Daten erhoben wurden, erstreckte sich vom 21. September bis zum 31. Dezember 2009.

7.1.2.2 Praxisbezug II: Datenauswertung

Ausgewertet wurden die erhobenen Daten mit den im Zusammenhang der ICF-Erprobung angeführten elementarstatistischen Verfahren. Analog zum beschriebenen Vorgehen wurden die Daten deskriptivstatistisch (arithmetisches Mittel, Varianz und Standardabweichung) dargestellt und inferenzstatistisch (eindimensionale χ^2-Methode) ausgewertet. Der kritische χ^2-Wert für beide Zielgruppen lag aufgrund der Größe der beiden Grundgesamtheiten der Befragten von $N_{1\ (\text{alle Mitglieder DVfR-Ausschuss})} = 21$ und $N_{2\ (\text{ausgewählte ICF-Anwender})} = 42$ bei 3,84. Dieser Wert symbolisiert den Schwellenwert für ein α-Fehler-Niveau von 5%, der Signifikanzschwelle für überzufällige Unterschiede innerhalb von Häufigkeitsverteilungen.

7.2 Ergebnisse der Co-Evaluation

Nachfolgend sind die Resultate der zwei Erhebungen aufgeführt. Die Darstellungen orientieren sich dabei an der Struktur der den beiden Evaluationen zugrunde liegenden Fragebögen und weichen, wie in Kapitel 7.1.2.1 angekündigt, inhaltlich hinsichtlich zweier Aspekte voneinander ab.

7.2.1 Ergebnisse der Befragung des DVfR-Ausschusses

Von den 21 angeschriebenen Ausschuss-Mitgliedern lehnten vier die Beantwortung des Fragebogens ab. Hintergründe dessen waren in drei Fällen die nicht oder nur in Ansätzen vorhandene aktive Auseinandersetzung mit der ICF und die dadurch bedingte Unkenntnis anwendungsspezifischer Aspekte; ein weiterer potentieller Evaluationsteilnehmer leitete den Fragebogen an einen anderen weiter, dieser gehörte jedoch zum einführend erwähnten Kreis der offiziell nicht teilnehmenden Ausschuss-Mitglieder. Von den damit 17 verbliebenen zu befragenden Personen beantworteten zwölf den Fragebogen. Dies entspricht einer (um die vier Nicht-Teilnehmer bereinigten) Rücklaufquote von 70,59%.[1139]

7.2.1.1 Zur praktischen Anwendung der ICF

Die Erhebung zielte vordergründig auf anwendungsbezogene Informationen ab, wobei die Betrachtung der Funktionalität der ICF wie im Rahmen der projektbegleitenden Evaluation auf den beiden Ebenen Itemfunktionalität (Mikroebene) und Anwendungsfunktionalität (Makroebene) vorgenommen wurde.

7.2.1.1.1 Itemfunktionalität

Die Ausschuss-Mitglieder empfanden die in der ICF enthaltenen Items als *nicht* verständlich respektive *nicht* ohne Vorwissen anwendbar ($\chi^2_{emp} = 1{,}13$). Exemplarisch führten sie in diesem Zusammenhang die folgenden Merkmale auf: b1642. *Das Zeitmanagement betreffende Funktionen,* b7100. *Beweglichkeit eines einzelnen Gelenkes,* b7400. *Ausdauer einzelner Muskeln,* d4103. *Sitzen,* e240. *Licht,* e250. *Laute und Geräusche* und e255. *Schwingung.*

Die Itembeschreibungen bewerteten die befragten Personen mit sehr geringem Chi-Quadrat-Wert[1140] als *verständlich* und *ohne* Vorwissen

[1139] Die ablehnenden Personen wurden nicht in die Berechnung mit einbezogen, weil diese aufgrund ihrer Ablehnung faktisch nicht zur Verfügung standen. Die unbereinigte Rücklaufquote liegt in diesem Zusammenhang bei 57,14%.

[1140] Zur Wiederholung: Mit dem eindimensionalen Chi-Quadrat-Verfahren werden Häufigkeitsunterschiede zumeist nominalskalierter Daten geprüft. Resultieren daraus geringe empirische χ^2-Werte, deuten diese auf geringe Unterschiede zwischen Häufigkeitsverteilungen hin.

anwendbar (χ^2_{emp} = 0,09). Als Beispiele für schwer oder nicht verständliche Itembeschreibungen nannten sie hingegen die Items b1300. *Ausmaß der psychischen Energie,* b1301. *Motivation,* b1340. *Schlafdauer,* b280. *Schmerz* sowie d6400. *Kleidung und Wäsche waschen und trocknen.* Aus Sicht der Befragten wirken sich dabei vor allem drei Faktoren positiv auf die Güte von Itembeschreibungen aus: *Detaillierte* (sieben Nennungen), sprachlich *einfache* (fünf Nennungen) und *kurze* (vier Nennungen) Formulierungen. Umfangreich und anspruchsvoll (Grad des sprachlichen Niveaus) ausgestaltete Beschreibungen erhielten jeweils nur eine Nennung. Vor diesem Hintergrund gaben die Evaluationsteilnehmer an, dass die Itembeschreibungen oft mit Termini versehen sind, denen wiederum eine Beschreibung *fehlt* und dass die *Analogie* zu anderen Dokumentationssystemen nicht gegeben ist.

Im Ganzen bewerteten die DVfR-Ausschuss-Mitglieder die Itemverständlichkeit jedoch als *gut* (AM = 2,42; s = 0,56).

7.2.1.1.2 Anwendungsfunktionalität

Zum *besseren* Verständnis der Items und damit zur *Steigerung* der Anwendbarkeit der Internationalen Klassifikation der Funktionsfähigkeit, Behinderung und Gesundheit tragen den Evaluationsteilnehmern zufolge neben den behandelten Itembeschreibungen mit den angeführten Charakteristika auch die in die Kodiervorlagen integrierten Ressourcen bei (χ^2_{emp} = 3,60).

Bezüglich der Funktionalität der von der WHO entwickelten Skalierung zur Quantifizierung der Merkmalsausprägung spalteten sich die Antworten in zwei gleich große Lager (χ^2_{emp} = 0,00), daher kann in diesem Zusammenhang keine abschließende Aussage getroffen werden. Allerdings führten die Befragten einige Anregungen und Kritikpunkte zur Skalierung an: So wurden eine *siebenstufige* Skala und eine weitere *Differenzierung* der Stufe 3 angeregt, während grundsätzlich auf nicht gegebene *Operationalisierungen, Standardisierung* und *Validierung* hingewiesen wurde. Ferner wurde angeführt, dass *Kompensationen* im Sinne besonderer individueller Stärken nicht kodierbar sind.

Die Skalierung wurde demgemäß abschließend mit dem Prädikat *mäßig* (AM = 3,17; s = 1,13) versehen.

Überzufällig oft (χ^2_{emp} = **4,46**) sprachen sich die Befragungsteilnehmer in diesem Kontext *dafür* aus, Kodiervorlagen zu verwenden, was sich auch in der als *hoch* (AM = 2,27; s = 1,1) empfundenen Notwendigkeit in Bezug auf deren Nutzung widerspiegelt.

Weitestgehende Übereinstimmung unter den Befragten ist zudem in Hinblick auf den mit der ICF-Anwendung einhergehenden Aufwand festzustellen. Dieser wird als *gegeben* (χ^2_{emp} = 1,33) angesehen und als *hoch* (AM = 2,33; s = 0,89) wahrgenommen. Den hohen Arbeitsaufwand verursachen nach Ansicht der Evaluationsteilnehmer dabei unterschiedliche Faktoren: Fehlende *Operationalisierungen* und die damit *erschwerte* Zuordnung der Sachverhalte zu den Itemskalierungen sowie die nicht *naturwissenschaftlichen* Ausprägungen der Items. Dazu kommen sich indirekt auf die praktische Anwendung der ICF auswirkende Punkte wie mangelnde *Erfahrung* beziehungsweise fehlende *Routine*. Zudem nannten die befragten Personen im Vorfeld der Einführung und parallel zur Anwendung der ICF angesiedelte Aspekte wie die lange *Einarbeitungsphase* und den immensen *Lernaufwand*. Des Weiteren wurde auf administrative Faktoren wie die *Ablehnung* ICF-strukturierter Berichte seitens der Rehabilitationsträger sowie nicht mit dem *Sozialrecht* identische ICF-Termini (zum Beispiel Behinderung, Leistung und Leistungsfähigkeit) hingewiesen. Außerdem wurde in diesem Zusammenhang die *unpassende* Übersetzung der Funktionsfähigkeit/funktionalen Gesundheit angeführt.

Zur Reduktion des von den genannten Faktoren ausgehenden Aufwandes der ICF-Anwendung regten die sich an der Evaluation beteiligenden Ausschuss-Mitglieder an, *ICF-Schulungen* (elf Nennungen) durchzuführen, ein *PC-basiertes Programm* (zehn Nennungen) zur Dokumentation einzusetzen und ein *Anwendungsmanual* (sieben Nennungen) zu verwenden. Jeweils drei Nennungen entfielen in diesem Zusammenhang auf die Faktoren Itemreduktion, Änderung der Skalierung, verständlichere Itemformulierung und bessere Itembeschreibung. Ferner wurden aus dem Kreis der DVfR-Ausschuss-Mitglieder folgende Vorschläge genannt: Herstellung einer besseren *inneren* Logik, beispielsweise durch die *Abgrenzung* der Komponentenbestandteile Aktivitäten und Teilhabe, die sinnvolle Entwicklung der *personbezogenen* Faktoren sowie die Änderung der Definition von *funktionaler Gesundheit*. Darüber hinaus wurde auf die Bereitschaft zum *Umdenken* über das SGB IX hinaus und die *Routine* auf Ebene der Fachkraft sowie auf die bessere *Vermittlung* der Nützlichkeit/Notwendigkeit der ICF-Anwendung (Handlungsebene Führungskraft) hingewiesen.

Die Notwendigkeit von ICF-Schulungen bewerteten die Befragungsteilnehmer abschließend als *sehr hoch* (AM = 1,33; s = 0,39).

7.2.1.2 Zur Weiterentwicklung der ICF

Die befragten Personen stuften die Notwendigkeit von Weiterentwicklungsaktivitäten vor dem Hintergrund der aufgezeigten Problembereiche als *hoch* (AM = 1,5; s = 0,42) ein und bezogen dies unter anderem auf die praktische Anwendung der Klassifikation als *Gesamtheit*, die *Skalierung* (Regeln und Kriterien), *Operationalisierungen* der Merkmalsausprägungen, die Anpassung der *Begrifflichkeiten*, die Verwendung von *Überschneidungen* sowie die offizielle Möglichkeit der *Itemumbenennung* und der Erstellung *eigener* Itemerläuterungen. Zudem sahen sie Handlungsbedarf in Hinblick auf die Abklärung der wirklich *sinnvollen* Nutzung der ICF und der damit verbundenen Klärung der *Grenzen* der ICF. Weiterentwicklungen wünschten sich die Befragten des Weiteren bezüglich der einheitlichen Entwicklung des *trägerübergreifenden* Einsatzes und einheitlicher *Anwendererfahrungen* zum Ausräumen der irritierenden Punkte, der Integration der ICF in die *Prozessgestaltung* und *Förderplanung* sowie einer gemeinsamen *Dokumentationsstruktur.* Ferner nannten sie die Entwicklung einer *teilhabebezogenen/ relativen* Kodierung in Ergänzung der objektiven/ normativen Itemkodierung, die Abklärung der *personbezogenen* Faktoren, die *Bekanntmachung* der Einfachheit der ICF-Struktur, die Betonung der inneren *Stabilität* der ICF sowie die Forcierung *anwendungsbezogener* Projekte.

7.2.1.3 Zur Einführung und Anwendung der ICF als retrospektive Gesamtschau

Ihre Erfahrungen mit der ICF ganzheitlich betrachtend gaben die Evaluationsteilnehmer abschließend Auskunft über jene Faktoren, die für eine nachhaltige Einführung und Anwendung der ICF verantwortlich zeichnen respektive sich hemmend auf diese auswirken.

7.2.1.3.1 Indikatoren einer optimalen ICF-Einführung

Charakteristisch für die nachhaltige Einführung der ICF sind aus Sicht der Mitglieder des DVfR-Ausschusses vordergründig Aspekte, die durch einen indirekten Praxisbezug gekennzeichnet sind: *PC-Anwendungen*, die Kompatibilität der ICF mit unterschiedlichen *Assessment-Systemen* sowie die *Anschlussfähigkeit* ebendieser Verfahren (Schnittmengen mit bereits genutzten Instrumenten erleichtern die Implementierung der ICF). Ferner wurden angeführt die *Kommunikation* der verschiedenen Aktivitäten im deutschen Sprachgebiet und *einheitliche* Anwendungen von Einrichtungen gleicher Ausrichtungen, die Anwendung der ICF in *Verbänden* mit entsprechender Finanzierung (als Vorbereitung der internationalen Nutzung) und der Arbeitgemeinschaften *übergreifende* (beispielsweise BBW, BFW und WfbM) Beschluss zur ICF-Anwendung. Ebenfalls benannt wurde die Implementierung der ICF als verpflichtender Bestandteil von *Lehrplänen* und *Ausbildungsverordnungen*. Zudem betonten die Evaluationsteilnehmer die Bedeutung klarer *Schulungskonzepte* mit ausgewählten Beispielen und der Vermittlung der Systematik der ICF sowie - als administrativen Gesichtspunkt - das eindeutige *Bekenntnis* der Rehabilitationsträger zur Nutzung der ICF.

Wesentlich auf die Einführung der ICF wirken dabei auch Fach- und Führungskräfte ein: So müssen die mit der ICF-Einführung betrauten Führungskräfte die *Ziele* dieser Maßnahme und den *Bezug* zum Bereich der Mitarbeiter verdeutlichen, *Probleme* und *Grenzen* der ICF aufzeigen, die *kritische* Betrachtung erlauben und fördern, auf die *Querschnittsbetrachtung* der ICF hinweisen und die Akzeptanz der Fachkräfte durch mögliche *Entlastungen* (beispielsweise durch den Verzicht auf andere Dokumentationsinstrumente/-Verfahren) steigern. Die Fachkräfte wiederum tragen zur nachhaltigen ICF-Einführung bei, indem sie die ICF *nicht* als Assessment verstehen.

Negativer Einfluss auf die Einführung der ICF geht dabei von drei Größen aus: Der *Verpflichtung* zur Kodierung, dem zu *schnellen* Vorgehen bei der Erstinformation und der *unkritischen* Übernahme von Begriffen (zum Beispiel funktionale Gesundheit).

7.2.1.3.2 Faktoren, die sich fördernd auf die ICF-Anwendung auswirken

Die ICF-Anwendung wird nach Ansicht der Evaluationsteilnehmer unter anderem durch den praxisbezogenen Faktor *Sprachentwirrung* gefördert. Konkret benannt wurden weiterhin indirekt auf die praktische Anwendung Einfluss nehmende Variablen wie die *Zusammenarbeit* unterschiedlicher Disziplinen, der *niederschwellige* Zugang zu Schulungen und ICF-Veranstaltungen, die Integration der ICF in *Ausbildung* und *Studium*, nachvollziehbaren *Assessment-Verfahren* sowie die Integration von ICF-Kriterien und -Begriffen in die *Planung* und *Dokumentation* rehabilitativer Aktivitäten. Ebenfalls angeführt wurden ein ICF-inhärenter und ein administrativer Faktor, die gemeinsame (Träger und Berufsgruppen übergreifende) *Sprache* sowie das *verbindliche* und *Träger* übergreifende Befassen mit der ICF.

Wesentliche Bedeutung kommt dabei auch dem Verhalten der Entscheidungsträger und Führungskräfte des die ICF einführenden Unternehmens zu: So muss die verpflichtende Entscheidung zum ICF-Einsatz auf *Leitungsebene* getroffen und von dieser *getragen* werden. Daneben müssen die Führungskräfte, die für die ICF-Einführung und Anwendung verantwortlich sind, den anwendenden Fachkräften eine konkrete *Perspektive* aufzeigen (was geschieht mit den Daten, Stichwort: Benchmarking) und eine konkrete Nutzung mit konkreten *Ergebnissen* ermöglichen. Für die Fachkräfte ist es ferner sehr wichtig, dass die Systematik der eigenen Arbeit durch die Systematik der ICF *verbessert* wird.

7.2.1.3.3 *Faktoren, die sich hemmend auf die ICF-Anwendung auswirken*

Erschwerend auf die ICF-Anwendung wirken sich dagegen die nachfolgenden praxisbezogenen Faktoren aus: Das Fehlen einer brauchbaren *Operationalisierung*, der *Kodierungsaufwand*, wenn Vorgaben wie beispielsweise *Core Sets* fehlen, neue ungewöhnliche *Begriffe* wie Teilhabe, Domäne, Aktivität, Beeinträchtigung, Schwierigkeit, Leistung, Leistungsfähigkeit etc., die unter anderem damit einhergehende *Sprachverwirrung*, die *komplizierte* Ausgestaltung der ICF, der *schwierige* Einstieg in die ICF-Anwendung sowie die daraus resultierende hohe *Arbeitsverdichtung* im Rehabilitationsbereich. Indirekt hemmen weiterhin die mangelnde *Vernetzung* und die *Zersplitterung* der Aktivitäten in diverse Projekte ohne gemeinsamen Plan den Einsatz der ICF. Zudem gehen hemmende Einflüsse von in den administrativen Bereich zu verortenden Gesichtspunkten aus. Angeführt wurden dazu die den Verordnungen des SGB IX zuwiderlaufende *Zurückhaltung* der Rehabilitationsträger, was die Leistungserbringer wiederum *verunsichert*, die *nicht* hinreichende Zusammenarbeit der Rehabilitationsträger nach § 5 SGB IX und die *Begriffskollision* mit Begriffen im Sozialrecht. Neben den systemspezifischen Variablen nannten die Evaluationsteilnehmer auch übergeordnet angesiedelte, auf die WHO und das DIMDI bezogene Hemmfaktoren: Die *Unerreichbarkeit* der WHO, zu geringe *Ressourcen* beim DIMDI und die insgesamt fehlende *Supervision* für Entwickler und Anwender durch nicht existierende Entscheider.

Hinsichtlich der ICF-Anwender, den im Unternehmen tätigen Fachkräften, benannten die Evaluationsteilnehmer ebenfalls einige Hemmfaktoren. Dies waren die Angst vor *Neuem*, der befürchtete *Mehraufwand*, die generelle *Abneigung* gegen Dokumentation, die *Ablehnung* eines weiteren Kodiersystems (Hintergrund: Erahnte Zunahme der Bürokratisierung), die Erwartung einer *Codierungspflicht* wie beispielsweise im Kontext der ICD oder des OPS (Operationen- und Prozedurenschlüssel) sowie mit den genannten Faktoren einhergehende *Unbekanntheit* der Internationalen Klassifikation der Funktionsfähigkeit, Behinderung und Gesundheit.

7.2.2 Ergebnisse der Befragung der ICF-Anwender

Vier der 42 angeschriebenen ICF-Anwender lehnten die Teilnahme an der Evaluation aus unterschiedlichen Gründen (Ruhestand, Versetzung und fehlende zeitliche Ressourcen) unmittelbar nach der Ankündigung der Befragung ab. Von den 38 verbliebenen Fragebögen wurden 30 beantwortet an den Untersuchungsleiter zurück geschickt (postalisch und per Email), was einer (bereinigten) Rücklaufquote von 78,95% entspricht.[1141]

7.2.2.1 Zur praktischen Anwendung der ICF

Analog zur Befragung der DVfR-Ausschuss-Mitglieder beantworteten die beim DIMDI aufgeführten ICF-Anwender zunächst die praktische Nutzung der ICF betreffende Fragen.

7.2.2.1.1 Itemfunktionalität

Die ICF-Items wurden von den Anwendern dabei *nicht* als verständlich und ohne Vorwissen anwendbar empfunden (χ^2_{emp} = 0,03). Beispielhaft wurden dazu folgende Items aufgeführt: b1300. *Ausmaß der psychischen Energie,* b1520. *Situationsangemessenheit der Emotion,* b1521. *Affektkontrolle,* b1522. *Spannweite von Emotionen,* b1564. *Taktile Wahrnehmung,* b1642. *Das Zeitmanagement betreffende Funktionen,* b265. *Funktionen des Tastens,* b270. *Sinnesfunktionen bezüglich Temperatur und anderer Reize,* b730. *Funktionen der Muskelkraft,* b735. *Funktionen des Muskeltonus,* d1551. *Sich komplexe Fertigkeiten aneignen,* d210. *Eine Einzelaufgabe übernehmen,* d2100. *Eine einfache Aufgabe übernehmen,* d2101. *Eine komplexe Aufgabe übernehmen,* d220. *Mehrfachaufgaben übernehmen,* d2202. *Mehrfachaufgaben unabhängig übernehmen,* d240. *Mit Stress und anderen psychischen Anforderungen umgehen,* Items der Kapitel d310. bis 329. (*Kommunizieren als Empfänger*) und 330. bis 349. (*Kommunizieren als Sender*), d450. *Gehen,* d460. *Sich in verschiedenen Umgebungen fortbewegen,* d710. *Elementare interpersonelle Aktivitäten,* d720. *Komplexe interpersonelle Interaktionen,* d7202. *Verhalten in Beziehungen regulieren,* d730. *Mit Fremden umgehen,* d750. *Informelle soziale Beziehungen,* d855. *Unbezahlte Tätigkeit.* Ebenfalls genannt wurden ganze Komponenten: Dabei handelte es sich um die *Kontextfaktoren* sowie *Aktivitäten und Partizipation.* Auch gaben die Befragten an, dass Items häufig mit *mehrdeutigen* Beschreibungen versehen sind, was *Überschneidungen* hervorruft.

Demgegenüber bewerteten die Evaluationsteilnehmer, wenn auch nur mit minimal ausgeprägtem Chi-Quadrat-Wert, die Itembeschreibungen als *verständlich* und anwendbar *ohne* Vorwissen (χ^2_{emp} = 0,13). Befragt nach den Faktoren, die sich positiv auf die

[1141] Die unbereinigte Rücklaufquote liegt, der Vollständigkeit halber aufgeführt, bei 71,43%.

Güte der Itembeschreibungen auswirken, gaben die Evaluations-Teilnehmer an, dass diese *detailliert* (20 Nennungen), in einer *einfachen* Sprache (17 Nennungen) und dabei möglichst *kurz* (14 Nennungen) formuliert sein sollten. Nur vier beziehungsweise zwei der befragten Personen optierten für umfangreiche und sprachlich anspruchsvolle Itembeschreibungen. Ferner wurde angeregt, *Abgrenzungen* zwischen ähnlichen Items deutlich heraus zu stellen, Fremdwörter zu *vermeiden* und stattdessen auf *deutsche* Begriffe zurückzugreifen. Ebenfalls gefordert wurde die Aufnahme von *Beispielen* in die Itembeschreibungen.

Insgesamt wurde die Itemverständlichkeit dennoch als *gut* (AM = 2,34; s = 0,51) empfunden.

7.2.2.1.2 *Anwendungsfunktionalität*

Die in den Kodiervorlagen enthaltenen und zur Förderung der Anwendbarkeit erstmals in der dritten Phase des Modellprojektes SAFARI eingesetzten Ressourcen wurden von den Befragten überzufällig oft als das Verständnis der Items *steigernd* (χ^2_{emp} = **16,34**) angesehen.

Der fünfstufigen WHO-Skala wurde dagegen *abgesprochen*, eine realistische Beschreibung der Merkmalsausprägung zu ermöglichen (χ^2_{emp} = 1,69). Vorgebracht wurden in diesem Kontext verschiedene Anregungen. Einige bezogen sich auf konkrete *Skalierungsvarianten;* vorgeschlagen wurden dabei eine dreistufige (0 = nicht vorhanden; 1 = teilweise vorhanden; 3 = voll ausgeprägt), eine vierstufige (0 = nicht vorhanden; 1 = nicht ausgeprägt; 2 = mäßig ausgeprägt; 3 = schwer ausgeprägt) und eine zehnstufige Skala (0 = 0 - 9%; 1 = 10 - 19%; 2 = 20 - 29 %; 3 = 30 - 39%; 4 = 40 - 49%; 5 = 50 - 59%; 6 = 60 - 69%; 7 = 70 - 79%; 8 = 80 - 89%; 9 = 90 - 100%). Moniert wurde weiterhin, dass die dritte Stufe der WHO-Skala mit den Perzentilen von 50 bis 95 Prozent sehr *breit* angelegt und die Herstellung der Interraterreliabilität (siehe Kapitel 4.1.2) bezüglich der Ausprägungskodierung ein grundsätzliches *Problem* ist. Darüber hinaus wurden *genauere* Beschreibungen der Skalierungsstufen, *qualitative* Beurteilungskriterien und *itemspezifische* Erläuterungen der einzelnen Skalenwerte angeregt.

Das Antwortverhalten der befragten Personen wurde ferner von der abschließenden Bewertung der Skalierung widergespiegelt: Die ICF-Anwender stuften sie als *mäßig* (AM = 2,93; s = 1,36) ein.

Signifikant oft optierten die ICF-Anwender zudem *für* den Einsatz von Kodiervorlagen (χ^2_{emp} = **5,14**), deren Notwendigkeit in diesem Zusammenhang als *hoch* (AM = 2,1; s = 0,64) eingestuft wurde.

Mit einer ähnlichen Deutlichkeit (χ^2_{emp} = **4,17**) sprachen sich die Teilnehmer der Evaluation dafür aus, dass die ICF-Anwendung als *aufwendig* anzusehen ist. Selbiges ist den Antworten auf die abschließende Frage nach der Höhe des Arbeitsaufwandes zu entnehmen: Dieser wurde als *hoch* (AM = 2,11; s = 0,64) bezeichnet. Als ursächlich für den hohen Aufwand, der aus der Arbeit mit der ICF resultiert, nannten die Befragten eine Vielzahl unterschiedlicher Faktoren. In erster Linie betraf dies den *Umfang* und die *Komplexität* der Klassifikation. Ferner genannt wurden die praktische Anwendung erschwerende Punkte wie fehlende *Operationalisierungen* und die daraus entstehende problematische *Kodierung* im Sinne einer nicht immer eindeutigen *Zuordnungbarkeit* von Ergebnissen zum entsprechenden Skalenwert, die Auseinandersetzung mit *nicht trennscharfen* Kategorien und die damit verbundene *Auswahl* der Items, *Verständnisprobleme* und einhergehend damit die sprachliche *Übertragung* in den Alltagssprachgebrauch, auf Umfang und Komplexität zurück zu führendes umständliches *Nachschlagen*, das *Nutzbar-Machen* und *Generieren* der Items (beispielsweise für den Berufsbildungs- und Arbeitsbereich) und die damit zusammenhängende erforderliche Bildung spezifischer *Core Sets*, die Kodierung mit unterschiedlichen *Beurteilungsmerkmalen* sowie variierende *Detailierungsniveaus* der in der ICF enthaltenen Informationen. Dazu kommen praxisnahe (= sekundäre) Problemfelder wie das Fehlen einer *EDV-gestützten* Anwendung, fehlende Hilfen für die *praktische* Anwendung, fehlende ICF-basierte *Erhebungsinstrumente* sowie fehlender *interdisziplinärer* Austausch. Daneben erhöhen Vorfeld- und Begleitvariablen wie die *Einarbeitung*, die einführende Vermittlung von *Basiswissen*, *Schulungen* und *Schulungswiederholungen*, das *Erlernen* der ICF-Sprache und der daraus entstehende *Zeit-* und *Lernaufwand* den insgesamt hohen Aufwand, der mit der ICF-Anwendung einhergeht.

Führungskräfte werden des Weiteren vor die Aufgabe gestellt, die *Sinnhaftigkeit* der ICF-Anwendung zu vermitteln und *Diskussions-* und *Klärungsbedarf* unter anderem aufgrund unklarer Definitionen und fehlender Trennschärfe zu erkennen und aufzugreifen.

Als Aufwand reduzierend sahen die befragten Personen in diesem Zusammenhang unter anderem *Schulungen* zur ICF (22 Nennungen), die Nutzung eines *PC-Programms* (21 Nennungen), die *Reduktion* der Items (15 Nennungen), die Verwendung einer *Anleitung* (14 Nennungen), bessere *Itembeschreibungen* (zehn Nennungen), die verständlichere *Itemformulierung* (acht Nennungen) sowie die Änderung der *Skalierung* (sechs Nennungen) an. Ferner sprachen sich einige Befragte dafür aus, *Kodiervorlagen* zu entwickeln, *alltagssprachliche* Formulierungen in die Klassifikation aufzunehmen, *fehlende* Items im Bereich Arbeit hinzuzufügen, anwendungsbezogene und validierte, von der WHO empfohlene *Core Sets* einzusetzen sowie *Dokumentationsvorlagen* zu erarbeiten. Ebenfalls bedeutsam erschienen den Evaluationsteilnehmern die Herstellung identischer *Wissensstände* bei allen Beteiligten sowie die Bereitstellung *zeitlicher* Ressourcen und *ICF-kompatibler* Assessmentinstrumente.

Den bereits genannten Aspekt ICF-Schulung nahmen die ICF-Anwender abschließend erneut auf und bewerteten dessen Notwendigkeit als *hoch* (AM = 1,62; s = 0,30).

7.2.2.2 Zur Weiterentwicklung der ICF

Angesichts der aufgezeigten Problemfelder bewerteten die Befragten die Notwendigkeit von Weiterentwicklungsaktivitäten als *sehr hoch* (AM = 1,45; s = 0,31). Die Anwender wünschten sich Weiterentwicklungen dabei vor allem in Bezug auf die praktische Handhabung der ICF. Konkret fanden sich in den Antworten der Evaluationsteilnehmer Forderungen nach *Anwendungsregelungen, Kodiervorlagen* und Festlegungen zur *Schweregradskalierung,* der Entwicklung *qualitativer* Beurteilungskriterien und der Modifikation der vorhandenen *Beurteilungsmerkmale* sowie der *Skalierung,* der Möglichkeit zur *Umbenennung* der Items und der Erstellung *eigener* Erläuterungen sowie der Möglichkeit, neben der WHO-Kodierung auch eine *teilhabebezogene* Kodierung einzusetzen. Ebenfalls genannt wurden die Verbesserung der deutschen *Übersetzung* der ICF sowie inhaltlich-strukturelle Aspekte wie die *Reduktion/Handhabbarmachung* der Klassifikation, die Aufnahme *fehlender* Items (in erster Linie im Bereich Arbeit und Beschäftigung) und die Weiterentwicklung der *personbezogenen* Faktoren, die stärkere Ausdifferenzierung der *Umweltfaktoren,* die *Trennung* von Aktivität und Partizipation sowie die Modifikation der Kategorien *Kommunikation* und *Arbeit* (vor dem Hintergrund nicht möglicher eindeutiger Klassifizierung). Daneben führten die Befragten an, dass Weiterentwicklungsbedarf auch in Bezug auf die Entwicklung ICF-gestützter und alltagsrelevanter *Assessments* und *Messinstrumente* sowie EDV-gestützter *Kodierungs-Thesauri* besteht. Ferner sollten kurze, knappe und verständliche *Schulungskonzepte* erarbeitet und vonseiten der WHO die Dauer des Genehmigungsverfahrens *reduziert,* eine gemeinsame *Dokumentationsstruktur* entwickelt und die *Steuerung* der Entwicklung übernommen werden. Desgleichen sprachen sich die Teilnehmer der Evaluation dafür aus, dass der *praktischen* Erprobung der ICF mehr Bedeutung zugemessen werden sollte.

7.2.2.3 Zum Austausch und zur Kommunikation unter ICF-Anwendern

Die an der Evaluation teilnehmenden ICF-Anwender wünschten sich neben umfassenden Weiterentwicklungsmaßnahmen auch die Möglichkeit, sich mit anderen Nutzern der ICF auszutauschen respektive mit ihnen zu kommunizieren und stuften die Notwendigkeit genereller Austauschmöglichkeiten als *hoch* (AM = 1,62; s = 0,44) ein.

7.2.2.4 Zu administrativen Aspekten im Kontext der ICF-Anwendung

Die Weltgesundheitsorganisation und das Deutsche Institut für Medizinische Dokumentation und Information, das als WHO-Kooperationszentrum für die internationalen Klassifikationen für die Herausgabe der deutschsprachigen Übersetzung verantwortlich zeichnet[1142], sind für die ICF-Einführung und -Anwendung von wesentlicher Bedeutung. An beide Institutionen stellen die befragten Personen konkrete Ansprüche, die sich mitunter darin äußern, dass ICF-Anwender die Notwendigkeit eines Diskussionsforums zur ICF, unter Federführung der WHO und des DIMDI, als *hoch* (AM = 1,93; s = 0,59) einstuften. Die Anwender bewerteten die Notwendigkeit von ICF-bezogenen Weiterentwicklungsaktivitäten, ebenfalls gesteuert von der WHO respektive dem DIMDI, auch als *hoch* (AM = 1,63; s = 0,37). Stärkeren Einfluss vonseiten der WHO respektive des DIMDI wünschten sich die in die Evaluation involvierten ICF-Anwender dabei in insgesamt vier Bereichen. Bei diesen handelt es sich zum einen um die *Unterstützung* der Anwender in zwei Varianten. Direkte Unterstützung meint hier die Unterstützung bei der *praktischen* Anwendung sowie die *Beratung* der anwendenden Personen und Institutionen, wohingegen übergeordnete Maßnahmen indirekter Natur auf die Erteilung von *Genehmigungen* zur ICF-Anwendung, der Bereitstellung von *Geldern* für ICF-Projekte und dem Anhalten der Mitgliedstaaten zur *Implementierung* der ICF abzielen. Darüber hinaus verbinden die Befragten mit dem DIMDI und der WHO den Anspruch, dass sich diese Institutionen verstärkt im Bereich der *Weiterentwicklung* engagieren: So wurden *generelle* Forderungen (Verbesserung der Anwendbarkeit im täglichen Einsatz) und spezifische Entwicklungsfelder wie *Skalierung* und *Kodierung* (Festlegung der Schweregradskalierungen, Entwicklung von Skalierungskonventionen, Skalierung der Profilwerte und Beurtei-

[1142] Siehe dazu den Internetauftritt des DIMDI unter http://www.dimdi.de/static/de/klassi/icf/icf- projekte.html.

lungsmerkmale), die *Komplettierung* der Items, die Entwicklung der die *personbezogenen* Faktoren betreffenden Aspekte, die Modifikation der *Beurteilungsmerkmale* sowie die Erstellung erweiterbarer *Arbeitsvorlagen* genannt. Ferner stimmten die Befragten dafür, dass die WHO und das DIMDI auch in steigendem Maße administrative Aufgaben wie die *Koordination* der vielfältigen Anwendungsaktivitäten in Deutschland und dem deutschsprachigen Ausland sowie die *Organisation* von Weiterentwicklungsaktivitäten übernehmen. Zudem wurde angeregt, dass sich das DIMDI und die WHO für die *Ausweitung* der Rezeption der ICF einsetzen und die Klassifikation beispielsweise für pädagogische Felder und die Versorgung einsetzbar machen.

7.2.2.5 Zur Einführung und Anwendung der ICF als retrospektive Gesamtschau

Rückblickend auf ihre Auseinandersetzung mit der ICF boten die Evaluationsteilnehmer einen sämtliche Aspekte der ICF-Einführung und -Anwendung umfassenden Einblick in ihre Erfahrungshintergründe.

7.2.2.5.1 Indikatoren einer optimalen ICF-Einführung

Aus Sicht der befragten ICF-Anwender kristallisierten sich etliche Indikatoren heraus, die für eine optimale Einführung der ICF in das Unternehmen/die Institution und die tägliche Arbeit verantwortlich zeichnen. Wie in den vorangegangenen Antwortdarstellungen sind auch die nachfolgend genannten Faktoren zunächst der direkten und indirekten praktischen Anwendung zuzuordnen: So optierten die anwendenden Personen für spezifische *Core Sets, Skalierungsbeispiele* und *Kodiervorlagen* sowie eine möglichst *geringe* Zahl an Items. Zudem betonten die Befragten die essentielle Bedeutung eines internen und externen und gleichermaßen teamübergreifenden und multiprofessionalen *Erfahrungsaustausches,* beispielsweise in Form von *Tagungen, Workshops* und arbeitsfeldbezogenen *Anwenderkonferenzen.* Ferner wurden genannt ein *Datenbanksystem* und ein *PC-basiertes* Instrument/ein *EDV-Programm,* eine *Hotline* für Fragen und Hilfe sowie prinzipiell geeignete *Hilfen* wie zum Beispiel *Arbeitsunterlagen/-hilfen, Dokumentationsvorlagen* und *Formulare* für Anwender beziehungsweise für die ICF einführende Organisationen. In diesem Zusammenhang sprachen sich die ICF-Anwender für die *Überführung* bekannter Instrumente in ICF-Kodes/den *Abgleich* diagnostischer Verfahren mit der ICF, ergo den Einsatz *ICF-kompatibler* Assessmentinstrumente aus. Ebenfalls angeführt wurden im Vorfeld und parallel zur ICF-Anwendung zu verortende Faktoren wie interne und externe *Schulungen* zur ICF, die *intensive* Auseinandersetzung mit der Klassifikation, zum Beispiel in Form von *Übungseinheiten* oder praktischen *Erprobungen*, wobei diese Aktivitäten *schrittweise*, konkret: vom Einfachen zum Schweren, erfolgen sollten. Die ICF-Anwendung sollte darüber hinaus einer *wissenschaftlichen* Begleitung unterliegen, regelmäßig *evaluiert* werden und das Sammeln von *Verbesserungsvorschlägen* (Good/Best Practice) beinhalten. Daneben wurde ein die Rezeption der ICF betreffender Punkt genannt: Die *Vorstellung* der ICF und der für ihre Anwendung notwendigen Instrumente und Verfahren vor einem *Fachpublikum.* Als rein administrative Gesichtspunkte führten die ICF-Anwender den Einbezug der *Anwender* in die (Weiter-)Entwicklung der ICF und das Einsetzen einer interdisziplinären *Arbeitsgruppe* zur Unterstützung der ICF-Einführung an.

In Bezug auf die ICF einführende Unternehmen, deren Mitarbeiter und Führungskräfte hoben die Befragten die Bedeutung zweier Faktoren hervor: Die *Bereitschaft* aller Beteiligten, sich auf den Prozesscharakter der ICF-Einführung einzulassen sowie die *Offenheit* für den der ICF inhärenten bio-psycho-sozialen Ansatz. Vonseiten des Unternehmens und der mit der ICF-Einführung betrauten Führungskräfte müssen die Entscheidung für die ICF ferner zu 100 Prozent *getragen*, Informationen (vor allem die Ziele der ICF-Einführung und -anwendung) auf *allen* Unternehmens- und Führungsebenen kommuniziert und das ICF-Konzept *diskutiert* und *ausgelotet* werden. Desgleichen wurde empfohlen, die ICF *schrittweise* an die im Unternehmen gegebenen Strukturen anzupassen und, wenn möglich, auf bereits vorhandenes bio-psycho-soziales Expertenwissen (beispielsweise von Ergotherapeuten) zurück zu greifen. Als organisatorische Schwerpunkte empfanden die Befragten darüber hinaus die Verfügbarkeit hinreichender *personeller* und *zeitlicher* Ressourcen, die Einordnung der ICF-Anwendung in das *QM-System* sowie die Benennung von *Multiplikatoren*, die die Einführung begleiten.

Die ICF-Einführung negativ beeinflussen nach Meinung der Evaluationsteilnehmer dabei in erster Linie nicht auf die praktische Anwendung bezogene, sondern begleitende Variablen wie der zu erwartende *Arbeits-* und *Zeitaufwand* sowie *rehabilitationssystemspezifische* (Ablehnung der ICF durch die Kostenträger in der Schweiz) und unternehmensinterne Aspekte.

Zu den auf das Unternehmen bezogenen negativen Einflussfaktoren zählen die von Führungskräften ausgehenden Impulse zur Anwendung der ICF ohne Verdeutlichung ihrer *Sinnhaftigkeit*, das Verlangen der ICF-Anwendung, ohne auf die Dokumentation nach *ICF-*

Muster zu bestehen sowie die den Betroffenen versagte *Einbeziehung* in den Einführungsprozess. Die ICF-Einführung wird ferner erschwert durch *skeptische* Mitarbeiter und solche, die nicht über die notwendige *Lernbereitschaft* für ein neues System verfügen, sowie diejenigen Mitarbeiter, die die mit der ICF-Anwendung einhergehende *Transparenz* (in Bezug auf den Grad der funktionalen Gesundheit des Klienten) ablehnen.

7.2.2.5.2 *Faktoren, die sich fördernd auf die ICF-Anwendung auswirken*

Neben praxisbezogenen Gesichtspunkten zur Steigerung der Itemfunktionalität wie *genauere* Itembeschreibungen, *klarer/verständlicher* formulierte und *abgegrenzte* Items in einer insgesamt *vereinfachten* ICF-Version nannten die befragten Personen vor allem Faktoren mit positivem Einfluss auf das Ausmaß der Anwendungsfunktionalität. Dies waren validierte *Core Sets, Beschreibungen* der Ausprägungen für Scores bzw. *Kodiervorlagen,* einheitliche *Graduierungen* sowie *differenzierte* Beschreibungsmöglichkeiten der Merkmalsausprägungen. Dazu kamen ICF-inhärente Aspekte wie die *bio-psycho-soziale* Ethik, die *Ressourcenorientierung,* die Ausrichtung nach der *Funktionsfähigkeit* sowie *sprachbezogene* Charakteristika (gemeinsame Sprache im interdisziplinären und multiprofessionellen Kontext, welche die disziplinübergreifende Problem- und Zielbeschreibung ermöglicht). Als förderlich wurden ferner ICF-Schulungen und Fortbildungen mit deutlichem *Praxisbezug,* die Implementierung der ICF als fester Bestandteil von *Studium* und *Ausbildung* sowie Materialien zur *Lehre* (Stichwort: e-learning) angesehen. Daneben führten die ICF-Anwender analog zum Kontext der Aufwand erhöhenden Faktoren sekundäre praxisbezogene Variablen wie *Arbeitsvorlagen* und praktische *Umsetzungshilfen,* wissenschaftlich fundierte und alltagstaugliche ICF-basierte *Assessmentinstrumente, Computer-gestützte* Verfahren und praktikable *Datenbanksysteme* sowie interne (Austausch und Anwendung in Teamkonferenzen) und externe (Austausch im Rahmen von Tagungen und Anwenderforen, Zusammenarbeit und informelle Kontakte) *Austausch-* und *Kooperationsaktivitäten* an. Ebenfalls angeführt wurden die Rezeption der ICF betreffende Punkte wie die Steigerung des Bekanntheitsgrades der ICF-Anwendung bei *Ärzten,* die Verbreitung der ICF auch im *kurativen* Sektor und die Publikation klarer Darstellungen und Informationen, besonders in *anwendungsorientierten* Zeitschriften. Damit einhergehend betonten die Befragten die Bedeutung administrativer Anstrengungen wie beispielsweise *Absprachen* zwischen den Leistungserbringern und -trägern im Zusammenhang der ICF-Nutzung, *Anreize* zum Einsatz der ICF durch die Kostenträger und die Verwendung der ICF im Kontext der *Sozialleistungen.*

Vor allem für Führungskräfte, darauf wiesen die befragten Personen explizit hin, sei es wichtig, anzuerkennen, dass die Einführung und Anwendung der ICF als *Prozess* anzusehen ist. Dieser wird unterstützt, indem das der ICF zugrunde liegende bio-psycho-soziale Modell in die *Unternehmensphilosophie* integriert wird.

7.2.2.5.3 Faktoren, die sich hemmend auf die ICF-Anwendung auswirken

Die ICF-Anwendung hauptsächlich erschweren nach Ansicht der Evaluationsteilnehmer praxisrelevante Faktoren: Der *Umfang* der Klassifikation, *fehlende* Items, fehlende klare *Operationalisierungen* von Ausprägungsgraden und die Tatsache, dass die *Kodierungskonventionen* nicht bekannt sind sowie der *sperrige* Umgang mit der Klassifikation, der darauf zurück geführt wird, dass ebendiese als zu *kompliziert*, zu *umständlich* und zu *unübersichtlich* und damit als sehr *arbeitsintensiv* empfunden wird. Kritikpunkte sind darüber hinaus die schlechte deutsche *Übersetzung* der ICF, der Fakt, dass das Modell weder ganz *ausgereift* noch sich *selbst erschließend* und durch einen *mangelnden* Praxisbezug gekennzeichnet ist. Dies führt im Gesamten dazu, dass *unterschiedliche* Verständnisse des Modells kommuniziert und der Anwendung zugrunde gelegt werden. Als sich indirekt negativ auf die praktische Anwendung auswirkend bezeichneten die befragten ICF-Anwender fehlende *Vorlagen*, den Mangel an Hilfen zur *praktischen* Anwendung, den erschwerten Zugang zu *Insider-Kreisen* und das ausschließliche Abstrahieren auf *wissenschaftlichem* Niveau, wenngleich die Anwender ausschlaggebend sind. Dazu kommen hemmende Begleit- und Vorfeldvariablen wie der hohe *Vorbereitungsaufwand* (Schulungen und Erklärungen), die lange *Einarbeitungszeit* bei *knappen* zeitlichen Ressourcen, die Anpassung des Modells an *vorhandene* Strukturen sowie die umfangreiche *Eigenleistung*, die im Rahmen der ICF-Anwendung erbracht werden muss (die ICF wird nur als Gerüst angesehen). Neben den benannten Hemmvariablen wurden ferner auf das deutsche Rehabilitationssystem bezogene Faktoren angeführt: Keine Einigkeit und keine hinreichende Zusammenarbeit unter den *Sozialleistungs- und Rehabilitationsträgern*, die *Zurückhaltung* der Rehabilitationsträger hinsichtlich der ICF-Anwendung und damit einhergehend fehlende *sozialpolitische* Vorgaben zur Anwendung der ICF. Administrativen Verbesserungsbedarf attestierten die Befragten dabei auch der WHO und dem DIMDI: So kritisierten sie die *Dauer* des Genehmigungsverfahrens, die *Unerreichbarkeit* der WHO, die *ungesteuerte* Anwendung und Entwicklung im Rahmen der einzelnen ICF-Projekte, die damit verbundene Hilflosigkeit der hochengagierten

Entwickler bezüglich der Supervision durch *nicht* existierende Entscheider und die *geringen* Ressourcen beim DIMDI.

Mit Blick auf das Unternehmen, seine Mitarbeiter und Führungskräfte führten die ICF-Anwender ebenfalls etliche Problemfelder an. Dazu zählten *Voreingenommenheit* und *Verschlossenheit* gegenüber dem neuen System, *Angst* vor großem Anwendungs- und Begleitaufwand, fehlende *Vertrautheit* mit der Klassifikation sowie *mangelndes* bio-psycho-soziales Krankheitsverständnis auf Ebene der Mitarbeiter und der Führungskräfte. Hemmend auf die ICF-Nutzung wirken sich weiterhin die mangelnde *Kommunikation* der Vorteile und der Relevanz der ICF-Anwendung durch die Führungskräfte, die Forderung nach einer ICF-Anwendung, ohne dass diese *Konsequenzen* hat, und das fehlende *Verständnis* für die/der Anwendung der Klassifikation vonseiten der Entscheidungsträger im Unternehmen aus.

7.2.3 Zusammenfassung der Evaluationsergebnisse

Die Befragungen der DVfR-Ausschuss-Mitglieder und der beim DIMDI aufgeführten ICF-Anwender legen offen, dass die in unterschiedlichen Kontexten eingesetzte Internationale Klassifikation der Funktionsfähigkeit, Behinderung und Gesundheit in vielen Bereichen überarbeitet und weiterentwickelt werden muss, um sich multiprofessional nachhaltig etablieren zu können. Dies betrifft in erster Linie die Faktoren, die sich auf die Praktikabilität der Klassifikation auswirken: Die Generierung fehlender Merkmale und Merkmalsbeschreibungen sowie die Handhabbarmachung der in der ICF vorhandenen Items inklusive ihrer Beschreibungen, die Modifikation der fünfstufigen Skala und die Entwicklung verbindlicher Kodierkriterien; diesbezüglich bestehen indes erste von den Befragten verifizierte Modifikationsanregungen wie individuelle Ressourcen, gleichzustellen mit zu beobachtenden Merkmalen und Kodiervorlagen. Zudem unterliegen etliche indirekt auf den Aufwand der praktischen ICF-Anwendung wirkende Faktoren, Vorfeld- und Begleitvariablen der ICF-Nutzung sowie administrative Gesichtspunkte expliziten Neuerungs- und Entwicklungserfordernissen – dabei finden sich vonseiten der Evaluationsteilnehmer auch zu diesen Problembereichen konkrete Lösungsansätze. Hervor stechen ebenfalls die Bedeutung von Austausch- und Kommunikationsaktivitäten und der Stellenwert, den die WHO und das DIMDI im Zusammenhang mit der ICF-Einführung und -Anwendung besitzen. Weitreichenden Einfluss darauf, wie nachhaltig die ICF letztendlich eingeführt und angewendet wird, üben darüber hinaus Faktoren mit direktem und indirektem Bezug zur praktischen Nutzung sowie die im Unternehmen tätigen Fachkräfte respektive die für die Einführung und Anwendung verantwortlich zeichnenden Führungskräfte und Entscheidungsträger aus.

8 Reflexion der Erprobungs- und Evaluationsergebnisse

Die in den letzten Kapiteln angeführten Erprobungs- und Evaluationsergebnisse werden im Weiteren in Hinblick auf diesbezüglich in der Literatur zu findende Informationen betrachtet. Ziel dieses Vorgehens sind die umfassende Überprüfung (Verifikation und Falsifizierung) der dargestellten Resultate sowie die mögliche Erweiterung ebendieser um noch nicht vorliegende Sachverhalte. Ferner werden bestimmte auf die praktische Anwendung der ICF abzielende Aussagen hinsichtlich ihrer realen (Implementierungs- und Anwendungs-) Unterstützungspotentiale analysiert.

Zur Erfassung der für die Ergebnisreflexion relevanten Literatur wurde nachstehendes Verfahren, bestehend aus vier Schritten, gewählt: Auf die weite Definition des Untersuchungsgegenstandes (Internationale Klassifikation der Funktionsfähigkeit, Behinderung und Gesundheit) folgte die systematische Literaturrecherche, welche sich in erster Linie auf *online* verfügbare und *kostenfrei* abrufbare Informationen bezog. Lediglich in sieben Fällen wurde auf gedruckte, dem Autor dieser Arbeit bereits vorliegende Literatur zugegriffen. Die internetbasierte Suche nach Informationen wurde dabei global, das heißt via Suchmaschinen und in ICF- respektive rehabilitationsspezifischen Kontexten, also Internetauftritten der WHO und dieser zugehörigen Institutionen, des DIMDI, der Bundesarbeitsgemeinschaft für Rehabilitation (BAR), der Deutschen Rentenversicherung Bund (DRV) und etlichen weiteren Einrichtungen durchgeführt. Die für die Literatursuche genutzten Schlüsselbegriffe wie beispielsweise Internationale Klassifikation der Funktionsfähigkeit, Behinderung und Gesundheit, ICF Klassifikation, ICF WHO, ICF Kodierung, Anwendung ICF, Erfahrungen mit der ICF und International classification of functioning, disability and health wurden sowohl einzeln als auch verknüpft mit den Bool'schen Operatoren und/and sowie oder/or eingesetzt, um das Suchspektrum zu erweitern. Auf diese Weise konnten insgesamt 308 Dokumente (Formate: Microsoft® PowerPoint und Adobe® PDF) lokalisiert und aus dem Internet abgerufen werden. Um aus der Vielzahl der gefundenen Abhandlungen die für die vorliegende Untersuchung wirklich bedeutsamen Beiträge heraus zu filtern, mussten zunächst Auswahlkriterien entwickelt werden. Denn: Während das Konzept der aus dem angloamerikanischen Sprachraum stammenden evidenzbasierten Medizin (EbM)[1143], das zur Entscheidungsfindung klinisch täti-

[1143] Vgl. Deutscher Bundestag (2001), S. 66.

ger Ärzte vor dem Hintergrund wissenschaftlicher Evidenz (verstanden als Nachweis von Informationen aus wissenschaftlich durchgeführten Studien) beitragen soll[1144], Evidenz- und Empfehlungsklassen diverser Institutionen wie zum Beispiel AHA (American Heart Association)[1145], AHCPR (Agency for Health Care Policy and Research)[1146] oder SIGN (Scottish Intercollegiate Guidelines Network)[1147] beinhaltet, besteht für die ICF-bezogene Literatur bislang kein Klassifikationsschema. In Anlehnung an die bei STANGE et al. angeführte Einteilung von Empfehlungsklassen der Ärztlichen Zentrale für Qualitätssicherung, die drei Grade umfasst: „A (ist belegt durch schlüssige Literatur guter Qualität, die mindestens eine randomisierte Studie enthält), B (ist belegt durch gut durchgeführte, nicht randomisierte klinische Studien), C (ist belegt durch Berichte und Meinungen von Expertenkreisen und/oder klinische Erfahrung anerkannter Autoritäten. Weist auf das Fehlen direkt anwendbarer klinischer Studien guter Qualität hin)"[1148] wurden die extrahierten Dokumente in drei Gruppen eingeteilt. Dies waren ein sich der Empfehlungsklasse C annähernder Grad D (ist mindestens belegt durch systematische Evaluation(en) und gestützt durch konkrete Informationen zur praktischen ICF-Anwendung/mit der Anwendung zusammenhängenden Faktoren), der Grad E (ist gestützt durch konkrete Informationen zur praktischen ICF-Anwendung/mit der Anwendung zusammenhängenden Faktoren) sowie der Grad F (beinhaltet lediglich pauschale oder keine Information hinsichtlich der ICF-Anwendung/mit der Anwendung zusammenhängenden Faktoren). In einem vierten Schritt wurden die veröffentlichten Dokumente anhand der Auswahlkriterien ausgewertet und klassifiziert. Daraus resultierte folgende Verteilung: 17[1149] Dokumente konnten den Grad D erhalten, während 77 Dokumente der Stufe E und 221 Dokumente der Stufe F zugeordnet wurden. Vor dem Hintergrund der qualitativen Ausrichtung der vorlie-

---

1144 Vgl. Speidel (2007), S. 21.

1145 Vgl. Brügemann (2006), S. 1.

1146 Vgl. Stange et al. (2003), S. 20.

1147 Vgl. Speidel (2007), S. 22.

1148 Stange et al. (2003), S. 20.

1149 Diese Zahl mutet auf den ersten Blick sehr niedrig an; Hintergrund dessen ist, dass unter anderem 20 extrahierten Veröffentlichungen zur Core Set-Thematik zwar umfassende empirische Studien zugrunde liegen, diese hinsichtlich der praktischen ICF-Anwendung jedoch keine konkreten Informationen enthalten.

genden Untersuchung wurde jedoch davon abgesehen, die Informationen der D-gestuften Veröffentlichungen höher zu gewichten als die der Stufe E; statt einzig auf die Aussagen so genannter Experten (siehe Grad C der Empfehlungsklassen der Ärztlichen Zentrale für Qualitätssicherung) - für deren Bestimmung im Kontext der noch jungen ICF-Anwendung keine Kriterien existieren - abzuzielen, sollten vielmehr alle 94 Publikationen in die nachfolgende Ergebnisüberprüfung einbezogen werden, die durch den konkreten Bezug zur praktischen Anwendung (inklusive aller mit der Anwendung in Verbindung stehender Aspekte) charakterisiert waren.

8.1 Zum evidenzbasierten Anwendungspotential der ICF

Analog zum Kontext der illustrierten Erprobungs- und Evaluationsergebnisse orientiert sich auch der Literatur-Review an den Zielebenen der Item- und der Anwendungsfunktionalität. Dabei wird primär auf grundlegende und aktuelle Problem-Variablen auf beiden Ebenen eingegangen.[1150]

8.1.1 Itemfunktionalität

Hinsichtlich der der ICF inhärenten Merkmale finden sich etliche Verweise auf viele (für die spezifischen Einsatzbereiche) *irrelevante*[1151] und *wiederholt/mehrfach*[1152] angeführte sowie zu *unspezifisch/neutral*[1153] formulierte Items. Angeführt werden in diesem Zusammenhang die Merkmale e570. *Dienste, Systeme und Handlungsgrundsätze der sozialen Sicherheit* fortfolgende.[1154] In diesem Kontext finden sich ferner generalisierbare Aussagen zur ICF-Terminologie, welche herausstellen, dass diese nicht *intuitiv*[1155], sondern *schwer* und oft nur von *Fachleuten*[1156] verstanden werden kann, da sie durch einen hohen (= hemmenden) Grad an *Abstrakti-*

1150 Für den Nachweis der Quellen wird aus Gründen des Umfanges des Fußnotenapparates jeweils nur eine Fundstelle angeführt und mit der vorangestellten Abkürzung u.a. versehen.

1151 Siehe dazu u.a. Frommelt/Grötzbach/Ueberle (2005), S. 216.

1152 Siehe dazu u.a. Brücke Schleswig-Holstein gGmbH (2007), S. 25.

1153 Siehe dazu u.a. Tümena et al. (2006), S. 2.

1154 Siehe dazu u.a. Weis/Heinzel (2007), S. 74.

1155 Siehe dazu u.a. Frommelt/Grötzbach (2005) zitiert bei Nüchtern/Mohrmann (2006), S. 11.

1156 Siehe dazu u.a. Gramen (2009), S. 1.

on[1157] gekennzeichnet ist. Diese Faktoren wirken sich zudem auf die multiprofessionale Einsetzbarkeit der ICF aus: So wird beispielsweise darauf verwiesen, dass die Umsetzung der sozialmedizinischen Beurteilung anhand der ICF-Termini nicht *ohne Weiteres*[1158] vorgenommen werden kann und dass die *medizinische*[1159] Basis der Begrifflichkeiten offensichtlich ist.

8.1.2 Anwendungsfunktionalität

Weiterhin werden die *Definitionen* der ICF-Items kritisiert: Diese sind nicht immer *nachvollziehbar*[1160] und wenig *trennscharf/differenziert*[1161] formuliert.

Die von der Weltgesundheitsorganisation entwickelte Skala wird mit Blick auf die ihr zugrunde liegende prozentuale Graduierung ferner als *nicht* praktikabel betrachtet.[1162] In diesem Zusammenhang beinhalten zahlreiche Veröffentlichungen Hinweise auf ein zentrales Problemfeld der ICF-Anwendung: Die *Kodierung* der Merkmalsausprägung. Diese wird als *kompliziert*[1163], *aufwendig*[1164], *praxisuntauglich*[1165], *schwierig*[1166], *unkonkret*[1167], *unschlüssig*[1168] und damit im Ganzen als praktisch *nicht* durchführbar wahrgenommen. EWERT und STUCKI weisen vor diesem Hintergrund darauf hin, dass „(…) wenig Information zur Operationalisierung gegeben wird und die korrekte Verwendung des allgemeinen Beurteilungsmaßstabes den normalen Anwender überfordert."[1169] Speziell die Zuordnung der Schweregradskalierung zur Itemausprägung erscheint dabei als überzufällig problembehaftet: So führen die gegenwärtig zur Verfü-

1157 Siehe dazu u.a. Ehrlich (2005), S. 30.

1158 Siehe dazu u.a. Frommelt/Grötzbach/Ueberle (2005), S. 213.

1159 Siehe dazu u.a. Rohrer (2006), S. 35.

1160 Siehe dazu u.a. Fachhochschule Pasing (2007), S. 25.

1161 Siehe dazu u.a. Brücke Schleswig-Holstein gGmbH (2007), S. 24.

1162 Siehe dazu u.a. Sperling (2007), S. 42.

1163 Siehe dazu u.a. Fachhochschule Pasing (2007), S. 25.

1164 Siehe dazu u.a. Kraus/Puchstein/Weizel (2007), S. 30.

1165 Siehe dazu u.a. Oberholzer (2006), S. 17.

1166 Siehe dazu u.a. Ehrlich (2005), S. 26.

1167 Siehe dazu u.a. Meyer (2004), S. 26.

1168 Siehe dazu u.a. Fachhochschule Pasing (2007), S. 25.

1169 Ewert/Stucki (2008), S. 957.

gung stehenden Kodiermöglichkeiten zu *variierenden* Resultaten, was auch von den nordischen Mitgliedsstaaten der WHO im Zuge des Revisionsprozesses bestätigt wurde: „The arbitrary percentage distribution will lead to varying interpretations and incomparability of results."[1170] Zurückgeführt wird dies auf fehlende *Operationalisierungen*[1171] der Ausprägungsgrade und damit darauf, dass die ICF keine hinreichend konkreten Vorgaben zur *Verschlüsselung*[1172] der verschiedenen Ausprägungen enthält. Ebenfalls angeführt wird in diesem Kontext, dass die ICF es dem Anwender nicht ermöglicht, individuelle *Stärken/Ressourcen*[1173] und mögliche *Kompensationsfaktoren*[1174] zu verschlüsseln, im Grunde genommen also die theoretisch überwundene *Defizitorientierung*[1175] beibehalten hat.

Auch moniert wird der mit der ICF-Anwendung, -Einführung und -Entwicklung einhergehende *Aufwand*.[1176] Als ursächlich dafür wird vor allem der *Umfang*[1177] der Klassifikation angesehen. Dieser, darauf deuten zahlreiche Veröffentlichungen hin, ist in der Vollversion eine die Anwendung *erschwerende* bis *konterkarierende* Variable und wird beispielsweise empfunden als *problematisch*[1178], *Ablehnung* hervorrufend[1179] und die ICF als solche damit als *nicht* praktikabel[1180], *schwer* handhabbar[1181], nur *bedingt* einsetzbar[1182] und *nicht* ökonomisch nutzbar.[1183] Dabei ist dieser Kritikpunkt nicht auf die deutschsprachige Literatur beschränkt, wie McIntyre und Tempest veranschaulichen: „(…) the ICF in its original form (with more than

1170 ICF-Newsletter (2000) zitiert nach Meyer (2004), S. 27.

1171 Siehe dazu u.a. Lübke-Sommer (2008), S. 104.

1172 Siehe dazu u.a. Meißner (2009), S. 27.

1173 Siehe dazu u.a. Tümena et al. (2006), S. 2.

1174 Siehe dazu u.a. Lübke-Sommer (2008), S. 105.

1175 Siehe dazu u.a. Oberholzer (2006), S. 19.

1176 Siehe dazu u.a. Schliehe (2006) [a], S. 262.

1177 Siehe dazu u.a. Ewert/Stucki (2008), S. 953.

1178 Siehe dazu u.a. Gläßel (2008), S. 15.

1179 Siehe dazu u.a. WHO Collaborating Centre for the FIC in The Netherlands (2003) [a], S. 5.

1180 Siehe dazu u.a. Ehrlich (2005), S. 26.

1181 Siehe dazu u.a. Gutenbrenner/Cieza/Stucki (2004), S. 239.

1182 Siehe dazu u.a. Deutsche Vereinigung für Sozialarbeit im Gesundheitswesen (2005), S. 1.

1183 Siehe dazu u.a. Ewert/Freudenstein/Stucki (2008), S. 607.

1400 categories) was too lengthy and impractical for everyday usage."[1184]

Als sich ebenfalls negativ auf die Praktikabilität der aktuellen ICF-Version auswirkend wird zudem das *Fehlen* von generellen Anwendungsregeln[1185] und Richtlinien zur Auswahl der Items[1186] herausgestellt.

Neben den dargestellten Faktoren beinhalten die extrahierten Dokumente auch Informationen zu sich indirekt auf die praktische Anwendung der ICF auswirkenden Aspekten. Angeführt werden in diesem Zusammenhang der *Mangel* an Diagnostikverfahren mit unmittelbarem Bezug zur ICF-Terminologie[1187] und in diesem Kontext das *Fehlen* von Standards, die vorgeben, welche Instrumente welche Merkmale erheben (sollen).[1188] Darüber hinaus wird auf die Problematik *fehlender* EDV-gestützter Instrumente hingewiesen.[1189] Auch genannt wird die *gering* ausgeprägte Möglichkeit zum Austausch unter den ICF-Anwendern.[1190]

Allerdings wird nicht nur der direkte Anwendungs-Aufwand betont. Vielmehr deuten etliche Veröffentlichungen auf einen hohen *Fortbildungs-* und *Arbeitsaufwand*[1191] und damit einhergehend auf die zwingende Erfordernis erheblicher *zeitlicher* und *finanzieller* Ressourcen hin.[1192]

Mit Blick auf administrative Komponenten der ICF-Anwendung wird vor allem auf die *fehlende* Koordination der ICF-Implementierung und -Umsetzung[1193] sowie die *erschwerte* und damit *hemmende* Kommunikation mit der Weltgesundheitsorganisation hingewiesen.[1194]

1184 McIntyre/Tempest (2007), S. 5 [PDF-Version].

1185 Siehe dazu u.a. Schliehe (2006) [a], S. 263.

1186 Siehe dazu u.a. Schaller (2009), S. 45.

1187 Siehe dazu u.a. Lübke-Sommer (2008), S. 104.

1188 Siehe dazu u.a. Grundmann (2006) [a], S. 34.

1189 Siehe dazu u.a. Schliehe (2006) [a], S. 262.

1190 Siehe dazu u.a Lübke-Sommer (2008), S. 106.

1191 Siehe dazu u.a. Keller (2009), S. 43.

1192 Siehe dazu u.a. Brücke Schleswig-Holstein gGmbH (2007), S. 5.

1193 Siehe dazu u.a. Schliehe (2006) [a], S. 259.

1194 Siehe dazu u.a. Deutsche Vereinigung für Rehabilitation (2007), S. 2.

8.2 Anregungen und Hinweise zur Steigerung der Anwendbarkeit der ICF

Die im Internet abrufbaren Informationen zur ICF-Anwendung jedoch auf Kritikpunkte zu reduzieren, erscheint allerdings verkürzt. Es finden sich neben Aussagen, die unter anderem die Interdisziplinarität[1195], das Potential[1196] und die Unverzichtbarkeit[1197] der ICF hervorheben, vielmehr auch Hinweise auf Faktoren, die zur Erhöhung der Anwendbarkeit respektive zur Unterstützung der ICF-Implementierung beitragen sollen.

8.2.1 Faktoren mit direktem Praxisbezug

So stellt SCHUNTERMANN beispielsweise ausführlich dar, wie ein Sachverhalt als *neues* Item in die ICF aufgenommen werden kann.[1198] Dazu kommen Hinweise auf *Itembeschreibungen*, wie sie zum Beispiel in Japan entwickelt wurden und dort Verwendung finden: „These illustrations faciliate people to understand the essence of each item of the ICF and those who wish to obtain the illustrations can download them freely (…)."[1199] In diesem Zusammenhang ebenfalls benannt und illustriert werden Erläuterungen der ICF-Items bei WEIS, die damit eine *Übersetzung* der ICF-Terminologie in die ›Sozialarbeitersprache‹ vornimmt.[1200] Zudem finden sich Ansätze zur *Operationalisierung* der fünf Skalierungsstufen[1201] sowie der Verweis darauf, dass an den Operationalisierungen *weltweit* gearbeitet wird.[1202] Mit Blick auf die im letzten Kapitel angesprochene Umfang-Problematik kann festgehalten werden, dass dieser in der Literatur durch die *Reduktion* der Items respektive die Konzentration auf das *Wesentliche* begegnet wird.[1203] Konkrete Ansätze dazu führen beispielsweise SCHUNTERMANN (*ICF-Checkliste*)[1204], die BUNDESAR-

1195 Siehe dazu u.a. Bundesarbeitsgemeinschaft für Rehabilitation (2008), S. 28.

1196 Siehe dazu u.a. Caulfeild (2006), S. 43.

1197 Siehe dazu u.a. Medizinischer Dienst der Spitzenverbände der Krankenkassen e.V. (2005), S. 12.

1198 Vgl. Schuntermann (2004) [b], S. 2–10.

1199 Siehe dazu u.a. WHO Collaborating Centre for the FIC in The Netherlands (2005), S. 9.

1200 Vgl. Weis (2005), S. 3–5.

1201 Siehe dazu u.a. Keller (2009) [a], S. 17.

1202 Vgl. Schuntermann (2006) [b], S. 27.

1203 Siehe dazu u.a. Mairhofer (2009), S. 13.

1204 Vgl. Schuntermann (2006) [b], S. 29–44.

BEITSGEMEINSCHAFT FÜR REHABILITATION (*ICF-Modellblatt und WHO-Kurzversion*)[1205], SPERLING (*ICF-Kurzliste*)[1206] sowie KIRSCHNEK und EWERT (*ICF Core Sets*)[1207] auf. Festgehalten werden muss dabei, dass die Core Set-Thematik im Kontext der Itemreduktion klar dominiert und sich zahlreiche Veröffentlichungen den Core Sets und spezifischen Item-Zusammenstellungen für unterschiedliche *Anwendungsgebiete* – neben den von der auf diesem Gebiet federführenden ICF Research Branch[1208] entwickelten Core Sets seien hier exemplarisch angeführt die Arbeiten von LINDEN und BARON (*Mini ICF-Rating für psychische Störungen* [*Mini-ICF-P*])[1209], FROMMELT, GRÖTZBACH und UEBERLE (*Neurologische Interdisziplinäre Leistungsbeurteilung in der Sozialmedizin* [*NILS*])[1210], LEITNER, KALUSCHA und JACOBI (*muskuloskelettale Erkrankungen*)[1211] – sowie der *Entwicklung*[1212] von Core Sets annehmen.

8.2.2 Faktoren mit indirektem Praxisbezug

Ebenfalls aufgegriffen werden ICF-kompatible *Assessmentinstrumente*.[1213] Daneben weisen andere Publikationen darauf hin, dass durch „(...) die Bereitstellung praktikabler Computerversionen und Formulare zur Aufzeichnung von Daten (...)"[1214] die ICF-Implementierung *ökonomisiert* werden kann. Unterstützend wirkt sich darüber hinaus der *Austausch* zwischen ICF-Anwendern aus.[1215] Genannt werden hier vor allem die *ICF-Anwenderkonferenzen*[1216]; Erwähnung findet in diesem Zusammenhang auch das von SCHUNTERMANN im Vorfeld der fünften ICF-Anwenderkonferenz (2007)

1205 Vgl. Bundesarbeitsgemeinschaft für Rehabilitation (2008), S. 32–33.

1206 Vgl. Sperling (2007), S. 40–41.

1207 Vgl. Kirschnek/Ewert (2006), S. 290–291.

1208 Siehe dazu u.a. ICF Research Branch (2009), S. 5–10.

1209 Siehe dazu u.a. Linden/Baron (2005).

1210 Siehe dazu u.a. Frommelt/Grötzbach/Ueberle (2005).

1211 Siehe dazu u.a. Leitner/Kaluscha/Jacobi (2008).

1212 Siehe dazu u.a. Kirschnek/Ewert (2006), S. 291–295.

1213 Siehe dazu u.a. Röhrig/Froböse/Bohnes (2007).

1214 Ewert/Stucki (2007), S. 960.

1215 Siehe dazu u.a. Deutsche Vereinigung für Rehabilitation (2009), S. 8.

1216 Siehe dazu u.a. Arbeitsgemeinschaft Deutscher Berufsförderungswerke (2009), S. 8.

angesprochene, bereits 2006 angekündigte[1217] und vom MDK Niedersachsen ins Leben gerufene *ICF-Forum.*[1218] Dabei bezeichnet auch CALAIS VAN STOKKOM den „(...) functioning exchange of information about experiences of the ICF in practice"[1219] als Erfolgsfaktor (factor of success) der schwedischen ICF-Anwendung. EHRLICH weist zudem auf ein *Praxishandbuch*[1220] hin, weiterhin beinhalten einige Veröffentlichungen Hinweise auf eingesetzte und geplante *Anwendungsmanuale:* So beispielsweise angeführt bei RENTSCH (*Kantonsspital Luzern*)[1221] und dem WHO COLLABORATING CENTRE FOR THE FIC IN THE NETHERLANDS (*Australien*[1222] und *Indonesien*[1223]).

Hinsichtlich der im Vorfeld und begleitend zur ICF-Implementierung und -Anwendung für notwendig erachteten *Schulungen* der Fachkräfte finden sich in der Literatur desgleichen Verweise: „Es existiert bereits jetzt ein reichhaltiges Angebot an zum Teil kostenlosem ICF-Schulungsmaterial sowie an verschiedenen Fortbildungskursen."[1224] Praktiziert werden ICF-Schulungen dabei auch in Finnland, wie TALO herausstellt: „The dissemination process of ICF-classification in Finland has started by means of seminars ... in which the consensus is searched for common understanding oft the ICF-language to be used generally (...)."[1225] Ähnlich wird in Italien vorgegangen: „The Disability Italian Network (DIN) organized the first national training course ... The WHO-DIN ICF training is divided in two courses (ICF Basic and ICF Advanced Course) (...)."[1226] In diesem Kontext werden in der deutschsprachigen Literatur außerdem häufig so genannte *Fall-* und *Anwendungsbeispiele*[1227] erwähnt, die den Zugang zur ICF-orientierten Fallstrukturierung erleichtern sollen. Damit zusammenhängend weist der Newsletter der

1217 Vgl. Deutsche Rentenversicherung Bund (2006), S. 1.

1218 Vgl. Deutsche Rentenversicherung Bund (2007), S. 1.

1219 Calais van Stokkom (2004), S. 4.

1220 Vgl. Ehrlich (2005), S. 34.

1221 Vgl. Rentsch (2006) [c], S. 8.

1222 Vgl. WHO Collaborating Centre for the FIC in The Netherlands (2003) [b], S. 8.

1223 Vgl. WHO Collaborating Centre for the FIC in The Netherlands (2005), S. 9.

1224 Ewert/Stucki (2007), S. 957.

1225 Talo (2005), S. 1.

1226 WHO Collaborating Centre for the FIC in The Netherlands (2004), S. 5.

1227 Siehe dazu u.a. Medizinischer Dienst der Krankenversicherung (2006), S. 44–49.

ICF RESEARCH BRANCH auf eine weitere potentiell *unterstützende* Komponente hin: „Im September 2008 wurde ein Projekt ins Leben gerufen, um einen E-Learning-Kurs über die ICF zu implementieren. ... Mit dem E-Learning Tool soll ein standardisiertes, interaktives Training über die ICF initiiert werden, das auf der gesamten Welt genutzt werden kann."[1228] Derselbe Newsletter enthält darüber hinaus Hinweise auf zwei *Trainings-Workshops* mit dem Schwerpunkt ICF-Anwendung am Institut für Gesundheits- und Rehabilitationswissenschaften der Ludwig-Maximilians-Universität (LMU) München sowie auf aktuelle Publikationen der ICF RESEARCH BRANCH.[1229]

Den die ICF einführenden Unternehmen wird des Weiteren empfohlen, dies *schrittweise*[1230], *systematisch*[1231] und unter Einbezug *aller* Ebenen einschließlich der Verwaltungsleitung[1232] durchzuführen. Zur Untermauerung dieser Informationen werden in der Literatur unter anderem konkrete Beschreibungen des *ICF-Einführungsprozesses* dargestellt.[1233]

8.3 Darstellung und Analyse ausgewählter Anwendungs-Implikationen

Die im Rahmen des Literatur-Reviews bearbeiteten Veröffentlichungen enthalten eine Vielzahl von Hinweisen auf mögliche die Anwendung direkt und indirekt unterstützende Faktoren. Dabei sind die sich direkt auf den ICF-Einsatz auswirkenden Variablen allesamt im Kontext einer umfassenden Modifikation der Klassifikation verortet und zählen eo ipso nicht zum Verantwortungsbereich der Anwender. Dem gegenüber und damit aufseiten der Fachkräfte stehen diejenigen Faktoren, die quasi als Moderatorvariablen auf den Nachhaltigkeitsgrad des gesamten Anwendungsprozesses (Einführung, Anwendung und Etablierung) einwirken.

Die Moderatoren können in zwei Klassen unterteilt werden: Grundlegend für die ICF-Anwendung sind das Verständnis und das Beherrschen der aktiven Nutzung der Klassifikation. Dem theoretischen und praktischen Erlernen der Arbeit mit der ICF kommt somit

1228 ICF Research Branch (2009), S. 3.

1229 Vgl. ICF Research Branch (2009), S. 5, 8 und 12–13.

1230 Siehe dazu u.a. Nüchtern/Mohrmann (2006), S. 12.

1231 Siehe dazu u.a. Mairhofer (2009), S. 13.

1232 Siehe dazu u.a. Bundesarbeitsgemeinschaft für Rehabilitation (2008), S. 31.

1233 Siehe dazu u.a. Brücke Schleswig-Holstein gGmbH (2007), S. 14–20.

eine besondere Bedeutung zu. Lernen wird nach GRABOWSKI und VAN DER MEER verstanden als „(...) relativ überdauernde Verhaltensänderung ..., die vor allem infolge von Übung eintritt."[1234] Zur Klasse der das Lernen (gemäß obiger Definition) der ICF-Anwendung unterstützenden Faktoren zählen daher Schulungen und Weiterbildungen (selbst und fremd), aber auch kommunikative Aktivitäten bezüglich praktischer Erfahrungen (Stichwort: Best Practice) mit der ICF sowie eine den praktischen Lernprozess fördernde Variable wie ein Anwendungsmanual. Die Faktoren dieser Klasse *ermöglichen* streng genommen damit erst die korrekte ICF-Anwendung. Daneben kann von einer zweiten Klasse, der Klasse der die Anwendung *erleichternden* Gesichtspunkte gesprochen werden. Dies sind ICF-basierte Assessmentinstrumente, EDV-gestützte Verfahren sowie die übergeordnete Kommunikation mit der WHO respektive dem DIMDI.

Beide Klassen werden im Weiteren behandelt, wobei die letztgenannten Faktoren im Sinne einer Bestandsaufnahme lediglich in ihren Grundzügen dargestellt werden. Die den Lernprozess beeinflussenden Variablen werden zudem einer Analyse hinsichtlich ihrer realen Unterstützungspotentiale unterzogen.

8.3.1 Variablen der Klasse I: Darstellung und Analyse

Die nachfolgenden Ausführungen beziehen sich analog zum darstellenden Teil des Literatur-Reviews ausschließlich auf Informationen, die kostenfrei im Internet abgerufen werden können. Hintergrund dieses Vorgehens sind auch in diesem Zusammenhang zum einen die Erfordernis *aktueller* Informationen und zum anderen die Intension, auf *niedrigschwellig* (hier: kostenlos) verfügbares Wissen zuzugreifen - so wie es beispielsweise an der ICF interessierte Personen oder Unternehmen anstreben, die nicht oder noch nicht bereit sind, finanzielle Mittel in die Informationsgewinnung zu investieren.

8.3.1.1 Kommunikation

Der Kommunikation zwischen ICF-Anwendern und mit der ICF konfrontierten Personen wird in der Literatur beziehungsweise den Online-Veröffentlichungen eine tragende Rolle zugeschrieben. Auch wenn sich dies, wie beispielsweise die Äußerungen von CALAIS VAN STOKKOM (siehe Kapitel 8.2.2) verdeutlichen, nicht ausschließlich auf den deutschsprachigen Raum bezieht, sondern vielmehr als univer-

[1234] Grabowski/van der Meer (2001), S. 256.

saler Erfolgfaktor angesehen werden muss, finden in den weiteren Abhandlungen nur deutschsprachige Variablen Berücksichtigung. Hintergrund dessen ist auch hier der Verweis auf die Notwendigkeit niedrigschwelliger Angebote und Aktivitäten, der in diesem Fall durch in der deutschen Sprache kommunizierte Informationen entsprochen wird.

8.3.1.1.1 ICF-Anwenderkonferenzen

Diese Konferenzen dienen nach SCHUNTERMANN neben der Vermittlung von Informationen über ICF-Aktivitäten (national und international) auch der Diskussion ebendieser und damit einhergehend „(…) der Transparenz neuerer Entwicklungen. Insbesondere sollen auch Fragen und Anliegen der Teilnehmer erörtert werden. Schließlich sollen die Konferenzen auch die Zusammenarbeit auf dem Gebiet der ICF fördern."[1235] ROHWETTER und EWERT führen dazu weiter aus: „Die ICF-Anwenderkonferenzen … stehen allen Gruppen offen, die mit der ICF arbeiten oder dieses beabsichtigen. Sie sind ein Forum des Informationsaustausches und der Möglichkeit zur Vernetzung in allen Belangen der ICF."[1236] Vorbereitet und ausgeführt wurden die sechste (5. März 2008) und die siebte Anwenderkonferenz (11. März 2009) dabei in Kooperation von der Deutschen Rentenversicherung Bund mit der Deutschen Gesellschaft für Rehabilitationswissenschaften e.V. (Arbeitsgruppe ICF), dieselbe Konstellation zeichnet auch für die achte ICF-Anwenderkonferenz am 10. März 2010 verantwortlich. Die vierte (15. März 2006) und die fünfte Konferenz (28. März 2007) fanden wie die nachfolgenden Anwenderkonferenzen jeweils im Rahmen des Rehabilitationswissenschaftlichen Kolloquiums (Nummer 15, 16, 17 und 18) statt. Von der zweiten und der dritten Anwenderkonferenz ist lediglich bekannt, dass sie am 4. November 2004 in Würzburg respektive am 2. März 2005 in Hannover stattfanden. Zur ersten ICF-Anwenderkonferenz finden sich keine Informationen im Internet.

Dem Internetauftritt der Deutschen Rentenversicherung Bund (www.deutsche-rentenversicherung.de) sind mithilfe der Such-Option (key words: ICF/Anwenderkonferenz) nähere Informationen zur vierten bis siebten (perspektivisch: achten) Konferenz zu entnehmen. So ist ersichtlich, dass die Konferenzen zwischen dreieinhalb und vier Stunden dauern und die Teilnehmerzahl seit der vierten Konferenz (53 Teilnehmer) stark gestiegen ist (2007: 100,

1235 Deutsche Rentenversicherung Bund (2006), S. 1.

1236 Rohwetter/Ewert (2008), S. 1.

2008: ~ 80, 2009: ~ 90). Darüber hinaus besteht die Möglichkeit, sich online (DRV-Homepage) für einen Redebeitrag oder die Teilnahme generell anzumelden. Die Teilnehme an einer ICF-Anwenderkonferenz ist kostenlos. Zudem wird darauf hingewiesen, dass die Korrespondenz zu den Konferenzen ausschließlich via Internet erfolgt. Ebenfalls abrufbar sind die Inhalte der im Rahmen der Konferenzen gehaltenen Vorträge. Die 13 beziehungsweise neun Vorträge der vierten und der fünften Anwenderkonferenz in den Jahren 2006 und 2007 sind dabei als Protokoll zusammengefasst und wie die zwölf und elf Redebeiträge der Jahre 2008 und 2009, die separat/als Einzeldokumente angeführt sind, kostenfrei und unkompliziert herunter zu laden. Das Themenspektrum erstreckt sich über ein sehr breites Feld unterschiedlicher Rehabilitations- und Anwendungsbereiche, theoretischer und praktischer Fragestellungen und spricht so eine heterogene Zielgruppe an. Ferner beinhalten die verfügbaren Ausführungen Hinweise auf weitere ICF-bezogene Veranstaltungen wie Schulungen, Workshops und Anwendersymposien sowie Informationen bezüglich aktueller Literatur zur ICF.

Wenn die ARBEITSGEMEINSCHAFT DEUTSCHER BERUFSFÖRDERUNGSWERKE den Anwenderkonferenzen attestiert, dass diese „(...) einen wichtigen Beitrag zur praxisnahen Implementierung und zum gemeinsamen Dialog bieten“[1237], kann dem zunächst zugestimmt werden. Hingewiesen werden muss in diesem Kontext allerdings auf drei zu hinterfragende Sachverhalte: So ist das Veranstaltungszeitfenster von maximal vier Stunden bei durchschnittlich elf Beiträgen überaus *knapp* bemessen, was SCHUNTERMANN bereits im Vorfeld der vierten Anwenderkonferenz 2006 feststellte: „Obwohl vier Stunden zur Verfügung standen, konnten nicht alle Beiträge und Fragen ausführlich genug erörtert werden. Für manche Beiträge hätte man eine eigene Tagung durchführen können.“ Damit einhergeht, dass - sollten die Beiträge die vorgesehenen zeitlichen Ressourcen übersteigen - im Vorfeld der Konferenz eine entsprechende Auswahl getroffen werden muss.[1238] Dies hat möglicherweise zur Folge, dass potentiell wichtige Informationen nicht kommuniziert und damit nicht diskutiert, sondern unbewusst *vorenthalten* werden. Kritisch betrachtet werden muss zudem, dass die Homepage des Deutschen Institutes für Medizinische Dokumentation und Information, das für die Herausgabe der deutschsprachigen ICF-Version verantwortlich ist und für den unerfahrenen ICF-Anwender/-Interessierten damit die erste Anlaufstelle darstellt, zwar mit der DRV-

1237 Arbeitsgemeinschaft Deutscher Berufsförderungswerke (2009), S. 8.

1238 Vgl. Rohwetter/Ewert (2009), S. 2.

Homepage verlinkt ist (Linkbezeichnung: Deutschsprachiges Schulungsmaterial bei der Deutschen Rentenversicherung), dieser Link jedoch aufgrund seiner Bezeichnung *nicht* zwangsläufig mit Anwendung und praxisbezogenen Hinweisen assoziiert wird. Der Zugang zum umfassenden und transparent gestalteten Informationsangebot der Deutschen Rentenversicherung hinsichtlich der ICF-Anwenderkonferenzen setzt damit das konkrete Wissen um ebendieses Angebot *voraus* und steht demnach nicht allen, sondern nur den *informierten* Interessenten/Anwendern offen.

8.3.1.1.2 ICF-Diskussionsforum

Die im Zuge der vierten ICF-Anwenderkonferenz von SCHUNTERMANN einleitend angesprochene Internetplattform des Medizinischen Dienstes der Krankenversicherung Niedersachsen besteht. Unter der im Konferenzprotokoll angegebenen Linkfolge (www.mdkn.de, Extranet, ICF-Forum) erreicht man das Forum und kann sich dort kostenlos registrieren. Als registrierter Nutzer gelangt man über eine einfache Menüführung zu einem zweigliedrigen Forum. Der erste Teil besteht aus zehn allgemeinen Unterforen, die sich beispielsweise mit Arbeitshilfen, Grundsatz- und Anwenderliteratur, Links, Lehr- und Lernmaterial sowie Veranstaltungen zur ICF befassen. Der zweite Teil beinhaltet ein allgemeines Unterforum und sieben spezifische Unterforen zu den in der ICF gegenwärtig nicht klassifizierten Personbezogenen Kontextfaktoren. Die Foren beider Teile sind dabei mit englischen Untertiteln versehen.

Sowohl das Forum ›Allgemein‹ als auch das Forum ›Personbezogene Kontextfaktoren‹ verfügen über eine große Anzahl an Themen und angehängten respektive verlinkten Dokumenten. Die Nutzer des ICF-Diskussionsforums sollen auf die einzelnen Themen zugreifen und Antworten formulieren können. Den Benutzern wird zudem die Möglichkeit offeriert, Emails an andere Forumsmitglieder zu versenden und die Benutzerliste aufzurufen. Ferner werden die Zahl der themenspezifischen Zugriffe und Antworten sowie Anzahl und Aktualität der Beiträge angezeigt. Ebenfalls einsehbar ist die Forums-Statistik, diese informiert über die Gesamtanzahl der Themen, der Beiträge und der Benutzer. Die in den beiden Foren behandelten Themen decken dabei ein sehr umfassendes Spektrum rund um die ICF ab und beinhalten daneben Literaturverweise, Publikationsauszüge, Links und Korrespondenzadressen.

Das Forum ist dabei allerdings *nicht* als Diskussionsforum per se anzusehen. Darauf deuten zumindest vordergründig mehrere Faktoren hin: Von insgesamt 51 Beiträgen (Stand: 28. Januar 2010, 22.15 Uhr) entfielen allein 36 auf Professor SEGER, den Begründer der

Plattform. Von den verbliebenen 15 Beiträgen wiederum verteilten sich zehn auf sieben weitere Benutzer des Forums, wobei dessen Statistik eine Gesamtanzahl von 335 registrierten Nutzern ausweist. Die fünf übrigen Beiträge konnten nicht zugeordnet werden. Die 45 angeführten Themen wurden zudem nur minimal diskutiert: Auf insgesamt 3365 hits (Zugriffe, werden gezählt beim Anklicken des Themas) kamen lediglich sechs Antworten. Dies muss allerdings nicht auf mangelndes Interesse der Nutzer zurückgeführt werden. Denn: Es ist weder möglich, die Benutzerliste aufzurufen (ist nicht aktiviert) noch den Forums-Mitgliedern, deren Namen im Forum zu sehen sind, eine Email zu schreiben. Aufgrund mangelnder Rechte ist es trotz Registrierung ferner nicht möglich, auf Beiträge zu antworten und neue Themen zu erstellen. Das *Kommunikationspotential* des Forums muss damit infrage gestellt werden Die *Aktualität* der Beiträge ist dabei ebenfalls kritisch zu hinterfragen. Von den 45 Themen entfielen die aktuellsten Beiträge mit Schwerpunkt auf das Jahr 2007 (31), während sechs der aktuellsten Beiträge im Jahr 2006, vier im Jahr 2008, drei im Jahr 2009 und einer im Jahr 2010 formuliert wurden. Hingewiesen werden muss in diesem Zusammenhang ferner darauf, dass sich das Forum trotz umfassender Ver- und Hinweise nur *bedingt* zum Informationstransport eignet. Von den 50 Anlagen, die auf die unterschiedlichen Themen verteilt und zum Teil über die DRV-Homepage abzurufen sind, lässt sich trotz Registrierung keine öffnen. Hinsichtlich der angeführten Links kann jedoch Gegenteiliges berichtet werden: 18 der 23 Links ließen sich verfolgen, sind demnach aktuell. Wie im Kontext der ICF-Anwenderkonferenzen muss abschließend darauf hingewiesen werden, dass das Diskussionsforum nur von denjenigen lokalisiert und benutzt werden kann, die von seiner Existenz im Vorfeld *wissen* - über die DIMDI-Homepage beispielsweise existiert zudem *keine* Verlinkung.

8.3.1.1.3 ICF Forum[1239]

Ein im Rahmen des Literatur-Reviews nicht benanntes, dem Autor der vorliegenden Untersuchung dennoch zugängliches Forum zur Internationalen Klassifikation der Funktionsfähigkeit, Behinderung und Gesundheit ist das vom Institut für Pflegeforschung (Graz) herausgegebene Forum ICF.or.at. Dieses ist zu erreichen unter dem gleichnamigen Link (www.icf.or.at) und ermöglicht eine kostenlose Registrierung. Nach dem Zugang steht dem Nutzer eine übersicht-

---

[1239] Anmerkung: Für die nachfolgenden Ausführungen wurde der Eigenname des Forums, der ohne Bindestrich geschrieben wird, übernommen.

lich gestaltete und aus den vier Bereichen ›ICF Forum‹, ›ICF Basisinformationen‹, ›ICF Anwendungen‹ und ›Downloads und Services‹ bestehende Maske zur Verfügung.

Jeder der vier Forenbereiche gliedert sich wiederum in Unterforen. Diese beinhalten umfangreiche Informationen unterschiedlicher Natur und geben beispielsweise Auskunft über die Ziele und Aufgaben des Forums, die theoretischen Grundlagen der ICF, ihre Anwendungsbereiche und Aufgabenstellungen (ist im Aufbau). Gleichermaßen wird angeboten, Publikationen, Stellungnahmen, Veranstaltungsankündigungen und andere für die Veröffentlichung vorgesehene Dokumente an die Redaktion des Forums zu senden. Auf dieser Seite verlinkt ist darüber hinaus der englischsprachige ICF-Browser. Daneben finden sich Informationen zu ICF-Projekten sowie Zugänge zu diversen Downloads. Der Downloadbereich bietet dabei die Möglichkeit, Dokumente für registrierte und öffentliche (unregistrierte) Nutzer herunter zu laden sowie Informationen über ICF-Schulungen des Institutes für Pflegeforschung (andere Anbieter sollen optional auch aufgeführt werden) und anderen Veranstaltungen zur ICF zu gewinnen. Zudem im Downloadbereich platziert sind Links zur Homepage der BioInfoBank Library, einer sich an Studenten und Wissenschaftler richtenden Website, die sich unter anderem der Veröffentlichung von Forschungsergebnissen verschrieben hat sowie zum Internetauftritt des WHO Collaborating Centre for the Family of International Classifications in the Netherlands. Dieses Zentrum wurde 1989 von der Weltgesundheitsorganisation eingerichtet und befasst sich mit der Umsetzung und Anwendung der Familie der internationalen WHO-Klassifikationen (FIC).

Das ICF Forum ist im Gegensatz zum ICF-Diskussionsforum (Anzahl der Themen, Foren etc.) als kleine Plattform anzusehen. Neben den quantitativen Verschiedenheiten lassen sich jedoch gleichsam Gemeinsamkeiten und Unterschiede feststellen. So bietet das Forum *keine* Möglichkeit zum interaktiven Informationsaustausch. Zu veröffentlichende Sachverhalte können zwar publiziert werden, dies geschieht jedoch unter Steuerung der Redaktion. Neben der fehlenden Mail-/Nachrichtenoption findet sich zudem *kein* Forum für Diskussionen, geschweige denn eine Übersicht über die registrierten Nutzer. Vermittelt wird dadurch die Assoziation einer *Informationsplattform*. Die enthaltenen Informationen, Dokumente und Links sind hinsichtlich ihrer Wertigkeit dabei sehr ambivalent zu betrachten. So sind die Ziele des Forums im Jahr 2008 verortet und demnach *nicht* aktuell. Gleiches trifft auf die beiden Links zum englischen ICF-Browser zu. In Bezug auf Faktoren der praktischen ICF-

Anwendung muss festgestellt werden, dass die fünf angeführten und in Österreich beheimateten Projekte, von denen eines keinen ICF-Bezug aufweist, vor allem Fragen zu den Projektergebnissen, den Projektverläufen und den zeitlichen Dimensionen *unbeantwortet* lassen. Lediglich ein Projekt ist mit einer zeitlichen Einordnung versehen, Ergebnisse und Perspektiven sind überhaupt nicht aufgeführt. Hervorgehoben werden kann in diesem Zusammenhang allerdings, dass Kontaktdaten zu den jeweiligen Projekteinrichtungen angegeben sind. Mit Blick auf den öffentlichen Downloadbereich muss festgehalten werden, dass dieser ausschließlich mit *älteren* Dokumenten (2005: 1, 2006: 1, 2007: 3, 2008: 2) bestückt ist und dass die enthaltenen Informationen nur in *geringem* Maße auf die praktische ICF-Anwendung abzielen. Nur zwei der sieben Dokumente weisen Praxisbezug auf, zwei weitere sind als Werbungsträger für das Softwaresystem ICOsys der Firma Management Partners, die zu den Sponsoren des Forums zählt, anzusehen. Von den übrigen drei Dokumenten beziehen sich zwei auf in der Vergangenheit (2008) liegende Aspekte (eine Einladung zu einem Symposium sowie den Aufruf zur Beteiligung am Forum), während eines grundlegende Informationen zur ICF enthält. *Nicht* aktuell ist ebenfalls das Anmeldeformular für eine im April 2009 stattfindende ICF-Konferenz. Bezüglich der vom Institut für Pflegeforschung im Downloadbereich angebotenen Schulungen bietet sich jedoch ein anderes Bild: Vier der sechs Veranstaltungen sind hinsichtlich der Termine und Preise individuell verhandelbar, während zwei weitere Veranstaltungen im März 2010 terminiert und mit konkreten Angaben zu den finanziellen Aufwendungen versehen sind. Die beiden Links zur Homepage der BioInfoBank Library respektive der Website des WHO Collaborating Centre for the Family of International Classifications in the Netherlands sind aktuell. Verweise auf ICF-bezogene Literatur finden sich im gesamten Forum dagegen *nicht*. Wie im Kontext der beiden vorab behandelten kommunikativen Variablen muss zudem auch hier unterstrichen werden, dass eine Nutzung nur für *informierte* Personen realistisch erscheint, da das Forum weder mit der DIMDI-Homepage noch mit anderen ICF-nahen Internetauftritten (DRV, MDK, BAR etc.) *verlinkt* ist.

8.3.1.2 Schulung

Neben dem Erfahrungsaustausch und dem Gewinn von Informationen spielt die Aneignung praktischer Erfahrungen mit der ICF eine zentrale Rolle im Rahmen der gesamten ICF-Anwendung. Während das Erlernen der praktischen Nutzung der ICF dabei auch in anderen europäischen Ländern als wesentlich angesehen wird, heben

EWERT und STUCKI das hierzulande existierende Angebot hervor und weisen, wie in Kapitel 8.2.2 aufgeführt, hin auf eine Vielzahl von mitunter kostenlosen Fort- und Ausbildungsmöglichkeiten zur Internationalen Klassifikation der Funktionsfähigkeit, Behinderung und Gesundheit.

8.3.1.2.1 Web-basierte Angebote für ICF-Schulungen

Bereits im Oktober 2007 verkündete die DEUTSCHE VEREINIGUNG FÜR REHABILITATION, dass neben den ICF-Anwenderkonferenzen und dem ärztlichen Sachverständigenrat der Bundesarbeitsgemeinschaft für Rehabilitation auch „(...) die bisherigen ICF-Schulungen ... in hohem Maße zur allgemeinen Verbreitung und auch zum Verständnis der ICF in der Rehabilitation beigetragen"[1240] haben. Auch SCHLIEHE betont die Bedeutung von Schulungen und hebt hervor, dass diese „(...) einen wesentlichen Teil der Implementierungsphase darstellen."[1241]

Für den deutschen Sprachraum finden sich im Internet zahlreiche Veranstaltungen, die auf die Vermittlung unterschiedlichsten Wissens zur ICF abzielen. Bezogen auf das Jahr 2010 können (Stand: 29. Januar 2010, 23.30 Uhr) dabei 20 entsprechende Angebote lokalisiert und kostenfrei aufgerufen werden. Diese beinhalten im Gesamten eine Fülle von Informationen, die potentielle Anwender und an der ICF Interessierte zur Teilnahme an ebensolchen Veranstaltungen bewegen sollen.

Die Entscheidung für das Absolvieren einer solchen Schulungsmaßnahme wird - Aktualität vorausgesetzt - dabei grundsätzlich von drei Faktoren beeinflusst, der Genauigkeit und dem Umfang sowie der Überzeugungskraft der Informationen. Aus organisatorischer Sicht kann in diesem Zusammenhang festgehalten werden, dass für 13 von 20 Angeboten *konkrete* Termine angeführt werden. Lediglich zwei Veranstaltungen enthalten neben der Jahreszahl keine weiteren Angaben zur Terminierung, fünf Schulungen können nach individueller Vereinbarung gebucht werden. Die Termine liegen mit Schwerpunkt in der ersten Jahreshälfte (zehn Veranstaltungen, davon fünf im März), während zwei Angebote sich auf den Oktober beziehen und eine Schulung im November stattfinden soll. Die März-Veranstaltungen überschneiden sich dabei nicht mit der am 10. März stattfindenden achten ICF-Anwenderkonferenz in Leipzig. Mit Blick auf die inhaltliche Ausgestaltung der Angebote muss al-

---

[1240] Deutsche Vereinigung für Rehabilitation (2007), S. 3.

[1241] Schliehe (2006), S. 262.

lerdings auf die *eingeschränkte* Aussagekraft ebendieser Veranstaltungshinweise hingewiesen werden. Zustande kommt diese durch die *Unvollständigkeit* der Angaben. So beinhalten sieben Angebote keine Informationen zu den mit den Veranstaltungen einhergehenden Kosten für die Teilnehmer. Für die 13 sich dieser Thematik annehmenden Angebote lässt sich eine durchschnittliche und um Aufschläge für Nicht-Mitgliedschaften bereinigte Aufwendung von 213,84 € berechnen.[1242] Diese Zahl ist allerdings nur als Anhalt zu verstehen. Denn: Auch der Zeitansatz (die zeitliche Planung) ist nicht prinzipiell Bestandteil der Internetdarstellungen: Fünf Angebote enthalten nur die Grobplanung (ein Tag beziehungsweise halbtags), drei weitere verweisen auf die Anzahl der Unterrichtseinheiten (eine sechs- respektive zwei achtteilige Schulungen) und sechs verzichten auf jedwede Informationen zur Zeiteinteilung. Ob die angesprochenen Preise als Tages-, Unterrichtssätze oder Gesamtsummen verstanden werden, bleibt dabei unklar. Offen ist in acht Fällen zudem, an welche Zielgruppe sich die jeweilige Schulung richtet und/oder welche professionsspezifischen Kenntnisse des Teilnehmers vorausgesetzt werden. Während alle 20 Angebote über die Schulungs-Inhalte informieren, transportieren nur drei wirklich Informationen zur Zielsetzung der Veranstaltung. Die Internetdarstellungen der ICF-Schulungen sind jedoch nicht nur nicht vollständig. Sie sind auch gekennzeichnet durch den mitunter damit einhergehenden geringen Grad an *Attraktivität* für den Leser der Angebote. So beinhalten lediglich zwei Veranstaltungshinweise Aussagen zu Arbeits- und Lernmaterialien für den Schulungs-Teilnehmer (Skript, Handout) und nur vier Angebote weisen hin auf mögliche Anreize wie Zertifikate oder Fortbildungspunkte. Entscheidender ist jedoch, dass mit Herrn PD Dr. SCHUNTERMANN, dem Moderator und Referent der beiden von der Deutschen Rentenversicherung Bund angebotenen ICF-Einführungsveranstaltungen, nur ein ausgewiesener deutschsprachiger ICF-Experte in die Gesamtheit der ICF-Schulungen involviert ist. Die in diesem Zusammenhang zu nennenden sieben Angaben (Krankenschwester, Logopädin, Diplom-Psychologe, Oberarzt etc.) zu den beruflichen Hintergründen der Schulungsleiter lassen, da sie keine Informationen zu ICF-Erfahrungen beinhalten, keine Schlüsse auf die ICF-Kompetenz der beworbenen Personen zu. Vor dem Hintergrund der Anwendungsproblematik der ICF erscheint ebendiese Fachkompetenz als *Ausschlusskriterium* jedoch angezeigt. Dem Internetauftritt des DIMDI

[1242] Der nicht bereinigte, rabattfreie Durchschnittspreis pro Schulung liegt bei 226,00 €.

kann in diesem Kontext ebenfalls *keine* unterstützende Wirkung zugeschrieben werden: Unter der Verlinkung ›Deutschsprachiges Schulungsmaterial bei der Deutschen Rentenversicherung‹ erreicht man auf der Homepage der Deutschen Rentenversicherung zwar unter anderem den Menüpunkt ›ICF-Einführungsveranstaltungen‹ – die angeführten Angebote sind jedoch nicht aktuell, sondern beziehen sich auf zwei Veranstaltungen im März respektive Oktober 2008 (Nr. 03.01.26-01- und 03.01.26-02-).

8.3.1.2.2 Ausbildungs- und Schulungsmaterialien zur ICF

Neben Hinweisen auf vergangene und zukünftige Schulungsveranstaltungen halten zahlreiche Internetauftritte Materialien vor, die auf die Vermittlung theoretischen Wissens zur ICF und/oder die selbstgesteuerte Herstellung anwendungsbezogener Fertigkeiten abzielen respektive entsprechende Text-/Fundstellen beinhalten.

Grundlegend für den potentiellen ICF-Anwender ist dabei die Handlungskompetenz, die ihn in die Lage versetzt, das Interieur der Klassifikation nicht nur zu verstehen, sondern vielmehr eigenständig mit ebendiesem zu arbeiten. Im Internet sind gegenwärtig (Stand: 27. Januar 2010, 23.45 Uhr) 15 Dokumente zu lokalisieren und kostenfrei abzurufen, die sich dieser Thematik vordergründig annehmen respektive in einem Übungs-/Trainingskontext verortet sind.

Neun der 15 Veröffentlichungen tragen dabei ICF-nahen institutionellen Charakter (Weltgesundheitsorganisation, Bundesarbeitsgemeinschaft für Rehabilitation, Medizinischer Dienst der Krankenversicherung, Verband Deutscher Rentenversicherungsträger) und lassen – im Gegensatz zu der Vielzahl der Schulungsanbieter – damit zumindest an ihrem *Expertenhintergrund* keinen Zweifel. Dazu kommt ein Vortrag von SCHUNTERMANN, der, wie in Kapitel 8.3.1.2.1 erwähnt, als ausgewiesener ICF-Experte anzusehen ist. Hinterfragt werden muss jedoch das tatsächliche die *praktische* ICF-Anwendung fördernde Potential der Ausbildungsmaterialien. Dies ist darauf zurück zu führen, dass mit vier Veröffentlichungen nur etwa ein Viertel (26,67%) der Dokumente auch greifbare Implikationen zur praktischen Kodierung (Transformation von Informationen in konkrete ICF-Kodes) und dem Verständnis der ICF-Terminologie enthält – der inhaltliche Schwerpunkt der Schulungsmaterialien liegt vielmehr auf der Vermittlung des bio-psycho-sozialen Modells und der Struktur der ICF, also rein theoretischen Faktoren. Vor dem Hintergrund des Anspruches der ICF-Entwickler, eine interdisziplinäre Klassifikation zur Verfügung zu stellen, erscheint zudem der enge Adressatenkreis der offiziellen Ausbildungsdokumente *bedenklich.*

Fünf der neun Publikationen, darunter die ICF Checklist (Version 2.1a) der WELTGESUNDHEITSORGANISATION, die drei ICF-Praxisleitfäden der BUNDESARBEITSGEMEINSCHAFT FÜR REHABILITATION sowie die Arbeitshilfe des MEDIZINISCHEN DIENSTES DER KRANKENVERSICHERUNG, richten sich in erster Linie an Ärzte und in Rehabilitationseinrichtungen tätige Therapeuten, Gutachter oder Mitarbeiter der Krankenkassen - setzen damit Kontextwissen voraus und exkludieren gleichzeitig fachfremde Anwender beziehungsweise ICF-Interessierte anderer Professionen. Lediglich die drei von SCHUNTERMANN entwickelten Dokumente des VERBANDES DEUTSCHER RENTENVER-SICHERUNGSTRÄGER (Grundkurs, ICF-Kurzversion, Fragen und Übungen) scheinen an eine breitere Zielgruppe gerichtet und damit übergreifend ausgerichtet zu sein. Dies trifft ebenfalls zu auf den von der WHO herausgegebenen ICF Beginner`s Guide. Mit Blick auf den Internetauftritt des Deutschen Institutes für Medizinische Dokumentation und Information kann abschließend festgehalten werden, dass dieser zumindest in diesem Kontext weiterführende Informationen bereithält. Unter der bereits im letzten Kapitel angesprochenen Linkfolge ›Deutschsprachiges Schulungsmaterial bei der Deutschen Rentenversicherung‹ gelangt man nicht nur zu Hinweisen auf in der Vergangenheit liegende ICF-Einführungsveranstaltungen, sondern erreicht auch eine Menü-Oberfläche, die unter anderem mit der ICF Checklist, der Kurzeinführung von SCHUNTERMANN, einem ICF-Quiz und den ICF-Anwenderkonferenzen (Inhalte der vierten bis siebten sowie eine Einladung und ein Rückantwortschreiben zur achten Konferenz) verlinkt ist.

8.3.1.2.3 ICF-E-Learning Tool

Das in Kapitel 8.2.2 angesprochene Lernprogramm zur ICF befindet sich momentan noch in der *Entwicklungsphase*. Enthalten wird das Programm vier Module: Eine umfassende Einführung in das ICF-Modell (ICF Introduction) und drei Module, die - angepasst an den individuellen Informations- und Lernbedarf - abgerufen werden können: Ein Modul für allgemeine Informationen (basic module), eines für spezifische Informationen zum Einsatz der ICF und ICF-basierten Instrumenten (advanced module) sowie ein Modul für spezifische Informationen zur Weiterverarbeitung der auf Basis der ICF und ICF-bezogenen Verfahren erhobenen Daten (specialized module).

Das einführende Modul ist entwickelt und befindet sich seit Oktober 2009 in der Testphase. In Bezug auf die endgültige Fertigstellung des E-Learning Tools äußert sich das Netzwerk der WHO COLLABO-

RATING CENTRES FOR THE FAMILY OF INTERNATIONAL CLASSIFICATIONS im Rahmen seiner Konferenz im koreanischen Seoul (10. - 16. Oktober 2009) eher *vage*: „For the development of content and structure of the basic, advanced and specialized module topic-specific project groups will be established."[1243] Angesichts dessen und unter Berücksichtigung, dass seit dem Projektstart im September 2008 damit alleine für die Entwicklung (exklusive Testphase!) des ersten Moduls ein Jahr in Anspruch genommen wurde, muss davon ausgegangen werden, dass die finale Version des E-Learning Tools in den nächsten Jahren nicht zur Verfügung steht, dieses Instrument unmittelbar also *keinen* unterstützenden Einfluss auf ICF-bezogene Lernprozesse hat.

8.3.1.3 Anwendung

Während sich die vorgestellten Faktoren auf den Diskurs respektive die Simulation der ICF-Anwendung beziehen, setzen Variablen wie Manuale und Handbücher in der konkreten Anwendungssituation an. Mit Blick auf die vorgeschalteten Ausführungen muss allerdings festgehalten werden, dass diese Thematik in der Literatur zwar erwähnt wird, sowohl aus qualitativer als auch aus quantitativer Sicht jedoch eher als Randerscheinung anzusehen ist.

8.3.1.3.1 Anwendungsmanuale

Festgemacht werden kann dies daran, dass von den drei in Kapitel 8.2.2 angeführten Manualen zur ICF-Anwendung nur eines abrufbar ist, die Variante des AUSTRALIAN COLLABORATING CENTRE FOR THE WHO FAMILIY OF INTERNATIONAL CLASSIFICATIONS. Die Entwickler des Manuals verbinden mit ebendiesem das Ziel, „(...) to be a complement to the ICF classification, to assist Australian Users to understand the classification, to inform them about current and potential applications and to provide advice on 'getting started'."[1244] Gerichtet ist das Manual an „(...) those wanting to find out more about the practical use of the ICF in Australia or considering or planning to use the ICF."[1245]

Das Manual in der Version 1.0 wurde im Oktober 2003 von dem AUSTRALIAN INSTITUTE OF HEALTH AND WELFARE herausgegeben und umfasst neben Verweisen und Quellenangaben (11: Links and refe-

1243 Network of WHO Collaborating Centres for the Family of International Classifications (2009), S. 1.

1244 WHO Collaborating Centre for the FIC in The Netherlands (2003) [b], S. 8.

1245 WHO Collaborating Centre for the FIC in The Netherlands (2003) [b], S. 8.

rences) zehn Kapitel (sections) auf insgesamt 131 Seiten. Die Struktur des Manuals ähnelt dabei anderen umfangreichen Abhandlungen zur ICF: Zunächst werden in drei Kapiteln einführende Informationen platziert (1: Purpose and outline, 2: Overview of the ICF, 3: Benefits and uses of the ICF for Australia), während in einem vierten allgemeine Hinweise zur Anwendung (4: Getting started: general advice on use) bereitgestellt werden. Daran schließen sich fünf Kapitel an, die sich ausgewählten ICF-Komponenten und dem Faktor Behinderung widmen (5: Activities and Participation: application in Australia, 6: Environmental factors, 7: The ICF and Australian data dictionaries, 8: Disability identifiers, 9: Personal factors). Den Abschluss des Manuals bildet ein Kapitel mit Anwendungsbeispielen (10: ICF applications-examples). Erhältlich ist das Anwendungsmanual dabei nicht nur in englischer Sprache; im Vorwort finden sich Hinweise auf Übersetzungen der FRENCH und der NORDIC COLLABORATING CENTRES. [1246]

Die Struktur des Anwendungsmanuals deutet damit auf *Theorielastigkeit* hin. Die Dominanz der Hintergrund- und Kontextinformationen wird dabei nicht nur belegt durch das Verhältnis von Theorie- zu Praxiskapiteln, sondern auch durch den *Mangel* an anwendungsbezogenen Informationen in den beiden Kapiteln, die sich vordergründig der ICF-Anwendung widmen. So enthält das vierte Kapitel anstatt konkreter Umsetzungshinweise eine aus sechs Punkten bestehende Checkliste. Diese ist gerichtet an unerfahrene Anwender (new users) und weist zunächst darauf hin, das zweite Kapitel (ICF-Überblick) zu lesen, um sich danach mit den zu erhebenden Daten, dem Level der Anwendung (Nutzung der bio-psycho-sozialen Ethik, einzelner Kapitel, der ICF-Struktur etc.), bereits vorhandenen Daten/Informationen, ähnlichen Anwendungszusammenhängen und dem Informationsaustausch auseinanderzusetzen.[1247] In Bezug auf anwendungs- und praxisbezogene Implikationen muss auch das Kapitel der Anwendungsbeispiele als nicht weiterführend eingestuft werden. Die neun Darstellungen zielen allesamt auf strukturelle Aspekte wie die Integration der ICF-Struktur (framework of the ICF) oder einzelner Komponenten in bestehende oder zu entwickelnde Instrumente, Systeme oder Forschungszweige ab. Praxisnahe Hinweise, Anregungen oder Hilfestellungen finden keine Erwähnung, sodass dem Manual neben der Theorielastigkeit abschließend auch *Praxisferne* unterstellt werden muss.

1246 Vgl. Australian Institute of Health and Welfare (2003), S. XV.

1247 Vgl. Australian Institute of Health and Welfare (2003), S. 28–29.

8.3.1.3.2 *Handbücher*

Das in Kapitel 8.2.2 angeführte Praxishandbuch von LORENZEN und HIRSCH existiert *nicht* als verfügbare Monographie, sondern wird im Internet als unveröffentlichte Diplomarbeit der Fachhochschule (Hogeschool) Zuyd in den Niederlanden geführt.

8.3.2 Variablen der Klasse II: Darstellung

Die ICF-Anwendung erleichtern ferner einige Variablen, die im weiteren Verlauf dargestellt werden. Die entsprechenden Informationen sind analog zu den obigen Ausführungen kostenfrei zu erhalten – auf die Potentialanalyse der angeführten Variablen wurde dabei allerdings verzichtet. Hintergrund dessen ist, dass mit Ausnahme der Administrations-Kommunikation alle Variablen nur kostenpflichtig zu erhalten sind.

8.3.2.1 Assessmentinstrumente

Im Jahr 2007 veröffentlichte das Institut für Qualitätssicherung in Prävention und Rehabilitation (iqpr) einen Forschungsbericht, der sich auf ein vom Bundesministerium für Arbeit und Soziales gefördertes Projekt bezieht. Im Rahmen dieses Projektes gestaltete das iqpr eine Online-Datenbank, die eine Sammlung von wenig geläufigen Assessmentinstrumenten zum Einsatz in den Bereichen Prävention und Rehabilitation beinhaltet und unter der Adresse www.assessment-info.de zu erreichen ist. Der Fokus der 55 Verfahren liegt dabei auf der Einschätzung individueller Teilhabepotentiale auf dem Feld der Erwerbsarbeit. Den Instrumenten liegen drei Analysebereiche zugrunde: Person, Arbeit und Interaktion. Da diese in ihrer Gesamtheit dem bio-psycho-sozialen Modell der ICF ähneln, wurden im Kontext des Projektes die ICF-Kategorien mit den der Datenbank inhärenten Verfahren abgeglichen. Herausgestellt werden konnte dabei, dass die Ausprägung vieler ICF-Items mit den in der Online-Datenbank angeführten Instrumenten (konkret: in 50 von 55 Fällen) erhoben werden kann.[1248]

Dies untermauert der Forschungsbericht anhand zweier Faktoren: So finden sich auf der einen Seite zwei Gegenüberstellungen, in denen Schlagworten der drei Analysebereiche konkrete ICF-Kodes respektive den ICF-Komponenten (analog zum Aufbau der ICF) Analysebereiche und entsprechende Schlagworte zugeordnet werden.[1249] Das Hauptaugenmerk liegt allerdings auf der Zusam-

---

[1248] Vgl. Röhrig/Froböse/Bohnes (2007), S. 1.

[1249] Vgl. Röhrig/Froböse/Bohnes (2007), S. 32–38.

menstellung der Instrumente und ihren Kurzbeschreibungen. Diese werden als anwenderorientiert bezeichnet und folgen demselben Aufbau und umfassenden Informationsansatz: Zunächst aufgeführt sind die Analysebereiche des Instruments und dessen inhaltskongruente ICF-Items, der Name des Verfahrens sowie Daten zum Verfasser und des Erscheinens. Daran angeschlossen sind Basisinformationen zum Instrument wie Ziel, Inhalt und theoretische Grundlagen sowie strukturell-inhaltliche Informationen (Anzahl der Merkmale und Merkmalsdimensionen, Beispielmerkmale und Antwortformate). Ebenfalls behandelt werden die dem Instrument zugrunde liegenden Gütekriterien und Erhebungsmethoden sowie Informationen zum Anwendungsfeld, zur Anwendung als solcher, zur Durchführungsdauer und zu den Kosten des Verfahrens.[1250]

8.3.2.2 EDV-gestützte Dokumentationssysteme

Als eine weitere Anwendungs-Erleichterungskomponente wird die Computer-gestützte Dokumentation der Merkmalsausprägung angesehen. Im Internet finden sich zu diesem Faktor eine Reihe von Informationen und Anhaltspunkten, die im Folgenden dargestellt werden.

8.3.2.2.1 Bremer Reha-Tool

Dieses von Michael Sperling entwickelte und im Internet unter www.icf-tools.de angeführte Instrument existiert gegenwärtig in der Version 3.1 und wird vom Entwickler als ICF-Arbeitshilfe bezeichnet. Verwendet werden kann das Programm zum Beispiel im Rahmen von Schulungen oder Konzeptarbeiten. Das von der WHO im Jahre 2006 für den deutschsprachigen Raum lizenzierte Tool ist konzipiert für Einzel- und Netzwerkanwendungen und kostet als Einzelplatzversion 49,00 € respektive 450,00 € als 10er- und 750,00 € als 20er-Paket.

In der Arbeitshilfe enthalten sind die vollständigen Inhalte der ICF-Endfassung von 2005. Daneben beinhaltet das Tool in zwei separaten Tabellen die ICF-Vollversion mit 1424 Items sowie die Kurzversion der ICF mit 326 Merkmalen. Aus beiden Aufstellungen können die Anwender weitere Zusammenstellungen extrahieren. Darüber hinaus ist eine Schnellsuch-Funktion im Instrument programmiert, ferner kann das Tool als Grundtabelle für ein Förderplaninstrument, zur Visualisierung der Begriffszuordnung oder als ICF-

[1250] Vgl. Röhrig/Froböse/Bohnes (2007), S. 46–105.

Gesamtübersicht genutzt werden. Zur verbesserten Gebrauchsfähigkeit sind zudem sämtliche Itemerläuterungen abrufbar.

8.3.2.2.2 ERGO-ASSESS

Die Software wurde von ECKART MATTHIAS entwickelt und steht seit dem siebten Dezember 2009 als Version 7.4 zur Verfügung; weitere Informationen sind unter der Adresse www.sw-ematthias.de abrufbar. Verwendet wird ERGO-ASSESS von ergotherapeutischen Praxen oder ergotherapeutischen Abteilungen in Krankenhäusern. Eingesetzt wird die Software zur Erfassung von Behandlungsverläufen sowie der Berechnung unterschiedlichster Statistiken über die Behandlungsprozesse von Patienten. Genutzt werden kann ERGO-ASSESS dabei sowohl auf einem Einzelrechner als auch in einem Netzwerk. Je nach Funktionsbreite kostet die Software zwischen 70,00 und 230,00 €.

Die Stamm- und Beurteilungsdaten der Patienten werden in einer zentralen Datenbank gespeichert, wobei die ICF-Kodes mit und ohne Schweregradausprägung eingegeben werden können. Ferner kann der Anwender zwischen verschiedenen von der Software angebotenen ICF-Kodes für die einzelnen Assessment-Variablen wählen und sich Mittelwerte mehrschrittiger Behandlungen grafisch und tabellarisch anzeigen lassen. Visualisiert werden darüber hinaus auf Wunsch auch eine Übersicht respektive die Zusammenfassung aller Behandlungsschritte. Sämtliche Informationen können vom Anwender der Software dabei als Microsoft® Word- und Adobe® PDF-Dateien abgespeichert und/oder gedruckt werden.

8.3.2.2.3 PHYSIO-ASSESS

Auf denselben Entwickler wie die vorab dargestellte Software ERGO-ASSESS zurück gehend ist die Software PHYSIO-ASSESS mittlerweile als Version 1.4 verfügbar und unter der Domain www.sw-ematthias.de einsehbar. Zur Anwendung gelangt die Software in physiotherapeutischen Praxen sowie entsprechenden Abteilungen in Krankenhäusern. Wie ERGO-ASSESS zielt auch PHYSIO-ASSESS auf die Erfassung und Analyse von Behandlungsverläufen ab. Das Programm ist ebenfalls netzwerkfähig und kostet wie ERGO-ASSESS zwischen 70,00 und 230,00 €.

Auch bei PHYSIO-ASSESS werden die Stamm- und Beurteilungsdaten der Patienten in einer zentralen Datenbank gespeichert. Zudem können ebenfalls mehrere Behandlungsschritte für jeden Patienten ICF-bezogen angelegt, ausgewertet und visualisiert werden. Der Behandlungserfolg ist desgleichen ersichtlich und kann wie jeder

Zwischenschritt in den unter Kapitel 8.3.2.2.2 angeführten Formaten gespeichert und ausgedruckt werden.

8.3.2.2.4 GERIDOC®

Im Rahmen des Projektes ›Geriatrie-in-Bayern-Datenbank‹, einem von der Ärztlichen Arbeitsgemeinschaft zur Förderung der Geriatrie in Bayern e.V. getragenen Qualitätssicherungsprojekt, in das 51 geriatrische Rehabilitationseinrichtungen aus Bayern einbezogen sind, entstand die Software GERIDOC®. Diese ist auch unter der Adresse www.gibdat.de erörtert. Der Anwender soll durch GERIDOC® bei Routineaufgaben wie beispielsweise der Erstellung von Arztbriefen, Statistiken, Befunden und Anträgen sowie spezielleren Aufgaben wie zum Beispiel der Durchführung von Studien entlastet werden. Die Software ist interdisziplinär aufgestellt und kann in allen Bereichen der geriatrischen Rehabilitation eingesetzt werden. Ähnlich den vorab dargestellten Programmen kann auch diese Software in Netzwerken oder Einzelplatz-Rechnern installiert werden.

Die Software beinhaltet berufsgruppenspezifische Sets mit ICF-Items, darüber hinaus kann jeder Anwender die für ihn relevanten Merkmale auswählen, ist demnach an keine konkrete Zusammenstellung gebunden. Die genutzten Items können ferner mit drei Ausprägungen (Messzeitpunkte t_1, t_2, t_3) versehen werden, zudem können in Abhängigkeit von Berufsgruppe und Itemausprägung Operationalisierungen und Maßnahmen definiert werden, die nach dem Einpflegen der Daten automatisch in der Eingabemaske erscheinen. Ebenfalls möglich ist die Adaption von berufsspezifischen Sachverhalten in konkrete Merkmale und Schweregrade - GERIDOC® ist dabei so programmiert, dass aus bekannten Informationen automatisch ICF-Kodes generiert werden.

8.3.2.2.5 GETECO-Fachdokumentation

Vor dem Hintergrund der prognostizierten ICF-Verbreitung im Gesundheits-, Pflege- und Sozialwesen entwickelte die GETECO GmbH als Spezialist für Softwarelösungen auf dem Feld der Sozialen Arbeit eine Software, die zusätzlich zu etablierten Verfahren/Systemen auch die ICF inkludiert. Die umfassende Aufstellung der GETECO-Fachdokumentation soll es dem Anwender ermöglichen, Verfahren parallel oder alternativ zueinander einzusetzen, wie auf der Unternehmenswebsite, die unter www.geteco.de abrufbar ist, proklamiert wird.

Ziel der Software ist es weiterhin, jedem Kundenbereich der GETECO GmbH entsprechende ICF-Zusammenstellungen (Merkmals-Sets) zur offerieren, die wiederum erweitert oder modifiziert werden können. Ähnlich den bereits dargestellten Softwarelösungen verwendet auch die Fachdokumentation eine Eingabemaske, in der zunächst die einzelnen ICF-Komponenten und -Domänen ausgewählt werden können, bevor in einem nächsten Schritt die Ausprägungen der Items quantifiziert werden. Zusätzlich zur ICF-basierten Dokumentation können die erhobenen Daten in ein Maßnahmeschema integriert werden, welches wiederum in einem Rehabilitationskreislauf verortet ist (Feststellung - Förderung - Kontrolle).

8.3.2.3 Administrative Kommunikation

Die Notwendigkeit kommunikativer Aktivitäten bezieht sich zwar primär auf innersystemische Kommunikationshandlungen (Anwender und Anwender), kann jedoch auch in einen systemübergreifenden Kontext verortet werden. Dies ist dann der Fall, wenn Anwender oder an der ICF-Anwendung interessierte Personen mit der Weltgesundheitsorganisation oder dem DIMDI hinsichtlich der ICF kommunizieren wollen.

Die Homepage der WHO ist dabei unter der Adresse www.who.int/en/ zu erreichen, wobei die ICF-bezogenen Inhalte unter dem Link www.who.int/classifications/icf/en/ abrufbar sind. Informationen zu Erreichbarkeiten und Zuständigkeiten hält die WHO unter folgender Adresse vor: www.who.int/about/contacthq/en/index.html. Dort angeführt sind E-Mail-Adressen und Telefonnummern für allgemeine Anfragen (general enquiries). Umfassende deutschsprachige Informationen zur ICF finden sich zudem auf der Website des DIMDI wieder. Dieses offeriert auf seinem Internetauftritt unter www.dimdi.de/static/de/index.html auch die Möglichkeit zur Kontaktaufnahme mit dem als WHO-Kooperationszentrum für die internationalen Klassifikationen angesehenen Institut, das auch mit der Herausgabe der deutschsprachigen Übersetzung betraut ist. Die Kontaktaufnahme kann dabei via Eingabeformular unter www.dimdi.de/dynamic/de/klassi/contact.html erfolgen - der Interessent kann in diesem Fall zwischen verschiedenen Mitteilungsbereichen (die ICF ist angeführt unter dem Punkt ›Medizinische Klassifikationen‹) wählen oder unter der Uniform Ressource Locator (URL) www.dimdi.de/static/de/dimdi/dd/kontakt.html telefonisch und elektronisch erreichbare Ansprechpartner mit direktem Bezug zur Fragestellung/Kontaktintention ermitteln.

9 Voraussetzungen für die nachhaltige Einführung und Anwendung der ICF im deutschsprachigen Raum

Im sozialen System Gesellschaft, das den Menschen in seiner Umwelt verortet, ihn erst über funktionssystemspezifische Kommunikationshandlungen inkludiert und insbesondere die Übernahme einer Leistungsrolle im Funktionssystem Wirtschaft weitreichende Lebensgestaltungs- und -bewältigungsoptionen mit sich führt, sehen sich vor allem Menschen mit Funktionsbeeinträchtigungen von sequentiell vernetzten Exklusionen bedroht respektive diesen ausgesetzt. Das sehr differenziert aufgestellte deutsche System der Beruflichen Rehabilitation, das diesen Menschen durch die bestmögliche Qualifizierung, begleitete Übergänge, passgenaue und einheitliche Maßnahmen zu einer nachhaltigen Integration in den allgemeinen Arbeitsmarkt verhelfen oder zumindest deren Inklusionsoptionen erweitern sollte, verschärft gegenwärtig allerdings die sozialen und beruflichen Ausgrenzungs- und Übergangsrisiken. Wie im Rahmen der vorliegenden Untersuchung anhand unterschiedlicher Datenerhebungs- und -auswertungsmethoden aufgezeigt werden konnte, vermag auch die von der Weltgesundheitsorganisation entwickelte Internationale Klassifikation der Funktionsfähigkeit, Behinderung und Gesundheit derzeit keinen wesentlichen Beitrag zur Aufhebung oder Verbesserung des Status quo zu leisten.

Ansetzen könnte die ICF mit ihrer bio-psycho-sozialen Ausrichtung (interdependente Funktionalität) und der Zielsetzung, eine internationale und interdisziplinäre Kommunikationsgrundlage für Fachleute des Gesundheits- und Sozialwesens zu bilden, dabei an der Dokumentation individueller Erwerbsarbeitspotentiale. Die Potentialillustration ist Ausgangspunkt passgenauer beruflicher Rehabilitationsmaßnahmen (Stichwort Profiling) und hat damit eine bedeutungsvolle Schnittstellenfunktion im gesamten Rehabilitationskreislauf inne. Durch den Bezug auf die ICF könnte dieser zudem an Systematik gewinnen und unternehmensübergreifend vereinheitlicht werden. Dass die Untersuchungsergebnisse allerdings die Alternativhypothese H_1 bestätigen, ist auf eine Vielzahl von generellen Problemstellungen im Kontext der praktischen Anwendung der ICF zurückzuführen. Wie im Zuge der Untersuchung jedoch auch gezeigt wurde, bestehen vonseiten der Praxis und mit Blick auf die im Internet verfügbaren Informationen zahlreiche mitunter konkrete Anregungen, Hinweise und Ansätze, die die Bandbreite der Problemvariablen zumindest partikular relativieren.

Die nachfolgenden Ausführungen nehmen sich dessen an und skizzieren die für eine nachhaltige Einführung und Anwendung der ICF essentiellen Aspekte. Adressat ist die Weltgesundheitsorganisation. Hintergrund dessen ist die zentrale Stellung des Faktors Vergleichbarkeit im ICF-Konzept. Um diese zu gewährleisten, müssen sämtliche Maßnahmen, die sich auf die multiprofessionale Anwendung und Implementierung der ICF beziehen, daher von der WHO initiiert und gesteuert werden.[1251]

9.1 Maßnahmen mit direktem Praxisbezug

Analog zu den vorangegangenen Ausführungen können auch die von der WHO sicher zu stellenden Aktivitäten hinsichtlich ihres Praxisbezuges unterschieden werden. Die Klassifizierung ist dabei nur von struktureller Bedeutung - beiden Maßnahmenbereichen liegt dieselbe Relevanz zugrunde.

9.1.1 Vereinfachung der Sprache

Damit sich die ICF multiprofessional etablieren kann, muss zunächst das sprachliche Niveau der Klassifikation an eine breite und nicht zwangsläufig medizinisch vorgebildete Zielgruppe angepasst werden.

9.1.2 Entwicklung trennscharfer Itembeschreibungen

Um die relevanten Merkmale ohne Mehraufwand identifizieren zu können, sind trennscharf formulierte Items und Itembeschreibungen unabdinglich. Dies gilt insbesondere für die ICF-Items, die bislang mit keiner Beschreibung versehen sind.

9.1.3 Modifikation der Skalierung

Die von der WHO entwickelte Skalierung muss, um die Defizitorientierung auch praktisch abzulegen, Stärken und Kompensationsfaktoren erfassbar machen. Ferner muss die Abstufung der Skala validiert werden.

1251 Diese Sichtweise wird dabei indirekt auch in der Literatur vertreten. So befürchten beispielsweise Ewert und Stucki (2007), S. 959 ›Insellösungen‹, daneben betont die Deutsche Vereinigung für Rehabilitation (2009), S. 4, dass nicht beliebig mit der ICF umgegangen werden darf, ferner führt Schian (2006) [a], S. 14 an, dass die Ansätze der ICF-Umsetzung stets mit ICF kompatibel sein müssen.

9.1.4 Operationalisierung der Skalierungsstufen

Der Zuordnung von Merkmalsausprägungen zu den einzelnen Stufen der Skala müssen verbindliche Maßstäbe zugrunde liegen. Erst operationalisierte Ausprägungsgrade führen zu vergleichbaren Ergebnissen.

9.1.5 Erweiterung der erwerbsarbeitsbezogenen Merkmale

Erwerbsarbeit gilt gegenwärtig als zentrale Kategorie menschlichen Handelns. Die in der ICF unter der Domäne Arbeit und Beschäftigung angeführten Items müssen, um diesem Sachverhalt gerecht zu werden, zumindest um die beruflichen Kern-/Schlüsselqualifikationen erweitert werden.

9.2 Maßnahmen mit indirektem Praxisbezug

Ergänzend zu den dargestellten Erfordernissen lassen sich weitere zentrale Bedingungen für die nachhaltige Einführung und Anwendung der ICF formulieren. Verortet sind diese dabei in den Kontext mit der ICF-Anwendung zusammenhängender Moderatorvariablen.

9.2.1 Förderung der Kommunikation zwischen ICF-Anwendern

International wie national wird der Kommunikation zwischen den Anwendern der ICF eine große Bedeutung zugemessen. Auf nationaler Ebene bestehen bereits Ansätze. Diese müssen ausgebaut, niedrigschwellig zugänglich gemacht und modifiziert werden, um eine interdisziplinäre und grenzübergreifende Vernetzung zu ermöglichen.

9.2.2 Professionalisierung von Angeboten und Materialien zur ICF-Schulung

Fachkräften, die die praktische Anwendung der Klassifikationen erlernen wollen, müssen kostenfreie/-günstige multi-methodal aufgestellte und zielgruppenorientierte Lernmaterialien/-angebote mit Praxisbezug zur Verfügung gestellt werden. In die Entwicklung entsprechender Instrumente, Unterlagen, Manuale und Schulungsangebote müssen zwangsläufig Personen mit ausgewiesenem ICF-Expertenwissen involviert werden. Die derzeit existierenden Materialien und Angebote entsprechen diesen Kriterien in ihrer Gesamtheit nicht.

9.2.3 Unterstützung der ICF-Anwender

Sichergestellt werden müssen zudem die reibungslose Kommunikation und Zusammenarbeit zwischen ICF-Anwendern und Weltgesundheitsorganisation respektive dem DIMDI. Dazu zählen vor allem die Erreichbarkeit beider Institutionen, die Entzerrung des Lizenzierungsverfahrens sowie die multi-mediale Verbreitung von kostenlosen Informationen zur praktischen Anwendung der ICF weltweit.

9.2.4 Forcierung der Forschung zur ICF-Anwendung

Die Erkenntnisse der ICF-Anwender zur praktischen Anwendung sind die Basis zukünftiger Weiterentwicklungsaktivitäten und damit eine zentrale Variable im gesamten Implementierungsprozess. Die praktische Forschung zur ICF und anwendungsfördernden Faktoren muss daher fokussiert und durch ein breit aufgestelltes Spektrum an Maßnahmen wie beispielsweise die finanzielle Förderung von ICF-Projekten/-Studien oder den Ausbau von Arbeitsgruppen und ICF-Forschungseinrichtungen in allen anwendungsbezogenen Bereichen voran getrieben werden. Zurückgegriffen werden kann in diesem Zusammenhang auf bereits bestehende Strukturen (ICF Research Branch, DVfR-Ausschss etc.) und Systeme (EDV-gestützte Dokumentationssysteme, iqpr-Forschungsbericht etc.).

9.2.5 Ausweitung der Rezeption der ICF

Damit sich die ICF als multiprofessionales Dokumentationssystem etablieren kann, müssen neben sämtlichen WHO-Mitgliedsstaaten auch die nationalen Administrationen zur Nutzung der ICF angehalten werden. Ferner sollten das Anwendungsspektrum der ICF deutlich erweitert und die ICF in Studium und Lehre integriert werden.

9.2.6 Verstärkte Koordination

Um die weltweite Einheitlichkeit der ICF-Anwendung zu gewährleisten, müssen vonseiten der WHO intensivierte koordinative und organisatorische Aktivitäten ausgehen. In die Steuerung der ICF-Anwendung inbegriffen sein müssen dabei mindestens die praxisnahe Supervision sowie die Vorgabe konkreter Dokumentationsstrukturen und Anwendungsrichtlinien.

9.3 Zentrale Kategorien der ICF-Implementierung für Führungskräfte

Hervorgehoben wurde im Rahmen der vorliegenden Untersuchung stets die Bedeutung der für die ICF-Implementierung verantwortlichen Führungskräfte. Obwohl diese durch ihr Agieren den Nachhaltigkeitsgrad des gesamten Implementierungsprozesses wesentlich beeinflussen, existieren in der Literatur zur ICF gegenwärtig keine auf praktische Erfahrungen fußende Hilfestellungen und Verhaltenskodizes. Die folgenden Ausführungen greifen diese Problematik auf und schaffen Abhilfe, indem sie die Schlüsselkategorien auf Führungsebene skizzieren.

9.3.1 Kommunikation

Die Einführung der Internationalen Klassifikation der Funktionsfähigkeit, Behinderung und Gesundheit ist zumeist mit Mehraufwand und multiplen Schwierigkeiten verbunden. Diese müssen, genau wie die Ziele, die Sinn- und Zweckhaftigkeit der ICF-Anwendung, im Vorfeld mit den involvierten Fachkräften besprochen werden, auch um Ablehnung, Voreingenommenheit und Verschlossenheit gegenüber der ICF zu begegnen und die Fachkräfte dauerhaft zu motivieren.

9.3.2 Reflektion und Austausch

Die Kommunikation im Kontext der ICF-Anwendung muss dabei zweiseitig sein. So sind der unternehmensinterne und der interdisziplinäre unternehmensübergreifende Austausch zwischen ICF-Anwendern von erheblicher Bedeutung. Angesichts der gegenwärtig nur in Ansätzen vorhandenen Kommunikationsplattformen in Deutschland wird an dieser Stelle ein proaktives Vorgehen wie beispielsweise die Kontaktaufnahme zu beim DIMDI in der Projektübersicht angeführten Anwendern empfohlen.

9.3.3 Vernetztes Lernen

Ein in diesem Zusammenhang viel versprechendes Szenario ist die Bildung von Anwender-Netzwerken. Durch Vernetzungen und gemeinsame Aktivitäten wie Hospitationen, Austausche, Kooperationsprojekte etc. kann die unternehmensübergreifende ICF-Anwendung zu win-win-Situationen führen.

9.3.4 Evaluation

Die Anwendung der ICF muss kritisch erfolgen. Regelmäßige Evaluationen, in denen die Fachkräfte ihre Einschätzungen und Eindrücke zur praktischen Anwendung äußern können, sind daher unerlässlich. Dementsprechend von Bedeutung ist in diesem Zusammenhang auch, dass die Evaluationsergebnisse mit den Fachkräften kommuniziert werden.

9.3.5 Weiterentwicklung

Resultieren aus Evaluationen Weiterentwicklungen, sind die Fachkräfte in diese einzubeziehen, um die Transparenz und die Akzeptanz des an sich schon komplexen Vorgehens zu gewährleisten.

9.3.6 Fachkompetenz

Um die nachhaltige Implementierung der ICF realisieren zu können, sind aufseiten der Führungskraft neben der Verinnerlichung des der ICF inhärenten bio-psycho-sozialen Modells in erster Linie ICF-Anwendungs-Kompetenzen unabdingbar. Diese können beispielsweise im Rahmen von Vernetzungen erworben werden.

9.3.7 Wissensmanagement

Ferner erscheint es angezeigt, bereits im Vorfeld der ICF-Einführung potentiell beteiligte Fachkräfte im praktischen Umgang mit der Klassifikation vertraut zu machen. Diese wiederum können ihre Erfahrungen und Kenntnisse nebst der bio-psycho-sozialen ICF-Struktur eingebettet in ein Multiplikatoren- oder Mentorensystem an unerfahrene Fachkräfte weitergeben.

9.3.8 Prozesshaftigkeit

Die nachhaltige Implementierung der ICF vollzieht sich zwangsläufig schrittweise. Im Sinne eines umfassenden Prozesses müssen dabei neben den Führungs- und Fachkräften auch sämtliche Leitungsebenen die Entscheidung für die Einführung der ICF tragen und die bio-psycho-soziale Ausrichtung der ICF ihrem Handeln zugrunde legen.

9.3.9 Information

Das Internet beispielsweise hält eine Fülle von Informationen rund um die ICF-Anwendung vor. Die Orientierung an bewährten Vorgehensweisen (Best Practice-Ansatz) oder zumindest die Auseinandersetzung mit anderen Praxiskonzepten eröffnen die Möglichkeit für aufwandsminimierten Informationgewinn.

9.3.10 Rahmenbedingungen

Die Führungskraft muss die gewonnenen Informationen dazu einsetzen, den beteiligten Fachkräften einen optimalen Anwendungskontext zu bieten. Dazu zählen neben Austausch- und Reflektionsgelegenheiten vor allem Faktoren wie die Fokussierung weniger ICF-Items, die Ermittlung ICF-kompatibler Diagnostik-Instrumente oder EDV-basierter Dokumentationssysteme.

9.3.11 Zeitliche Ressourcen

Die Arbeit mit der ICF stellt darüber hinaus insbesondere für ungeübte Fachkräfte eine große Herausforderung dar. Dieser kann durch eine intensive Einarbeitung, Schulungs- oder regelmäßige Übungsaktivitäten begegnet werden. Voraussetzung für diese Aktivitäten sind ausreichende zeitliche Ressourcen.

9.3.12 Personelle Ressourcen

Die nachhaltige ICF-Implementierung kann nicht parallel zum Tagesgeschäft durchgeführt werden. Fehlen Fachkräfte durch die Einbindung in ein ICF-Projekt daher in ihrem eigentlichen Aufgabenbereich, sind entsprechende personelle Ressourcen zur Abfederung dieses Sachverhaltes erforderlich, um die Einführung der ICF langfristig sicher zu stellen.

Die angeführten Kernkategorien finden sich dabei im Kontext der von DOPPLER und LAUTERBURG als Schlüsselfaktoren erfolgreichen Vorgehens bezeichneten Verhaltensweisen wieder. Unternehmerische Veränderungsprozesse, so die Autoren, sind am ehesten erfolgreich, wenn es den Führungskräften gelingt, die Energie ihrer Mitarbeiter zu wecken und Vertrauensbeziehungen zwischen Fach- und Führungskräften aufzubauen. Ferner wird empfohlen, in Prozessen statt in Strukturen zu denken und dynamische Wirkungszusammenhänge herzustellen. Als wichtig wird ebenfalls erachtet, das Unternehmen auf seine relevanten Umwelten (Wettbewerb, gesetzliche Regelungen etc.) auszurichten und sich des Wirkungsfeldes vieler Rahmenbedingungen und Faktoren, die die Entwicklung des Unternehmens beeinflussen, bewusst zu werden. Zudem sollten die Führungskräfte durch Kommunikation Vernetzungen inner- und außerhalb des Unternehmens erwirken. In diesem Zusammenhang genannt wird darüber hinaus die Notwendigkeit, die Unternehmung als lernendes System aufzustellen, um Erstarrung und Trägheit erfolgreich entgegenzuwirken.[1252] Erwähnt werden können an

[1252] Vgl. Doppler/Lauterburg (2000), S. 89–99.

dieser Stelle auch die ebenfalls auf das Autorenduo zurückzuführenden Grundprinzipien einer veränderungsfreundlichen *Unternehmenskultur* wie kreative Unruhe (Pioniergeist, Experimentierfreude etc.), Konfliktfähigkeit (konstruktive Streitkultur), Zusammengehörigkeitsgefühl (auf Vertrauen, gegenseitiger Akzeptanz und Offenheit beruhender Gemeinschaftssinn), Sinnvermittlung (Klarheit bezüglich der Unternehmensziele und -philosophie) und Kommunikation (Förderung und Nutzung informeller und übergreifender Informationsvermittlung).[1253]

[1253] Vgl. Doppler/Lauterburg (2000), S. 54–56.

Anhang

Anhang 1: Fragenkatalog zur Pre-Erprobung

Fragen zur Itemfunktionalität	Fragen zur Anwendungsfunktionalität	Fragen zur Gestaltung
-Sind die Items verständlich formuliert/beschrieben?	-Ist die Skaleneinteilung nachvollziehbar?	-Ist der Erfassungsbogen übersichtlich aufgebaut?
-Erleichtern die angefügten Kommentare die Nutzung des Core Sets?	-Ist die Kodierung durchgängig problemlos durchzuführen?	-Dient die farbliche Gestaltung der Vereinfachung der Nutzung des Erfassungsbogens?
-Ist die fünfstufige Skala ausreichend, um die Itemausprägung erschöpfend zu beschreiben?	-Sind Mehrfachkodierungen möglich?	-Verdeutlicht der Aufbau des Erfassungsbogens die Kohärenz (logischer Aufbau) des Instrumentes?
-Ist die Auswahl der Items den Bedürfnissen/Ansprüchen der Praxis angepasst?	-Sind Kodierbeispiele auf den Erfassungsbögen notwendig?	-Ist die verwendete Schrift geeignet?
-Ist die Anzahl der Items ausreichend, um eine praxisnahe Erfassung/Beschreibung zu gewährleisten?	-Ist die Maßnahmeableitung nachvollziehbar?	-Ist die Schriftgröße ausreichend?

Anhang 2: Fragebogen zum Modellprojekt, Phase I: Adaption

Fragebogen zum Anforderungsprotokoll

Sehr geehrte Damen und Herren,

im Folgenden bearbeiten Sie bitte einen Fragebogen zur Evaluation des ICF-gestützten Anforderungsprotokolls, das Ihnen zur Erprobung ausgehändigt wurde.

Die Evaluation erfolgt anonym. Beantworten Sie bitte alle Fragen. Hilfsmittel zur Optimierung der Evaluation sind das Anforderungsprotokoll und ggf. eigene Aufzeichnungen.

Bei Fragen stehe ich Ihnen jederzeit gerne zur Verfügung.

David Bender

Haben Sie das Anforderungsprotokoll in Ihrer täglichen Arbeit bereits eingesetzt?

☐ ja ☐ nein

Sind alle für das Berufsleben relevanten Anforderungsdimensionen (kognitive Merkmale, soziale Merkmale etc.) im Anforderungsprotokoll enthalten?

☐ ja ☐ nein

* wenn **nein** angekreuzt wurde:

welche Anforderungsdimensionen müssen dem Anforderungsprotokoll beigefügt werden?

____

____

____

Bilden die angeführten Anforderungsmerkmale die Dimensionen umfassend ab?

☐ ja ☐ nein

* wenn **nein** angekreuzt wurde:

welche Anforderungsmerkmale müssen dem Anforderungsprotokoll beigefügt werden?

____

____

Sind alle ICF-Items verständlich und den Merkmalen zuzuordnen?

☐ ja ☐ nein

* wenn **nein** angekreuzt wurde:

welche ICF-Items sind unverständlich und den Merkmalen nicht zuzuordnen?

____

____

Beschreiben die ICF-Items die Anforderungen konkreter als die Merkmale?

☐ ja ☐ nein

* wenn **nein** angekreuzt wurde:

welche ICF-Items sind unkonkret und müssen mir Erklärungen versehen werden?

____

____

Könnten die Merkmale aus dem Fragebogen entnommen, d.h. durch die ICF-Items ersetzt werden?

☐ ja ☐ nein

* wenn **nein** angekreuzt wurde:

welche Merkmale sind ad hoc nicht durch die ICF-Items zu ersetzen?

____

____

Sollten zur Erleichterung der Zuordnung der ICF-Items zu den Dimensionen wenn möglich immer mehrere ICF-Items angeführt werden?

☐ ja ☐ nein

Sind die angeführten ICF-Items im Rahmen der Feststellungsphase problemlos erfassbar?

☐ ja ☐ nein

* wenn **nein** angekreuzt wurde:

welche ICF-Items sind schwierig/aufwendig zu erfassen?

____

____

Sind die Ergebnisse der Feststellungsphase den ICF-Items eindeutig zuzuordnen?

☐ ja ☐ nein

* wenn **nein** angekreuzt wurde:

welchen ICF-Items sind die Ergebnisse der Feststellungsphase nicht eindeutig zuzuordnen?

____

____

Lässt die Skalierung der Itemausprägung eine möglichst exakte Beschreibung der Itemausprägung zu?

☐ ja ☐ nein

Ist die Arbeit mit dem Anforderungsprotokoll aufwendig?

☐ ja ☐ nein

Was kann die Handhabung des Anforderungsprotokolls optimieren?

____

____

Sind die Gestaltung bzw. der Aufbau des Anforderungsprotokolls schlüssig und bedürfen keiner Veränderungen?

☐ ja ☐ nein

* wenn **nein** angekreuzt wurde:

welche gestalterischen Veränderungen sollten vorgenommen werden?

____

____

Wie bewerten Sie abschließend die Anwendbarkeit des Anforderungsprotokolls?

☐ sehr gut ☐ gut ☐ mäßig ☐ schlecht ☐ sehr schlecht

Wie bewerten Sie abschließend die inhaltliche Gestaltung des Anforderungsprotokolls?

☐ sehr gut ☐ gut ☐ mäßig ☐ schlecht ☐ sehr schlecht

Wie bewerten Sie abschließend die äußerliche Gestaltung des Anforderungsprotokolls?

☐ sehr gut ☐ gut ☐ mäßig ☐ schlecht ☐ sehr schlecht

Welche (weiteren) Anregungen haben Sie zum Anforderungsprotokoll?

____

Vielen Dank für Ihre Mitarbeit!

Anhang 3.1: Fragebogen zum Modellprojekt (I), Phase II: Proto-Referenz

Fragebogen zum Anforderungsprotokoll (I)

Sehr geehrte Damen und Herren,

im Folgenden bearbeiten Sie bitte einen zweiteiligen Fragebogen zur Evaluation des überarbeiteten ICF-gestützten Anforderungsprotokolls, das Ihnen zur Erprobung ausgehändigt wurde.

Die Evaluation erfolgt anonym. Beantworten Sie bitte alle Fragen. Hilfsmittel zur Optimierung der Evaluation sind die Anforderungsprotokolle und ggf. eigene Aufzeichnungen.

Bei Fragen stehen Ihnen das Team des BZ Saalfeld und ich jederzeit gerne zur Verfügung (Kontaktdaten: david_bender@web.de & 01xx-8323xxxx)

David Bender

Haben Sie das Anforderungsprotokoll in Ihrer täglichen Arbeit bereits eingesetzt?

☐ ja ☐ nein

Bilden die drei Anforderungsprotokolle alle für das Berufsleben relevanten Anforderungs-/Kompetenzdimensionen (Personale Handlungskompetenz, Berufliche Handlungskompetenz, Sozial-kommunikative Handlungskompetenz) neben den berufsfachspezifischen Kompetenzen ab?

☐ ja ☐ nein

* wenn **nein** angekreuzt wurde:

für welche Anforderungs-/Kompetenzdimensionen müssen Anforderungsprotokolle entwickelt werden?

____

____

Bilden die angeführten ICF-Items die drei Dimensionen umfassend ab?

☐ ja ☐ nein

* wenn **nein** angekreuzt wurde:

welche ICF-Items/Merkmale müssen welchem Anforderungsprotokoll beigefügt werden?

____

____

Sind alle ICF-Items verständlich beschrieben?

☐ ja ☐ nein

* wenn **nein** angekreuzt wurde:

welche ICF-Items sind unverständlich bzw. müssen zum gesteigerten Verständnis noch besser beschrieben werden?

____

____

Sind die angeführten ICF-Items im Rahmen der Feststellungsphase problemlos beobachtbar?

☐ ja ☐ nein

* wenn **nein** angekreuzt wurde:

welche ICF-Items sind schwierig/aufwendig zu beobachten? Begründen Sie bitte Ihre Angaben.

____

____

Können mit den bestehenden Instrumenten/Verfahren alle ICF-Items erhoben werden?

☐ ja ☐ nein

* wenn **nein** angekreuzt wurde:

welche ICF-Items sind mit den bestehenden Instrumenten/Verfahren nicht zu erfassen? Benennen Sie wenn möglich bitte alternative Instrumente/Verfahren.

____

____

Mit welchen Instrumenten/Verfahren erheben Sie welche Items? (bitte auf dem zweiten Fragebogen beantworten)

Sind die Ergebnisse der Feststellungsphase den ICF-Items eindeutig zuzuordnen?

☐ ja ☐ nein

* wenn **nein** angekreuzt wurde:

welchen ICF-Items sind die Ergebnisse der Feststellungsphase nicht eindeutig zuzuordnen?

____

____

Lässt die Differenzierung (Ziffern 0 – 4, Prozentwerte) der Itemskalierung eine exakte Beschreibung der Itemausprägung zu?

☐ ja ☐ nein

Ist die Arbeit mit dem Anforderungsprotokoll aufwendig?

☐ ja ☐ nein

* wenn **ja** angekreuzt wurde:

benennen Sie bitte die Faktoren, die den hohen Aufwand verursachen.

____

____

Welche Faktoren können die Anwendung der Anforderungsprotokolle Ihrer Meinung am ehesten erleichtern:

- ☐ Reduktion der Items
- ☐ Bessere Beschreibung der Items
- ☐ Erweiterung der bestehenden Verfahren
- ☐ Beispiele für die Differenzierung der Skalierung
- ☐ Schulungen zur generellen Anwendung der ICF
- ☐ andere Faktoren, unten aufgeführt:

____

____

Gibt es bzgl. des Aufwandes Unterschiede zwischen den drei Anforderungsprotokollen?

☐	☐
ja	nein

* wenn **ja** angekreuzt wurde:

ordnen Sie bitte die Anforderungsprotokolle der unten angeführten Rangreihe zu.

1. das aufwendigste Protokoll:

____

2. das zweitaufwendigste Protokoll:

____

3. das drittaufwendigste Protokoll:

____

Wie bewerten Sie abschließend die Anwendbarkeit des Anforderungsprotokolls? Faktor: Item-Verständlichkeit

☐	☐	☐	☐	☐
sehr gut	gut	mäßig	schlecht	sehr schlecht

Wie bewerten Sie abschließend die Anwendbarkeit des Anforderungsprotokolls? Faktor: Itembeobachtung/genutzte Verfahren

☐ sehr gut ☐ gut ☐ mäßig ☐ schlecht ☐ sehr schlecht

Wie bewerten Sie abschließend die Anwendbarkeit des Anforderungsprotokolls? Faktor: Ergebniszuordnung

☐ sehr gut ☐ gut ☐ mäßig ☐ schlecht ☐ sehr schlecht

Wie bewerten Sie abschließend die Anwendbarkeit des Anforderungsprotokolls? Faktor: Skalierung

☐ sehr gut ☐ gut ☐ mäßig ☐ schlecht ☐ sehr schlecht

Wie bewerten Sie abschließend die inhaltliche Gestaltung des Anforderungsprotokolls? Faktor: Enthaltene Items

☐ sehr gut ☐ gut ☐ mäßig ☐ schlecht ☐ sehr schlecht

Wie bewerten Sie abschließend die inhaltliche Gestaltung des Anforderungsprotokolls? Faktor: Umfang/Anzahl der Items

☐ sehr gut ☐ gut ☐ mäßig ☐ schlecht ☐ sehr schlecht

Wie bewerten Sie abschließend die äußerliche Gestaltung des Anforderungsprotokolls?

☐ sehr gut ☐ gut ☐ mäßig ☐ schlecht ☐ sehr schlecht

Welche (weiteren) Anregungen haben Sie zum Anforderungsprotokoll?

____

____

Vielen Dank für Ihre Mitarbeit!

Anhang 3.2: Fragebogen zum Modellprojekt (II), Phase II: Proto-Referenz

Fragebogen zum Anforderungsprotokoll (II)

Sehr geehrte Damen und Herren,

im Folgenden bearbeiten Sie wie angekündigt bitte den zweiten Fragebogen zur Evaluation des überarbeiteten ICF-gestützten Anforderungsprotokolls, das Ihnen zur Erprobung ausgehändigt wurde.

Die Evaluation erfolgt anonym. Beantworten Sie bitte alle Fragen. Hilfsmittel zur Optimierung der Evaluation sind die Anforderungsprotokolle und ggf. eigene Aufzeichnungen.

Mit welchen Instrumenten/Verfahren erheben Sie welche Items?

ICF-Item	Item-Beschreibung	Erhebungsinstrument/-verfahren
b1263. **Psychische Stabilität**	Mentale Funktionen, die sich in einer Persönlichkeit äußern, die durch Ausgeglichenheit, Ruhe und Gelassenheit gekennzeichnet ist, im Gegensatz zu Reizbarkeit, Besorgtheit, Unbeständigkeit und Launenhaftigkeit	
b1264. **Offenheit gegenüber neuen Erfahrungen**	Mentale Funktionen, die sich in einer Persönlichkeit äußern, die durch Neugier, Vorstellungsvermögen und Suche nach Erfahrungen gekennzeichnet ist, im Gegensatz zu Abgestumpftheit, Unaufmerksamkeit und emotionaler Ausdruckslosigkeit	
b1266. **Selbstvertrauen**	Mentale Funktionen, die sich in einer Persönlichkeit äußern, die durch Selbstsicherheit, Mut und Durchsetzungsvermögen gekennzeichnet ist, im Gegensatz zu Zaghaftigkeit, Unsicherheit und Zurückhaltung (*Selbstbewusstsein*)	

b1301. **Motivation**	Mentale Funktionen, die sich in einem Anreiz zu handeln und in einer bewussten oder unbewussten Antriebskraft zu Handlungen äußern	
b1308. **Selbständigkeit**	Mentale Funktionen, die sich darin äußern, Vorhaben und Aufgaben ohne den Antrieb und die Unterstützung durch andere anzugehen	
b1400. **Daueraufmerksamkeit**	Mentale Funktionen, die sich in der Konzentration über eine geforderte Zeitspanne äußern (*Konzentrationsfähigkeit*)	
b1401. **Wechsel oder Lenkung der Aufmerksamkeit**	Mentale Funktionen, die die Umlenkung der Konzentration von einem Reiz auf einen anderen zulassen	
b1402. **Geteilte Aufmerksamkeit**	Mentale Funktionen, die die gleichzeitige Fokussierung auf zwei oder mehr Reize zulassen	
b1565. **Räumlich-visuelle Wahrnehmung**	Mentale Funktion, die am visuellen Erkennen von räumlichen Bezügen der Objekte in der Umgebung zueinander oder zu einem selbst beteiligt sind	
b1568. **Wahrnehmungstempo**	Mentale Funktion, die sich in der Geschwindigkeit des Erkennens und der Interpretation sensorischer Reize äußern (*Auffassungsgabe*)	
b1600. **Denktempo**	Mentale Funktionen, die sich in der Geschwindigkeit des Denkprozesses äußern	
b1601. **Form des Denkens**	Mentale Funktionen, die die Kohärenz und Logik des Denkprozesses gewährleisten (*Logisches Denken*)	
b1640. **Das Abstraktionsvermögen betreffende Funktionen**	Mentale Funktionen, die die Entwicklungen von allgemeinen Vorstellungen, Qualitäten oder Charakteristika betreffen (*Vorstellungsfähigkeit*)	

b1641. **Das Organisieren und Planen betreffende Funktionen**	Mentale Funktionen, die das Zusammenfügen von Teilen zu einem Ganzen und das Systematisieren betreffen (*Planungsfähigkeit*)	
b1643. **Kognitive Flexibilität**	Mentale Funktionen, die das Ändern von Strategien oder Denkansätzen, insbesondere beim Problemlösen, betreffen	
b1644. **Das Einsichtsvermögen betreffende Funktionen**	Mentale Funktionen, die Bewusstsein und Verstehen der eigenen Person und des eigenen Verhaltens betreffen (*Reflexionsfähigkeit*)	
b1645. **Das Urteilsvermögen betreffende Funktionen**	Mentale Funktionen, die daran beteiligt sind, zwischen verschiedenen Möglichkeiten zu unterscheiden und diese zu bewerten	
b1646. **Das Problemlösungsvermögen betreffende Funktionen**	Mentale Funktionen, die Identifizieren, Analysieren und Integrieren nicht übereinstimmender oder sich widersprechender Informationen in eine Lösung betreffen (*Problemlösefähigkeit*)	
b1720. **Das einfache Rechnen betreffende Funktionen**	Mentale Funktionen, die Rechnen mit Zahlen betreffen, wie Addition, Subtraktion, Multiplikation und Division	
d155. **Sich Fertigkeiten aneignen**	Elementare und komplexe Fähigkeiten für integrierte Mengen von Handlungen und Aufgaben zu entwickeln, um die Aneignung einer Fertigkeit anzugeben und zu Ende zu bringen (*Lernfähigkeit*)	
d166. **Lesen**	Aktivitäten im Zusammenhang mit der Erfassung und Interpretation von Texten (z.B. Bücher, Anweisungen oder Zeitungen) durchführen, um allgemeines Wissen oder besondere Informationen zu erlangen	

d170. **Schreiben**	Symbole oder Sprache zu verwenden oder zu produzieren, um Informationen zu vermitteln, wie schriftliche Aufzeichnungen von Ereignissen oder Ideen produzieren oder einen Brief entwerfen	
d330. **Sprechen**	Wörter, Wendungen oder längere Passagen in mündlichen Mitteilungen mit wörtlicher und übertragener Bedeutung zu äußern	
d430. **Gegenstände anheben und tragen**	Einen Gegenstand anzuheben oder etwas von einem Platz zu einem anderen zu tragen (*Grobmotorischer Handgebrauch*)	
d431. **Feinmotorischer Handgebrauch**	Koordinierte Handlungen mit dem Ziel auszuführen, Gegenstände mit der Hand, den Fingern und dem Daumen aufzunehmen, zu handhaben und loszulassen	
d85911. **Gewissenhaftigkeit**	Mentale Funktionen, die sich in einer Einstellung zur Erwerbstätigkeit äußern, die durch Fleiß, Genauigkeit und Sorgfalt gekennzeichnet ist, im Gegensatz zu Faulheit, Unzuverlässigkeit und Verantwortungslosigkeit (inkl. *Präzision, Arbeitssorgfalt, Ordnungsbereitschaft* und *Arbeitsqualität*)	
d85912. **Zuverlässigkeit**	Mentale Funktionen, die sich in einer Einstellung zur Erwerbstätigkeit äußern, die durch Verlässlichkeit und Prinzipientreue gekennzeichnet ist, im Gegensatz zu Hinterlistigkeit und unsozialem Verhalten (inkl. *Pünktlichkeit*)	
d85913. **Kontrollfähigkeit**	Mentale Funktionen, die daran beteiligt sind, Abläufe und Verfahren im Rahmen der Erwerbstätigkeit zu kontrollieren und ggf. von der Zielstellung abwei-	

	chende Faktoren zu identifizieren (inkl. *Fehlererkennung*)	
d85914. **Das Sprachverständnis betreffende Funktionen**	Mentale Funktionen, die Verstehen und Erfassen der Bedeutung von im Rahmen der Erwerbstätigkeit gesprochenen Mitteilungen betreffen (*mündliches Instruktionsverständnis*)	
d85915. **Das Verständnis geschriebener Sprache betreffende Funktionen**	Mentale Funktionen, die Verstehen und Erfassen der Bedeutung von im Rahmen der Erwerbstätigkeit schriftlich kommunizierten Mitteilungen betreffen (*schriftliches Instruktionsverständnis*)	
d85916. **Ausdauerleistung**	Funktionen, die die Toleranzschwelle für physische Belastungen oder Ausdauer im Rahmen der Erwerbstätigkeit betreffen (*Arbeitsausdauer*)	
d85917. **Arbeitsgeschwindigkeit**	Mentale und psychomotorische Funktionen, die sich in der Geschwindigkeit der Arbeitsausführung äußern	
b1260. **Extraversion**	Mentale Funktionen, die sich in einer Persönlichkeit äußern, die durch Kontaktfreudigkeit, Geselligkeit und (emotionale) Ausdrucksfähigkeit gekennzeichnet ist, im Gegensatz zu Schüchternheit, Zurückgezogenheit und Gehemmtheit	
b1261. **Umgänglichkeit**	Mentale Funktionen, die sich in einer Persönlichkeit äußern, die durch Kooperationsbereitschaft, Freundschaftlichkeit und Zuvorkommenheit gekennzeichnet ist, im Gegensatz zu Unfreundlichkeit, Streitbarkeit und Aufsässigkeit	

b1268. **Misserfolgstoleranz**	Mentale Funktionen, die sich in einer Persönlichkeit äußern, die durch offenen und positiven/konstruktiven Umgang mit Misserfolgserlebnissen gekennzeichnet ist, im Gegensatz zu Niedergeschlagenheit, Verzweiflung und Pessimismus bezüglich zukünftiger Aktivitäten und Vorhaben	
d7102. **Toleranz in Beziehungen**	In einer kontextuell und sozial angemessenen Weise Verständnis und Akzeptanz für Verhalten zu zeigen und darauf zu reagieren	
d7103. **Kritik in Beziehungen**	In einer kontextuell und sozial angemessenen Weise implizite und explizite Meinungsverschiedenheiten oder Uneinigkeiten auszudrücken und darauf zu reagieren	
d7400. **Mit Autoritätspersonen umgehen**	Formelle Beziehungen mit Menschen in Machtpositionen, höheren Ranges oder Prestiges als der eigenen sozialen Position aufzunehmen und aufrecht zu erhalten	
d7402. **Mit Gleichrangigen umgehen**	Formelle Beziehungen mit Menschen gleichen Ranges, Prestiges oder gleicher Autorität wie der eigenen sozialen Position aufzunehmen und aufrecht zu erhalten	

Bemerkungen zur Zuordnung der Items zu den Instrumenten/Verfahren

____

____

____

Vielen Dank für Ihre Mitarbeit!

Anhang 4: Fragebogen zum Modellprojekt, Phase III: Weiterentwicklung (i)

Fragebogen zum Anforderungsprotokoll

Sehr geehrte Damen und Herren,

im Folgenden bearbeiten Sie bitte einen Fragebogen zur Evaluation des überarbeiteten ICF-gestützten Anforderungsprotokolls, das Ihnen zur Erprobung ausgehändigt wurde.

Die Evaluation erfolgt anonym. Beantworten Sie bitte alle Fragen. Hilfsmittel zur Optimierung der Evaluation sind die Anforderungsprotokolle und ggf. eigene Aufzeichnungen.

Bei Fragen stehen Ihnen das Team des BZ Saalfeld und ich jederzeit gerne zur Verfügung

David Bender

Haben Sie das Anforderungsprotokoll in Ihrer täglichen Arbeit bereits eingesetzt?

☐ ja ☐ nein

Bilden die angeführten ICF-Items die drei Kompetenz-Dimensionen umfassend ab?

☐ ja ☐ nein

* wenn **nein** angekreuzt wurde:

welche ICF-Items/Merkmale müssen welchem Anforderungsprotokoll beigefügt werden?

____

____

Sind alle ICF-Items verständlich beschrieben? (separate Ausführungen im Extradokument)

☐ ja ☐ nein

* wenn **nein** angekreuzt wurde:

welche ICF-Items sind unverständlich bzw. müssen zum gesteigerten Verständnis noch besser beschrieben werden?

____

____

Wie hilfreich sind die Itembeschreibungen? (separate Ausführungen im Extradokument)

☐	☐	☐	☐	☐
sehr hilfreich	hilfreich	relativ hilfreich	wenig hilfreich	nicht hilfreich

Müssen die Itembeschreibungen überarbeitet werden?

☐	☐
ja	nein

* wenn **ja** angekreuzt wurde:

welche Itembeschreibungen müssen überarbeitet werden?

____

____

Sind alle Beobachtungsmerkmale/Ressourcen verständlich?

☐	☐
ja	nein

* wenn **nein** angekreuzt wurde:

welche Beobachtungsmerkmale/Ressourcen sind unverständlich bzw. müssen zum gesteigerten Verständnis überarbeitet werden?

____

____

Wie hilfreich sind die Beobachtungsmerkmale/Ressourcen?

☐	☐	☐	☐	☐
sehr hilfreich	hilfreich	relativ hilfreich	wenig hilfreich	nicht hilfreich

Sind die angeführten ICF-Items im Rahmen der Feststellungsphase problemlos beobachtbar?

☐ ja ☐ nein

* wenn **nein** angekreuzt wurde:

welche ICF-Items sind schwierig/aufwendig zu beobachten? Begründen Sie bitte Ihre Angaben.

____

____

Können mit den bestehenden Instrumenten/Verfahren alle ICF-Items erhoben werden?

☐ ja ☐ nein

* wenn **nein** angekreuzt wurde:

welche ICF-Items sind mit den bestehenden Instrumenten/Verfahren nicht zu erfassen? Benennen Sie wenn möglich bitte alternative Instrumente/Verfahren.

____

____

Lässt die überarbeitete Skala mit den neuen Prozentwerten eine exakte Beschreibung der Itemausprägung zu?

☐ ja ☐ nein

Wie hilfreich sind die Kodiervorlagen?

☐ sehr hilfreich ☐ hilfreich ☐ relativ hilfreich ☐ wenig hilfreich ☐ nicht hilfreich

Müssen die Kodiervorlagen überarbeitet werden?

☐ ja ☐ nein

* wenn **ja** angekreuzt wurde:

welche Kodiervorlagen müssen überarbeitet werden?

____

____

Ist die Arbeit mit dem Anforderungsprotokoll aufwendig?

☐ ja ☐ nein

* wenn **ja** angekreuzt wurde:

benennen Sie bitte die Faktoren, die den hohen Aufwand verursachen.

____

____

Welche Faktoren können die Anwendung der Anforderungsprotokolle Ihrer Meinung am ehesten erleichtern:

☐ Reduktion der Items

☐ Bessere Beschreibung der Items

☐ Erweiterung der bestehenden Verfahren

☐ Bessere Beispiele für die Differenzierung der Skalierung

☐ Schulungen zur generellen Anwendung der ICF

☐ andere Faktoren, unten aufgeführt:

____

____

Gibt es bzgl. des Aufwandes Unterschiede zwischen den drei Anforderungsprotokollen?

☐ ja ☐ nein

* wenn **ja** angekreuzt wurde:

ordnen Sie bitte die Anforderungsprotokolle der unten angeführten Rangreihe zu.

1. das aufwendigste Protokoll:

____

2. das zweitaufwendigste Protokoll:

____

3. das drittaufwendigste Protokoll:

____

Wie nützlich empfinden Sie den Platz für zusätzliche Eintragungen unter den Items?

☐ sehr nützlich ☐ nützlich ☐ relativ nützlich ☐ wenig nützlich ☐ nicht nützlich

Wie bewerten Sie abschließend die Anwendbarkeit des Anforderungsprotokolls? Faktor: Item-Verständlichkeit

☐ sehr gut ☐ gut ☐ mäßig ☐ schlecht ☐ sehr schlecht

Wie bewerten Sie abschließend die Anwendbarkeit des Anforderungsprotokolls? Faktor: Skalierung

☐ sehr gut ☐ gut ☐ mäßig ☐ schlecht ☐ sehr schlecht

Wie bewerten Sie abschließend die Anwendbarkeit des Anforderungsprotokolls? Faktor: Kodiervorlagen

☐ sehr gut ☐ gut ☐ mäßig ☐ schlecht ☐ sehr schlecht

Wie bewerten Sie abschließend die inhaltliche Gestaltung des Anforderungsprotokolls? Faktor: Enthaltene Items

☐ sehr gut ☐ gut ☐ mäßig ☐ schlecht ☐ sehr schlecht

Wie bewerten Sie abschließend die inhaltliche Gestaltung des Anforderungsprotokolls? Faktor: Umfang/Anzahl der Items

☐	☐	☐	☐	☐
sehr gut	gut	mäßig	schlecht	sehr schlecht

Wie bewerten Sie abschließend die äußerliche Gestaltung des Anforderungsprotokolls? Faktor: Platzangebot

☐	☐	☐	☐	☐
sehr gut	gut	mäßig	schlecht	sehr schlecht

Welche (weiteren) Anregungen haben Sie zum Anforderungsprotokoll?

____

____

Vielen Dank für Ihre Mitarbeit!

Anhang 5: Fragebogen zum Modellprojekt, Phase IV: Weiterentwicklung (ii)

Fragebogen zum Anforderungsprotokoll

Sehr geehrte Damen und Herren,

im Folgenden bearbeiten Sie bitte einen Fragebogen zur Evaluation des überarbeiteten ICF-gestützten Anforderungsprotokolls, das Ihnen zur Erprobung ausgehändigt wurde.

Die Evaluation erfolgt anonym. Beantworten Sie bitte alle Fragen. Hilfsmittel zur Optimierung der Evaluation sind die Anforderungsprotokolle und ggf. eigene Aufzeichnungen bzw. separate Dokumente, die zum Protokoll gehören.

Bei Fragen stehen Ihnen das Team des BZ Saalfeld und ich jederzeit gerne zur Verfügung

David Bender

Haben Sie das Anforderungsprotokoll in Ihrer täglichen Arbeit bereits eingesetzt?

☐ ja ☐ nein

Bilden die angeführten ICF-Items die drei Kompetenz-Dimensionen umfassend ab?

☐ ja ☐ nein

* wenn **nein** angekreuzt wurde:

welche ICF-Items/Merkmale müssen welchem Anforderungsprotokoll beigefügt werden?

___

___

Sind alle ICF-Items verständlich beschrieben?

☐ ja ☐ nein

* wenn **nein** angekreuzt wurde:

welche ICF-Items sind unverständlich bzw. müssen zum gesteigerten Verständnis noch besser beschrieben werden?

____

____

Wie hilfreich sind die Itembeschreibungen?

☐	☐	☐	☐	☐
sehr hilfreich	hilfreich	relativ hilfreich	wenig hilfreich	nicht hilfreich

Müssen die Itembeschreibungen überarbeitet werden?

☐	☐
ja	nein

* wenn **ja** angekreuzt wurde:

welche Itembeschreibungen müssen überarbeitet werden?

____

____

Sind alle Beobachtungsmerkmale/Ressourcen verständlich?

☐	☐
ja	nein

* wenn **nein** angekreuzt wurde:

welche Beobachtungsmerkmale/Ressourcen sind unverständlich bzw. müssen zum gesteigerten Verständnis überarbeitet werden?

____

____

Wie hilfreich sind die Beobachtungsmerkmale/Ressourcen?

☐	☐	☐	☐	☐
sehr hilfreich	hilfreich	relativ hilfreich	wenig hilfreich	nicht hilfreich

Lässt die überarbeitete Skala mit den neuen Prozentwerten eine exakte Beschreibung der Itemausprägung zu?

☐ ja ☐ nein

Wie hilfreich sind die Kodiervorlagen? (separate Ausführungen im Extradokument)

☐ sehr hilfreich ☐ hilfreich ☐ relativ hilfreich ☐ wenig hilfreich ☐ nicht hilfreich

Müssen die Kodiervorlagen überarbeitet werden?

☐ ja ☐ nein

* wenn **ja** angekreuzt wurde:

welche Kodiervorlagen müssen überarbeitet werden?

____

____

Ist die Arbeit mit dem Anforderungsprotokoll aufwendig?

☐ ja ☐ nein

* wenn **ja** angekreuzt wurde:

benennen Sie bitte die Faktoren, die den hohen Aufwand verursachen.

____

____

Welche Faktoren können die Anwendung der Anforderungsprotokolle Ihrer Meinung am ehesten erleichtern:

- ☐ Reduktion der Items
- ☐ Bessere Beschreibung der Items
- ☐ Erweiterung der bestehenden Verfahren
- ☐ Bessere Beispiele für die Differenzierung der Skalierung
- ☐ Schulungen zur generellen Anwendung der ICF
- ☐ andere Faktoren, unten aufgeführt:

____

____

Erleichtert Ihnen die Anleitung zur Nutzung der Anforderungsprotokolle die Arbeit mit ebendiesem?

☐	☐
ja	nein

* wenn **nein** angekreuzt wurde:

benennen Sie bitte die Faktoren, die dazu beitragen, dass die Anleitung den ICF-Einsatz nicht erleichtert.

____

____

Wie nützlich empfinden Sie die Anleitung zur Nutzung des Anforderungsprotokolls?

☐	☐	☐	☐	☐
sehr nützlich	nützlich	relativ nützlich	wenig nützlich	nicht nützlich

Wie hoch schätzen Sie die Notwendigkeit von ICF-Schulungen ein?

☐	☐	☐	☐	☐
sehr hoch	hoch	relativ hoch	gering	nicht notwendig

Wie bewerten Sie abschließend die Anwendbarkeit des Anforderungsprotokolls? Faktor: Item-Verständlichkeit

☐	☐	☐	☐	☐
sehr gut	gut	mäßig	schlecht	sehr schlecht

Wie bewerten Sie abschließend die Anwendbarkeit des Anforderungsprotokolls? Faktor: Skalierung

☐ sehr gut ☐ gut ☐ mäßig ☐ schlecht ☐ sehr schlecht

Wie bewerten Sie abschließend die Anwendbarkeit des Anforderungsprotokolls? Faktor: Kodiervorlagen

☐ sehr gut ☐ gut ☐ mäßig ☐ schlecht ☐ sehr schlecht

Wie bewerten Sie abschließend die inhaltliche Gestaltung des Anforderungsprotokolls? Faktor: Enthaltene Items

☐ sehr gut ☐ gut ☐ mäßig ☐ schlecht ☐ sehr schlecht

Wie bewerten Sie abschließend die inhaltliche Gestaltung des Anforderungsprotokolls? Faktor: Umfang/Anzahl der Items

☐ sehr gut ☐ gut ☐ mäßig ☐ schlecht ☐ sehr schlecht

Wie bewerten Sie abschließend die äußerliche Gestaltung des Anforderungsprotokolls? Faktor: Platzangebot

☐ sehr gut ☐ gut ☐ mäßig ☐ schlecht ☐ sehr schlecht

Nennen Sie abschließend bitte die Faktoren, die aus Ihrer Sicht den Einsatz der ICF am ehesten unterstützen (Förderfaktoren).

____

____

Nennen Sie abschließend bitte die Faktoren, die aus Ihrer Sicht den Einsatz der ICF am ehesten hemmen (Barrieren).

____

____

Nennen Sie abschließend bitte die Faktoren, die aus Ihrer Sicht den größten Weiterentwicklungsbedarf aufweisen.

Nennen Sie bitte stichpunktartig die Faktoren, die aus Ihrer Sicht die optimale **Einführung** der ICF in die pädagogische Arbeit ausmachen? Benennen Sie dabei bitte auch die Faktoren, die sich negativ auf die ICF-Einführung auswirken. (Sollte das Platzangebot nicht ausreichen, fügen Sie dem ausgefüllten Fragebogen bitte weitere Blätter bei.)

Welche (weiteren) Anregungen haben Sie zum Anforderungsprotokoll?

Vielen Dank für Ihre Mitarbeit!

Anhang 6: Fragebogen zum Modellprojekt, Abschlussworkshop

Fragebogen zum Abschluss der ICF-Erprobung im Rahmen des Modellprojektes SAFARI

Sehr geehrte Damen und Herren,

im Folgenden bearbeiten Sie bitte einen Fragebogen, der sich auf Ihre Teilnahme an der Erprobung der Internationalen Klassifikation der Funktionsfähigkeit, Behinderung und Gesundheit bezieht.

Die Evaluation erfolgt anonym. Beantworten Sie bitte alle Fragen. Hilfsmittel zur Optimierung der Evaluation werden nicht benötigt, können nach Bedarf jedoch individuell gewählt und genutzt werden.

Bei Fragen stehe ich Ihnen jederzeit gerne zur Verfügung

David Bender

Für wie wichtig halten Sie die Nutzung einer Anleitung für die ICF-Anwendung?

☐	☐	☐	☐	☐
sehr wichtig	wichtig	relativ wichtig	wenig wichtig	nicht wichtig

Was sollte die Anleitung unbedingt enthalten:

☐ Grundlegende Erklärungen zur ICF

☐ Grundlegendes zum Dokumentationssystem

☐ Hinweise zur praktischen Anwendung der ICF

☐ andere Faktoren, unten aufgeführt

____

____

Welchen Seitenumfang halten Sie in diesem Zusammenhang für praktikabel?

______________________________ Seiten

Welche Faktoren wirken sich am ehesten negativ auf die Anwendung der ICF aus? Entscheiden Sie sich bitte für **drei** Faktoren.

- ☐ Schwierigkeit der Sprache
- ☐ Fehlende Kodiervorlagen
- ☐ Fehlende Ressourcen/Beobachtungsmerkmale
- ☐ Fehlende Anleitung
- ☐ Skalierung mit den Intervallen 0 - 4%, 5 - 24%, 25 - 49%, 50 - 95%, 96 - 100%
- ☐ andere Faktoren, unten aufgeführt:

____

____

Welche Faktoren wirken sich positiv auf die Anwendung der ICF aus? Entscheiden Sie sich bitte für **drei** Faktoren.

- ☐ Allgemeinverständliche Sprache
- ☐ Kodiervorlagen
- ☐ Ressourcen/Beobachtungsmerkmale
- ☐ Anleitung
- ☐ Modifizierte Skalierung mit den Intervallen 0 - 5%, 6 - 24%, 25 - 74%, 75 - 94 & 95 - 100%
- ☐ andere Faktoren, unten aufgeführt:

____

____

Ist die Arbeit mit dem Anforderungsprotokoll aufwendig?

☐ ja ☐ nein

Welche Faktoren können die Anwendung der Anforderungsprotokolle Ihrer Meinung am ehesten erleichtern:

- ☐ Reduktion der Items
- ☐ Bessere Beschreibuna der Items
- ☐ Erweiterung der bestehenden Verfahren
- ☐ Bessere Beispiele für die Differenzierung der Skalierung
- ☐ Schulungen zur generellen Anwendung der ICF
- ☐ andere Faktoren, unten aufgeführt:

____

____

Wie hoch schätzen Sie die Notwendigkeit von ICF-Schulungen ein?

☐	☐	☐	☐	☐
sehr hoch	hoch	relativ hoch	gering	nicht notwendig

Wann sollten ICF-Schulungen durchgeführt werden?

- ☐ Vor der Einführung
- ☐ Parallel zur Anwendung
- ☐ Nach einer gewissen Erprobungszeit

Wie oft sollten ICF-Schulungen durchgeführt werden?

- ☐ ein- bis dreimal
- ☐ vier- bis sechsmal
- ☐ mehr als sechsmal

Was sollten ICF-Schulungen beinhalten?

____

____

Welche Faktoren sprechen rückblickend **für** den Einsatz der ICF in Ihrem Berufsfeld?

____

____

Welche Faktoren sprechen rückblickend **gegen** den Einsatz der ICF in Ihrem Berufsfeld?

____

____

Welche Bereiche der ICF müssen Ihrer Meinung nach weiterentwickelt werden, um die Anwendbarkeit der ICF zu steigern?

____

____

Für wie wichtig halten Sie den Erfahrungsaustausch mit anderen ICF-Anwendern?

☐	☐	☐	☐	☐
sehr wichtig	wichtig	relativ wichtig	wenig wichtig	nicht wichtig

Welche Faktoren führen Ihrer Meinung nach zu einer gelungenen Einführung der ICF?

____

____

Welche Faktoren wirken sich negativ auf die ICF-Einführung aus?

____

____

Was können Führungskräfte für eine gelungene ICF-Einführung tun?

____

____

Vielen Dank für Ihre Mitarbeit!

Anhang 7: Fragebogen für die DVfR-Ausschuss-Mitglieder

Fragebogen zur Anwendung der Internationalen Klassifikation der Funktionsfähigkeit, Behinderung und Gesundheit (ICF)

Sehr geehrte Damen und Herren,

im Folgenden bearbeiten Sie bitte einen Fragebogen zur Evaluation der ICF-Anwendung und -implementierung im Rahmen der Beruflichen Rehabilitation aus Sicht Ihrer Tätigkeit beim DVfR-Ad-hoc-Ausschuss ›Nutzung der ICF in der beruflichen Rehabilitation‹.

Die Evaluation erfolgt anonym. Beantworten Sie diejenigen Fragen, die ihre Erfahrungshintergründe abdecken. Hilfsmittel zur Optimierung der Befragung werden nicht benötigt.

Bei Fragen stehe ich Ihnen jederzeit gerne zur Verfügung (Kontaktdaten: david_bender@web.de & 01xx-8323xxxx).

David Bender

Hinweise zur Beantwortung der Fragen

* Kreuzen Sie das Kästchen der zutreffenden Frage bitte an → ☒
* Nutzen Sie bitte die Möglichkeit der Mehrfachantworten → ☒ ☒ ☒
* Nutzen Sie bitte den Platz zum Eintragen offener Antworten → b 1301. Motivation; b 1343. Schlafqualität
* Nutzen Sie bitte die Möglichkeit, Detailantworten nach dem Ankreuzen zu unterstreichen → Schulung erwünscht vor / nach der Einführung

Empfinden Sie die ICF-Items als verständlich formuliert und ohne Vorwissen anwendbar?

☐ ja ☐ nein

* wenn **nein** angekreuzt wurde:

welche ICF-Items sind nicht oder schwer verständlich formuliert?

____

____

Sind die von der WHO entwickelten Item-Beschreibungen verständlich formuliert und ohne Vorwissen anwendbar?

☐ ja ☐ nein

* wenn **nein** angekreuzt wurde:

welche Items sind nicht oder schwer verständlich beschrieben?

____

____

Welche Faktoren wirken sich am ehesten positiv auf die Güte von Itembeschreibungen aus? → Detailantworten bitte unterstreichen

☐ Umfang: lang / kurz

☐ Schwierigkeitsgrad der Formulierung: anspruchsvoll / einfach

☐ Konkretheitsgrad der Formulierung: detailliert / ungenau (angedeutet)

☐ sonstige Faktoren, unten aufgeführt:

____

____

Können Sie sich vorstellen, dass die Items verständlicher sind, wenn sie in Kombination mit den ihnen innewohnenden Beobachtungsmerkmalen = Ressourcen aufgeführt werden? (siehe Beispiel unten)

Itembezeichnung	**Beobachtungsmerkmale (Ressourcen)**
Selbstvertrauen	Selbstsicherheit, Mut, Durchsetzungsvermögen
Konfliktfähigkeit	Verhalten in Konfliktsituationen: Zeitnahe und sachliche Lösung von Konflikten

☐ ja ☐ nein

Lässt die fünfstufige Skalierung eine realistische Beschreibung der Itemausprägung zu?

Kode	**Perzentil**	**Beschreibung**
0	0 - 4 %	... nicht vorhanden
1	5 - 24 %	... leicht ausgeprägt
2	25 - 49 %	... mäßig ausgeprägt
3	50 - 95 %	... erheblich ausgeprägt
4	96 - 100 %	... voll ausgeprägt

☐ ja ☐ nein

* wenn **nein** angekreuzt wurde:

welche Skala mit welchen Stufen erscheint Ihnen geeigneter für eine realistische Einschätzung?

____

____

Erachten Sie es für notwendig, so genannte Kodiervorlagen einzusetzen, mit denen die Merkmalsausprägungen objektiv und verbindlich den fünf Skalenwerten zugeordnet werden können? (siehe Beispiel unten)

Item	Beobachtungsmerkmale (Ressourcen)	Beschreibungen der Ausprägungen	Auspr. Perz. (%)
Offenheit gegenüber neuen Erfahrungen	Neugier, Vorstellungsvermögen, Suche nach Erfahrungen	Die Person ist generell sehr offen für neue Erfahrungen, neugierig und hat ein sehr gutes Vorstellungsvermögen.	4 100 - 95
		Die Person ist meistens offen für neue Erfahrungen, neugierig und verfügt über ein gutes Vorstellungsvermögen. Nur sehr selten ist sie unaufmerksam, abgestumpft und emotional ausdruckslos.	3 94 - 75
		Die Person neigt zu offenem und neugierigem Verhalten und kann sich vieles vorstellen. Skepsis gegenüber neuen Erfahrungen, Abgestumpftheit oder Unaufmerksamkeit zeigt sie nur gelegentlich.	2 74 - 25
		Die Person lässt nur sehr selten neue Erfahrungen zu, ist häufig unaufmerksam, kann sich fast nichts vorstellen und wirkt oft abgestumpft.	1 24 - 6
		Die Person lässt überhaupt keine neuen Erfahrungen zu, ist generell unaufmerksam und abgestumpft. Neugier und Vorstellungsvermögen sind ihr fremd.	0 5 - 0

☐ ja ☐ nein

Empfinden Sie die Arbeit mit der ICF als aufwendig?

☐ ja ☐ nein

* wenn **ja** angekreuzt wurde:

welche Faktoren verursachen den Arbeitsaufwand mit der ICF?

____

____

Welche Faktoren könnten generell zu einer Minderung des Arbeitsaufwandes mit der ICF beitragen?

- ☐ Itemreduktion
- ☐ Änderung der Skalierung
- ☐ Bessere Beschreibung der Items
- ☐ Verständlichere Formulierung der Items
- ☐ Nutzung einer Anwendungsanleitung
- ☐ Nutzung eines Computerprogramms
- ☐ Schulungen zur ICF (begleitend oder im Vorfeld stattfindend) → zutreffenden(e) Zeitpunkt(e) bitte unterstreichen
- ☐ sonstige Faktoren, unten aufgeführt:

____

____

Wie bewerten Sie abschließend die Anwendbarkeit der ICF? Faktor: Item-Verständlichkeit

☐	☐	☐	☐	☐
sehr gut	gut	mäßig	schlecht	sehr schlecht

Wie bewerten Sie abschließend die Anwendbarkeit der ICF? Faktor: Skalierung

☐	☐	☐	☐	☐
sehr gut	gut	mäßig	schlecht	sehr schlecht

Wie bewerten Sie abschließend die Notwendigkeit von Kodiervorlagen?

☐	☐	☐	☐	☐
sehr hoch	hoch	mäßig	niedrig	sehr niedrig

Wie bewerten Sie abschließend den Arbeitsaufwand mit der ICF?

☐	☐	☐	☐	☐
sehr hoch	hoch	mäßig	niedrig	sehr niedrig

Wie bewerten Sie abschließend die Notwendigkeit von Schulungen zur ICF-Anwendung?

☐	☐	☐	☐	☐
sehr hoch	hoch	mäßig	niedrig	sehr niedrig

Wie bewerten Sie abschließend die Notwendigkeit von Weiterentwicklungsaktivitäten bzgl. der ICF?

☐	☐	☐	☐	☐
sehr hoch	hoch	mäßig	niedrig	sehr niedrig

Nennen Sie abschließend bitte die Faktoren, die aus Ihrer Sicht den Einsatz der ICF am ehesten unterstützen (Förderfaktoren).

____

____

Nennen Sie abschließend bitte die Faktoren, die aus Ihrer Sicht den Einsatz der ICF am ehesten hemmen (Barrieren).

____

____

Nennen Sie abschließend bitte die Faktoren, die aus Ihrer Sicht den größten Weiterentwicklungsbedarf aufweisen.

____

____

Nennen Sie bitte stichpunktartig die Faktoren, die aus Ihrer Sicht die optimale **Einführung** der ICF in die pädagogische Arbeit ausmachen? Benennen Sie dabei bitte auch die Faktoren, die sich negativ auf die ICF-Einführung auswirken. (Sollte das Platzangebot nicht ausreichen, fügen Sie dem ausgefüllten Fragebogen bitte weitere Blätter bei.)

____

____

Vielen Dank für Ihre Mitarbeit!

Anhang 8: Fragebogen für die ICF-Anwender

Fragebogen zur Anwendung der Internationalen Klassifikation der Funktionsfähigkeit, Behinderung und Gesundheit (ICF)

Sehr geehrte Damen und Herren,

wie angekündigt liegt Ihnen hiermit ein Fragebogen zur Evaluation der ICF-Anwendung und -implementierung aus Ihrer Sicht vor. Ich danke Ihnen bereits jetzt dafür, dass Sie sich die Zeit zur Beantwortung nehmen.

Die Evaluation erfolgt anonym. Beantworten Sie diejenigen Fragen, die ihre Erfahrungshintergründe abdecken. Hilfsmittel zur Optimierung der Befragung werden nicht benötigt.

Bei Fragen stehe ich Ihnen jederzeit gerne zur Verfügung (Kontaktdaten: david_bender@web.de & 01xx-8323xxxx).

David Bender

Hinweise zur Beantwortung der Fragen

* Kreuzen Sie das Kästchen der zutreffenden Frage bitte an → ☒
* Nutzen Sie bitte die Möglichkeit der Mehrfachantworten → ☒ ☒ ☒
* Nutzen Sie bitte den Platz zum Eintragen offener Antworten → <u>b 1301. Motivation; b 1343. Schlafqualität</u>
* Nutzen Sie bitte die Möglichkeit, Detailantworten nach dem Ankreuzen zu unterstreichen → Schulung erwünscht <u>vor</u> / nach der Einführung

In welchem Bereich setzten oder setzen Sie sich mit der ICF auseinander?

____

Wie lange beschäftigten oder beschäftigen Sie sich mit der ICF (MM/JJ)?

___

Empfinden Sie die ICF-Items als verständlich formuliert und ohne Vorwissen anwendbar?

☐ ja ☐ nein

* wenn **nein** angekreuzt wurde:

welche ICF-Items sind nicht oder schwer verständlich formuliert?

___

___

Sind die von der WHO entwickelten Item-Beschreibungen verständlich formuliert und ohne Vorwissen anwendbar?

☐ ja ☐ nein

* wenn **nein** angekreuzt wurde:

welche Items sind nicht oder schwer verständlich beschrieben?

___

___

Welche Faktoren wirken sich am ehesten positiv auf die Güte von Itembeschreibungen aus? → Detailantworten bitte unterstreichen

☐ Umfang: lang / kurz

☐ Schwierigkeitsgrad der Formulierung: anspruchsvoll / einfach

☐ Konkretheitsgrad der Formulierung: detailliert / ungenau (angedeutet)

☐ sonstige Faktoren, unten aufgeführt:

___

___

Können Sie sich vorstellen, dass die Items verständlicher sind, wenn sie in Kombination mit den ihnen innewohnenden Beobachtungsmerkmalen = Ressourcen aufgeführt werden? (siehe Beispiel unten)

Itembezeichnung	**Beobachtungsmerkmale (Ressourcen)**
Selbstvertrauen	Selbstsicherheit, Mut, Durchsetzungsvermögen
Konfliktfähigkeit	Verhalten in Konfliktsituationen: Zeitnahe und sachliche Lösung von Konflikten

☐ ja ☐ nein

Lässt die fünfstufige Skalierung eine realistische Beschreibung der Itemausprägung zu?

Kode	**Perzentil**	**Beschreibung**
0	0 - 4 %	… nicht vorhanden
1	5 - 24 %	… leicht ausgeprägt
2	25 - 49 %	… mäßig ausgeprägt
3	50 - 95 %	… erheblich ausgeprägt
4	96 - 100 %	… voll ausgeprägt

☐ ja ☐ nein

* wenn **nein** angekreuzt wurde:

welche Skala mit welchen Stufen erscheint Ihnen geeigneter für eine realistische Einschätzung?

____

____

Erachten Sie es für notwendig, so genannte Kodiervorlagen einzusetzen, mit denen die Merkmalsausprägungen objektiv und verbindlich den fünf Skalenwerten zugeordnet werden können? (siehe Beispiel unten)

Item	Beobachtungsmerkmale (Ressourcen)	Beschreibungen der Ausprägungen	Auspr. Perz. (%)
Offenheit gegenüber neuen Erfahrungen	Neugier, Vorstellungsvermögen, Suche nach Erfahrungen	Die Person ist generell sehr offen für neue Erfahrungen, neugierig und hat ein sehr gutes Vorstellungsvermögen.	**4** 100 - 95
		Die Person ist meistens offen für neue Erfahrungen, neugierig und verfügt über ein gutes Vorstellungsvermögen. Nur sehr selten ist sie unaufmerksam, abgestumpft und emotional ausdruckslos.	**3** 94 - 75
		Die Person neigt zu offenem und neugierigem Verhalten und kann sich vieles vorstellen. Skepsis gegenüber neuen Erfahrungen, Abgestumpftheit oder Unaufmerksamkeit zeigt sie nur gelegentlich.	**2** 74 - 25
		Die Person lässt nur sehr selten neue Erfahrungen zu, ist häufig unaufmerksam, kann sich fast nichts vorstellen und wirkt oft abgestumpft.	**1** 24 - 6
		Die Person lässt überhaupt keine neuen Erfahrungen zu, ist generell unaufmerksam und abgestumpft. Neugier und Vorstellungsvermögen sind ihr fremd.	**0** 5 - 0

☐ ja ☐ nein

Empfinden Sie die Arbeit mit der ICF als aufwendig?

☐ ja ☐ nein

* wenn **ja** angekreuzt wurde:

welche Faktoren verursachen den Arbeitsaufwand mit der ICF?

____

____

Welche Faktoren könnten generell zu einer Minderung des Arbeitsaufwandes mit der ICF beitragen?

☐ Itemreduktion

☐ Änderung der Skalierung

☐ Bessere Beschreibung der Items

☐ Verständlichere Formulierung der Items

☐ Nutzung einer Anwendungsanleitung

☐ Nutzung eines Computerprogramms

☐ Schulungen zur ICF (begleitend oder im Vorfeld stattfindend) → zutreffenden(e) Zeitpunkt(e) bitte unterstreichen

☐ sonstige Faktoren, unten aufgeführt:

____

____

Wie bewerten Sie abschließend die Anwendbarkeit der ICF? Faktor: Item-Verständlichkeit

☐ sehr gut ☐ gut ☐ mäßig ☐ schlecht ☐ sehr schlecht

Faktor: Skalierung

☐ sehr gut ☐ gut ☐ mäßig ☐ schlecht ☐ sehr schlecht

Wie bewerten Sie abschließend die Notwendigkeit von Kodiervorlagen?

☐ sehr hoch ☐ hoch ☐ mäßig ☐ niedrig ☐ sehr niedrig

Wie bewerten Sie abschließend den Arbeitsaufwand mit der ICF?

☐	☐	☐	☐	☐
sehr hoch	hoch	mäßig	niedrig	sehr niedrig

Wie bewerten Sie abschließend die Notwendigkeit von Schulungen zur ICF-Anwendung?

☐	☐	☐	☐	☐
sehr hoch	hoch	mäßig	niedrig	sehr niedrig

Wie bewerten Sie abschließend die Notwendigkeit von Weiterentwicklungsaktivitäten bzgl. der ICF?

☐	☐	☐	☐	☐
sehr hoch	hoch	mäßig	niedrig	sehr niedrig

Wie bewerten Sie die Notwendigkeit von von der WHO/dem DIMDI gesteuerten Weiterentwicklungsaktivitäten bzgl. der ICF?

☐	☐	☐	☐	☐
sehr hoch	hoch	mäßig	niedrig	sehr niedrig

Wie bewerten Sie die Notwendigkeit eines gemeinsamen, von der WHO/dem DIMDI geleiteten Diskussionsforums zur ICF?

☐	☐	☐	☐	☐
sehr hoch	hoch	mäßig	niedrig	sehr niedrig

Wie bewerten Sie die Notwendigkeit genereller Austauschaktivitäten bzgl. der ICF-Anwendung?

☐	☐	☐	☐	☐
sehr hoch	hoch	mäßig	niedrig	sehr niedrig

In welchen Bereichen sollten seitens der WHO/dem DIMDI stärkere Einflüsse ausgeübt werden?

____

____

Nennen Sie abschließend bitte die Faktoren, die aus Ihrer Sicht den Einsatz der ICF am ehesten unterstützen (Förderfaktoren).

____

____

Nennen Sie abschließend bitte die Faktoren, die aus Ihrer Sicht den Einsatz der ICF am ehesten hemmen (Barrieren).

____

____

Nennen Sie abschließend bitte die Faktoren, die aus Ihrer Sicht den größten Weiterentwicklungsbedarf aufweisen.

____

____

Nennen Sie bitte stichpunktartig die Faktoren, die aus Ihrer Sicht die optimale **Einführung** der ICF in die tägliche Arbeit ausmachen? Benennen Sie dabei bitte auch die Faktoren, die sich negativ auf die ICF-Einführung auswirken. (Sollte das Platzangebot nicht ausreichen, fügen Sie dem ausgefüllten Fragebogen bitte weitere Blätter bei.)

____

____

Haben Sie Bemerkungen/ Anregungen/ Kritik etc. zu dieser Befragung?

____

____

Vielen Dank für Ihre Mitarbeit!

Literaturverzeichnis

Achtenhagen, F.; Baethge, M. (2007): Kompetenzdiagnostik als Large-Scale-Assessment im Bereich der beruflichen Aus- und Weiterbildung, in: Prenzel, M.; Gogolin, I.; Krüger, H.-H. (Hrsg.): Kompetenzdiagnostik, Zeitschrift für Erziehungswissenschaft, Sonderheft 8, Verlag für Sozialwissenschaften, Wiesbaden, S. 51–70.

Ahrns, H.-J.; Feser, H.-J. (1984): Wirtschaftspolitik. Problemorientierte Einführung, 2. Aufl., R. Oldenbourg Verlag, München, Wien.

Albrecht, H.-J. (1997): Die Eingliederung von Absolventen der Berufsbildungswerke in den Arbeitsmarkt-Ergebnisse einer Längsschnittuntersuchung, in: Ellger-Rüttgart, S.; Blumenthal, W. (Hrsg.): Über die große Schwelle: Junge Menschen mit Behinderungen auf dem Weg von der Schule in Arbeit und Gesellschaft, Universitätsverlag Ulm, Ulm, S. 55–70.

Albrecht, I.; Baudisch, W.; Stiller, J. (2004): Arbeit und Lebensgestaltung–Chancen für benachteiligte Menschen, LIT Verlag, Münster.

Aldering, C. (1996): Projektleiter-Assessment - Beispiel eines dynamisierten Assessment Centers, in: Sarges, W. (Hrsg.): Weiterentwicklung der Assessment Center-Methode, Verlag für Angewandte Psychologie, Göttingen, S. 167–178.

Aly, G. (2001): Judenumsiedlung. Überlegungen zur politischen Vorgeschichte des Holocaust, in: Herbert, U. (Hrsg.): Nationalsozialistische Vernichtungspolitik 1939 - 1945. Neue Forschungen und Kontroversen, Fischer Taschenbuch Verlag, Frankfurt/Main, S. 67–97.

Amelang, M. (1998): Geleitwort, in: Häcker, H.; Leutner, D.; Amelang, M. (Hrsg.): Standards für pädagogisches und psychologisches Testen, ausgearbeitet vom Committe to Develop Standards for Educational an Psychological Testing of The American Educational Research Association (AERA), The American Psychological Association (APA), TheNational Council on Measurement in Education (NCME), Hogrefe Verlag Göttingen, Bern, Toronto, Seattle, Verlag Hans Huber, Bern, Göttingen, Toronto, Seattle, S. 1–2.

Anders, D. (1996): Die Werkstatt für Behinderte - der andere Weg ins Arbeitsleben, in: Zwierlein, E. (Hrsg.): Handbuch Integration und Ausgrenzung. Behinderte Menschen in der Gesellschaft, Luchterhand Verlag, Neuwied, S. 547–562.

Appelhans, P.; Düe, W. (2001): Schulische Vorbereitung auf Ausbildung und Beruf für junge Menschen mit Sehschädigung in Schleswig-Holstein, in: Barlsen, J.; Hohmeier, J. (Hrsg.): Neue berufliche Chancen für Menschen mit Behinderung. Unterstützte Beschäftigung im System der beruflichen Rehabilitation, verlag selbstbestimmtes leben, Düsseldorf, S. 257–285.

Appelhans, P. et al. (1997): Berufliche Eingliederung junger Menschen mit Sehschädigung in Schleswig- Holstein, in: Ellger-Rüttgart, S.; Blumenthal, W. (Hrsg.): Über die große Schwelle: Junge Menschen mit Behinderungen auf dem Weg von der Schule in Arbeit und Gesellschaft, Universitätsverlag Ulm, Ulm, S. 165–180.

Arbeitsgemeinschaft Deutscher Berufsförderungswerke (2009): Rehavision. Chancen und Perspektiven der Beruflichen Rehabilitation, abgerufen unter: http://www.argebfw.de/cms/upload/downloads/ rehavision/REHAvisionfruehling_2009.pdf, Zugriff: 08. Oktober 2009, 19.40 Uhr.

Arend, B.; Hesse, G.; Prahl, H.-W. (1983): Arbeitstexte für den Unterricht: Arbeitslosigkeit, Phillip Reclam jun., Stuttgart.

Arendt, H. (1960): Vita Activa oder: Vom tätigen Leben, W. Kohlhammer Verlag, Stuttgart.

Arnold, R.; Müller, H.-J. (2006): Kompetenzentwicklung durch Schlüsselqualifikations-Förderung, 3. Aufl., Schneider Verlag Hohengehren, Baltmannsweiler.

Aster, R. (2003): Vorwort, in: Gesellschaft für soziale Unternehmensberatung mbH (Hrsg.): Profiling. Neue Eingliederungsstrategien in der Arbeitsvermittlung, Berlin, S. 6–12.

Aster, R.; Wunsch, G.; Oppelt, P. (2003): Profiling in einer Vermittlungsagentur, in: Gesellschaft für soziale Unternehmensberatung mbH (Hrsg.): Profiling. Neue Eingliederungsstrategien in der Arbeitsvermittlung, Berlin, S. 54–63.

Aßmann, S.; Rossa, K. (1993): Auswirkungen von Arbeitslosigkeit auf den Gesundheitszustand Betroffener und ihrer Familien - Konzeption und erste Ergebnisse, in: Kieselbach, T.; Voigt, P. (Hrsg.): Systemumbruch, Arbeitslosigkeit und individuelle Bewältigung in der Ex-DDR, Deutscher Studienverlag, Weinheim, S. 240–247.

Atteslander, P. (2008): Methoden der empirischen Sozialforschung, 12. Aufl., Erich Schmidt Verlag, Berlin.

Auer, J. (2001): Berufliche Rehabilitation geistig behinderter Menschen in Großbritannien und Deutschland, Diss., Friedrich-Alexander-Universität Erlangen-Nürnberg.

Australian Institute of Health and Welfare (2003): ICF Australian User Guide Version 1.0, Canberra, abgerufen unter: http://www.aihw.gov.au/publications/dis/icfaugv1/icfugv1.pdf, Zugriff: 04. Februar 2010, 21.10 Uhr.

Backes, B. (2007): Die ICF aus Sicht der Krankenkassen, Vortrag im Rahmen der Veranstaltung „ICF in der Psychiatrie. Eine Einführung in die Internationale Klassifikation der Funktionsfähigkeit, Behinderung

und Gesundheit" des Westfälischen Zentrums Bochum, abgerufen unter: http://www.reha-bochum.de/ dateien/16_02_2007_Folien_ICF.pdf, Zugriff: 16. Februar 2009, 08.25 Uhr.

Badelt, I. (1992): Die Werkstatt für Behinderte: Geschütztes Arbeiten und Integration im Sonderarbeitsmarkt, in: Mühlum, A.; Oppl, H. (Hrsg.): Handbuch der Rehabilitation, Hermann Luchterhand Verlag, Neuwied, Kriftel, Berlin, S. 289–304.

Badura, A. (1977): Self-Efficacy: Toward a unifying theory of behavioural change, in: Psychological Review, H. 84, S. 191–215.

Baeker, D. (1994): Soziale Hilfe als Funktionssystem der Gesellschaft, in: Zeitschrift für Soziologie, Jg. 23, H. 2, S. 93–110.

Bahnmüller, R. (1978): Arbeitslose als politisches Konfliktpotential?, in: Wacker, A. (Hrsg.): Vom Schock zum Fatalismus? Soziale und psychische Auswirkungen der Arbeitslosigkeit, Campus Verlag, Frankfurt/Main, S. 107–133.

Bahrdt, H. P. (2000): Schlüsselbegriffe der Soziologie. Eine Einführung mit Lehrbeispielen, 8. Aufl., Verlag C.H. Beck, München.

Bailer, H. (1990): Methoden zur Personalauswahl, in: Rischar, K. (Hrsg.): Optimale Personalauswahl mit Assessment-Center, Verlag TÜV Rheinland, S. 53–88.

Balon, K.; Dehler, J.; Schön, B. (1978): Arbeitslose: Abgeschoben, diffamiert, verwaltet. Arbeitsbuch für eine alternative Praxis, Fischer, Frankfurt/Main.

Balz et al. (1985): Psychische Auswirkungen andauernder Arbeitslosigkeit - Erste Ergebnisse der Bielefelder Längsschnittstudie, in: Kieselbach, T.; Wacker, A. (Hrsg.): Individuelle und gesellschaftliche Kosten der Massenarbeitslosigkeit, Beltz, Weinheim, Basel, S. 91–106.

Barlsen, J. (2001): Unterstützte Beschäftigung und Integrationsfachdienste im Spiegel empirischer Forschung, in: Barlsen, J.; Hohmeier, J. (Hrsg.): Neue berufliche Chancen für Menschen mit Behinderung. Unterstützte Beschäftigung im System der beruflichen Rehabilitation, verlag selbstbestimmtes leben, Düsseldorf, S. 39–63.

Barlsen, J. et al. (1997): Körperbehinderte Jugendliche zwischen Werkstatt für Behinderte und Ausbildung - Ein Konzept zur Vorbereitung auf und Begleitung in das Arbeitsleben an einer Schule für Körperbehinderte, in: Ellger-Rüttgart, S.; Blumenthal, W. (Hrsg.): Über die große Schwelle: Junge Menschen mit Behinderungen auf dem Weg von der Schule in Arbeit und Gesellschaft, Universitätsverlag Ulm, Ulm, S. 191–214.

Barlsen, J.; Hohmeier, J. (2001): Neue berufliche Chancen für Menschen mit Behinderung. Unterstützte Beschäftigung im System der beruflichen Rehabilitation, verlag selbstbestimmtes leben, Düsseldorf.

Bartmann, P. (2006) [a]: Funktionale Gesundheit und christliches Menschenbild, in: Diakonisches Werk der Evangelischen Kirche in Deutschland e.V. (Hrsg.): Funktionale Gesundheit. Gesundheit und Behinderung im neuen Klassifikationssystem der Weltgesundheitsorganisation (ICF), abgerufen unter: http://www.diakonie.de/ downloads/DD-04-2005.pdf, Zugriff: 12. August 2008, 17.55 Uhr, S. 16–22.

Bartmann, P. (2006) [b]: Orientierung am Modell der Funktionalen Gesundheit in der Krankenversorgung, in: Diakonisches Werk der Evangelischen Kirche in Deutschland e.V. (Hrsg.): Funktionale Gesundheit. Gesundheit und Behinderung im neuen Klassifikationssystem der Weltgesundheitsorganisation (ICF), abgerufen unter: http://www.diakonie.de/downloads/DD-04-2005.pdf, Zugriff: 12. August 2008, 17.55 Uhr, S. 63–66.

Bartmann, P.; Höchstädter, M.; Steffens, T. (2006): Einleitung, in: Diakonisches Werk der Evangelischen Kirche in Deutschland e.V. (Hrsg.): Funktionale Gesundheit. Gesundheit und Behinderung im neuen Klassifikationssystem der Weltgesundheitsorganisation (ICF), abgerufen unter: http://www.diakonie.de/ downloads/DD-04-2005.pdf, Zugriff: 12. August 2008, 17.55 Uhr, S. 6–12.

Bartölke, K. et al. (1978): Arbeitsqualität in Organisationen, Gabler Verlag, Wiesbaden.

Baudisch, W. (2002): Zum Perspektivwechsel in der Rehabilitationspädagogik - seine Bedeutung für Fragen der beruflichen Rehabilitation, in: Baudisch, W.; Bojanowski, A. (Hrsg.): Berufliche Rehabilitation mit behinderten und benachteiligten Jugendlichen im Berufsbildungswerk, LIT Verlag, Münster, S. 15–26.

Baudisch, W. (2004) [a]: Berufliche Rehabilitation im biografischen Kontext, in: Baudisch, W.; Schulze, M.; Wüllenweber, E. (Hrsg.): Einführung in die Rehabilitationspädagogik, Verlag W. Kohlhammer, Stuttgart, Berlin, Köln, S. 232–258.

Baudisch, W. (2004) [b]: Zu theoretischen Zusammenhängen und ausgewählten Kategorien, in: Baudisch, W.; Schulze, M.; Wüllenweber, E. (Hrsg.): Einführung in die Rehabilitationspädagogik, Verlag W. Kohlhammer, Stuttgart, Berlin, Köln, S. 16–43.

Baudisch, W. (2004) [c]: Begriffliche Orientierung, in: Baudisch, W.; Schulze, M.; Wüllenweber, E. (Hrsg.): Einführung in die Rehabilitationspädagogik, Verlag W. Kohlhammer, Stuttgart, Berlin, Köln, S. 9–10.

Baudisch, W. (2004) [d]: Teilhabe oder Ausgrenzung - sozialwissenschaftliche Aspekte einer Förderung von sozial benachteiligten Menschen, in: Albrecht, I.; Baudisch, W.; Stiller, J. (Hrsg.): Arbeit und Lebensgestaltung - Chancen für benachteiligte Menschen, LIT Verlag, Münster, S. 33–51.

Baudisch, W. (2004) [e]: Einleitender Überblick, in: Baudisch, W.; Schulze, M.; Wüllenweber, E. (Hrsg.): Einführung in die Rehabilitationspädagogik, Verlag W. Kohlhammer, Stuttgart, Berlin, Köln, S. 44–48.

Baudisch, W.; Bojanowski, A. (2002): Berufliche Rehabilitation mit behinderten und benachteiligten Jugendlichen im Berufsbildungswerk, LIT Verlag, Münster.

Baudisch, W.; Schulze, M.; Wüllenweber, E. (2004): Einführung in die Rehabilitationspädagogik, Verlag W. Kohlhammer, Stuttgart, Berlin, Köln.

Bauer, M. et al. (1976): Psychiatrie, Psychosomatik, Psychotherapie, 2. Aufl., Thieme, Stuttgart.

Bauer, R. (2005): Freie Träger, in: Thole, W. (Hrsg.): Grundriss Soziale Arbeit. Ein einführendes Handbuch, 2. Aufl., VS Verlag, Wiesbaden, S. 449–464.

Baur, N. (2001): Soziologische und ökonomische Theorien der Erwerbsarbeit. Eine Einführung, Campus Verlag, Frankfurt/Main, New York.

Beales, H.L.; Lambert, R.S. (1973): Memoirs of the unemployed, EP Publishing Limited, Wakefield.

Becker, M. (2008): Was und wo können Psychiatrieerfahrene arbeiten?, in: Mecklenburg, H.; Storck, J. (Hrsg.): Handbuch berufliche Integration und Rehabilitation. Wie psychisch kranke Menschen in Arbeit kommen und bleiben, Psychiatrie-Verlag, Bonn, S. 30–45.

Behncke, R.; Ciolek, A.; Körner, I. (1993): Arbeiten außerhalb der Werkstatt, in: Geistige Behinderung. Fachzeitschrift der Bundesvereinigung Lebenshilfe, Bd. 32, H. 4, S. 1-27.

Beiderwieden, K. (1997): Berufliche Wiedereingliederung von ehemaligen Rehabilitanden und Rehabilitandinnen - Empirische Ergebnisse der Nachbefragungen der Arbeitsgemeinschaft Deutscher Berufsförderungswerke, in: Ellger-Rüttgart, S.; Blumenthal, W. (Hrsg.): Über die große Schwelle: Junge Menschen mit Behinderungen auf dem Weg von der Schule in Arbeit und Gesellschaft, Universitätsverlag Ulm, Ulm, S. 71–94.

Belitz, W. (1995): Wege aus der Arbeitslosigkeit, Rowohlt, Reinbek bei Hamburg.

Berding, H. (1994): Nationales Bewusstsein und kollektive Identität. Studien zur Entwicklung des kollektiven Bewussteins in der Neuzeit 2, Suhrkamp Verlag, Frankfurt/Main.

Berenfanger, J.; Dekker, S. (2003): Anforderungen an Profiler, in: Gesellschaft für soziale Unternehmensberatung mbH (Hrsg.): Profiling. Neue Eingliederungsstrategien in der Arbeitsvermittlung, Berlin, S. 64–73.

Bergmann, B. (1994): Erleben und Bewältigen von Arbeitsunsicherheit in Sachsen, in: Montada, L. (Hrsg.): Arbeitslosigkeit und soziale Gerechtigkeit, Campus Verlag, Frankfurt/Main, New York, S. 214–232.

Bergmann, J. (2008): Ethnomethodologie, in: Flick, U.; von Kardorff, E.; Steinke, I. (Hrsg.): Qualitative Forschung. Ein Handbuch, 6. Aufl., Rowohlt Taschenbuch Verlag, Reinbek bei Hamburg, S. 118–135.

Bergmann, W. (1994): Der externalisierte Mensch. Zur Funktion des Menschen für die Gesellschaft, in: Fuchs, P.; Göbel, A. (Hrsg.): Der Mensch - das Medium der Gesellschaft?, Suhrkamp Verlag, Frankfurt/Main, S. 92–109.

Berlin, F.; Rischar, K. (1990): Das schwierige Geschäft der Einschätzung menschlicher Qualifikation, in: Rischar, K. (Hrsg.): Optimale Personalauswahl mit Assessment-Center, Verlag TÜV Rheinland, S. 27–43.

Berner, W. (2008): Anforderungsprofile: Das Fundament des gesamten Führungssystems, abgerufen unter: http://www.umsetzungsberatung.de/personal/anforderungsprofile. php, Zugriff: 10. Februar 2009, 12.20 Uhr.

Bernitzke, F. (2005): Heil- und Sonderpädagogik, 2. Aufl., Bildungsverlag EINS, Troisdorf.

Bertalanffy, L. von (1951): Zu einer allgemeinen Systemlehre, in: Biologia Generalis. Archiv für die allgemeinen Fragen der Lebensforschung, H. 19, S. 114–129.

Bertelsmann Stiftung (2003): Profiling: Individuelle Arbeitsmarktanalyse und Eingliederungsstrategien, Gütersloh.

Berthel, J. (2000): Personal-Management. Grundzüge für Konzeptionen betrieblicher Personalarbeit, 6. Aufl, Schäffer-Poeschel Verlag Stuttgart.

Bertram, H. (2000): Arbeit, Familie, Bindungen, in: Kocka, J.; Offe, C. (Hrsg.): Geschichte und Zukunft der Arbeit, Campus Verlag, Frankfurt/Main, New York, S. 308–342.

Bettmer, F. (2005): Die öffentlichen Träger der Sozialen Arbeit, in: Thole, W. (Hrsg.): Grundriss Soziale Arbeit. Ein einführendes Handbuch, 2. Aufl., VS Verlag, Wiesbaden, S. 431–448.

Beule, P. (1995): Wege der Integration arbeitsloser psychisch Kranker in den allgemeinen Arbeitsmarkt, in: Dörner, K. (Hrsg.): Jeder Mensch will notwendig sein. Neue Chancen für das Recht auf Arbeit aller psychisch Kranken und Behinderten. 46. Gütersloher Fortbildungswoche 1994, Verlag Jakob van Hoddis, Gütersloh, S. 144–149.

Beyer, H. (2006): Gut, wenn Betroffene, Angehörige und Fachkräfte des Gesundheitswesens dasselbe meinen, wenn sie über Rehabilitation sprechen!, in: Schian, H.-M.; Wegschneider, K.; Schönle, P. (Hrsg.): Teilhabe behinderter Menschen gezielt fördern! - Die ICF als globaler Maßstab – , Selbstverlag der Deutschen Vereinigung für Rehabilitation e.V., Heidelberg, S. 93–96.

Bibliographisches Institut (1962): Duden-Lexikon in drei Bänden, Dudenverlag, Mannheim.

Bieker, R. (2005) [a]: Individuelle Funktionen und Potentiale der Arbeitsintegration, in: Bieker, R. (Hrsg.): Teilhabe am Arbeitsleben. Wege der beruflichen Integration von Menschen mit Behinderung, Verlag W. Kohlhammer, Stuttgart, S. 12–24.

Bieker, R. (2005) [b]: Einführung, in: Bieker, R. (Hrsg.): Teilhabe am Arbeitsleben. Wege der beruflichen Integration von Menschen mit Behinderung, Verlag W. Kohlhammer, Stuttgart, S. 7–10.

Bieker, R (2005) [c]: Werkstätten für behinderte Menschen – Berufliche Teilhabe zwischen Marktanpassung und individueller Förderung, in: Bieker, R. (Hrsg.): Teilhabe am Arbeitsleben. Wege der beruflichen Integration von Menschen mit Behinderung, Verlag W. Kohlhammer, Stuttgart, S. 313–334.

Bieker, R. (2005): Teilhabe am Arbeitsleben. Wege der beruflichen Integration von Menschen mit Behinderung, Verlag W. Kohlhammer, Stuttgart.

Biermann, H. (1997): Sozialpädagogisch orientierte Berufsausbildung in der Benachteiligtenförderung, in: Ellger-Rüttgart, S.; Blumenthal, W. (Hrsg.): Über die große Schwelle: Junge Menschen mit Behinderungen auf dem Weg von der Schule in Arbeit und Gesellschaft, Universitätsverlag Ulm, Ulm, S. 41–54.

Biermann, H. (2005) [a]: Flexibilisierung der Berufsausbildung, in: Felkendorff, K.; Lischer, E. (Hrsg.): Barrierefreie Übergänge? Jugendliche mit Behinderungen und Lernschwierigkeiten, verlag pestalozzianum, Zürich, S. 124–151.

Biermann, H. (2005) [b]: Pädagogische Konzeptionen in der Vorbereitung auf Ausbildung und Arbeit, in: Bieker, R. (Hrsg.): Teilhabe am Arbeitsleben. Wege der beruflichen Integration von Menschen mit Behinderung, Verlag W. Kohlhammer, Stuttgart, S. 167–184.

Biernacki, R. (2000): Arbeitsmarkt zwischen Kontingenz und Kontinuität, in: Kocka, J.; Offe, C. (Hrsg.): Geschichte und Zukunft der Arbeit, Campus Verlag, Frankfurt/Main, New York, S. 110–114.

Bildungszentrum Saalfeld GmbH (2009) [a]: Entstehung und Entwicklung, abgerufen unter: http://www.bildungszentrum-saalfeld.de/web/cms/front_content.php?idcat=96, Zugriff: 2. Juni 2009, 09.15 Uhr.

Bildungszentrum Saalfeld GmbH (2009) [b]: Psychosoziales Zentrum zur beruflichen und sozialen Integration/Rehabilitation/Arbeit, Unternehmensflyer ausgegeben anlässlich der ‚Fachtagung zur beruflichen Integration psychisch kranker Menschen' am 29. April 2009 im Rehabilitations- und Integrationszentrum Unterwellenborn.

Bildungszentrum Saalfeld GmbH (2009) [c]: SAFARI, Unternehmensflyer ausgegeben anlässlich der ‚Fachtagung zur beruflichen Integration psychisch kranker Menschen' am 29. April 2009 im Rehabilitations- und Integrationszentrum Unterwellenborn.

Bildungszentrum Saalfeld GmbH (2009) [d]: Berufliche Rehabilitation/Integration Erwachsener, Unternehmensinformation ausgegeben anlässlich der ‚Fachtagung zur beruflichen Integration psychisch kranker Menschen' am 29. April 2009 im Rehabilitations- und Integrationszentrum Unterwellenborn.

Bischoff, H.; Rathgeber, R. (1987): Behinderte in Ausbildung und Beruf. Ein Wegweiser (nicht nur) für Betroffene, Verlag C.H. Beck, München.

Bleidick, U. (1981): Einführung in die Behindertenpädagogik, Bd. 1, 2. Aufl., Verlag W. Kohlhammer, Stuttgart.

Bleidick, U. (1989): Die Förderung Schwerstbehinderter durch Arbeit?, in: Bordel, R.; Butzke, F. (Hrsg.): Leben ohne Beruf?, Universitätsverlag Winter, Heidelberg, S. 149–172.

Bleidick, U. (1992): Schulen für Behinderte, in: Mühlum, A.; Oppl, H. (Hrsg.): Handbuch der Rehabilitation, Hermann Luchterhand Verlag, Neuwied, Kriftel, Berlin, S. 103–120.

Blesinger, B. (2005): Persönliche Assistenz am Arbeitsplatz, in: Bieker, R. (Hrsg.): Teilhabe am Arbeitsleben. Wege der beruflichen Integration von Menschen mit Behinderung, Verlag W. Kohlhammer, Stuttgart, S. 282–295.

Böhm, A. (2008): Theoretisches Codieren: Textanalyse in der Grounded Theory, in: Flick, U.; von Kardorff, E.; Steinke, I. (Hrsg.): Qualitative Forschung. Ein Handbuch, 6. Aufl., Rowohlt Taschenbuch Verlag, S. 475–485.

Böhm, R. (2006): Berufliche Qualifizierung in Werkstätten für behinderte Menschen in Baden-Württemberg, in: Hirsch, S.; Lindmeier, C. (Hrsg.): Berufliche Bildung von Menschen mit geistiger Behinderung. Neue Wege zur Teilhabe am Arbeitsleben, Beltz-Verlag, Weinheim, Basel, S. 220–239.

Böhringer, K.P (1999): Schnittstellen zwischen Schule für Geistigbehinderte und Arbeitswelt, in: Längle, G.; Welte, W.; Buchkremer, G. (Hrsg.): Arbeitsrehabilitation im Wandel. Stand und Perspektiven der Integration psychisch kranker und geistig behinderter Menschen, Attempto Verlag, Tübingen, S. 176–190.

Böhringer, K.P. (2006): Von der Werkstufe über die Eingliederungsstufe zur Berufsvorbereitenden Einrichtung des Enzkreises (BVE). Chronologie einer Erfolgsgeschichte, in: Hirsch, S.; Lindmeier, C. (Hrsg.): Berufliche Bildung von Menschen mit geistiger Behinderung. Neue Wege zur Teilhabe am Arbeitsleben, Beltz-Verlag, Weinheim, Basel, S. 44–63.

Bogner, A.; Littig, B.; Menz, W. (2005): Das Experteninterview. Theorie, Methode, Anwendung, 2. Aufl., VS Verlag für Sozialwissenschaften, Wiesbaden.

Bogner, A.; Littig, B.; Menz, W. (2009): Experteninterviews. Theorien, Methoden, Anwendungsfelder, 3. Aufl., VS Verlag für Sozialwissenschaften, Wiesbaden.

Bogner, A.; Menz, W. (2005): Das theoriegenerierende Experteninterview, in: Bogner, A.; Littig, B.; Menz, W. (Hrsg.): Das Experteninterview. Theorie, Methode, Anwendung, 2. Aufl., VS Verlag für Sozialwissenschaften, Wiesbaden, S. 33–70.

Bogner, A.; Menz, W. (2009): Experteninterviews in der qualitativen Sozialforschung. Zur Einführung in eine sich intensivierende Methodendebatte, in: Bogner, A.; Littig, B.; Menz, W. (Hrsg.): Experteninterviews. Theorien, Methoden, Anwendungsfelder, 3. Aufl., VS Verlag für Sozialwissenschaften, Wiesbaden, S. 7–31.

Bohn, C. (2006): Inklusion, Exklusion und die Person, UVK Verlagsgesellschaft mbH, Konstanz.

Bohnsack, R. (2008): Gruppendiskussion, in: Flick, U.; von Kardorff, E.; Steinke, I. (Hrsg.): Qualitative Forschung. Ein Handbuch, 6. Aufl., Rowohlt Taschenbuch Verlag, Reinbek bei Hamburg, S. 369–384.

Bojanowski, A.; Eckhardt, P.; Ratschinski, G. (2005): Annäherung an die Benachteiligtenforschung - Verortung und Strukturierungen, in: Bojanowski, A.; Ratschinski, G.; Straßer, P. (Hrsg.): Diesseits vom Abseits. Studien zur beruflichen Benachteiligtenförderung, W. Bertelsmann Verlag, Bielefeld, S. 10–40.

Bojanowski, A.; Mutschall, M.; Reschke, B. (2005): Nachhaltigkeit in der Benachteiligtenförderung - Nutzung des Expertenwissens einer Akteurskonferenz, in: Bojanowski, A.; Ratschinski, G.; Straßer, P. (Hrsg.): Diesseits vom Abseits. Studien zur beruflichen Benachteiligtenförderung, W. Bertelsmann Verlag, Bielefeld, S. 317–329.

Bojanowski, A.; Ratschinski, G.; Straßer, P. (2005): Diesseits vom Abseits. Studien zur beruflichen Benachteiligtenförderung, W. Bertelsmann Verlag, Bielefeld.

Bolle, M.; Grotte, P. (1983): Arbeit schaffen - jetzt!, Rowohlt, Reinbek bei Hamburg.

Bongartz, T.; Gröhnke, K. (1997): Soziale Isolation bei Langzeitarbeitslosen? Eine netzwerkanalytische Betrachtung, in: Klein, G.; Strasser, H. (Hrsg.): Schwer vermittelbar. Zur Theorie und Empirie der Langzeitarbeitslosigkeit, Westdeutscher Verlag, Opladen, S. 197–219.

Bontrup, H.-J.; Niggemeyer, L.; Melz, J. (2007): Arbeitfairteilen. Massenarbeitslosigkeit überwinden! VSA- Verlag, Hamburg.

Bora, A. (1999): Differenzierung und Inklusion. Partizipative Öffentlichkeit im Rechtssystem moderner Gesellschaften, Nomos Verlagsgesellschaft, Baden-Baden.

Bordel, R.; Butzke, F. (1989): Leben ohne Beruf?, Universitätsverlag Winter, Heidelberg.

Borsch-Galetke, E.; Siegmund, K. (1997): Arbeitsbedingte Erkrankungen, in: Luczak, H.; Volpert, W. (Hrsg.): Handbuch Arbeitswissenschaft, Schäffer-Poeschel Verlag, Stuttgart, S. 284–289.

Bortz, J. (1999): Statistik für Sozialwissenschaftler, 5. Aufl., Springer, Berlin, Heidelberg, New York.

Bortz, J.; Döring, N. (2005): Forschungsmethoden und Evaluation für Human- und Sozialwissenschaftler, 3. Aufl., Springer Medizin Verlag, Heidelberg.

Bosch, G. et al. (1994): Der zweite Arbeitsmarkt: Perspektiven und Chancen, in: Daheim, H.-J.; Krahn, K.; Schneider, R. (Hrsg.): Standortfaktor Industrielle Beziehungen, München, Mering, S. 49–71.

Brand, J. (2005): Arbeitslos - was nun?, 3. Aufl., Deutscher Taschenbuch Verlag, München.

Brand, W.; Naust-Lühr, A. (2000): Dimensionen des Erfolgs beruflicher Rehabilitation und die Schwierigkeiten, sie methodisch zu erfassen, in: Kipp, M. (Hrsg.): 11. Hochschultage Berufliche Bildung 2000. Innovative berufliche Rehabilitation, Bertelsmann Verlag, Bielefeld, S. 114–161.

Brandstätter, H. (1979): Die Ermittlung personaler Eigenschaften kognitiver Art, in: Reber, G. (Hrsg.): Personalinformationssysteme, Schäffer-Poeschel Verlag, Stuttgart, S. 74–95.

Braun, G. (1978): Rechtsfragen bei Personalauswahlverfahren, in: Personalwirtschaft, H. 5, S. 150–154.

Braun, W. (1988): Mythos der Dienstleistungsgesellschaft? Strukturwandel und Hierarchisierung im System der 65 bundesdeutschen Großstädte 1950–1986, in: Stadtforschung und Statistik, H. 1, S. 17–65.

Brenner, S.O.; Levi, L. (1987): Long-term unemployment among women in Sweden, in: Social Science and Medicine, H. 25, S. 183–196.

Brinkmann, C. (1978): Finanzielle und psycho-soziale Belastungen während der Arbeitslosigkeit, in: Wacker, A. (Hrsg,): Vom Schock zum Fatalismus? Soziale und psychische Auswirkungen der Arbeitslosigkeit Campus Verlag, Frankfurt/Main, New York, S. 57–91.

Brinkmann, C. (1984): Die individuellen Folgen langfristiger Arbeitslosigkeit, in: Mitteilungen aus der Arbeitsmarkt- und Berufsforschung, H. 17, S. 454–473.

Brinkmann, C.; Wiedemann, E. (1994): Individuelle und gesellschaftliche Folgen von Erwerbslosigkeit in Ost und West, in: Montada, L. (Hrsg.): Arbeitslosigkeit und soziale Gerechtigkeit, Campus Verlag, Frankfurt/Main, New York, S. 175–192.

Brocke, B. (1990): Intelligenz, in: Sarges, W. (Hrsg.): Management-Diagnostik, Verlag für Psychologie, Göttingen, Toronto, Zürich, S. 181–193.

Brubaker, R. (2000): Staatsbürgerschaft als soziale Schließung, in: Holz, K. (Hrsg.): Staatsbürgerschaft. Soziale Differenzierung und politische Inklusion, Westdeutscher Verlag, Wiesbaden, S. 75–91.

Brücke Schleswig-Holstein gGmbH (2007): Die ICF im Rehabilitationsmanagement, abgerufen unter: http://paritaet-bw.de/lgst/fachberatung/rehabilitation/anlagen/icf_rpk07.pdf, Zugriff: 11. Oktober 2009, 17.20 Uhr.

Brügemann, H. (2006): Gibt es evidenzbasierte Studien zur Wirksamkeit der Bioresonanztherapie?, Vortrag gehalten während des Kongresses des Internationalen Medizinischen Arbeitskreises BICOM Resonanz-Therapie (IMA BRT) vom 28.04.–30.04.2006 in Fulda, abgerufen unter: http://www.gsund-bliibe.ch/pdf/bioresonanz_ publikation1.pdf, Zugriff: 09. Januar 2010, 14.25 Uhr.

Bruning, N. (2008): Aufgaben und Möglichkeiten der Arbeitsagentur, in: Mecklenburg, H.; Storck, J. (Hrsg.): Handbuch berufliche Integration und Rehabilitation. Wie psychisch kranke Menschen in Arbeit kommen und bleiben, Psychiatrie-Verlag, Bonn, S. 181–189.

Bubeck, T. (2000): Guter Rat bei Arbeitslosigkeit, 8. Aufl., Deutscher Taschenbuch Verlag, München.

Bühner, M. (2005): Gütekriterien von Verhaltensbeobachtungen, in: Westhoff, K. et al. (Hrsg.): Grundwissen für die berufsbezogene Eignungsbeurteilung nach DIN 33430, 2. Aufl., Pabst Science Publishers, Lengerich, S. 81–92.

Bundesagentur für Arbeit (2006): Statistik der Bundesagentur für Arbeit. Arbeitsmarkt in Zahlen, Förderung der behinderten Menschen am Arbeitsleben 2006, abgerufen unter: http://www.pub.arbeitsamt.de/ hst/services/statistik/200612/iiia5/rm_d.xls, Zugriff: 23.10.2008, 21.25 Uhr.

Bundesagentur für Arbeit (2008) [a]: Der Arbeits- und Ausbildungsmarkt in Deutschland. März 2008, Nürnberg.

Bundesagentur für Arbeit (2008) [b]: Der Arbeits- und Ausbildungsmarkt in Deutschland. April 2008, Nürnberg.

Bundesanstalt für Arbeit (2002): Teilhabe durch berufliche Rehabilitation. Handbuch für Beratung, Förderung, Aus- und Weiterbildung.

Bundesarbeitsgemeinschaft der Integrationsämter und Hauptfürsorgestellen (2007): Jahresbericht 2006/2007, abgerufen unter: http://www.integrationsaemter.de/files/602/JB_BIH07_web.pdf, Zugriff: 25.10.2008, 20.20 Uhr.

Bundesarbeitsgemeinschaft der Integrationsämter und Hauptfürsorgestellen (2008): Jahresbericht 2007/2008, abgerufen unter: http://www.integrationsaemter.de/files/602/JB_BIH07_08.pdf, Zugriff: 25. Oktober 2008, 20.15 Uhr.

Bundesarbeitsgemeinschaft der überörtlichen Träger der Sozialhilfe (2008): Werkstattempfehlungen - WE/BAGüS, Münster, abgerufen unter: http://www.lwl.org/spurdownload/bag/we01012008.pdf, Zugriff: 3. Februar 2008, 11.30 Uhr.

Bundesarbeitsgemeinschaft für Rehabilitation (2004): Rahmenempfehlungen zur ambulanten Rehabilitation bei psychischen und psychosomatischen Erkrankungen, abgerufen unter: http://www.barfrankfurt.de/ upload/Rahmenempfehlung_psychische Erkrankungen_145.pdf, Zugriff: 12. Januar 009, 08.10 Uhr.

Bundesarbeitsgemeinschaft für Rehabilitation (2005): Gemeinsame Empfehlungen der Bundesarbeitsgemeinschaft für Rehabilitation, abgerufen unter: http://www.barfrankfurt.de/upload/Gemeinsame_Empfehlungen_71.pdf, Zugriff: 11. Januar 2009, 14.25 Uhr.

Bundesarbeitsgemeinschaft für Rehabilitation (2006): ICF-Praxisleitfaden, abgerufen unter: http://www.bar- frankfurt.de/upload/ICF-Praxisleitfaden_-_2._Auflage_173.pdf, Zugriff: 12. November 2008, 11.00 Uhr.

Bundesarbeitsgemeinschaft für Rehabilitation (2007): Arbeitshilfe für die Rehabilitation und Teilhabe psychisch kranker und behinderter Menschen, abgerufen unter: http://www.bar-frankfurt.de/ upload/AHPsysch_420_61.pdf, Zugriff: 17. Oktober 2008, 15.05 Uhr.

Bundesarbeitsgemeinschaft für Rehabilitation (2008): ICF-Praxisleitfaden 2, abgerufen unter: http://www.bar-frankfurt.de/upload/ICF2_434.pdf, Zugriff: 11. Januar 2009 10.15 Uhr.

Bundesarbeitsgemeinschaft Werkstätten für behinderte Menschen e.V. (2001): Bildstörung! Der lange Weg vom Tollhaus zur Werkstatt für Behinderte. Eine Ausstellung über die Geschichte des Umgangs mit behinderten Menschen, Frankfurt/Main.

Bundesinstitut für Berufsbildung (2008): Absolventen/Abgänger aus allgemeinbildenden Schulen 2008, abgerufen unter: http://www.kibb.de/cps/uploads/557_auslaendische_Schulabgaenger_ Antwort1.1218111258271.pdf, Zugriff: 25.10.2008, Zugriff 23.25 Uhr.

Bundesministerium der Finanzen (2005): Der Zoll gegen Schwarzarbeit, Bonn.

Bundesministerium für Bildung und Forschung (2008) [a]: Bundesbildungsbericht 2008 (Vorversion), abgerufen unter: http://www.bmbf.de/pub/bbb_08.pdf, Zugriff: 23.10.2008, 19.41 Uhr.

Bundesministerium für Bildung und Forschung (2008) [b]: Tabelle 2.2.3, Schülerstatistik im Schuljahr 2006/2007, abgerufen unter: http://gus.his.de/guswww/pdftable.pdf?tabNr=2830&format=pdf&samName=Schulen&samNr=103&gusJahr=2008&gusName=GuS+2008&db=mysql&agr=con ent2&jump=T2.2.3, Zugriff: 24.10.2008, 22.10 Uhr.

Bundesministerium für Bildung und Forschung (2008) [c]: Bildung in Deutschland 2008, abgerufen unter: http://www.bildungsbericht.de/daten2008/bb_2008.pdf, Zugriff: 25. Oktober 2008, 23.10 Uhr.

Bundesregierung (2007): Bundeshaushalt 2008: Arbeit und Soziales, abgerufen unter: http://www.bundesregierung.de/Content/DE/Artikel/2007/07/2007-07-04-haushalt-arbeit-und-soziales.html, Zugriff: 26. Oktober 2008, 23.10 Uhr.

Bundesverband Deutscher Privatkrankenanstalten e.V. (2004): Geschäftsbericht 2003/2004, abgerufen unter: http://www.bdpk.de/media/file/217.Geschaeftsbericht 2003_2004_des_BDPK.pdf, Zugriff: 12. September 2008, 17.45 Uhr.

Bundesvereinigung Lebenshilfe für Menschen mit geistiger Behinderung e.V. (2003): Ein Beruf für mich. Berufliche Ausbildung für Menschen mit geistiger Behinderung, Lebenshilfe-Verlag, Marburg.

Bundeszentrale für politische Bildung (2004): Das Lexikon der Wirtschaft. Grundlegendes Wissen von A bis Z, 2. Aufl., Bonn.

Bungard, W.; Bähr, B. (1987): Zur Situation psychisch Behinderter im Berufsleben, Teil 1, Rheinland-Verlag, Köln.

Bungart, J.; Putzke, S. (2001): Einarbeitung am Arbeitsplatz und der Prozess der betrieblichen Integration, in: Barlsen, J.; Hohmeier, J. (Hrsg.): Neue berufliche Chancen für Menschen mit Behinderung. Unterstützte Beschäftigung im System der beruflichen Rehabilitation, verlag selbstbestimmtes leben, Düsseldorf, S. 111–160.

Bungart, J.; Supe, V.; Willems, P. (2001): Modulsystem umfassendes Qualitätsmanagement (MuQ) für Integrationsfachdienste, in: Barlsen, J.; Hohmeier, J. (Hrsg.): Neue berufliche Chancen für Menschen mit Behinderung. Unterstützte Beschäftigung im System der beruflichen Rehabilitation, verlag selbstbestimmtes leben, Düsseldorf, S. 183–228.

Calais van Stokkom, S. (2004): On the Promotion and Application of ICF in Sweden: Actors - Problems - Factors of Success, abgerufen unter: http://www.uemass.com/media/lille2004/vanstokkom.PDF, Zugriff: 04. Dezember 2009, 22.30 Uhr.

Carl von Ossietzky-Universität Oldenburg (1998): Umbruch der Arbeitsgesellschaft und Kooperation, Universitätsverlag, Oldenburg.

Catalano, R. (1993): Gesundheitseffekte wirtschaftlicher Unsicherheit: Ein analytischer Überblick, in: Kieselbach, T.; Voigt, P. (Hrsg.): Systemumbruch, Arbeitslosigkeit und individuelle Bewältigung in der Ex-DDR, Deutscher Studien Verlag, Weinheim, S. 84–94.

Caulfeild, D. (2006): Some responses to ICF and Policy Survey No. 2, in: Deutsche Rentenversicherung Bund (Hrsg.): Protokoll der Beiträge zur 4. ICF-Anwenderkonferenz am 15. März 2006, abgerufen unter: http://www.deutscherentenversicherungbund.de/nn_10462/SharedDocs/de/Inhalt/Zielgruppen/01_sozialmedizin__forschung/04__klassifikationen/dateianh_C3_A4nge/icf__dokumentation__4__anwenderkonferenz,templateId=raw,property=publicationFile.pdf/icf_dokumentation_4_anwenderkonferenz, Zugriff: 01. November 2009, 09.20 Uhr, S. 42–43.

Ciolek, A. (1995): Erst platzieren - dann qualifizieren. Erfahrungen mit unterstützter Beschäftigung von Menschen mit geistiger Behinderung auf dem ersten Arbeitsmarkt. Hamburger Arbeitsassistenz, in: Dörner, K. (Hrsg.): Jeder Mensch will notwendig sein. Neue Chancen für das Recht auf Arbeit aller psychisch Kranken und Behinderten. 46. Gütersloher Fortbildungswoche 1994, Verlag Jakob van Hoddis, Gütersloh, S. 176–184.

Ciolek, A. (2006): Das Ambulante Arbeitstraining der Hamburger Arbeitsassistenz, in: Hirsch, S.; Lindmeier, C. (Hrsg.): Berufliche Bildung von Menschen mit geistiger Behinderung. Neue Wege zur Teilhabe am Arbeitsleben, Beltz-Verlag, Weinheim, Basel, S. 162–172.

Conrad, S.; Macamo, E.; Zimmermann, B. (2000): Die Kodifizierung der Arbeit: Individuum, Gesellschaft, Nation, in: Kocka, J.; Offe, C. (Hrsg.): Geschichte und Zukunft der Arbeit, Campus Verlag, Frankfurt/Main, New York, S. 449–475.

Cooper, C.L.; Robertson, I.T. (1986): International Review of Industrial and Organizational Psychology, Wiley, Chichester.

Cofer, C.N.; Appley, M.H. (1967): Motivation: Theory and research, 4. Aufl., John Wiley and Sons, New York.

Cox, H.; Schwedler, T. (1997): Langzeitarbeitslosigkeit: Hat die ökonomische Theorie Antworten?, in: Klein, G.; Strasser, H. (Hrsg.): Schwer vermittelbar. Zur Theorie und Empirie der Langzeitarbeitslosigkeit, Westdeutscher Verlag, Opladen, S. 69–106.

Cramer, G. (2003): Jahrbuch Ausbildungspraxis 2003, Deutscher Wirtschaftsdienst, Köln.

Daheim, H.-J.; Krahn, K.; Schneider, R. (1994): Standortfaktor Industrielle Beziehungen, München, Mering.

Daumenlang, K. (1990): Intelligenztests, in: Sarges, W. (Hrsg.): Management-Diagnostik, Verlag für Psychologie, Göttingen, Toronto, Zürich, S. 428–435.

Dederich, M. (2005): Über Wissenschaft, Erkenntnis, Repräsentation und die Singularität des anderen Menschen, in: Horster, D.; Hoyningen-Süess, U.; Liesen, C. (Hrsg.): Sonderpädagogische Professionalität. Beiträge zur Entwicklung der Sonderpädagogik als Disziplin und Profession, VS Verlag, Wiesbaden, S. 169–186.

Deetjen, W. (2006): Die ICF in der sozialmedizinischen Begutachtung, in: Diakonisches Werk der Evangelischen Kirche in Deutschland e.V. (Hrsg.): Funktionale Gesundheit. Gesundheit und Behinderung im neuen Klassifikationssystem der Weltgesundheitsorganisation (ICF), abgerufen unter: http://www.diakonie.de/downloads/DD-04-2005.pdf, Zugriff: 12. August 2008, 17.55 Uhr, S. 23–25.

Denninghaus, E. (2001): Individualisierung und Flexibilisierung der Ausbildung behinderter Jugendlicher in Berufsbildungswerken, in: Barlsen, J.; Hohmeier, J. (Hrsg.): Neue berufliche Chancen für Menschen mit Behinderung. Unterstützte Beschäftigung im System der beruflichen Rehabilitation, verlag selbstbestimmtes leben, Düsseldorf, S. 311–323.

Denzin, N. (2005): Symbolischer Interaktionismus, in: Flick, U.; von Kardorff, E.; Steinke, I. (Hrsg.): Qualitative Forschung. Ein Handbuch, 6. Aufl., Rowohlt Taschenbuch Verlag, Reinbek bei Hamburg, S. 136–150.

Der Spiegel (2008): Tote Söhne in den Bergen, H. 10 vom 03.03.2008, S. 140–141.

Dettling, W. (2000): Diesseits und jenseits der Erwerbsarbeit, in: Kocka, J.; Offe, C. (Hrsg.): Geschichte und Zukunft der Arbeit, Campus Verlag, Frankfurt/Main, New York, S. 202–214.

Deutsche Rentenversicherung Bund (2006): Protokoll der Beiträge zur 4. ICF-Anwenderkonferenz am 15. März 2006, abgerufen unter: http://www.deutscherenten versicherungbund.de/nn_10462/SharedDocs/de/Inhalt/Zielgruppen/01_sozialmedizin__ forschung/04__klassifikationen/dateianh_C3_A4nge/icf_dokumentation__4anwenderkon ferenz,templateId=raw,property=publicationFile.pdf/icfdokumentation_4_anwenderkonfe renz, Zugriff: 01. November 2009, 09.20 Uhr.

Deutsche Rentenversicherung Bund (2007): Protokoll der Beiträge zur 5. ICF-Anwenderkonferenz am 28. März 2007, abgerufen unter: http://www.deutsche-rentenversicherung-bund.de/ nn_10462/ Shared Docs/de/Inhalt/Zielgruppen/01 sozial-medizin__forschung/04__klassifikationen/dateianh_C3_A4nge/icfdokumentation__5__an wenderkonferenz,templateId=raw,property=publicationFile.pdf/icf_dokumentation_5_an wenderkonferenz, Zugriff: 01. November 2009, 10.00 Uhr.

Deutsche Vereinigung für Rehabilitation (2007): ICF-Positionspapier, abgerufen unter: http://www.dvfr.de/ uploads/media/ICF-Positionspapier_10-2007.pdf, Zugriff: 29. November 2009, 14.25 Uhr.

Deutsche Vereinigung für Rehabilitation (2009): Die Nutzung der ICF bei der Ausgestaltung der Leistungen zur Teilhabe am Arbeitsleben (berufliche Rehabilitation), abgerufen unter: http://www.dvfr.de/uploads/media/ICF-Empfehlung_2009 _03_31.pdf, Zugriff: 02. Oktober 2009, 11.25 Uhr.

Deutsche Vereinigung für Sozialarbeit im Gesundheitswesen (2005): Hintergrund ICF-Studie, abgerufen unter: http://www.dvsg.org/uploads/media/HintergrundICF-Studie.pdf, Zugriff: 2. Dezember 2009, 07.10 Uhr.

Deutscher Bundestag (2001): Unterrichtung durch die Bundesregierung. Gutachten 2000/2001 des Sachverständigenrates für die Konzertierte Aktion im Gesundheitswesen, Drucksache 14/5661, abgerufen unter: http://dip21.bundestag.de/dip21/btd/14/056/1405661.pdf, Zugriff: 11. Januar 2010, 10.05 Uhr.

Deutscher Bundestag (2004): Bericht der Bundesregierung über die Lage behinderter Menschen und die Entwicklung ihrer Teilhabe, Berlin.

Deutscher Taschenbuch Verlag (2004): Bürgerliches Gesetzbuch, 55. Aufl., Verlag C.H. Beck, München.

Deutsches Institut für Medizinische Dokumentation und Information (2005): Internationale Klassifikation der Funktionsfähigkeit, Behinderung und Gesundheit, abgerufen unter: http://www.dimdi.de/ dynamic/de/klassi/downloadcenter/icf/ endfassung/icf_endfas sung-2005-10-01.pdf, Zugriff: 30. September 2007, 14.00 Uhr.

Diakonisches Werk der Evangelischen Kirche in Deutschland e.V. (2006): Funktionale Gesundheit. Gesundheit und Behinderung im neuen Klassifikationssystem der Weltgesundheitsorganisation (ICF), abgerufen unter: http://www.diakonie.de/downloads/DD-04-2005.pdf, Zugriff: 12. August 2008, 17.55 Uhr.

Dießenbacher, H.; Scheilke, C. (1979): Arbeitslosigkeit. Ursachen und Gegenmaßnahmen, Europäische Verlagsanstalt, Köln, Frankfurt/Main.

Dieterich, M. (1992): Berufliche Vorbereitung und Berufsbildung, in: Mühlum, A.; Oppl, H. (Hrsg.): Handbuch der Rehabilitation, Hermann Luchterhand Verlag, Neuwied, Kriftel, Berlin, S. 121–138.

Dieth, M. (1996): Erwerbslosigkeit, Lebensstil und sozialandragogische Intervention. Eine Evaluationsstudie an erwerbslosen Akademikern und Führungskräften, Shaker Verlag, Aachen.

Dings, W. (1988): Berufliche Rehabilitation Erwachsener. Berufsförderungswerke in erziehungswissen- schaftlicher Analyse, Hamburger Buchwerkstatt, Hamburg.

Dings, W. (2005): Berufsbildungs- und Berufsförderungswerke – Leistungsangebote, methodisch-didaktische Konzeptionen und Modellentwicklungen, in: Bieker, R. (Hrsg.): Teilhabe am Arbeitsleben. Wege der beruflichen Integration von Menschen mit Behinderung, Verlag W. Kohlhammer, Stuttgart, S. 205–231.

Doepel, D. (2009): Das Saalfelder Modell für flexible Arbeit und Integration psychisch beeinträchtigter Menschen - SAFARI –, Vortrag gehalten im Rahmen der ‚Fachtagung zur beruflichen Integration psychisch kranker Menschen' am 29. April 2009 im Rehabilitations- und Integrationszentrum Unterwellenborn.

Doerken, W. (1978): Arbeitszufriedenheit als Indikator für die Qualität des Arbeitslebens, in: Bartölke, K. et al. (Hrsg.): Arbeitsqualität in Organisationen, Gabler Verlag, Wiesbaden, S. 67–77.

Dörner, K. (1995) [a]: Einführung, in: Dörner, K. (Hrsg.): Jeder Mensch will notwendig sein. Neue Chancen für das Recht auf Arbeit aller psychisch Kranken und Behinderten. 46. Gütersloher Fortbildungswoche 1994, Verlag Jakob van Hoddis, Gütersloh, S. 7–10.

Dörner, K. (1995) [b]: Die Zuverdienstfirma entspricht den Bedürfnissen psychisch Kranker optimal, in: Dörner, K. (Hrsg.): Jeder Mensch will notwendig sein. Neue Chancen für das Recht auf Arbeit aller psychisch Kranken und Behinderten. 46. Gütersloher Fortbildungswoche 1994, Verlag Jakob van Hoddis, Gütersloh, S. 203–211.

Dörner, K. (1995): Jeder Mensch will notwendig sein. Neue Chancen für das Recht auf Arbeit aller psychisch Kranken und Behinderten. 46. Gütersloher Fortbildungswoche 1994, Verlag Jakob van Hoddis, Gütersloh.

Dörner, K.; Feischen, K. (1995): Ein Arbeitsmarkt für alle, in: Dörner, K. (Hrsg.): Jeder Mensch will notwendig sein. Neue Chancen für das Recht auf Arbeit aller psychisch Kranken und Behinderten. 46. Gütersloher Fortbildungswoche 1994, Verlag Jakob van Hoddis, Gütersloh, S. 45–55.

Domsch, M. (1981): Einführung zum Band, in: Jeserich, W. (Hrsg.): Mitarbeiter auswählen und fördern: Assessment-Center-Verfahren, Carl Hanser Verlag, München, Wien, S. 9–10.

Domsch, M.; Jochum, I. (1989): Zur Geschichte des Assessment Centers – Ursprünge und Werdegänge –, in: Lattmann, C. (Hrsg.): Das Assessment-Center-Verfahren der Eignungsbeurteilung: Sein Aufbau, seine Anwendung und sein Aussagegehalt, Physica-Verlag, Heidelberg, S. 1–18.

Donat, M.; Moser, K. (1989): Die Arbeits- und Anforderungsanalyse als Grundlage der Gestaltung von Assessment Centern, in: Lattmann, C. (Hrsg.): Das Assessment-Center-Verfahren der Eignungsbeurteilung: Sein Aufbau, seine Anwendung und sein Aussagegehalt, Physica-Verlag, Heidelberg, S. 155–182.

Doose, S. (2001): Qualifizierung und Fortbildung von IntegrationsberaterInnen in Integrationsfachdiensten, in: Barlsen, J.; Hohmeier, J. (Hrsg.): Neue berufliche Chancen für Menschen mit Behinderung. Unterstützte Beschäftigung im System der Beruflichen Rehabilitation, verlag selbstbestimmtes leben, Düsseldorf, S. 229–254.

Doose, S. (2007) [a]: Unterstütze Beschäftigung: Berufliche Integration auf lange Sicht, Lebenshilfe-Verlag, Marburg.

Doose, S. (2007) [b]: Lernschwierigkeiten - kognitive Beeinträchtigungen, in: Schnoor, H. (Hrsg.): Leben mit Behinderungen. Eine Einführung in die Rehabilitationspädagogik anhand von Fallbeispielen, Verlag W. Kohlhammer, Stuttgart, S. 165–168.

Doose, S. (2007) [c]: Arbeit und Behinderung, in: Schnoor, H. (Hrsg.): Leben mit Behinderungen. Eine Einführung in die Rehabilitationspädagogik anhand von Fallbeispielen, Verlag W. Kohlhammer, Stuttgart, S. 169–180.

Doose, S. (2007) [d]: Josef Ströbl: Zwischen den Welten, in: Schnoor, H. (Hrsg.): Leben mit Behinderungen. Eine Einführung in die Rehabilitationspädagogik anhand von Fallbeispielen, Verlag W. Kohlhammer, Stuttgart, S. 159–164.

Doppler, K.; Lauterburg, C. (2000): Change Management. Den Unternehmenswandel gestalten, Campus Verlag, Frankfurt/Main, New York.

Drumm, H. (2008): Personalwirtschaft, 6. Aufl., Springer Verlag, Berlin, Heidelberg.

Duismann, G.H. (2005): Praxisphasen in Betrieben Betriebspraktikum und Schülerfirmen: Didaktische Probleme und Qualitätssicherung, in: Felkendorff, K.; Lischer, E. (Hrsg.): Barrierefreie Übergänge? Jugendliche mit Behinderungen und Lernschwierigkeiten, verlag pestalozzianum, Zürich, S. 52–61.

Duschek, I. (1997): Behinderte Lebensbewältigung. Berufsbildung und Erwerbstätigkeit - insbesondere geistig behinderter - Mädchen und Frauen, Karin Fischer Verlag, Aachen.

Eberwein, H. (1995): Zur Kritik des sonderpädagogischen Paradigmas und des Behinderungsbegriffs - Rück- wirkungen auf das Selbstverständnis von Sonder- und Integrationspädagogik, in: Zeitschrift für Heilpädagogik, Jg. 46, S. 468–476.

Edelmann, D.; Tippelt, R. (2008): Kompetenzentwicklung in der beruflichen Bildung und Weiterbildung, in: Prenzel, M.; Gogolin, I.; Krüger, H.-H. (Hrsg.): Kompetenzdiagnostik, Zeitschrift für Erziehungswissenschaft, Sonderheft 8, Verlag für Sozialwissenschaften, Wiesbaden S. 129–146.

Egbringhoff, J. (2002): Den Alltag beherrschen - Ausprägungen und Folgen neuer Erwerbsformen am Beispiel von Ein-Personen-Selbständigen, in: Weihrich, M.; Voß, G.G. (Hrsg.): tag für tag. Alltag als Problem - Lebensführung als Lösung?, Rainer Hampp Verlag, München, Mering, S. 21–46.

Egle, F.; Nagy, M. (2005): Arbeitsmarktintegration. Profiling - Arbeitsvermittlung - Fallmanagement, Gabler Verlag, Wiesbaden.

Ehrhardt, G. (1993): Bewältigungsstrategien von Arbeitslosigkeit im Verlauf, in: Kieselbach, T.; Voigt, P. (Hrsg.): Systemumbruch, Arbeitslosigkeit und individuelle Bewältigung in der Ex-DDR, Deutscher Studienverlag, Weinheim, S. 216–226.

Ehrlich, A. (2005): Eine Umfrage zur Anwendbarkeit der International Classification of Functioning, Disability and Health (ICF) als Kommunikationsmittel zwischen Ärzten und Ergotherapeuten in der Pädiatrie, Bachelorarbeit, Fachhochschule Osnabrück.

Ehrlich, V. (1997): Arbeitslosigkeit und zweiter Arbeitsmarkt: Theoretische Grundlagen, Probleme und Erfahrungen, Europäischer Verlag der Wissenschaften, Frankfurt/Main.

Eikelpasch, R. (1997): Postmoderne Gesellschaft, in: Kneer, G.; Nassehi, A.; Schroer, M. (Hrsg.): Soziologische Gesellschaftsbegriffe. Konzepte moderner Diagnosen, Wilhelm Fink Verlag, München, S. 11–31.

Eilles-Matthiessen, C. et al. (2007): Schlüsselqualifikationen kompakt. Ein Arbeitsbuch für Personalauswahl und Personalentwicklung, 2. Aufl., Verlag Hans Huber, Bern.

Eiterer, H.; Eiterer, O. (2006): Ich hab noch einen Koffer in Berlin, in: Große, K.-D.; Siebert, H. (Hrsg.): Rehabilitationspädagogik im interdisziplinären Kontext, Verlag Dr. Kovač, Hamburg, S. 113–116.

Eitle, W. (2008): Basiswissen Heilpädagogik, 2. Aufl., Bildungsverlag EINS, Troisdorf.

Elkeles, T.; Kirschner, W. (2003): Arbeitslosigkeit und Gesundheit. Interventionen durch Gesundheitsförderung und Gesundheitsmanagement - Befunde und Strategien – Gutachten für den BKK-Bundesverband (Kurzfassung), abgerufen unter: http://www.sgw.hs-magdeburg.de/eumahp/exemple1/exemple2/Modul03/yhtml/pdf/arbeitslos-u-gesundh.pdf, Zugriff: 14. Januar 2010, 12.25 Uhr.

Ellger-Rüttgart, S. (1997): Einleitung, in: Ellger-Rüttgart, S.; Blumenthal, W. (Hrsg.): Über die große Schwelle: Junge Menschen mit Behinderungen auf dem Weg von der Schule in Arbeit und Gesellschaft, Universitätsverlag Ulm, Ulm, S. 3–12.

Elwert, G. (2000): Jede Arbeit hat ihr Alter. Arbeit in der afrikanischen Gesellschaft, in: Kocke, J.; Offe, C. (Hrsg.): Geschichte und Zukunft der Arbeit, Campus Verlag, Frankfurt/Main, New York, S. 175–193.

Erpenbeck, J.; von Rosenstiel, L. (2003): Handbuch Kompetenzmessung. Erkennen, verstehen und bewerten von Kompetenzen in der betrieblichen, pädagogischen und psychologischen Praxis, Schäffer-Poeschel Verlag, Stuttgart.

Erpenbeck, J.; von Rosenstiel, L. (2003): Einführung, in: Erpenbeck, J.; von Rosenstiel, L. (Hrsg.): Handbuch Kompetenzmessung. Erkennen, verstehen und bewerten von Kompetenzen in der betrieblichen, pädagogischen und psychologischen Praxis, Schäffer-Poeschel Verlag, Stuttgart, S. 4–40.

Esser, R. (2006): Anspruch des SGB IX und Wirklichkeit der Teilhabe: Ist die ICF aus Sicht der Menschen mit Behinderungen eine Brücke?, in: Schian, H.-M.; Wegschneider, K.; Schönle, P. (Hrsg.): Teilhabe behinderter Menschen gezielt fördern! – Die ICF als globaler Maßstab – , Selbstverlag der Deutschen Vereinigung für Rehabilitation e.V., Heidelberg, S. 105–108.

Evers, M.; Krose, M. (1997): Die Beschäftigung schwerstkörperbehinderter Menschen in einer Integrationsfirma, in: Ellger-Rüttgart, S.; Blumenthal, W. (Hrsg.): Über die große Schwelle: Junge Menschen mit Behinderungen auf dem Weg von der Schule in Arbeit und Gesellschaft, Universitätsverlag Ulm, Ulm, S. 327–338.

Ewert, P. (1995): Der zweite Arbeitsmarkt schafft Arbeit auch für psychisch Kranke und Behinderte, in: Dörner, K. (Hrsg.): Jeder Mensch will notwendig sein. Neue Chancen für das Recht auf Arbeit aller psychisch Kranken und Behinderten. 46. Gütersloher Fortbildungswoche 1994, Verlag Jakob van Hoddis, Gütersloh, S. 37–44.

Ewert, T. (2006): Der Einsatz des ICF-Modells in der Rehabilitation - Instrument der Prozesssteuerung und ICF Core Sets, Abstract des Workshop-Vortrags, gehalten im Rahmen des Rehabilitationswissenschaftlichen Symposiums: „ Therapeutisches Milieu und die Wahl des Reha- Settings" der Gesellschaft für Rehabilitationswissenschaften (GfR) e.V. und des Rehabilitationswissenschaftlichen Verbundes Berlin, Brandenburg und Sachsen am 14.12.2006 in Berlin, abgerufen unter: http://www.charite.de/bbs/infos/archiv/Symp.06_Abstracts_ICF Workshop.pdf, Zugriff: 16. März 2008, 14.30 Uhr, S. 4–5.

Ewert, T.; Cieza, A.; Stucki, G. (2002): Die ICF in der Rehabilitation, in: Phys Med Rehab Kuror, H. 12, S. 157–162.

Ewert, T.; Freudenstein, R., Stucki, G. (2008): Die ICF in der Sozialmedizin, in: Gesundheitswesen, H. 70, S. 600–616.

Ewert, T.; Stucki, G. (2008): Die Internationale Klassifikation der Funktionsfähigkeit, Behinderung und Gesundheit (ICF). Einsatzmöglichkeiten in Deutschland, in: Bundesgesundheitsblatt - Gesundheitsforschung - Gesundheitsschutz, H. 50, S. 953–961.

Fachhochschule Pasing (2007): Die Bedeutung des SGB IX. ICF-Schulung am 4.11.2006, abgerufen unter: http://www.pantucek.com/diagnose/texte/prasentation_ICF.pdf, Zugriff: 15. Oktober 2009, 22.30 Uhr.

Fack, W. (2006): Orientierung am Modell der Funktionalen Gesundheit in der Behindertenhilfe, in: Diakonisches Werk der Evangelischen Kirche in Deutschland e.V. (Hrsg.): Funktionale Gesundheit. Gesundheit und Behinderung im neuen Klassifikationssystem der Weltgesundheitsorganisation (ICF), abgerufen unter: http://www.diakonie.de/ downloads/DD-04-2005.pdf, Zugriff: 12. August 2008, 17.55 Uhr, S. 55–59.

Farzin, S. (2006): Inklusion/Exklusion. Entwicklungen und Probleme einer systemtheoretischen Unterscheidung, transcript Verlag, Bielefeld.

Fasching, H. (2004): Qualitätskriterien in der beruflichen Integrationsmaßnahme Arbeitsassistenz, LIT Verlag, Münster.

Fasching, H. (2005): Barrieren für Mädchen mit Behinderungen beim Übergang Schule - Beruf, in: Felkendorff, K.; Lischer, E. (Hrsg.): Barrierefreie Übergänge? Jugendliche mit Behinderungen und Lernschwierigkeiten, verlag pestalozzianum, Zürich, S. 30–39.

Faßmann, H. (2005): Wohnortnahe betriebliche Ausbildung - Modelle und ihre praktische Umsetzung, in: Bieker, R. (Hrsg.): Teilhabe am Arbeitsleben. Wege der beruflichen Integration von Menschen mit Behinderung, Verlag W. Kohlhammer, Stuttgart, S. 185–204.

Felkendorff, K.; Lischer, E. (2005): Einleitung, in: Felkendorff, K.; Lischer, E. (Hrsg.): Barrierefreie Übergänge? Jugendliche mit Behinderungen und Lernschwierigkeiten, verlag pestalozzianum, Zürich, S. 5–12.

Felkendorff, K.; Lischer, E. (2005): Barrierefreie Übergänge? Jugendliche mit Behinderungen und Lernschwierigkeiten, verlag pestalozzianum, Zürich.

Feuser, G. (1996): Geistigbehinderte gibt es nicht. Zum Verhältnis von Menschenbild und Integration, abgerufen unter: http://bidok.uibk.ac.at/library/feusergeistigbehinderte.html, Zugriff: 12. Oktober 2008, 14.45 Uhr.

Fiedler, G. (1999): Arbeitslosigkeit und Beschäftigung in Europa, in: Schmidt, K.G. (Hrsg.): Europa ohne Arbeit? Arbeitslosigkeit, Beschäftigungspolitik, Integrationsprojekte, Leske und Budrich, Opladen, S. 61–81.

Fischer, E. (2008): Geistige Behinderung - Fakt oder Konstrukt? Sichtweisen und aktuelle Entwicklungen, in: Fischer, E. (Hrsg.): Pädagogik für Menschen mit geistiger Behinderung. Sichtweisen - Theorien - aktuelle Herausforderungen, ATHENA-Verlag, Oberhausen, S. 13–44.

Fischer, E. (2008): Pädagogik für Menschen mit geistiger Behinderung. Sichtweisen - Theorien - aktuelle Herausforderungen, ATHENA-Verlag, Oberhausen.

Flick, U. (2008): Triangulation in der qualitativen Forschung, in: Flick, U.; von Kardorff, E.; Steinke, I. (Hrsg.): Qualitative Forschung. Ein Handbuch, 6. Aufl., Rowohlt Taschenbuch Verlag, Reinbek bei Hamburg, S. 309–318.

Flick, U. (2009): Qualitative Sozialforschung. Eine Einführung, 2. Aufl., Rowohlt Taschenbuch Verlag, Reinbek bei Hamburg.

Flick, U.; von Kardorff, E.; Steinke, I. (2008): Qualitative Forschung. Ein Handbuch, 6. Aufl., Rowohlt Taschenbuch Verlag, Reinbek bei Hamburg.

Flick, U.; von Kardorff, E.; Steinke, I. (2008): Was ist qualitative Forschung? Einleitung und Überblick, in: Flick, U.; von Kardorff, E.; Steinke, I. (Hrsg.): Qualitative Forschung. Ein Handbuch, 6. Aufl., Rowohlt Taschenbuch Verlag, Reinbek bei Hamburg, S. 13–29.

Floß, U. (1995): Das Modell IFA: 3 Wege der Integration, in: Dörner, K. (Hrsg.): Jeder Mensch will notwendig sein. Neue Chancen für das Recht auf Arbeit aller psychisch Kranken und Behinderten. 46. Gütersloher Fortbildungswoche 1994, Verlag Jakob van Hoddis, Gütersloh, S. 87–93.

Flum, G. (1998): Arbeitslosigkeit eliminierbar! Ein Fiskalsystem zur solidarischen Arbeitsverteilung und zur Flexibilisierung der Arbeitsmärkte in der Europäischen Union, Haag und Herchen, Frankfurt/Main.

Foerster, H. von (1984): Principles of Self-Organization - in a Socio-Managerial Context, in: Ulrich, H.; Probst, G.J.B. (Hrsg.): Self-Organization and Management of Social Systems. Insights, Promises, Doubts, and Questions, Springer, Berlin, S. 2–24.

Franz, W. (1996): Theoretische Ansätze zur Erklärung der Arbeitslosigkeit: Wo stehen wir 1995?, in: Gahlen, B.; Hesse, H.; Ramser, H.J. (Hrsg.): Arbeitslosigkeit und Möglichkeiten ihrer Überwindung, J. C. B. Mohr Verlag, Tübingen, S. 3–45.

Franz, W. (2003): Arbeitsmarktökonomik, 5. Aufl., Springer, Berlin, Heidelberg, New York.

Frese, M. (1994): Psychische Folgen von Arbeitslosigkeit in den fünf neuen Bundesländern: Ergebnisse einer Längsschnittstudie, in: Montada, L. (Hrsg.): Arbeitslosigkeit und soziale Gerechtigkeit, Campus Verlag, Frankfurt/Main, New York, S. 193–213.

Freud, S. (1980): Abriss der Psychoanalyse. Das Unbehagen in der Kultur, Fischer Verlag, Frankfurt/Main.

Frey, A. (2006): Strukturierung und Methoden zur Erfassung von Kompetenz, in: Frey, K. (Hrsg.): Diagnostik und Förderung beruflicher Handlungskompetenz, Bildung und Erziehung, H. 2, S. 125–146.

Frey, D. (1986): Vorwort, in: Jahoda, M. (Hrsg.): Wieviel Arbeit braucht der Mensch? Arbeit und Arbeitslosigkeit im 20. Jahrhundert, Beltz Verlag, Weinheim, Basel, S. 6–15.

Frey, K. (2006): Diagnostik und Förderung beruflicher Handlungskompetenz, Bildung und Erziehung, H. 2.

Frey, A.; Balzer, L. (2005): Der Beurteilungsbogen smk: Ein Messverfahren für die Diagnose von sozialen und methodischen Fähigkeitskonzepten, in: Frey, A.; Jäger, R.S.; Renold, U. (Hrsg.): Kompetenzdiagnostik - Theorien und Methoden zur Erfassung und Bewertung von beruflichen Kompetenzen, Verlag Empirische Pädagogik, Landau, S. 31–56.

Frey, A.; Jäger, R.S.; Renold, U. (2005): Kompetenzdiagnostik - Theorien und Methoden zur Erfassung und Bewertung von beruflichen Kompetenzen, Verlag Empirische Pädagogik, Landau.

Frey, D; Greif, S. (1987): Sozialpsychologie. Ein Handbuch in Schlüsselbegriffen, 2. Aufl. Psychologie- Verlagsunion, München, Weinheim.

Friedrich, H; Wiedemeyer, M. (1998): Arbeitslosigkeit - ein Dauerproblem, 3. Aufl., Leske und Budrich, Opladen.

Friedrichs, J.; Jagodzinski, W. (1999): Soziale Integration, Westdeutscher Verlag, Opladen, Wiesbaden.

Fromm, E. (1980): Gesellschaftstheorie, Gesamtausgabe, Bd. 4, Deutsche Verlags-Anstalt, Stuttgart.

Frommelt, P.; Grötzbach, H.; Ueberle, M. (2005): NILS - ein Instrument zur sozialmedizinischen Beurteilung auf der Basis der ICF in der Neurorehabilitation, in: Neurologie und Rehabilitation, Bd. 4, H. 11, S. 212–217.

Frühauf, T.; Wendt, S. (2005): Teilhabe am Arbeitsleben - Grundpositionen im Spiegel aktueller Entwicklungen, in: Bieker, R. (Hrsg.): Teilhabe am Arbeitsleben. Wege der beruflichen Integration von Menschen mit Behinderung, Verlag W. Kohlhammer, Stuttgart, S. 348–353.

Fryer, D.; Payne, R. (1984): Proactive behaviour in unemployment: Findings and implications, in: Leisure Studies, H. 3, S. 273–295.

Fryer, D.; Payne, R. (1986): Being unemployed: A review of the literature on the Psychological experience of unemployment, in: Cooper, C.L.; Robertson, I.T. (Hrsg.): International Review of Industrial and Organizational Psychology, Wiley, Chichester, S. 235–278.

Fuchs, H. (2006): Mit der ICF den Bedarf an Teilhabe genauer erkennen und Teilhabeleistungen gezielt anbieten, in: Schian, H.-M.; Wegschneider, K.; Schönle, P. (Hrsg.): Teilhabe behinderter Menschen gezielt fördern! - Die ICF als globaler Maßstab - , Selbstverlag der Deutschen Vereinigung für Rehabilitation e.V., Heidelberg, S. 45–54.

Fuchs, P. (1992): Niklas Luhmann - beobachtet. Eine Einführung in die Systemtheorie, Westdeutscher Verlag, Opladen.

Fuchs, P. (1994): Der Mensch - das Medium der Gesellschaft?, in: Fuchs, P.; Göbel, A. (Hrsg.): Der Mensch - das Medium der Gesellschaft?, Suhrkamp Verlag Frankfurt/Main, S. 15–39.

Fuchs, P.; Göbel, A. (1994): Der Mensch - das Medium der Gesellschaft?, Suhrkamp Verlag, Frankfurt/Main.

Fuchs, P.; Schneider, D. (1995): Das Hauptmann-von-Köpenick-Syndrom. Überlegungen zur Zukunft funktionaler Differenzierung, in: Soziale Systeme, H. 2, S. 203–224.

Fuchs-Heinritz, W. et al. (1994): Lexikon zur Soziologie, 3. Aufl., Westdeutscher Verlag, Opladen.

Furger, F. (1992): Wertgrundlagen und Sinnperspektiven der Rehabilitation, in: Mühlum, A.; Oppl, H. (Hrsg.): Handbuch der Rehabilitation, Hermann Luchterhand Verlag, Neuwied, Kriftel, Berlin, S. 451–467.

Gahlen, B.; Hesse, H.; Ramser, H.J. (1996): Arbeitslosigkeit und Möglichkeiten ihrer Überwindung, J. C. B. Mohr Verlag, Tübingen.

Gahlen, T. (2002): Profiling: Neuer Ansatz oder alter Hut?, in: arbeitsdruck, Jg. 16, H. 36, S. 11–12.

Gergs, H.-J.; Wingen, S. (2004): Qualifizierung für Beschäftigte in der Produktion. Praxishandbuch für Führungskräfte, Personalentwickler und Trainer, abgerufen unter: www.filiptoolbox.de/media. php/3059/6011/filip_toolbox_110.pdf, Zugriff: 11.02.2009, 10.15 Uhr.

Gericke, T. (2001): Die Wiedergewinnung des Betriebes als Ausbildungsort für Benachteiligte - Strategien und Leistungen der Jugendberufshilfe, Deutsches Jugendinstitut, München, Leipzig.

Gesellschaft für soziale Unternehmensberatung mbH (2003): Profiling. Neue Eingliederungsstrategien in der Arbeitsvermittlung, Berlin.

Giegel, H.-J. (1998): Konflikt in modernen Gesellschaften, Suhrkamp Verlag, Frankfurt/Main.

Giegel, H.-J.; Schimank, U. (2003): Beobachter der Moderne. Beiträge zu Niklas Luhmanns »Die Gesellschaft der Gesellschaft«, Suhrkamp Verlag, Frankfurt/Main.

Gläßel, A. (2008): Das ICF Core Set für Schlaganfall: Sicht der Ergo- und Physiotherapeuten, abgerufen unter: http://www.ash-berlin.eu/uploads/media/tagungflyer/94/workschop_schlaganfall_et_ep_agl.pdf, Zugriff: 17. Oktober 2009, 08.10 Uhr.

Göbel, M.; Schmidt, J. (1998): Inklusion/Exklusion: Karriere, Probleme und Differenzierungen eines systemtheoretischen Begriffspaars, in: Soziale Systeme, H. 1, S. 87–117.

Görn, A. (2002): Optimierung von Assessment-Center-Verfahren in der Personalentwicklung auf der Grundlage theoretischer Erkenntnisse der Lern- und Leistungsmotivationsforschung, TENEA Verlag, Berlin.

Goffmann, E. (1972): Asyle. Über die soziale Situation psychiatrischer Patienten und anderer Insassen, Suhrkamp Verlag, Frankfurt/Main.

Gogolin, I.; Tippelt, R. (2003): Innovation durch Bildung, Leske und Budrich, Opladen.

Gohde, J. (2006): Vorwort, in: Diakonisches Werk der Evangelischen Kirche in Deutschland e.V. (Hrsg.): Funktionale Gesundheit. Gesundheit und Behinderung im neuen Klassifikationssystem der Weltgesundheitsorganisation (ICF), abgerufen unter: http://www.diakonie.de/ downloads/DD-04- 2005.pdf, Zugriff: 12. August 2008, 17.55 Uhr, S. 5.

Gonon, P.; Klauser, F.; Nickolaus, R. (2006): Kompetenz, Qualifikation und Weiterbildung im Berufsleben, Verlag Barbara Budrich, Opladen.

Gorz, A. (1989): Kritik der ökonomischen Vernunft, 2. Aufl., Rotbuch Verlag, Berlin.

Grabowski, J.; van der Meer, E. (2001): Hilgards Einführung in die Psychologie, Spektrum Verlag, Heidelberg, Berlin.

Gramen, S. (2009): Workshop 3: Das bio-psycho-soziale Modell des ICF als Instrument individueller Teilhabeplanung für Menschen mit Behinderung, durchgeführt im Rahmen der Fachtagung „Den Menschen im Ganzen sehen. Die Internationale Klassifikation der Funktionsfähigkeit, Behinderung und Gesundheit (ICF) als Instrument zur Förderung der Teilhabe am Arbeitsleben, abgerufen unter: http://www.cbp.caritas.de/aspe_shared/form/ download.asp?form_typ=370&ag_id=1123&nr=242815, Zugriff: 28. September 2009, 20.45 Uhr.

Grampp, G. (2006): Das Arbeitspädagogische BildungsSystem (ABS) als Basis einer normalisierten beruflichen Bildung für geistig behinderte Menschen, in: Hirsch, S.; Lindmeier, C. (Hrsg.): Berufliche Bildung von Menschen mit geistiger Behinderung. Neue Wege zur Teilhabe am Arbeitsleben, Beltz- Verlag, Weinheim, Basel, S. 145–161.

Gratton, L. (1992): Der Einsatz des Assessment Centers zur Management-Entwicklung - eine Fallstudie, in: Schuler, H.; Stehle, W. (Hrsg.): Assessment Center als Methode der Personalentwicklung, 2. Aufl., Verlag für Angewandte Psychologie, Göttingen, Stuttgart, S. 138–158.

Greif, S. (1987): Handlungstheoretische Ansätze, in: Frey, D; Greif, S. (Hrsg.): Sozialpsychologie. Ein Handbuch mit Schlüsselbegriffen, 2. Aufl., Psychologie-Verlagsunion, München, Weinheim, S. 88–98.

Grieger, J.; Bartölke, K. (1993): Beurteilungen als Systembestandteil wirtschaftlicher Organisationen, in: Selbach, R.; Pullig, K.-K. (Hrsg.): Handbuch Mitarbeiterbeurteilung, Gabler Verlag, Wiesbaden, S. 67–105.

Grimmeisen, S.; Rosenbrock, R. (2008): Ansätze der Primärprävention bei Arbeitslosen, in: Praktische Arbeitsmedizin, H. 12, abgerufen unter: http://www.bsafb.de/fileadmin/ downloads/pa12_7_2008/pa12_ansaetze_der_primaerpraevention_bei_arbeitslosen.pdf, Zugriff: 15. Januar 2010, 11.55 Uhr, S. 33–36.

Gripp-Hagelstange, H. (1995): Niklas Luhmann: Eine erkenntnistheoretische Einführung, Wilhelm Fink Verlag, München.

Gromann, P. (2002): Eine Einführung zum Konzept psychischer Behinderung und psychiatrischer Rehabilitation, abgerufen unter: http://www.ibrp-online.de/download/ psychbehin.pdf, Zugriff: 15. Oktober 2008, 15.15 Uhr.

Große, K.-D.; Siebert, H. (2006): Rehabilitationspädagogik im interdisziplinären Kontext, Verlag Dr. Kovač, Hamburg.

Großmann, E.; Melzer, P. (2004): Sozialhilfe, BSHG - SGB XII, SGB I, II, IX, X, Verlag W. Kohlhammer, Stuttgart.

Grote, R.-P. (2003): Profiler in Theorie und Praxis, in: Gesellschaft für soziale Unternehmensberatung mbH (Hrsg.): Profiling. Neue Eingliederungsstrategien in der Arbeitsvermittlung, Berlin, S. 80–84.

Gruber, K. (2004): Schlüsselqualifikationen: Konsensstiftende Leerformel, technokratische Beherrschung des Subjektes oder Indiz für Reformbedarf in der betrieblichen Erstausbildung?, Deutsches Institut für Erwachsenenbildung (DIE), abgerufen unter: http://www.die-bonn.de/esprid/dokumente/doc-2004/gruber04_01.pdf, Zugriff: 10. März 2009, 08.40 Uhr.

Grundmann, J. (2006) [a]: ICF-Core Set in der Rehabilitation psychisch erkrankter und behinderter Menschen, in: Diakonisches Werk der Evangelischen Kirche in Deutschland e.V. (Hrsg.): Funktionale Gesundheit. Gesundheit und Behinderung im neuen Klassifikationssystem der Weltgesundheitsorganisation (ICF), abgerufen unter: http://www.dia konie.de/downloads/DD-04- 2005.pdf, Zugriff: 12. August 2008, 17.55 Uhr, S. 30–34.

Grundmann, J. (2006) [b]: Orientierung am Modell der Funktionalen Gesundheit in der Psychiatrie, in: Diakonisches Werk der Evangelischen Kirche in Deutschland e.V. (Hrsg.): Funktionale Gesundheit. Gesundheit und Behinderung im neuen Klassifikationssystem der Weltgesundheitsorganisation (ICF), abgerufen unter: http://www.diakonie.de/ downloads/DD-04-2005.pdf, Zugriff: 12. August 2008, 17.55 Uhr, S. 46–54.

Grundmann, J.; Keller, K.; Bräuning-Edelmann, M. (2005): Praxisorientierte Anwendung der Internationalen Klassifikation der Funktionsfähigkeit, Behinderung und Gesundheit (ICF) in der medizinischen Rehabilitation von psychisch erkrankten und behinderten Menschen, in: Phys Med Rehab Kuror, H. 44, S. 335–343.

Gutenbrenner, C. (2005): Die Bedeutung der Internationalen Klassifikation der Funktionsfähigkeit, Behinderung und Gesundheit (ICF) der WHO für die Rehabilitationsforschung, abgerufen unter: http://www.korefo.de/internet/korefo/krf10rsc.nsf/ispvwLaunchService Docs/vortrag_gutenbrunner_20051025/$file/HWR-Gutenbrunner-05-10-25-MS.pdf?Open Element, Zugriff: 11. Juli 2008, 19.45 Uhr.

Gutenbrenner, C.; Cieza, A.; Stucki, G. (2004): Die internationale Klassifikation der Funktionen, Behinderungen und Gesundheit (ICF) in der Rehabilitation von Patienten mit chronischer Polyarthritis, in: Akt Rheumatol, H. 29, S. 239–247.

Habermas, J. (1998): Die Postnationale Konstellation. Politische Essays, Suhrkamp Verlag, Frankfurt/Main.

Habermas, J. (1999): Theorie des kommunikativen Handelns. Zur Kritik der funktionalistischen Vernunft, Bd. 2, Suhrkamp Verlag, Frankfurt/Main.

Hacker, W. (1986): Arbeitspsychologie: Psychische Regulation von Arbeitstätigkeiten, Huber, Bern.

Häcker, H.; Leutner, D.; Amelang, M. (1998): Standards für pädagogisches und psychologisches Testen, ausgearbeitet vom Committe to Develop Standards for Educational and Psychological Testing of The American Educational Research Association (AERA), The American Psychological Association (APA), The National Council on Measurement in Education (NCME), Hogrefe Verlag Göttingen, Bern, Toronto, Seattle, Verlag Hans Huber, Bern, Göttingen, Toronto, Seattle.

Haefner, K. (1995): Computer, Kapital und Arbeit - notwendige Neuorganisation der Volkswirtschaft zur Bewältigung der Arbeitslosigkeit, in: Papmehl, A.; Wollert, A. (Hrsg.): Wird Arbeit zum Luxus?, I.H. Sauer-Verlag, Heidelberg, S. 47–90.

Haerlin, C. (1995): Was ist so neu bei einem Beruflichen Trainingszentrum (BTZ)?, in: Dörner, K. (Hrsg.): Jeder Mensch will notwendig sein. Neue Chancen für das Recht auf Arbeit aller psychisch Kranken und Behinderten. 46. Gütersloher Fortbildungswoche 1994, Verlag Jakob van Hoddis, Gütersloh, S. 94–104.

Haerlin, C. (2005): Training für den Wiedereinstieg - Qualifizierungsangebote beruflicher Trainingszentren (BTZ), in: Bieker, R. (Hrsg.): Teilhabe am Arbeitsleben. Wege der beruflichen Integration von Menschen mit Behinderung, Verlag W. Kohlhammer, Stuttgart, S. 232–243.

Haerlin, C. (2008): Berufliche Beratung für Menschen nach psychischer Erkrankung, in: Mecklenburg, H.; Storck, J. (Hrsg.): Handbuch berufliche Integration und Rehabilitation. Wie psychisch kranke Menschen in Arbeit kommen und bleiben, Psychiatrie-Verlag, Bonn, S. 78–86.

Hagen, J. (1983): ... da wird einfach wegrationalisiert, in: Kürbisch, F. (Hrsg.): Entlassen ins Nichts, Reportagen über Arbeitslosigkeit 1918 bis heute, Verlag J.H.W. Dietz Nachf., Berlin, Bonn, S. 141–146.

Hagmann, C; Hagmann, J. (2006): Assessment Center, Rudolf Haufe Verlag, Freiburg im Breisgau.

Hahn, T.; Schön, G.; Wittich, D. (1996): Verläufe und subjektive Bewältigung von Arbeitslosigkeit/Wiederbeschäftigung. Strukturell-regionale und personell-familiale sowie sozialbiographische Komponenten (Panel), trafo verlag, Berlin.

Haines, H. (2005): Teilhabe am Arbeitsleben - Sozialrechtliche Leitlinien, Leistungsträger, Förderinstrumente, in: Bieker, R. (Hrsg.): Teilhabe am Arbeitsleben. Wege der beruflichen Integration von Menschen mit Behinderung, Verlag W. Kohlhammer, Stuttgart, S. 44–61.

Hammarström, A. (1994): Health consequences of youth unemployment - review from a gender perspective, in: Social Science and Medicine, H. 38, S. 699–709.

Hann, C. (2000): Echte Bauern, Stachanowiten und die Lilien auf dem Felde. Arbeit und Zeit aus sozialanthropologischer Perspektive, in: Kocke, J.; Offe, C. (Hrsg.): Geschichte und Zukunft der Arbeit, Campus Verlag, Frankfurt/Main, New York, S. 23–53.

Harrison, R. (1978): Die demoralisierende Erfahrungen längerfristiger Arbeitslosigkeit, in: Wacker, A. (Hrsg.): Vom Schock zum Fatalismus? Soziale und psychische Auswirkungen der Arbeitslosigkeit, Campus Verlag, Frankfurt/Main, S. 38–56.

Haselbeck, H. (1995): Bremen integriert psychisch Kranke in den Arbeitsmarkt: Gibt es Prädiktoren für die erfolgreiche berufliche Eingliederung?, in: Dörner, K. (Hrsg.): Jeder Mensch will notwendig sein. Neue Chancen für das Recht auf Arbeit aller psychisch Kranken und Behinderten. 46. Gütersloher Fortbildungswoche 1994, Verlag Jakob van Hoddis, Gütersloh, S. 192–202.

Hebeeisen, W. (1999): F.W. Taylor und der Taylorismus. Über das Wirken und die Lehre Taylors und die Kritik am Taylorismus, vdf Hochschulverlag an der ETH Zürich, Zürich.

Hegener, A. (2008): Begrüßung und Einführung des Fachtags „Die ICF in der Eingliederungshilfe: eine neue Methodik und ihr Nutzen für die Praxis" am 23. April 2008 in Freiburg im Breisgau, abgerufen unter: http://www.paritaet-bw.de/lgst/fachberatung/rehabilitation/anlagen/icf08_ef_hegener.doc, Zugriff: 03. Januar 2009, 08.35 Uhr.

Hegner, F. (1991): Hohes Beschäftigungsniveau und anhaltende Arbeitslosigkeit, in: Oppl, H.; Radke, D.; Stiller (Hrsg.): Soziale Beschäftigungsformen. Zur Zukunft der Arbeit, KG Saur Verlag, München, S. 13–39.

Heib, K. (2003): MoZArT Saarpfalz Kreis: Profiling und Berücksichtigung sozialer Gesichtspunkte, in: Gesellschaft für soziale Unternehmensberatung mbH (Hrsg.): Profiling. Neue Eingliederungsstrategien in der Arbeitsvermittlung, Berlin, S. 42–47.

Heier, D. (1984): Die Rehabilitation Behinderter im Spannungsfeld zwischen inhaltlicher Programmatik und ökonomischer Rechtfertigung, in: Rehabilitation, H. 23, S. 140–147.

Heinze, M. (1997): Fördernetzwerke zur Integration benachteiligter Jugendlicher in die berufliche Bildung (FÖN) – Entstehung und Realisation eines Landesprojektes in Schleswig-Holstein, in: Ellger-Rüttgart, S.; Blumenthal, W. (Hrsg.): Über die große Schwelle: Junge Menschen mit Behinderungen auf dem Weg von der Schule in Arbeit und Gesellschaft, Universitätsverlag Ulm, Ulm, S. 181–190.

Heinze, R.; Streeck, W. (2000): Institutionelle Modernisierung und Öffnung des Arbeitsmarktes: Für eine neue Beschäftigungspolitik, in: Kocka, J.; Offe, C. (Hrsg.): Geschichte und Zukunft der Arbeit, Campus Verlag, Frankfurt/Main, New York, S. 234–261.

Heipertz, W. (2006): Die ICF ermöglicht gezieltes, personenangepasstes Vorgehen in der beruflichen Rehabilitation und Arbeitsförderung, in: Schian, H.-M.; Wegschneider, K.; Schönle, P. (Hrsg.): Teilhabe behinderter Menschen gezielt fördern! – Die ICF als globaler Maßstab – , Selbstverlag der Deutschen Vereinigung für Rehabilitation e.V., Heidelberg, S. 97–104.

Heise, A. (1997): Langzeitarbeitslosigkeit als eine Folge von Sklerose oder Selektion?, in: Klein, G.; Strasser, H. (Hrsg.): Schwer vermittelbar. Zur Theorie und Empirie der Langzeitarbeitslosigkeit, Westdeutscher Verlag, Opladen, S. 107–128.

Heitmeyer, W. (1997): Was hält die Gesellschaft zusammen? Bundesrepublik Deutschland: Auf dem Weg von der Konsens- zur Konfliktgesellschaft, Bd. 2, Suhrkamp Verlag, Frankfurt/Main.

Heitmeyer, W.; Imbusch, P. (2005): Integrationspotenziale einer modernen Gesellschaft, VS Verlag, Wiesbaden.

Helfferich, C. (2009): Die Qualität qualitativer Daten. Manual für die Durchführung qualitativer Interviews, 3. Aufl., VS Verlag für Sozialwissenschaften, Wiesbaden.

Heller, A. (1990): Death of the Subject, in: Thesis Eleven, H. 25, S. 22–38.

Hellmann, K.-U. (1996): Niklas Luhmann. Protest, Suhrkamp Verlag, Frankfurt/Main.

Henkel, D. (1992): Arbeitslosigkeit und Alkoholismus. Epidemiologische ätiologische und diagnostische Zusammenhänge, Deutscher Studienverlag, Weinheim.

Hentschel, U. (1978): Politische Einstellungen von Arbeitslosen, in: Wacker, A. (Hrsg.): Vom Schock zum Fatalismus? Soziale und psychische Auswirkungen der Arbeitslosigkeit, Campus Verlag, Frankfurt/Main, S. 92–106.

Herbert, U. (2001): Nationalsozialistische Vernichtungspolitik 1939–1945. Neue Forschungen und Kontroversen, Fischer Taschenbuch Verlag, Frankfurt/Main.

Hermes, G. (2007): Behinderung und Normalität, in: Schnoor, H. (Hrsg.): Leben mit Behinderungen. Eine Einführung in die Rehabilitationspädagogik anhand von Fallbeispielen, Verlag W. Kohlhammer, Schnoor, S. 69–78.

Hesse, H. (1996): Arbeitslosigkeit als unbewältigtes Anpassungsproblem, in: Abhandlungen der Geistes- und sozialwissenschaftlichen Klasse, H. 1, S. 5–40.

Hessisches Kultusministerium (2005): Verfassung des Landes Hessen und Grundgesetz für die Bundesrepublik Deutschland, 58. Aufl., Wiesbaden.

Hickel, R. (1995): Arbeitsloses Wirtschaftswachstum. Ansatzpunkte zum Abbau der Arbeitsplatzlücke, in: Belitz, W. (Hrsg.): Wege aus der Arbeitslosigkeit, Rowohlt, Reinbek bei Hamburg, S. 46–65.

Hillmann, K.-H. (1994): Wörterbuch der Soziologie, 4. Aufl., Kröner Verlag, Stuttgart.

Hinz, A. (2001): Integrative Berufsvorbereitung: Unterstütztes Arbeitstraining für Menschen mit Behinderung, Hermann Luchterhand Verlag, Neuwied, Kriftel, Berlin.

Hirsch, M. (2000): Psychoanalyse und Arbeit. Kreativität, Leistung, Arbeitsstörungen, Arbeitslosigkeit, Vandenhoeck und Ruprecht, Göttingen.

Hirsch, S. (2006) [a]: Das zu fordernde Recht auf berufliche Bildung für Menschen mit schweren und mehrfachen Behinderungen, in: Hirsch, S.; Lindmeier, C. (Hrsg.): Berufliche Bildung von Menschen mit geistiger Behinderung. Neue Wege zur Teilhabe am Arbeitsleben, Beltz-Verlag, Weinheim, Basel, S. 186–201.

Hirsch, S. (2006) [b]: Die Organisation einer binnendifferenzierten beruflichen Bildung in der Werkstatt für behinderte Menschen, in: Hirsch, S.; Lindmeier, C. (Hrsg.): Berufliche Bildung von Menschen mit geistiger Behinderung. Neue Wege zur Teilhabe am Arbeitsleben, Beltz-Verlag, Weinheim, Basel, S. 128–144.

Hirsch, S.; Lindmeier, C. (2006): Berufliche Bildung von Menschen mit geistiger Behinderung. Neue Wege zur Teilhabe am Arbeitsleben, Beltz-Verlag, Weinheim, Basel.

Hitzler, R.; Eberle, T. (2008): Phänomenologische Lebensweltanalyse, in: Flick, U.; von Kardorff, E.; Steinke, I. (Hrsg.): Qualitative Forschung. Ein Handbuch, 6. Aufl., Rowohlt Taschenbuch Verlag, Reinbek bei Hamburg, S. 109–118.

Höchstädter, M. (2006): Diskussionspapier: ICF-basiertes Begutachtungssystem für die Anerkennung behindertenspezifischer Leistungen?, in: Diakonisches Werk der Evangelischen Kirche in Deutschland e.V. (Hrsg.): Funktionale Gesundheit. Gesundheit und Behinderung im neuen Klassifikationssystem der Weltgesundheitsorganisation (ICF), abgerufen unter: http://www.diakonie.de/downloads/DD-04-2005.pdf, Zugriff: 12. August 2008, 17.55 Uhr, S. 77–80.

Höft, S.; Funke, U. (2001): Simulationsorientierte Verfahren der Personalauswahl, in: Schuler, H. (Hrsg.): Lehrbuch der Personalpsychologie, Hogrefe Verlag, Göttingen, Bern, Toronto, Seattle, S. 135–173.

Höft, S.; Funke, U. (2006): Simulationsorientierte Verfahren der Personalauswahl, in: Schuler, H. (Hrsg.): Lehrbuch der Personalpsychologie, 2. Aufl., Hogrefe Verlag, Göttingen, Bern, Toronto, Seattle, S. 145–187.

Höhn, E. (1967): Der schlechte Schüler, Piper, München.

Hoffmann, E.; Walwei, U. (2002): Wandel der Erwerbsformen: Was steckt hinter den Veränderungen?, in: Kleinherz, G. (Hrsg.): IAB-Kompendium Arbeitsmarkt und Berufsforschung. Beiträge zur Arbeitsmarkt- und Berufsforschung, BeitrAB 250, Nürnberg, abgerufen unter: http://doku.iab.de/beitrab/2002/beitr250_207.pdf, Zugriff: 26. Februar 2008, 17.55 Uhr, S. 135–144.

Hoffmann, H.; Jäckel, D. (2008): Supported Employment - Nachhaltigkeit in der beruflichen Eingliederung psychisch Kranker, in: Mecklenburg, H.; Storck, J. (Hrsg.): Handbuch berufliche Integration und Rehabilitation. Wie psychisch kranke Menschen in Arbeit kommen und bleiben, Psychiatrie-Verlag, Bonn, S. 128–133.

Hohmeier, J. (2001): Unterstützte Beschäftigung - ein neues Element im System der beruflichen Rehabilitation, in: Barlsen, J.; Hohmeier, J. (Hrsg.): Neue berufliche Chancen für Menschen mit Behinderung. Unterstützte Beschäftigung im System der beruflichen Rehabilitation, verlag selbstbestimmtes leben, Düsseldorf, S. 15–24.

Hollmann, H.; Reitzig, G. (1995): Referenzen und Dokumentenanalyse, in: Sarges, W. (Hrsg.): Management- Diagnostik, 2. Aufl., Verlag für Psychologie, Göttingen, Toronto, Zürich, S. 463–470.

Holmes, T.; Rahe, R. (1980): Die Social Readjustment Rating Scale, in: Katschnig, H. (Hrsg.): Sozialer Stress und psychische Erkrankung. Lebensverändernde Ereignisse als Ursache seelischer Störungen, Urban und Schwarzenberg, München, Wien, Baltimore, S. 160–195.

Holthaus, H.; Pollmächer, A. (2007): Wie geht es weiter? Jugendliche mit einer Behinderung werden erwachsen, Ernst Reinhardt Verlag, München, Basel.

Holz, K. (2000): Staatsbürgerschaft. Soziale Differenzierung und politische Inklusion, Westdeutscher Verlag, Wiesbaden.

Hopf, C. (2008): Qualitative Interviews - ein Überblick, in: Flick, U.; von Kardorff, E.; Steinke, I. (Hrsg.): Qualitative Forschung. Ein Handbuch, 6. Aufl., Rowohlt Taschenbuch Verlag, Reinbek bei Hamburg, S. 349–360.

Horkheimer, M. (1936): Studien über Autorität und Familie. Forschungsberichte aus dem Institut für Sozialforschung, Librairie Félix Alcan, Paris.

Horster, D.; Hoyningen-Süess, U.; Liesen, C. (2005): Sonderpädagogische Professionalität. Beiträge zur Entwicklung der Sonderpädagogik als Disziplin und Profession, VS Verlag, Wiesbaden.

Hoser, H. (2006): ICF-Anwendung in der Akutklinik, in: Schian, H.-M.; Wegschneider, K.; Schönle, P. (Hrsg.): Teilhabe behinderter Menschen gezielt fördern! - Die ICF als globaler Maßstab - , Selbstverlag der Deutschen Vereinigung für Rehabilitation e.V., Heidelberg, S. 79–92.

Hossiep, R. (1996): Psychologische Tests - die vernachlässigte Dimension in Assessment Centern, in: Sarges, W. (Hrsg.): Weiterentwicklung der Assessment Center-Methode, Verlag für Angewandte Psychologie, Göttingen, S. 53–67.

Hradil, S. (1997): Differenz und Integration. Die Zukunft moderner Gesellschaften. Verhandlungen des 28. Kongresses der Deutschen Gesellschaft für Soziologie in Dresden 1996, Campus Verlag, Frankfurt/Main, New York.

Hradil, S. (1997): Differenz und Integration. Gesellschaftliche Zukunftsentwicklungen als Herausforderungen an die Soziologie, in: Hradil, S. (Hrsg.): Differenz und Integration. Die Zukunft moderner Gesellschaften. Verhandlungen des 28. Kongresses der Deutschen Gesellschaft für Soziologie in Dresden 1996, Campus Verlag, Frankfurt/Main, New York, S. 39–53.

Hradil, S. (2001): Soziale Ungleichheit in Deutschland, 8. Aufl., Leske und Budrich, Opladen.

Hubmann, H. (2003): Bericht über den Weg der GVA in Essen, in: Gesellschaft für soziale Unternehmensberatung mbH (Hrsg.): Profiling. Neue Eingliederungsstrategien in der Arbeitsvermittlung, Berlin, S. 34–41.

Hutter, A. (1983): Neue Arbeit GmbH: Im Mittelpunkt des Wirtschaftens steht der Mensch. Projekte von Kirche und Diakonie gegen die Arbeitslosigkeit, in: Bolle, M.; Grottian, P. (Hrsg.): Arbeit schaffen - jetzt!, Rowohlt, Reinbek bei Hamburg, S. 198–202.

Hutter, J. (2004): Kompetenzfeststellung. Ein Weg zur erfolgreichen Vermittlung in Ausbildung und Arbeit, Heidelberger Institut Beruf und Arbeit, Münster.

Hyman, H.H. (1979): The effects of unemployment: a neglected problem in modern social research, in: Merton, R.K. et al. (Hrsg.): Qualitative and Quantitative Social Research: Papers in Honour of Paul F. Lazarsfeld, Free Press, New York, S. 282–298.

ICF Research Branch (2009): Newsletter 1, abgerufen unter: http://www.icf-research branch.org/ material/2009/ICF%20Newsletter%20Vol2_De.pdf, Zugriff: 30. Oktober 2009, 10.15 Uhr.

Imbusch, P.; Rucht, D. (2005): Integration und Desintegration in modernen Gesellschaften, in: Heitmeyer, W.; Imbusch, P. (Hrsg.): Integrationspotenziale einer modernen Gesellschaft, VS Verlag, Wiesbaden, S. 13–71.

Innova Holding Verwaltungs- und Beteiligungsgesellschaft mbH (2006): MatchAktiv®. Für eine effiziente Steuerung von Bildungsprozessen und arbeitsmarktlicher Integration, W. Bertelsmann Verlag, Bielefeld.

Institut für Arbeitsmarkt- und Berufsforschung (2008): Aktive Arbeitsmarktpolitik in Deutschland und ihre Wirkungen, H. 2, Nürnberg, abgerufen unter: http://doku.iab.de/for schungsbericht/2008/fb0208.pdf, Zugriff: 12. November 2008, 14.25 Uhr.

Iten, J.; Müller, M. (1989): Die Assessment Center-Methode in der Praxis - dargestellt am Beispiel einer schweizerischen Großbank, in: Lattmann, C. (Hrsg.): Das Assessment-Center-Verfahren der Eignungsbeurteilung: Sein Aufbau, seine Anwendung und sein Aussagegehalt, Physica-Verlag, Heidelberg, S. 59–74.

Jacobs, K. (1997): Die Übergangsphase Schule/Arbeitswelt als pädagogische Herausforderung für die Schule für Lernhilfe - Gedanken zu ihrer didaktisch-methodischen Ausgestaltung im Hinblick auf eine existenzsichernde berufliche Eingliederung, in: Ellger-Rüttgart, S.; Blumenthal, W. (Hrsg.): Über die große Schwelle: Junge Menschen mit Behinderungen auf dem Weg von der Schule in Arbeit und Gesellschaft, Universitätsverlag Ulm, Ulm, S. 95–112.

Jäger, W.; Weinzierl, U. (2007): Moderne soziologische Theorien und sozialer Wandel, VS Verlag für Sozialwissenschaften, Wiesbaden.

Jagoda, B. (1995): Grußwort, in: Dörner, K. (Hrsg.): Jeder Mensch will notwendig sein. Neue Chancen für das Recht auf Arbeit aller psychisch Kranken und Behinderten. 46. Gütersloher Fortbildungswoche 1994, Verlag Jakob van Hoddis, Gütersloh, S. 17–18.

Jahoda, M. (1986): Wieviel Arbeit braucht der Mensch? Arbeit und Arbeitslosigkeit im 20. Jahrhundert, Beltz Verlag, Weinheim, Basel.

Jahoda, M.; Lazarsfeld, P.; Zeisel, H. (1960): Die Arbeitslosen von Marienthal, Verlag für Demoskopie, Allensbach, Bonn.

Jakoby, A. (2006): Vorarbeiten zu einer ICF-basierten Planung in der Eingliederungshilfe für Menschen mit Behinderungen am Beispiel des LWV Hessen, in: Schian, H.-M.; Wegschneider, K.; Schönle, P. (Hrsg.): Teilhabe behinderter Menschen gezielt fördern! - Die ICF als globaler Maßstab - , Selbstverlag der Deutschen Vereinigung für Rehabilitation e.V., Heidelberg, S. 69–72.

Jantzen, W. (1982): Sozialgeschichte des Behindertenbetreuungswesens, Deutsches Jugendinstitut, München.

Jeserich, W. (1989): Assessment Center bei Agfa-Gevaert, in: Lattmann, C. (Hrsg.): Das Assessment-Center- Verfahren der Eignungsbeurteilung: Sein Aufbau, seine Anwendung und sein Aussagegehalt, Physica- Verlag, Heidelberg, S. 75–92.

Jeserich, W. (1990): Mitarbeiter auswählen und fördern: Assessment-Center-Verfahren, 5. Auflage, Carl Hanser Verlag, München, Wien.

Kähne, O. (1992): Rehabilitationspolitik, in: Mühlum, A.; Oppl, H. (Hrsg.): Handbuch der Rehabilitation, Hermann Luchterhand Verlag, Neuwied, Kriftel, Berlin, S. 631–678.

Kaesler, D. (2002): Klassiker der Soziologie. Von Talcott Parsons bis Pierre Bourdieu, 3. Aufl., Verlag C.H. Beck, München.

Kaltenborn, K.-F. (2007): Exkurs: Behinderung im Kontext des bio-psycho-sozialen Paradigmas. Von einer Defizitperspektive zu einem mehrdimensionalen Verständnis von Behinderung, in: Schnoor, H. (Hrsg.): Leben mit Behinderungen. Eine Einführung in die Rehabilitationspädagogik anhand von Fallbeispielen, Verlag W. Kohlhammer, Stuttgart, S. 50–60.

Kania, H. (2005): Auswirkungen von Arbeitslosigkeit auf die Gesundheit unter Gendergesichtspunkten, abgerufen unter: http://www.gsb.uni-hannover.de/fileadmin/institut/pdf/kania.pdf, Zugriff: 14. Januar 2010, 12.55 Uhr.

Kardorff, E. von; Ohlbrecht, H. (2008): Erwerbsarbeit für psychisch kranke Menschen im gesellschaftlichen Wandel, in: Mecklenburg, H.; Storck, J. (Hrsg.): Handbuch berufliche Integration und Rehabilitation. Wie psychisch kranke Menschen in Arbeit kommen und bleiben, Psychiatrie-Verlag, Bonn, S. 18–29.

Katschnig, H. (1980): Lebensverändernde Ereignisse als Ursache psychischer Krankheiten – eine Kritik des globalen Ansatzes in der Life-Event-Forschung, in: Katschnig, H. (Hrsg.): Sozialer Stress und psychische Erkrankung. Lebensverändernde Ereignisse als Ursache seelischer Störungen, Urban und Schwarzenberg, München, Wien, Baltimore, S. 1–93.

Kaufmann, F.-X. (1997): Geht es mit der Integrationsfunktion des Sozialstaates zu Ende?, in: Hradil, S. (Hrsg.): Differenz und Integration. Die Zukunft moderner Gesellschaften. Verhandlungen des 28. Kongresses der Deutschen Gesellschaft für Soziologie in Dresden 1996, Campus Verlag, Frankfurt/Main, New York, S. 135–151.

Keel, B. (2001): Die Internationale Klassifikation der Funktionsfähigkeit, Behinderung und Gesundheit (ICF) und ihre Bedeutung für die Soziale Arbeit im Gesundheitswesen, abgerufen unter: http://www.sfss.ch/dateien/42/2004Bruno_KeelArtikel_ICF_klassification.pdf, Zugriff: 27. November 2008, 07.50 Uhr.

Kelle, U.; Erzberger, C. (2008): Qualitative und quantitative Methoden: kein Gegensatz, in: Flick, U.; von Kardorff, E.; Steinke, I. (Hrsg.): Qualitative Forschung. Ein Handbuch, 6. Aufl., Rowohlt Taschenbuch Verlag, Reinbek bei Hamburg, S. 299–308.

Keller, C.; Bender, B. (2006): Ausbildung zum Verkäufer/zur Verkäuferin im CAP-Markt. Ein Konzept zur beruflichen Qualifizierung behinderter Menschen für die Tätigkeit in Integrationsprojekten, in: Hirsch, S.; Lindmeier, C. (Hrsg.): Berufliche Bildung von Menschen mit geistiger Behinderung. Neue Wege zur Teilhabe am Arbeitsleben, Beltz-Verlag, Weinheim, Basel, S. 254–267.

Keller, K. (2009) [a]: Einsatz der ICF als Instrument regionaler Steuerung und Hilfeplanung, abgerufen unter: http://www.herzogsaegmuehle.de/fileadmin/PDF/webherzogsaegmuehle/1_HJ_2009/JubilaeumLAT/I CF__Fachtag_DrKeller.pdf, Zugriff: 17. Oktober 2009, 07.45 Uhr.

Keller, K. (2009) [b]: Die ICF als Kommunikationsmedium in der Psychiatrie, abgerufen unter: http://www.deutsche-rentenversicherung.de/nn_10462/SharedDocs/de/Inhalt/Zielgruppen/01_sozialmedizin__forschung/04__klassifikationen/dateianh_C3_A4nge/icf/2009__7__icf-awk__beitrag05__keller,templateId=raw,property=publicationFile.pdf/2009_7_icf-awk_beitrag- 05_keller, Zugriff: 29. Oktober 2009, 21.55 Uhr.

Kelvin, P.; Jarret, J. (1985): Unemployment: Its social psychological effects, Cambridge University Press, Cambridge.

Kemmer, H.; Steier-Mecklenburg, F. (2008): Wiedereingliederung in Arbeit – Methodik und Ergebnisse am Beispiel des BTZ Köln, in: Mecklenburg, H.; Storck, J. (Hrsg.): Handbuch berufliche Integration und Rehabilitation. Wie psychisch kranke Menschen in Arbeit kommen und bleiben, Psychiatrie-Verlag, Bonn, S. 145–161.

Kemper, E. (1992): Berufliche Rehabilitation in Berufsförderungswerken, in: Mühlum, A.; Oppl, H. (Hrsg.): Handbuch der Rehabilitation, Hermann Luchterhand Verlag, Neuwied, Kriftel, Berlin, S. 205–225.

Kerschensteiner, G. (1912): Grundfragen der Schulorganisation. Eine Sammlung von Reden, Aufsätzen und Organisationsbeispielen, 3. Aufl., Teubner Verlag, Leipzig, Berlin.

Keune, S. (1998): Berufliche Ausbildung von jungen Menschen mit Behinderungen in den neuen Bundesländern, in: Keune, S.; Podeszfa, H. (Hrsg.): Rehabilitation auf dem Prüfstand. Fakten, Strukturen, Entwicklungen in Aus- und Weiterbildung der neuen Bundesländer, W. Bertelsmann Verlag, Bielefeld, S. 7–74.

Keune, S.; Podeszfa, H. (1998): Rehabilitation auf dem Prüfstand. Fakten, Strukturen, Entwicklungen in Aus- und Weiterbildung der neuen Bundesländer, W. Bertelsmann Verlag, Bielefeld.

Keupp, H. (1997): Die Suche nach Gemeinschaft zwischen Stammesdenken und kommunitärer Individualität, in: Heitmeyer, W. (Hrsg.): Was hält die Gesellschaft zusammen? Bundesrepublik Deutschland: Auf dem Weg von der Konsens- zur Konfliktgesellschaft, Bd. 2, Suhrkamp Verlag, Frankfurt/Main, S. 279–312.

Kiepe, K; Wischlitzki, D.; Jung, K. (2006): Schlüsselqualifizierung in der betrieblichen Bildungsarbeit der chemischen Industrie, in: Arnold, R.; Müller, H.-J. (Hrsg.): Kompetenzentwicklung durch Schlüsselqualifikations-Förderung, Schneider Verlag Hohengehren, Baltmannsweiler, S. 189–195.

Kieselbach, T. (1993): Massenarbeitslosigkeit und Gesundheit in der Ex-DDR: Soziale Konstruktion und individuelle Bewältigung, in: Kieselbach, T.; Voigt, P. (Hrsg.): Systemumbruch, Arbeitslosigkeit und individuelle Bewältigung in der Ex-DDR, Deutscher Studien Verlag, Weinheim, S. 43–72.

Kieselbach, T. (1994): Arbeitslosigkeit als psychologisches Problem - auf individueller und gesellschaftlicher Ebene, in: Montada, L. (Hrsg.): Arbeitslosigkeit und soziale Gerechtigkeit, Campus Verlag, Frankfurt/Main, New York, S. 233–263.

Kieselbach, T. et al. (1997): Chancen auf einen neuen Job? Teilnahmevoraussetzungen und Effekte eines Pilotprojektes für Lang-Langzeitarbeitslose, in: Klein, G.; Strasser, H. (Hrsg.): Schwer vermittelbar. Zur Theorie und Empirie der Langzeitarbeitslosigkeit, Westdeutscher Verlag, Opladen, S. 333–359.

Kieselbach, T.; Voigt, P. (1993): Systemumbruch, Arbeitslosigkeit und individuelle Bewältigung in der Ex- DDR, Deutscher Studien Verlag, Weinheim.

Kieselbach, T.; Wacker, A. (1985): Individuelle und gesellschaftliche Kosten der Massenarbeitslosigkeit, Beltz, Weinheim, Basel.

Kipp, M. (1991): Schlüsselqualifikationen in der beruflichen Rehabilitation. Ergebnisse der Hochschultage Berufliche Bildung `90, Leuchtturm-Verlag, Alsbach.

Kipp, M. (2000): 11. Hochschultage Berufliche Bildung 2000. Innovative berufliche Rehabilitation, Bertelsmann Verlag, Bielefeld.

Kirschnek, M.; Ewert, T. (2006): Die Entwicklung von ICF Core Sets, in: Rentsch, H.P.; Bucher, P.O. (Hrsg.): ICF in der Rehabilitation. Die praktische Anwendung der internationalen Klassifikation der Funktionsfähigkeit, Behinderung und Gesundheit im Rehabilitationsalltag, 2. Aufl., Schulz-Kirchner Verlag, Idstein, S. 289–298.

Klätte, H. (1999): Selbsthilfefirmen in der gemeindepsychiatrischen Versorgung in Wuhan, China, in: Dörner, K. (Hrsg.): Jeder Mensch will notwendig sein. Neue Chancen für das Recht auf Arbeit aller psychisch Kranken und Behinderten. 46. Gütersloher Fortbildungswoche 1994, Verlag Jakob van Hoddis, Gütersloh, S. 174–175.

Klein, T. (1987): Sozialer Abstieg und Verarmung von Familien durch Arbeitslosigkeit. Eine mikroanalytische Untersuchung für die Bundesrepublik Deutschland, Campus Verlag, Frankfurt/Main, New York.

Kleinherz, G. (2002): IAB-Kompendium Arbeitsmarkt und Berufsforschung. Beiträge zur Arbeitsmarkt- und Berufsforschung, BeitrAB 250, Nürnberg, abgerufen unter: http://doku.iab.de/beitrab/2002/beitr250_207.pdf, Zugriff: 26. Februar 2008, 17.55 Uhr.

Kleinmann, M. (2003): Assessment-Center, Hogrefe Verlag, Göttingen, Bern, Toronto, Seattle.

Kleinmann, M.; Strauß, B. (1996): Konstrukt- und Kriteriumsvalidität des Assessment Centers: Ein Spannungsfeld, in: Sarges, W. (Hrsg.): Weiterentwicklung der Assessment Center-Methode, Verlag für Angewandte Psychologie, Göttingen, S. 1–16.

Kleinmann, M.; Strauß, B. (1998): Potentialfeststellung und Personalentwicklung, Hogrefe Verlag, Göttingen.

Klems, W.; Schmid, A. (1990): Langzeitarbeitslosigkeit. Theorie und Empirie am Beispiel des Arbeitsmarktes Frankfurt/Main, Edition Sigma, Bonn.

Klenovský, L.; Ondracek, P. (2007): Beobachtung, in: Ondracek, P.; Störmer, N. (Hrsg.): Diagnostik und Planung, Frank und Timme, Berlin, S. 102–108.

Kleve, H. (1997): Soziale Arbeit zwischen Inklusion und Exklusion, in: neue praxis. Zeitschrift für Sozialarbeit, Sozialpädagogik und Sozialpolitik, H. 2, S. 412–432.

Klieme, E.; Hartig, J. (2008): Kompetenzkonzepte in den Sozialwissenschaften, in: Prenzel, M.; Gogolin, I.; Krüger, H.-H. (2008): Kompetenzdiagnostik, Zeitschrift für Erziehungswissenschaft, Sonderheft 8, Verlag für Sozialwissenschaften, Wiesbaden, S. 11–29.

Klinkenbusch, A. (2001): Die Praxis der beruflichen Vermittlung von körper- und mehrfachbehinderten jungen Arbeitsuchenden durch Unterstützte Beschäftigung, in: Barlsen, H.; Hohmeier, J. (Hrsg.): Neue berufliche Chancen für Menschen mit Behinderung. Unterstützte Beschäftigung im System der beruflichen Rehabilitation, verlag selbstbestimmtes leben, Düsseldorf, S. 161–182.

Klodt, H. (1999): Auf dem Weg in die Informationsgesellschaft, in: Schmidt, K.G. (Hrsg.): Europa ohne Arbeit? Arbeitslosigkeit, Beschäftigungspolitik, Integrationsprojekte, Leske und Budrich, Opladen, S. 41–42.

Kluwe, R. (1990): Computergestützte Systemsimulationen, in: Sarges, W. (Hrsg.): Management-Diagnostik, Verlag für Psychologie, Göttingen, Toronto, Zürich, S. 458–463.

Knebel, H.; Schneider, H. (2000): Die Stellenbeschreibung, 7. Aufl., Sauer-Verlag, Heidelberg.

Kneer, G.; Nassehi, A. (1997): Niklas Luhmanns Theorie sozialer Systeme. Eine Einführung, 3. Aufl., Wilhelm Fink Verlag, München.

Kneer, G.; Nassehi, A.; Schroer, M. (1997): Soziologische Gesellschaftsbegriffe. Konzepte moderner Diagnosen, Wilhelm Fink Verlag, München.

Kneer, G.; Nassehi, A.; Schroer, M. (2001): Klassische Gesellschaftsbegriffe der Soziologie, Wilhelm Fink Verlag, München.

Kneer, G.; Nollmann, G. (1997): Funktional differenzierte Gesellschaft, in: Kneer, G.; Nassehi, A.; Schroer, M. (Hrsg.): Soziologische Gesellschaftsbegriffe. Konzepte moderner Diagnosen, Wilhelm Fink Verlag, München, S. 76–100.

Knoblauch, H. (2008): Zukunft und Perspektiven qualitativer Forschung, in: Flick, U.; von Kardorff, E.; Steinke, I. (Hrsg.): Qualitative Forschung. Ein Handbuch, 6. Aufl., Rowohlt Taschenbuch Verlag, Reinbek bei Hamburg, S. 623–632.

Knoll, L.; Dotzel, J. (1996): Personalauswahl in deutschen Unternehmen. Eine empirische Untersuchung, in: Personal, H. 48, S. 348–353.

Koch, E. (2008): Aufgaben und Möglichkeiten der ARGE, in: Mecklenburg, H.; Storck, J. (Hrsg.): Handbuch berufliche Integration und Rehabilitation. Wie psychisch kranke Menschen in Arbeit kommen und bleiben, Psychiatrie-Verlag, Bonn, S. 171–180.

Kocka, J. (2000): Arbeit früher, heute, morgen: Zur Neuartigkeit der Gegenwart, in: Kocka, J.; Offe, C. (Hrsg.): Geschichte und Zukunft der Arbeit, Campus Verlag, Frankfurt/Main, New York, S. 476–492.

Kocka, J.; Offe, C. (2000): Geschichte und Zukunft der Arbeit, Campus Verlag, Frankfurt/Main, New York.

Köck, W. (1990): Autopoiese, Kognition und Kommunikation. Einige kritische Bemerkungen zu Humberto R. Maturanas Bio-Epistemologie und ihren Konsequenzen, in: Riegas, V.; Vetter, C. (Hrsg.): Zur Biologie der Kognition. Ein Gespräch mit Humberto R. Maturana und Beiträge zur Diskussion seines Werkes, 2. Aufl., Suhrkamp Verlag, Frankfurt/Main, S. 159–188.

Körner, M. (2005): ICF und sozialmedizinische Beurteilung der Leistungsfähigkeit im Erwerbsleben: Alles klar? - Ein Diskussionsbeitrag, in: Rehabilitation, H. 44, S. 229–236.

Kohli, M. (2000): Arbeit im Lebenslauf: Alte und neue Paradoxien, in: Kocka, J.; Offe, C. (Hrsg.): Geschichte und Zukunft der Arbeit, Campus Verlag, Frankfurt/Main, New York, S. 362–382.

Korte, H.; Schäfers, B. (2002): Einführung in die Hauptbegriffe der Soziologie, 6. Aufl., Leske und Budrich, Opladen.

Kowal, S.; O'Connell, D. (2008): Zur Transkription von Gesprächen, in: Flick, U.; von Kardorff, E.; Steinke, I. (Hrsg.): Qualitative Forschung. Ein Handbuch, 6. Aufl., Rowohlt Taschenbuch Verlag, Reinbek bei Hamburg, S. 437–447.

Kraus, E.; Puchstein, E.; Weizel, R. (2007): ICF im Kontext der Sozialen Arbeit, abgerufen unter: http://www.pantucek.com/diagnose/texte/st_arb_icf.pdf, Zugriff: 15. Oktober 2009, 23.20 Uhr.

Krawietz, W.; Welker, M. (1993): Kritik der Theorie sozialer Systeme. Auseinandersetzungen mit Luhmanns Hauptwerk, 2. Aufl., Suhrkamp Verlag, Frankfurt/Main.

Krebs, A. (2002): Arbeit und Liebe. Die philosophischen Grundlagen sozialer Gerechtigkeit, Suhrkamp Verlag, Frankfurt/Main.

Kreher, T. (2007): Heutzutage muss man kämpfen. Bewältigungsformen junger Männer angesichts entgrenzter Übergänge in Arbeit, Juventa Verlag, Weinheim, München.

Kriwet, I. (2005): Zum historischen Wandel theoretischer Ansätze in der Sonderpädagogik: von der Separation zur Inklusion, in: Horster, D.; Hoyningen-Süess, U.; Liesen, C. (Hrsg.): Sonderpädagogische Professionalität. Beiträge zur Entwicklung der Sonderpädagogik als Disziplin und Profession, VS Verlag, Wiesbaden, S. 187-206.

Krömmelbein, S.; Schmid, A.; Weinbörner, A. (1997): Zur Effizienzsteigerung von arbeitsmarktpolitischen Maßnahmen für Langzeitarbeitslose: Projektentwicklung und Implementation, in: Klein, G.; Strasser, H. (Hrsg.): Schwer vermittelbar. Zur Theorie und Empirie der Langzeitarbeitslosigkeit, Westdeutscher Verlag, Opladen, S. 293–312.

Krohn, J. (2005): Integration beginnt im Kopf, in: Bieker, R. (Hrsg.): Teilhabe am Arbeitsleben. Wege der beruflichen Integration von Menschen mit Behinderung, Verlag W. Kohlhammer, Stuttgart, S. 360–365.

Kruckenberg, P. (2008): Vertieftes, personenzentriertes Assessment zur Abklärung von Zielorientierung und Hilfebedarf, in: Mecklenburg, H.; Storck, J. (Hrsg.): Handbuch berufliche Integration und Rehabilitation. Wie psychisch kranke Menschen in Arbeit kommen und bleiben, Psychiatrie-Verlag, Bonn, S. 96–104.

Kubinger, K.; Proyer, R. (2005): Basisinformationen zum Einsatz des Computers in der berufsbezogenen Eignungsbeurteilung, in: Westhoff, K. et al. (Hrsg.): Grundwissen für die berufsbezogene Eignungsbeurteilung nach DIN 33430, 2. Aufl., Pabst Science Publishers, Lengerich, S. 166–172.

Kühl, J. (1988): 15 Jahre Massenarbeitslosigkeit - Aspekte einer Halbzeitbilanz, in: Aus Politik und Zeitgeschichte, 16.09.1988, S. 3–28.

Kürbisch, F. (1983): Entlassen ins Nichts, Reportagen über Arbeitslosigkeit 1918 bis heute, Verlag J.H.W. Dietz Nachf., Berlin, Bonn.

Kürbisch, F. (1983): Gespräch mit Helma Scholz, in: Kürbisch, F. (Hrsg.): Entlassen ins Nichts, Reportagen über Arbeitslosigkeit 1918 bis heute, Verlag J.H.W. Dietz Nachf., Berlin, Bonn, S. 182–186.

Kurz-Scherf, I.; Correll, L.; Janczyk, S. (2005): In Arbeit: Zukunft. Die Zukunft der Arbeit und der Arbeitsforschung in ihrem Wandel, Westfälisches Dampfboot, Münster.

Längle, G. (1999): Besonderheiten in der Rehabilitation psychisch Kranker, in: Längle, G.; Welte, W.; Buchkremer, G. (Hrsg.): Arbeitsrehabilitation im Wandel. Stand und Perspektiven der Integration psychisch kranker und geistig behinderter Menschen, Attempto Verlag, Tübingen, S. 37–47.

Längle, G.; Welte, W.; Buchkremer, G. (1999): Einleitung, in: Längle, G.; Welte, W.; Buchkremer, G. (Hrsg.): Arbeitsrehabilitation im Wandel. Stand und Perspektiven der Integration psychisch kranker und geistig behinderter Menschen, Attempto Verlag, Tübingen, S. 9–12.

Längle, G.; Welte, W.; Buchkremer, G. (1999): Arbeitsrehabilitation im Wandel. Stand und Perspektiven der Integration psychisch kranker und geistig behinderter Menschen, Attempto Verlag, Tübingen.

Lamnek, S. (2005): Qualitative Sozialforschung, 4. Aufl., Beltz Verlag, Weinheim, Basel.

Langbein, A. (2007): Profiling als ICF-basierte Maßnahmesteuerung in der beruflichen Rehabilitation, unveröffentlichte Diplomarbeit, eingereicht an der Fachhochschule Jena.

Langsdorf-Kauer, H.; Zeller, J. (1991): Schlüsselqualifikationen 'Gestalten'- Projekt 'Stühle', in: Kipp, M. (Hrsg.): Schlüsselqualifikationen in der beruflichen Rehabilitation: Ergebnisse der Hochschultage Berufliche Bildung '90, Leuchtturm-Verlag, Alsbach, S. 45–88.

Lang-von Wins, T. (2003): Die Kompetenzhaltigkeit von Methoden moderner psychologischer Diagnostik-, Personalauswahl- und Arbeitsanalyseverfahren sowie aktueller Management-Diagnostik-Ansätze, in: Erpenbeck, J.; von Rosenstiel, L. (Hrsg.): Handbuch Kompetenzmessung. Erkennen, verstehen und bewerten von Kompetenzen in der betrieblichen, pädagogischen und psychologischen Praxis, Schäffer-Poeschel Verlag, Stuttgart, S. 585–618.

Laszlo, E. (1995): Geht uns die Arbeit aus? Die Lage aus globaler Sicht, in: Papmehl, A.; Wollert, A. (Hrsg.): Wird Arbeit zum Luxus?, I.H. Sauer-Verlag, Heidelberg, S. 157–167.

Lattmann, C. (1989): Das Assessment-Center-Verfahren der Eignungsbeurteilung: Sein Aufbau, seine Anwendung und sein Aussagegehalt, Physica-Verlag, Heidelberg.

Lattmann, C. (1989): Das Assessment-Center-Verfahren als Mittel zur Beurteilung der Führungseignung, in: Lattmann, C. (Hrsg.): Das Assessment-Center-Verfahren der Eignungsbeurteilung: Sein Aufbau, seine Anwendung und sein Aussagegehalt, Physica-Verlag, Heidelberg, S. 19–57.

Leisering, L. (1997): Soziale Ausgrenzung – Zur handlungstheoretischen Fundierung eines aktuellen sozialpolitischen Diskurses, in: Hradil, S. (Hrsg.): Differenz und Integration. Die Zukunft moderner Gesellschaften. Verhandlungen des 28. Kongresses der Deutschen Gesellschaft für Soziologie in Dresden 1996, Campus Verlag, Frankfurt/Main, New York, S. 1039–1053.

Leitner, A.; Kaluscha, R.; Jacobi, E. (2008): Praktische Nutzung der ICF: Erprobung eines neuen Ansatzes in vier Kliniken, in: Rehabilitation, H. 47, abgerufen unter: http://www.fachaerzte-am- reischberg.de/documents/Reha_851.pdf, Zugriff: 22. Dezember 2009, 23.40 Uhr, S. 1–10.

Lelgemann, R. (1999): Gestaltungsprozesse im Bereich der beruflichen Rehabilitation für Menschen mit sehr schweren Körperbehinderungen als Herausforderung der Werkstätten für Behinderte und Tagesförderstätten, Verlag Mainz, Aachen.

Lelgemann, R. (2005): Vorbereitung auf die nachschulische Lebenssituation und das Arbeitsleben – eine komplexe Herausforderung für die Schule, in: Bieker, R. (Hrsg.): Teilhabe am Arbeitsleben. Wege der beruflichen Integration von Menschen mit Behinderung, Verlag W. Kohlhammer, Stuttgart, S. 100–116.

Lempp, R. (2006): Die seelische Behinderung bei Kindern und Jugendlichen als Aufgabe der Jugendhilfe, 5. Aufl., Iboorberg Verlag, Stuttgart, München Hannover.

Leutner, D. et al. (2008): Landesweite Lernstandserhebungen zwischen Bildungsmonitoring und Individualdiagnostik, in: Prenzel, M.; Gogolin, I.; Krüger, H.-H. (Hrsg.): Kompetenzdiagnostik, Zeitschrift für Erziehungswissenschaft, Sonderheft 8, Verlag für Sozialwissenschaften, Wiesbaden, S. 149–167.

Liebau, E. (2001): Die Bildung des Subjekts, in: Liebau, E. (Hrsg.): Die Bildung des Subjekts. Beiträge zur Pädagogik der Teilhabe, Juventa Verlag, Weinheim, München, S. 7–14.

Liebau, E. (2001): Die Bildung des Subjekts. Beiträge zur Pädagogik der Teilhabe, Juventa Verlag, Weinheim, München.

Lienert, G. (1969): Testaufbau und Testanalyse, 3. Aufl., Beltz-Verlag, Weinheim.

Linden, M.; Baron, S. (2005): Das „Mini-ICF Rating für psychische Störungen (Mini-ICF P)". Ein Kurzinstrument zur Beurteilung von Fähigkeitsstörungen bei psychischen Erkrankungen, in: Rehabilitation, H. 44, S. 144–151.

Lindmeier, C. (2005): Die neue internationale Klassifikation der Funktionsfähigkeit, Behinderung und Gesundheit (ICF) der WHO - Darstellung und Kritik, abgerufen unter: http://www.uni-landau.de/instfson/lindmeier/ICF-Darstellung%20und%20Kritik%2006-09-2005.pdf, Zugriff: 14. März 2008, 13.35 Uhr.

Lindmeier, C. (2006): Entwicklungslinien in der beruflichen Bildung geistig behinderter Menschen, in: Hirsch, S.; Lindmeier, C. (Hrsg.): Berufliche Bildung von Menschen mit geistiger Behinderung. Neue Wege zur Teilhabe am Arbeitsleben, Beltz-Verlag, Weinheim, Basel, S. 15–41.

Lindner-Weber, B. et al. (2005): Perspektiven eröffnen - Leben gewinnen - Altdorfer Konzeption der Vorbereitung auf ein Leben als Erwachsener mit Behinderung, in: Moosecker, J.; Pfriem, P. (Hrsg.): Körperbehinderte Schüler an der Schwelle ins Arbeitsleben. Neue Wege und Herausforderungen in der schulischen Berufswahl- und Lebensvorbereitung, Shaker Verlag, Aachen, S. 79–130.

Lippegaus, P. (2005): Kompetenzen feststellen und entwickeln. DIA-TRAIN: Eine Diagnose- und Trainingseinheit für Jugendliche im Übergang Schule - Beruf, in: Bojanowski, A.; Ratschinski, G.; Straßer, P. (Hrsg.): Diesseits vom Abseits. Studien zur beruflichen Benachteiligtenförderung, W. Bertelsmann Verlag, Bielefeld, S. 130–150.

Litz, H.P. (2003): Statistische Methoden in den Wirtschafts- und Sozialwissenschaften, 3. Aufl., R. Oldenbourg Verlag, München, Wien.

Loeken, H. (2005): Assistenz statt Pädagogik? Professionelle Entwicklungen in der außerschulischen Sonderpädagogik, in: Horster, D.; Hoyningen-Süess, U.; Liesen, C. (Hrsg.): Sonderpädagogische Professionalität. Beiträge zur Entwicklung der Sonderpädagogik als Disziplin und Profession, VS Verlag, Wiesbaden, S. 119–132.

Lohborn, U. (1995): 12 Jahre stabil durch eine Selbsthilfefirma, in: Dörner, K. (Hrsg.): Jeder Mensch will notwendig sein. Neue Chancen für das Recht auf Arbeit aller psychisch Kranken und Behinderten. 46. Gütersloher Fortbildungswoche 1994, Verlag Jakob van Hoddis, Gütersloh, S. 35–36.

Lohff, A. (1996): Internationale Assessment und Development Center, in: Sarges, W. (Hrsg.): Weiterentwicklung der Assessment Center-Methode, Verlag für Angewandte Psychologie, Göttingen, S. 205–215.

Luczak, H.; Volpert, W. (1997): Handbuch Arbeitswissenschaft, Schäffer-Poeschel Verlag, Stuttgart.

Lübke-Sommer, T. (2008): Rehabilitationsmanagement mit Hilfe der ICF: Erfahrungen einer RPK-Einrichtung, in: Berufliche Rehabilitation, Jg. 22, H, 2., S. 100–106.

Lück, H. (1976) [a]: Testen und Messen von Eigenschaften und Einstellungen, in: Van Koolwijk, J.; Wieken- Mayser, M. (Hrsg.): Techniken der empirischen Sozialforschung, Bd. 5, R. Oldenbourg Verlag, München, Wien, S. 77–102.

Lück, H. (1976) [b]: Messtheoretische Probleme der Sozialforschung, in: Van Koolwijk, J.; Wieken-Mayser, M. (Hrsg.): Techniken der empirischen Sozialforschung, R. Oldenbourg Verlag, München, Wien, S. 56–76.

Lüders, C. (2008): Beobachten im Feld und Ethnographie, in: Flick, U.; von Kardorff, E.; Steinke, I. (Hrsg.): Qualitative Forschung. Ein Handbuch, 6. Aufl., Rowohlt Taschenbuch Verlag, Reinbek bei Hamburg, S. 384–401.

Luhmann, N. (1970): Soziologische Aufklärung 1. Aufsätze zur Theorie sozialer Systeme, Westdeutscher Verlag, Opladen.

Luhmann, N. (1975): Soziologische Aufklärung 2. Aufsätze zur Theorie der Gesellschaft, Westdeutscher Verlag, Opladen.

Luhmann, N. (1977): Funktion der Religion, Suhrkamp Verlag, Frankfurt/Main.

Luhmann, N. (1984): Soziale Systeme. Grundriss einer allgemeinen Theorie, Suhrkamp Verlag, Frank- furt/Main.

Luhmann, N. (1985): Die Autopoiesis des Bewusstseins, in: Soziale Welt, H. 36, S. 402–446.

Luhmann, N. (1986): Ökologische Kommunikation. Kann die Gesellschaft sich auf ökologische Gefährdungen einstellen?, Westdeutscher Verlag, Opladen.

Luhmann, N. (1987): Archimedes und wir. Interviews, Merve Verlag, Berlin.

Luhmann, N. (1989): Gesellschaftsstruktur und Semantik, Studien zur Wissenssoziologie der modernen Gesellschaft, Suhrkamp Verlag, Frankfurt/Main.

Luhmann, N. (1990): Die Wissenschaft der Gesellschaft, Suhrkamp Verlag, Frankfurt/Main.

Luhmann, N. (1994) [a]: Die Tücke des Subjekts und die Frage nach dem Menschen, in: Fuchs, P.; Göbel, A. (Hrsg.): Der Mensch - das Medium der Gesellschaft?, Suhrkamp Verlag, Frankfurt/Main, S. 40–56.

Luhmann, N. (1994) [b]: Inklusion und Exklusion, in: Berding, H. (Hrsg.): Nationales Bewusstsein und kollektive Identität. Studien zur Entwicklung des kollektiven Bewussteins in der Neuzeit 2, Suhrkamp Verlag, Frankfurt/Main, S. 15–45.

Luhmann, N. (1998) [a]: Die Gesellschaft der Gesellschaft, Bd. 1, Suhrkamp Verlag, Frankfurt/Main.

Luhmann, N. (1998) [b]: Die Gesellschaft der Gesellschaft, Bd. 2, Suhrkamp Verlag, Frankfurt/Main.

Mäder, U. (1999): Für eine solidarische Gesellschaft. Was tun gegen Armut, Arbeitslosigkeit, Ausgrenzung?, Rotpunktverlag, Zürich.

Mai, H. (1998): Umbruch der Arbeitsgesellschaft und gewerkschaftliche Neuorientierung, in: Carl von Ossietzky-Universität Oldenburg (Hrsg.): Umbruch der Arbeitsgesellschaft und Kooperation, Universitätsverlag, Oldenburg, S. 7–10.

Mair, H. (2001): Unterstützte Beschäftigung vor dem Hintergrund veränderter Arbeitsmärkte, in: Barlsen, J.; Hohmeier, J. (Hrsg.): Neue berufliche Chancen für Menschen mit Behinderung. Unterstützte Beschäftigung im System der beruflichen Rehabilitation, verlag selbstbestimmtes leben, Düsseldorf, S. 25–38.

Mairhofer, H. (2009): ICF in der Behindertenarbeit in Österreich, abgerufen unter: http://www.assista.org/files/Dr.%20Heinz%20Mairhofer%20%20Die%20ICF%20in%20der%20Behindertenarbeit.pdf , Zugriff: 11. November 2009, 12.00 Uhr.

Marburger, H. (2008): SGB IX. Rehabilitation und Teilhabe behinderter Menschen, 6. Aufl., Walhalla Fachverlag, Regensburg.

Marcuse, H. (1979): Kultur und Gesellschaft 2, 10. Aufl., Suhrkamp Verlag, Frankfurt/Main.

Martinshof Bremen (2009): Standorte, abgerufen unter: http://www.martinshof-bremen.de/standorte.php, Zugriff: 02. Juli 2009, 09.10 Uhr.

Marzelli-Paintner, I. (1999): Entwicklung eines Diagnose- und Förderinstruments für geistig behinderte Mitarbeiter in Werkstätten für Behinderte, S. Roderer Verlag, Regensburg.

Maturana, H. (1985): Erkennen: Die Organisation und Verkörperung von Wirklichkeit. Ausgewählte Arbeiten zur biologischen Epistemologie, 2. Aufl., Vieweg Verlag Braunschweig.

Maturana, H. (1985): Die Organisation des Lebendigen: Eine Theorie der lebendigen Organisation, in: Maturana, H. (Hrsg.): Erkennen: Die Organisation und Verkörperung von Wirklichkeit. Ausgewählte Arbeiten zur biologischen Epistemologie, 2. Aufl., Vieweg Verlag, Braunschweig, S. 138–156.

Maturana H.; Varela F. (1985): Autopoietische Systeme: Eine Bestimmung der lebendigen Organisation, in: Maturana, H. (Hrsg.): Erkennen: Die Organisation und Verkörperung von Wirklichkeit. Ausgewählte Arbeiten zur biologischen Epistemologie, 2. Aufl., Vieweg Verlag, Braunschweig, S. 170–235.

Maturana, H.; Varela F. (1987): Der Baum der Erkenntnis. Die biologischen Wurzeln des menschlichen Erkennens, Scherz Verlag, Bern, München.

Maul, D. (2007): Mit Schlüsselqualifikationen zum Vertriebserfolg, in: Schwuchow, K.; Gutmann, J. (Hrsg.): 2007_Jahrbuch Personalentwicklung. Ausbildung, Weiterbildung, Management Development, Luchterhand Verlag, München, S. 287–294.

Maulwurf, I. (1995): Individuelle Arbeitsbegleitung für Menschen mit Verhaltensauffälligkeiten, in: Dörner, K. (Hrsg.): Jeder Mensch will notwendig sein. Neue Chancen für das Recht auf Arbeit aller psychisch Kranken und Behinderten. 46. Gütersloher Fortbildungswoche 1994, Verlag Jakob van Hoddis, Gütersloh, S. 185–191.

Mayntz, R. (1988): Funktionelle Teilsysteme in der Theorie sozialer Differenzierung, in: Mayntz, R.; Rosewitz, B.; Schimank, U; Stichweh, R. (Hrsg.): Differenzierung und Verselbständigung. Zur Entwicklung gesellschaftlicher Teilsysteme, Campus Verlag, Frankfurt/Main, New York, S. 11–44.

Mayntz, R.; Rosewitz, B. (1988): Ausdifferenzierung und Strukturwandel des deutschen Gesundheitssystems, in: Mayntz, R.; Rosewitz, B.; Schimank, U; Stichweh, R. (Hrsg.): Differenzierung und Verselbständigung. Zur Entwicklung gesellschaftlicher Teilsysteme, Campus Verlag, Frankfurt/Main, New York, S. 117–179.

Mayntz, R.; Rosewitz, B.; Schimank, U; Stichweh, R. (1988): Differenzierung und Verselbständigung. Zur Entwicklung gesellschaftlicher Teilsysteme, Campus Verlag, Frankfurt/Main, New York.

Mayring, P. (2008): Qualitative Inhaltsanalyse, in: Flick, U.; von Kardorff, E.; Steinke, I. (Hrsg.): Qualitative Forschung. Ein Handbuch, 6. Aufl., Rowohlt Taschenbuch Verlag, S. 468–475.

McIntyre, A.; Tempest, S. (2007): Disease specific core sets of the International Classification of Functioning, Disability and Health (ICF): two steps forward and one step back?, abgerufen unter: http://bura.brunel.ac.uk/bitstream/2438/2979/1/Two%20steps%20forward%20and%20one%20step%2 0back%20final%20version.pdf, Zugriff: 28. Dezember 2009, 18.25 Uhr.

Mecklenburg, H. (2008): Allgemeine Grundlagen der Rehabilitation, in: Mecklenburg, H.; Storck, J. (Hrsg.): Handbuch berufliche Integration und Rehabilitation. Wie psychisch kranke Menschen in Arbeit kommen und bleiben, Psychiatrie-Verlag, Bonn, S. 110–127.

Mecklenburg, H.; Storck, J. (2008): Handbuch berufliche Integration und Rehabilitation. Wie psychisch kranke Menschen in Arbeit kommen und bleiben, Psychiatrie-Verlag, Bonn.

Medizinischer Dienst der Krankenversicherung (2006): Arbeitshilfe zur Anwendung der Internationalen Klassifikation der Funktionsfähigkeit, Behinderung und Gesundheit (ICF) in der sozialmedizinischen Beratung und Begutachtung, abgerufen unter: http://www.aokgesundheitspartner.de/inc_ges/download/dl.php/bundesverband/reha/imperia/md/content/gesundheitspartner/bund/reha/icf/arbeitshilf e_icf_mdk.pdf, Zugriff: 15. September 2009, 19.15 Uhr.

Medizinischer Dienst der Krankenversicherung (2008): Internationale Klassifikation der Funktionsfähigkeit, Behinderung und Gesundheit (ICF) – Erläuterungen und Begriffsbestimmungen – , abgerufen unter: http://www.mdk.de/media/pdf/RLRehabilitation_Anl3_ICF.pdf, Zugriff: 11. Februar 2009, 20.55 Uhr.

Medizinischer Dienst der Spitzenverbände der Krankenkassen e.V. (2005): Begutachtungs-Richtlinie Vorsorge und Rehabilitation, abgerufen unter: http://www.muettergenesungswerk.de/cms/uploads/Begutachtungsrichtlinien.pdf,_Zugriff: 12. November 2009, 18.30 Uhr.

Meier, A. (1992): Berufliches Training und psychotherapeutische Begleitung, in: Mühlum, A.; Oppl, H. (Hrsg.): Handbuch der Rehabilitation, Hermann Luchterhand Verlag, Neuwied, Kriftel, Berlin, S. 273–287.

Meißner, J. (2009): Vorstellung der ICF und ihre Bedeutung für die Teilhabe von Menschen mit Behinderungen, abgerufen unter: http://psag-lauenburg.de/ICF/2009-05-13%20ICF%20PSAG %20Moelln%20PDF.pdf, Zugriff: 22. Oktober 2009, 23.50 Uhr.

Melzer, R.; Laudwein, E.; Eiden, M. (2006): Lernarrangement Schülerfirma. Ein neuer Ansatz der beruflichen Vorbereitung auf der Werkstufe der Schule mit dem Förderschwerpunkt ganzheitliche Entwicklung, in: Hirsch, S.; Lindmeier, C. (Hrsg.): Berufliche Bildung von Menschen mit geistiger Behinderung. Neue Wege zur Teilhabe am Arbeitsleben, Beltz-Verlag, Weinheim, Basel, S. 64–85.

Menschenmoser, H. (2005): Schülerfirmen: Ein Lernarrangement zur Förderung arbeitsrelevanter Basiskompetenzen benachteiligter Jugendlicher, in: Felkendorff, K.; Lischer, E. (Hrsg.): Barrierefreie Übergänge? Jugendliche mit Behinderungen und Lernschwierigkeiten, verlag pestalozzianum, Zürich, S. 40–51.

Merton, R.K. et al. (1979): Qualitative and Quantitative Social Research: Papers in Honour of Paul F. Lazarsfeld, Free Press, New York.

Metzler, H. (1999): Impulse für die berufliche Rehabilitation geistig behinderter Menschen durch die Novellierung des § 93 BSHG, in: Längle, G.; Welte, W.; Buchkremer, G. (Hrsg.): Arbeitsrehabilitation im Wandel. Stand und Perspektiven der Integration psychisch kranker und geistig behinderter Menschen, Attempto Verlag, Tübingen, S. 168–175.

Meyer, A.-H. (2004): Kodieren mit der ICF: Klassifizieren oder Abklassifizieren? Potenzen und Probleme der „Internationalen Klassifikation der Funktionsfähigkeit, Behinderung und Gesundheit". Ein Überblick, Universitätsverlag Winter, Heidelberg.

Meyer, T. (1997): Solidarität und kulturelle Differenz. Erinnerung an eine vertraute Erfahrung, in: Heitmeyer, W. (Hrsg.): Was hält die Gesellschaft zusammen? Bundesrepublik Deutschland: Auf dem Weg von der Konsens- zur Konfliktgesellschaft, Bd. 2, Suhrkamp Verlag, Frankfurt/Main, S. 313–333.

Mikl-Horke, G. (1991): Industrie- und Arbeitssoziologie, R. Oldenbourg Verlag, München, Wien.

Mohn, R. (1995): Neue Ziele in der Welt der Arbeit, in: Papmehl, A.; Wollert, A. (Hrsg.): Wird Arbeit zum Luxus?, I.H. Sauer-Verlag, Heidelberg, S. 15–22.

Mohr, G. (1997) [a]: Erwerbslosigkeit, Arbeitsplatzunsicherheit und psychische Befindlichkeit, Europäischer Verlag der Wissenschaften, Frankfurt/Main, Berlin, Bern.

Mohr, G. (1997) [b]: Arbeitsplatzunsicherheit und Erwerbslosigkeit, in: Luczak, H.; Volpert, W. (Hrsg.): Handbuch Arbeitswissenschaft, Schäffer-Poeschel Verlag, Stuttgart, S. 241–244.

Mohr, G.; Frese, M. (1978): Arbeitslosigkeit und Depression. Zur Langzeitarbeitslosigkeit älterer Arbeiter, in: Wacker, A. (Hrsg.): Vom Schock zum Fatalismus? Soziale und psychische Auswirkungen der Arbeitslosigkeit, Campus Verlag, Frankfurt/Main, S. 179–134.

Moitz, R. (2003): *MoZ*ArT Bremen: Das Assessmentcenter, in: Gesellschaft für soziale Unternehmensberatung mbH (Hrsg.): Profiling. Neue Eingliederungsstrategien in der Arbeitsvermittlung, Berlin, S. 48–53.

Montada, L. (1994): Arbeitslosigkeit ein Gerechtigkeitsproblem?, in: Montada, L. (Hrsg.): Arbeitslosigkeit und soziale Gerechtigkeit, Campus Verlag, Frankfurt/Main, New York, S. 53–86.

Montada, L. (1994): Arbeitslosigkeit und soziale Gerechtigkeit, Campus Verlag, Frankfurt/Main, New York.

Moosbrugger, H.; Rauch, W. (2005): Grundkenntnisse über Verfahren der Eignungsbeurteilung, in: Westhoff, K. et al. (Hrsg.): Grundwissen für die berufsbezogene Eignungsbeurteilung nach DIN 33430, 2. Aufl., Pabst Science Publishers, Lengerich, S. 163–166.

Moosecker, J. (2005): Berufswahlvorbereitung an der Schule für Körperbehinderte - Ergebnisse einer Befragung, in: Moosecker, J.; Pfriem, P. (Hrsg.): Körperbehinderte Schüler an der Schwelle ins Arbeitsleben. Neue Wege und Herausforderungen in der schulischen Berufswahl- und Lebensvorbereitung, Shaker Verlag, Aachen, S. 47–60.

Moosecker, J.; Pfriem, P. (2005): Entwicklungslinien der Berufswahlvorbereitung aus der Perspektive der Allgemeinen Arbeitslehre und der Allgemeinen Sonderpädagogik, in: Moosecker, J.; Pfriem, P. (Hrsg.): Körperbehinderte Schüler an der Schwelle ins Arbeitsleben. Neue Wege und Herausforderungen in der schulischen Berufswahl- und Lebensvorbereitung, Shaker Verlag, Aachen, S. 17–46.

Moosecker, J.; Pfriem, P. (2005): Körperbehinderte Schüler an der Schwelle ins Arbeitsleben. Neue Wege und Herausforderungen in der schulischen Berufswahl- und Lebensvorbereitung, Shaker Verlag, Aachen.

Moser, V. (2005): Professionstheorie im Fokus sonderpädagogischer Disziplinentwicklung, in: Horster, D.; Hoyningen-Süess, U.; Liesen, C. (Hrsg.): Sonderpädagogische Professionalität. Beiträge zur Entwicklung der Sonderpädagogik als Disziplin und Profession, VS Verlag, Wiesbaden, S. 87–96.

Moser, V.; Sasse, A. (2008): Theorien der Behindertenpädagogik, Ernst Reinhardt Verlag, München, Basel.

Mühlum, A.; Oppl, H. (1992): Rehabilitation im Lebenslauf, in: Mühlum, A.; Oppl, H. (Hrsg.): Handbuch der Rehabilitation, Hermann Luchterhand Verlag, Neuwied, Kriftel, Berlin, S. 3–30.

Mühlum, A.; Oppl, H. (1992): Handbuch der Rehabilitation, Hermann Luchterhand Verlag, Neuwied, Kriftel, Berlin.

Müller, E. (2003): Umsetzung des Fallmanagements in Berlin-Weißensee, in: Gesellschaft für soziale Unternehmensberatung mbH (Hrsg.): Profiling. Neue Eingliederungsstrategien in der Arbeitsvermittlung, Berlin, S. 74–79.

Müller, T.; Wünschmann, U. (2008): Praktische Anwendung der ICF in der ambulanten Rehabilitation, Vortrag im Rahmen der 6. Anwenderkonferenz am 5. März 2008, abgerufen unter: http://www.deutsche-rentenversicherung.de/nn_10462/SharedDocs/de/Inhalt/Ziel gruppen/01_sozialmedizin__forschung/04__klassifikationen/dateianhC3_A4nge/icf/ 2008__anwenderkonferenz__8__Tom__Mueller__Uwe__Wuenschmann,templateId=raw, property=publicationFile.pdf/2008_anwenderkonferenz_8_Tom_Mueller_Uwe_Wuensch mann, Zugriff: 12. Mai 2008, 07.55 Uhr.

Münch, R. (1991): Dialektik der Kommunikationsgesellschaft, Suhrkamp Verlag, Frankfurt/Main.

Münch, R. (1997): Elemente einer Theorie moderner Gesellschaften. Eine Bestandsaufnahme, in: Heitmeyer, W. (Hrsg.): Was hält die Gesellschaft zusammen? Bundesrepublik Deutschland: Auf dem Weg von der Konsens- zur Konfliktgesellschaft, Bd. 2, Suhrkamp Verlag, Frankfurt/Main, S. 66–109.

Musolesi, F. (1996): Handlungsanalyse - ein alternativer Ansatz im Assessment Center, in: Sarges, W. (Hrsg.): Weiterentwicklung der Assessment Center-Methode, Verlag für Angewandte Psychologie, Göttingen, S. 41–51.

Mussel, G.; Pätzold, J. (1993): Grundfragen der Wirtschaftspolitik, Verlag Vahlen, München.

Nassehi, A. (1997): Inklusion, Exklusion, Integration, Desintegration. Die Theorie funktionaler Differenzierung und die Desintegrationsthese, in: Heitmeyer, W. (Hrsg.): Was hält die Gesellschaft zusammen? Bundesrepublik Deutschland: Auf dem Weg von der Konsens- zur Konfliktgesellschaft, Bd. 2, Suhrkamp Verlag, Frankfurt/Main, S. 113–148.

Nassehi, A. (2001): Moderne Gesellschaft, in: Kneer, G.; Nassehi, A.; Schroer, M. (Hrsg.): Klassische Gesellschaftsbegriffe der Soziologie, Wilhelm Fink Verlag, München, S. 208–245.

Nassehi, A. (2003): Die Differenz der Kommunikation und die Kommunikation der Differenz. Über die kommunikationstheoretischen Grundlagen von Luhmanns Gesellschaftstheorie, in: Giegel, H.-J.; Schimank, U. (Hrsg.): Beobachter der Moderne. Beiträge zu Niklas Luhmanns Die Gesellschaft der Gesellschaft, Suhrkamp Verlag, Frankfurt/Main, S. 21–41.

Nassehi, A. (2004): Inklusion, Exklusion, Ungleichheit. Eine kleine theoretische Skizze, in: Schwinn, T. (Hrsg.): Differenzierung und soziale Ungleichheit. Die zwei Soziologien und ihre Verknüpfung, Humanities Online, Frankfurt/Main, S. 323–352.

Nassehi, A.; Nollmann, G. (1997): Inklusionen. Organisationssoziologische Ergänzungen der Inklusions- /Exklusionstheorie, in: Soziale Systeme, H. 2, S. 393–411.

Network of WHO Collaborating Centres for the Family of International Classifications (2009): ICF eLearning Tool. A web-based approach of teaching ICF, abgerufen unter: www.who.int/classifications/network/WHOFIC2009_DO10p_GermanCC.pdf, Zugriff: 1. Februar 2010, 18.45 Uhr.

Neuberger, O. (1980): Das Mitarbeitergespräch. Persönlicher Informationsaustausch im Betrieb, Bratt-Institut für Neues Lernen, Goch.

Neuberger, O. (1985): Arbeit. Begriff - Gestaltung - Motivation - Zufriedenheit, Ferdinand Enke Verlag, Stuttgart.

Neuberger, O. (1989): Assessment Center – ein Handel mit Illusionen?, in: Lattmann, C. (Hrsg.): Das Assessment-Center-Verfahren der Eignungsbeurteilung: Sein Aufbau, seine Anwendung und sein Aussagegehalt, Physica-Verlag, Heidelberg, S. 291–307.

Neuendorff, H.; Ott, B. (2006): Neue Erwerbsbiographien und berufsbiografische Diskontinuität. Identitäts- und Kompetenzentwicklung in entgrenzten Arbeitsformen, Schneider Verlag, Hohengehren.

Nicolai, C. (1990): Assessment Center in der Personalentwicklung, Erich Schmidt Verlag, Berlin.

Niedermair, C. (2005): Brückenbau Schule - Arbeitswelt: Aufgaben der Schule an dieser Schnittstelle mit Beispielen von Good Practice, in: Felkendorff, K.; Lischer, E. (Hrsg.): Barrierefreie Übergänge? Jugendliche mit Behinderungen und Lernschwierigkeiten, verlag pestalozzianum, Zürich, S. 62–77.

Niehaus, M.; Schmal, A.: (2005): Betriebliche Kontakte - Integrationsvereinbarungen in der Praxis, in: Bieker, R. (Hrsg.): Teilhabe am Arbeitsleben. Wege der beruflichen Integration von Menschen mit Behinderung, Verlag W. Kohlhammer, Stuttgart, S. 246–257.

Nippel, W. (2000): Erwerbsarbeit in der Antike, in: Kocka, J.; Offe, C. (Hrsg.): Geschichte und Zukunft der Arbeit, Campus Verlag, Frankfurt/Main, New York, S. 54–66.

Noelle-Neumann, E.; Strümpel, B. (1984): Macht Arbeit krank? Macht Arbeit glücklich? Eine aktuelle Kontroverse, 2. Aufl., Piper, München, Zürich.

Nüchtern, E.; Mohrmann, M. (2006): Wozu braucht evidenzbasierte Medizin die ICF, die Internationale Klassifikation der Funktionsfähigkeit, Behinderung und Gesundheit?, in: Medizinische Klinik, Bd. 101, Nr. 1, S. 9–14.

NWB-Textausgabe (2004): Wichtige Steuergesetze mit Durchführungsverordnungen, 52. Aufl., Verlag Neue Wirtschafts-Briefe, Herne, Berlin.

Oberholzer, D. (2006): Bedarfs- und Leistungsplanung professioneller Leistungen in der Behindertenhilfe gestützt auf die ICF, abgerufen unter: http://www.agogis.ch/media/dateien/agogis/icf/icf%20tagung% 20beitrag_oberholzer.pdf, Zugriff: 24. Oktober 2009, 21.30 Uhr.

Obermann, C. (1992): Assessment Center: Entwicklung, Durchführung, Trends, Gabler Verlag, Wiesbaden.

Obermann, C. (1996): Assessment Center als Prozessdiagnostik, in: Sarges, W. (Hrsg.): Weiterentwicklung der Assessment Center-Methode, Verlag für Angewandte Psychologie, Göttingen, S. 87–96.

O'Brien, G.E. (1986): Psychology of Work and Unemployment, John Wiley and Sons, Chichester.

Oepen, J. (2006): Orientierung am Modell der Funktionalen Gesundheit in der Kinder- und Jugendrehabilitation, in: Diakonisches Werk der Evangelischen Kirche in Deutschland e.V. (Hrsg.): Funktionale Gesundheit. Gesundheit und Behinderung im neuen Klassifikationssystem der Weltgesundheitsorganisation (ICF), abgerufen unter: http://www.dia konie.de/downloads/DD-04- 2005.pdf, Zugriff: 12. August 2008, 17.55 Uhr, S. 41–45.

Oexle, O. (2000): Arbeit, Armut, Stand im Mittelalter, in: Kocka, J.; Offe, C. (Hrsg.): Geschichte und Zukunft der Arbeit, Campus Verlag, Frankfurt/Main, New York, S. 67–79.

Offe, C. (2000): Anmerkungen zur Gegenwart der Arbeit, in: Kocka, J.; Offe, C. (Hrsg.): Geschichte und Zukunft der Arbeit, Campus Verlag, Frankfurt/Main, New York, S. 493–501.

Ondracek, P.; Störmer, N. (2007): Diagnostik und Planung, Frank und Timme, Berlin.

Opaschowski, H.W. (1983): Arbeit. Freizeit. Lebenssinn? Orientierungen für eine Zukunft, die längst begonnen hat, Leske und Budrich, Opladen.

Opielka, M. (2006): Gemeinschaft in Gesellschaft. Soziologie nach Hegel und Parsons, 2. Aufl., VS Verlag, Wiesbaden.

Oppl, H.; Radke, D.; Stiller (1991): Soziale Beschäftigungsformen. Zur Zukunft der Arbeit, KG Saur Verlag, München.

Otte, R. (1992): Die Methodik zur Prüfung von Offizierbewerbern der Bundeswehr, in: Schuler, H.; Stehle, W. (Hrsg.): Assessment Center als Methode der Personalentwicklung, 2. Aufl., Verlag für Angewandte Psychologie, Göttingen, Stuttgart, S. 78–98.

Otto, R. (1992): Einleitung beruflicher Rehabilitationsmaßnahmen: Berufsfindung und Arbeitserprobung, in: Mühlum, A.; Oppl, H. (Hrsg.): Handbuch der Rehabilitation, Hermann Luchterhand Verlag, Neuwied, Kriftel, Berlin, S. 189–203.

Ottomeyer, K. (2000): Über Arbeit, Identität und eine paranoide Tendenz zu Zeiten der Globalisierung, in: Hirsch, M. (2000): Psychoanalyse und Arbeit. Kreativität, Leistung, Arbeitsstörungen, Arbeitslosigkeit, Vandenhoeck und Ruprecht, Göttingen, S. 27–50.

Pankoke, E. (1990): Die Arbeitsfrage. Arbeitsmoral, Beschäftigungskrisen und Wohlfahrtspolitik im Industriezeitalter, Suhrkamp Verlag, Frankfurt/Main.

Papmehl, A.; Wollert, A. (1995): Wird Arbeit zum Luxus?, I.H. Sauer-Verlag, Heidelberg.

Paradies, L.; Linser, H.J.; Greving, J. (2007): Diagnostizieren, Fordern und Fördern, Cornelsen Verlag Scriptor, Berlin.

Parentin, A. (2007): Inhaltsanalyse von Outcome-Instrumenten klinischer Studien zur chronisch-obstruktiven Lungenerkrankung unter Verwendung der Internationalen Klassifikation der Funktionsfähigkeit, Behinderung und Gesundheit als Kodiersystem, Dissertation, Ludwig-Maximilians-Universität München.

Paul, K. (2000): Arbeitslosigkeit und psychische Gesundheit: Eine Metaanalyse, Diplomarbeit, Justus-Liebig Universität Gießen.

Paul, K. (2005): The negative mental health effect of unemployment: Meta-analyses of cross-sectional and longitudinal data, Dissertation., Friedrich-Alexander-Universität Erlangen-Nürnberg, abgerufen unter: http://www.opus.ub.uni-erlangen.de/opus/volltexte/2006/473/pdf/KarstenIngmarPaulDissertation.pdf, Zugriff: 14. Januar 2010, 14.45 Uhr.

Paulitschke, M.; Freitag, L. (2006): Psychische und physische Auswirkungen der Arbeitslosigkeit: Macht Arbeitslosigkeit krank?, GRIN Verlag, München, Ravensburg.

Paykel, E. (1980): Der Bedeutungsgehalt von lebensverändernden Ereignissen und die individuelle Disposition: Ihre Rolle bei der Entstehung psychischer Erkrankungen, in: Katschnig, H. (Hrsg.): Sozialer Stress und psychische Erkrankung. Lebensverändernde Ereignisse als Ursache seelischer Störungen, Urban und Schwarzenberg, München, Wien, Baltimore, S. 199–213.

Pelzmann, L. (1985): Wirtschaftspsychologie. Arbeitslosenforschung, Schattenwirtschaft, Steuerpsychologie, Springer-Verlag, Wien, New York.

Pelzmann, L. (1989): Individuelle Folgen von Arbeitslosigkeit, Österreichisches Institut für Arbeitsmarktpolitik, Linz.

Pfeiffer, G. (2006): Förderlehrgänge (F2/3) für Menschen mit schwerer Lernbehinderung/geistiger Behinderung. (K)ein Auslaufmodell?, in: Hirsch, S.; Lindmeier, C. (Hrsg.): Berufliche Bildung von Menschen mit geistiger Behinderung. Neue Wege zur Teilhabe am Arbeitsleben, Beltz-Verlag, Weinheim, Basel, 88–110.

Podeszfa, H. (1998): Weiterbildung von Rehabilitanden und Rehabilitandinnen in den neuen Bundesländern – unter besonderer Berücksichtigung der Situation von Älteren, Frauen und psychisch Behinderten, in: Keune, S.; Podeszfa, H. (Hrsg.): Rehabilitation auf dem Prüfstand. Fakten, Strukturen, Entwicklungen in Aus- und Weiterbildung der neuen Bundesländer, W. Bertelsmann Verlag, Bielefeld, S. 77–134.

Posch, J. (1988): Arbeitslosigkeit und Lebenschancen. Arbeitspapier der Forschungsgruppe Arbeitszeit und Lebenszeit – Universität Bremen, Heft 10, Bremen.

Preiß, H. (2008): Geistige Behinderung aus Sicht der Psychoanalyse, in: Fischer, E. (Hrsg.): Pädagogik für Menschen mit geistiger Behinderung. Sichtweisen - Theorien - aktuelle Herausforderungen, ATHENA-Verlag, Oberhausen, S. 208–237.

Prenzel, M.; Gogolin, I.; Krüger, H.-H. (2008): Kompetenzdiagnostik, Zeitschrift für Erziehungswissenschaft, Sonderheft 8, Verlag für Sozialwissenschaften, Wiesbaden.

Prins, S. (2008): Gespräch mit Ergotherapeut Peter Weber, in: Mecklenburg, H.; Storck, J. (Hrsg.): Handbuch berufliche Integration und Rehabilitation. Wie psychisch kranke Menschen in Arbeit kommen und bleiben, Psychiatrie-Verlag, Bonn, S. 58–71.

Prisching, M. (1988): Arbeitslosenprotest und Resignation in der Wirtschaftskrise, Campus Verlag, Frankfurt/Main, New York.

Pschyrembel (1994): Klinisches Wörterbuch, 257. Aufl., de Gruyter, Berlin, New York.

Pschyrembel (2004): Klinisches Wörterbuch, 260. Aufl., de Gruyter, Berlin, New York.

Raasch, N. (1991): Vermittlung von Schlüsselqualifikationen im Metallbereich für Lernbehinderte in 25er und 48er Berufen. Exemplarische Darstellung auf der Basis des von der Firma Siemens entwickelten Modells ‚PETRA', in: Kipp, M. (Hrsg.): Schlüsselqualifikationen in der beruflichen Rehabilitation. Ergebnisse der Hochschultage Berufliche Bildung `90, Leuchtturm-Verlag, Alsbach, S. 23–34.

Rat der Europäischen Union (2001): Gemeinsamer Bericht über die soziale Eingliederung - Teil I: Die Europäische Union, einschließlich Zusammenfassung, Dokument 15223/01, Brüssel, abgerufen unter: http://eur-lex.europa.eu/LexUriServ/LexUriServ.do?uri=COM:2001:0565:FIN:DE:PDF, Zugriff: 22. Februar 2008, 14.20 Uhr.

Rath, M. (1974): Die Garantie des Rechts auf Arbeit, Schriftenreihe der Kommission für wirtschaftlichen und sozialen Wandel. Bd. 25, Schwartz Verlag, Göttingen.

Ratschinski, G. (2005): Viele Daten - (zu) wenig Erkenntnis? Zum Wert der empirischen Benachteiligtenforschung für die Pädagogik, in: Bojanowski, A.; Ratschinski, G.; Straßer, P. (Hrsg.): Diesseits vom Abseits. Studien zur beruflichen Benachteiligtenförderung, W. Bertelsmann Verlag, Bielefeld, S. 41–71.

Rauch, A. (2005): Behinderte Menschen auf dem Arbeitsmarkt, in: Bieker, R. (Hrsg.): Teilhabe am Arbeitsleben. Wege der beruflichen Integration von Menschen mit Behinderung, Verlag W. Kohlhammer, Stuttgart, S. 25–43.

Rauch, A. et al. (2008): Berufliche Rehabilitation in Zeiten des SGB II, in: IAB-Kurzbericht, H. 25, abgerufen unter: http://www.bag-integrationsfirmen.de/html/archiv/archiv09/archiv09-02/archiv09-02%20-%20pdf/09-0115%20IAB%20Rehaentwicklung.pdf, Zugriff: 17. Januar 2009, 22.55 Uhr.

Reber, G. (1979): Personalinformationssysteme, Schäffer-Poeschel Verlag, Stuttgart.

Reese-Schäfer, W. (1992): Luhmann zur Einführung, Junius Verlag, Frankfurt/Main.

Reis, C. (2005): Profiling und Assessment, in: jugendsozialarbeit aktuell, H. 55, abgerufen unter: http://www.jugendsozialarbeit.info/jsa/lagkjsnrw/lagkjsnrw_web.nsf/d8b9db68eb323349c1256e22003 fb0cd/bf5fc8e822eb3832c1257489005026d8/$FILE/jsa_aktuell%20Nr.%2055-05.pdf, Zugriff: 12. April 2009, 08.25 Uhr.

Rentsch, H.P. (2006) [a]: Umsetzung der ICF in der Neurorehabilitationsabteilung des Kantonsspitals Luzern, Abstract des Workshop-Vortrags, gehalten im Rahmen des Rehabilitationswissenschaftlichen Symposiums: „Therapeutisches Milieu und die Wahl des Reha-Settings" der Gesellschaft für Rehabilitationswissenschaften (GfR) e.V. und des Rehabilitationswissenschaftlichen Verbundes Berlin, Brandenburg und Sachsen am 14.12.2006 in Berlin, abgerufen unter: http://www.charite.de/ bbs/infos/ archiv/Symp.06_Abstracts_ ICF_Workshop.pdf, Zugriff: 16. März 2008, 14.30 Uhr, S. 6.

Rentsch, H.P. (2006) [b]: Grundlagen der International Classification of Functioning, Disability and Health (ICF), in: Rentsch, H.P.; Bucher, P.O. (Hrsg.): ICF in der Rehabilitation. Die praktische Anwendung der internationalen Klassifikation der Funktionsfähigkeit, Behinderung und Gesundheit im Rehabilitationsalltag, 2. Aufl., Schulz-Kirchner Verlag, Idstein, S. 17–41.

Rentsch, H.P. (2006) [c]: Umsetzung der ICF in der Neurorehabilitationsabteilung am Kantonsspital Luzern, abgerufen unter: http://www.akademie-sozialmedizin.de/downloads/ 26.09.06.vortrag.rentsch.pdf, Zugriff: 11. Dezember 2009, 06.40 Uhr.

Rentsch, H.P.; Bucher, P.O. (2006): ICF in der Rehabilitation. Die praktische Anwendung der internationalen Klassifikation der Funktionsfähigkeit, Behinderung und Gesundheit im Rehabilitationsalltag, 2. Aufl., Schulz-Kirchner Verlag, Idstein.

Repnik, F. (1999): Grußworte, in: Längle, G.; Welte, W.; Buchkremer, G. (Hrsg.): Arbeitsrehabilitation im Wandel. Stand und Perspektiven der Integration psychisch kranker und geistig behinderter Menschen, Attempto Verlag, Tübingen, S. 13–17.

Resch, M. (1997): Arbeit als zentraler Lebensbereich, in: Luczak, H.; Volpert, W. (Hrsg.): Handbuch Arbeitswissenschaft, Schäffer-Poeschel Verlag, Stuttgart, S. 229–233.

Resetka, H.-J.; Liepmann, D.; Frank, G. (1996): Qualifizierungsmaßnahmen und psychosoziale Befindlichkeit bei Arbeitslosen, Europäischer Verlag der Wissenschaften, Frankfurt/Main.

Richter, P. (1997): Persönlichkeitsentwicklung durch Arbeit, in: Luczak, H.; Volpert, W. (Hrsg.): Handbuch Arbeitswissenschaft, Schäffer-Poeschel Verlag, Stuttgart, S. 234–237.

Riegas, V.; Vetter, C. (1990): Zur Biologie der Kognition. Ein Gespräch mit Humberto R. Maturana und Beiträge zur Diskussion seines Werkes, 2. Aufl., Suhrkamp Verlag, Frankfurt/Main.

Rifkin, J. (1996): Das Ende der Arbeit und ihre Zukunft, Campus Verlag, Frankfurt/Main, New York.

Rischar, K. (1990): Optimale Personalauswahl mit Assessment-Center, Verlag TÜV Rheinland.

Rischar, K. (1990) [a]: Die Vielfalt der Ausgangsbedingungen für die Personalauswahl, in: Rischar, K. (Hrsg.): Optimale Personalauswahl mit Assessment-Center, Verlag TÜV Rheinland, S. 11–26.

Rischar, K. (1990) [b]: Rechtliche Aspekte bei der Personalauswahl, in: Rischar, K. (Hrsg.): Optimale Personalauswahl mit Assessment-Center, Verlag TÜV Rheinland, S. 43–51.

Ritsert, J. (1988): Gesellschaft. Einführung in den Grundbegriff der Soziologie, Campus Verlag, Frankfurt/Main, New York.

Robb, M. (1973): The psychology of the unemployed from a medical point of view - with an examination of some typical clinical cases, in: Beales, H.L.; Lambert, R.S. (Hrsg.): Memoirs of the unemployed, EP Publishing Limited, Wakefield, S. 273–287.

Robert-Koch-Institut (2003): Arbeitslosigkeit und Gesundheit, in: Gesundheitsberichterstattung des Bundes, H. 13.

Robert-Koch-Institut (2006): Gesundheit in Deutschland, Gesundheitsberichterstattung des Bundes, Berlin.

Röhrig, A.; Froböse, I.; Bohnes, M. (2007): Assessmentinstrumente zur Teilhabeeinschätzung - ICF- orientierte Datenbank - Kurzbeschreibungen 55 extrahierter Instrumente zu arbeitsrelevanten Analysebereichen. iqpr Forschungsbericht, abgerufen unter: http://www.iqpr.de/iqpr/download/ publikationen/FB_2_2007.pdf, Zugriff: 28. August 2009, 19.10 Uhr.

Röhrle, B. (2008): Aufgaben und Hintergründe, in: Röhrle, B.; Caspar, F.; Schlottke, P. (Hrsg.): Lehrbuch der klinisch-psychologischen Diagnostik, Verlag W. Kohlhammer, Stuttgart, S. 13–29.

Röhrle, B.; Caspar, F.; Schlottke, P. (2008): Lehrbuch der klinisch-psychologischen Diagnostik, Verlag W. Kohlhammer, Stuttgart.

Rohrer, B. (2006): ICF im Sozialbereich, abgerufen unter: http://www.agogis.ch/media/dateien/agogis/icf/ ICF- Informationstag-Referat-Rohrer.pdf, Zugriff: 2. November 2009, 12.55 Uhr.

Rohrmann, E. (2007): Exkurs: Die gesellschaftliche Konstruktion von Normalität und Anders-Sein, in: Schnoor, H. (Hrsg.): Leben mit Behinderungen. Eine Einführung in die Rehabilitationspädagogik anhand von Fallbeispielen, Verlag W. Kohlhammer, Stuttgart, S. 93–100.

Rohwetter, M.; Ewert, T. (2008): Einladung zur 7. ICF-Anwenderkonferenz, abgerufen unter: http://www.deutsche-rentenversicherung-nordbayern.de/nn_10462/SharedDocs/de/Inhalt/Zielgruppen/01sozialmedizin__forschung/04__klassifikationen/dateianhC3_A4nge/icf/icf__anwenderkonferenz__7__einladung,templateId=raw,property=publicationFile.pdf/icf_anwenderkonferenz_7_ei nladung, Zugriff: 12. Januar 2009, 22.00 Uhr.

Rohwetter, M.; Ewert, T. (2009): Einladung zur 8. ICF-Anwenderkonferenz, abgerufen unter: http://www.med.uni-magdeburg.de/fme/institute/ism/dgsmp/aktuelles/091217 Einladung_8%20ICF- Anw%20konf.pdf, Zugriff: 12. Januar 2009, 22.30 Uhr.

Rosenberg, K. (2002): Work of Art - Art as Work: Reparatur, in: Kocke, J.; Offe, C. (Hrsg.): Geschichte und Zukunft der Arbeit, Campus Verlag, Frankfurt/Main, New York, S. 410–418.

Roth, E.; Holling, H. (1999): Sozialwissenschaftliche Methoden, Oldenbourg Verlag, München, Wien.

Rubinstein, S.L. (1984): Grundlagen der allgemeinen Psychologie, 10. Aufl., Volk und Wissen Volkseigener Verlag, Berlin.

Rudolph, C. (2005): Fördern und Fordern - Hartz IV aus genderkompetenter Perspektive, in: Kurz-Scherf, I.; Correll, L.; Janczyk, S. (Hrsg.): In Arbeit: Zukunft. Die Zukunft der Arbeit und der Arbeitsforschung in ihrem Wandel, Westfälisches Dampfboot, Münster, S. 258–275.

Rudolph, H. (2003): Profiling: Über Chancen und Schwächen, in: Gesellschaft für soziale Unternehmensberatung mbH (Hrsg.): Profiling. Neue Eingliederungsstrategien in der Arbeitsvermittlung, Berlin, S. 14–21.

Rüdell, G. (1983): Berufliche Rehabilitation und Doppelqualifikation. Eine Untersuchung des Modellversuchs zur Doppelqualifikation Körperbehinderter in Hessisch-Lichtenau und Witzenhausen, Verlag Moritz Diesterweg, Frankfurt/Main.

Rützel, J. (1991): Perspektiven zur Realisierung von Schlüsselqualifikationen in Rehabilitationseinrichtungen, in: Kipp, M. (Hrsg.): Schlüsselqualifikationen in der beruflichen Rehabilitation. Ergebnisse der Hochschultage Berufliche Bildung `90, Leuchtturm-Verlag, Alsbach, S. 125–155.

Rutishauser, B. (2006): „ICF - ein Instrument zur Potentialeinschätzung in der Sozialen Arbeit?", Vortrag im Rahmen der Euregio-Ring Tagung der Hochschule Ravensburg-Weingarten, der Fachhochschule Vorarlberg und der Hochschule St. Gallen am 05.04.2006, abgerufen unter: http://www.gekom.ch, Zugriff: 21. September 2008, 22.05 Uhr.

Salijewic, M. (1999): Das europäische Netz der Selbsthilfefirmen, in: Dörner, K. (Hrsg.): Jeder Mensch will notwendig sein. Neue Chancen für das Recht auf Arbeit aller psychisch Kranken und Behinderten. 46. Gütersloher Fortbildungswoche 1994, Verlag Jakob van Hoddis, Gütersloh, S. 150–162.

Sanders, F. (2006): Innovative Arbeitspolitik: Wandel der Arbeit und der Qualifikationsanforderungen in der Industrie, in: Gonon, P.; Klauser, F.; Nickolaus, R. (Hrsg.): Kompetenz, Qualifikation und Weiterbildung im Berufsleben, Verlag Barbara Budrich, Opladen, S. 81–92.

Sarges, W. (1990): Management-Diagnostik, Verlag für Psychologie, Göttingen, Toronto, Zürich.

Sarges, W. (1995): Management-Diagnostik, 2. Aufl., Verlag für Psychologie, Göttingen, Toronto, Zürich.

Sarges, W. (1996): Weiterentwicklung der Assessment Center-Methode, Verlag für Angewandte Psychologie, Göttingen.

Sarges, W. (1996) [a]: Einleitung, in: Sarges, W. (Hrsg.): Weiterentwicklung der Assessment Center-Methode, Verlag für Angewandte Psychologie, Göttingen, S. 7–15.

Sarges, W. (1996) [b]: Lernpotential-Assessment Center, in: Sarges, W. (Hrsg.): Weiterentwicklung der Assessment Center-Methode, Verlag für Angewandte Psychologie, Göttingen, S. 97–108.

Sarges, W. (2008): Ego-Involvement - ein vernachlässigtes Prinzip in der Eignungsdiagnostik, in: Sarges, W.; Scheffer, D. (Hrsg.): Innovative Ansätze für die Eignungsdiagnostik, Hogrefe Verlag, Göttingen, Bern, Toronto, Seattle, S. 17–30.

Sarges, W.; Scheffer, D. (2008): Innovative Ansätze für die Eignungsdiagnostik, Hogrefe Verlag, Göttingen, Bern, Toronto, Seattle.

Satilmis, A.; Baatz, D. (2005): Einfach, geringfügig, gelegentlich? – Aktuelle Arbeitsmarktpolitik und ihre geschlechterpolitischen Implikationen am Beispiel von Dienstleistungsarbeit, in: Kurz-Scherf, I.; Correll, L.; Janczyk, S. (Hrsg.): In Arbeit: Zukunft. Die Zukunft der Arbeit und der Arbeitsforschung in ihrem Wandel, Westfälisches Dampfboot, Münster, S. 205–224.

Schäfers, B. (1986): Grundbegriffe der Soziologie, Leske und Budrich, Opladen.

Schäfers, B. (1990): Gesellschaftlicher Wandel in Deutschland. Ein Studienbuch zur Sozialstruktur und Sozialgeschichte der Bundesrepublik, 5. Aufl., Enke, Stuttgart.

Schäfers, M.; Schüller, S.; Wansing, G. (2005): Mit dem Persönlichen Budget arbeiten, in: Bieker, R. (Hrsg.): Teilhabe am Arbeitsleben. Wege der beruflichen Integration von Menschen mit Behinderung, Verlag W. Kohlhammer, Stuttgart, S. 81–97.

Schaller, A. (2009): ICF in der Rehabilitation nach Totalendoprothese: Auswirkungen auf Rehakonzepte und Ergebnismessung, abgerufen unter: http://www.psychotherapie.uni wuerzburg.de/termine/dateien/schaller-Vortrag24.6.09.pdf, Zugriff: 8. Dezember 2009, 15.00 Uhr.

Schartmann, D. (2005): Betriebliche Integration durch Integrationsfachdienste, in: Bieker, R. (Hrsg.): Teilhabe am Arbeitsleben. Wege der beruflichen Integration von Menschen mit Behinderung, Verlag W. Kohlhammer, Stuttgart, S. 258–281.

Scharpf, F. (1989): Politische Steuerung und Politische Institutionen, in: Politische Vierteljahresschrift H. 30, S. 10–21.

Schaub, H.; Zenke, K.G. (2002): Wörterbuch Pädagogik, Deutscher Taschenbuch Verlag, München.

Scheer, G. (1999): Die Beratungsstellen Frau und Beruf, in: Schmidt, K.G. (Hrsg.): Europa ohne Arbeit? Arbeitslosigkeit, Beschäftigungspolitik, Integrationsprojekte, Leske und Budrich, Opladen, S. 133–139.

Scheller, C. (2005): Arbeitsvermittlung, Profiling und Matching, in: Egle, F.; Nagy, M. (Hrsg.): Arbeitsmarktintegration. Profiling – Arbeitsvermittlung – Fallmanagement, Gabler Verlag, Wiesbaden, S. 245–308.

Schian, H.-M. (2006) [a]: Behinderte Menschen gezielter fördern – die ICF als globaler Schlüssel zur „Teilhabe-Hilfe nach Maß" in Rehabilitation und Pflege. Ein Bericht der ICF-Tagung der Deutschen Vereinigung für Rehabilitation (DVfR) anlässlich der RehaCare in Düsseldorf am 13.10.2005, Vortrag im Rahmen der 4. ICF-Anwenderkonferenz am 15. März 2006 an der Universität Bayreuth, abgerufen unter: http://www.deutsche-rentenversicherungbund.de/nn_10462/SharedDocs/de/Inhalt/Zielgruppen/01__sozialm edizin__forschung/04__klassifikationen/dateianh_C3_A4nge/icf__dokumentation__4__an wenderkonferenz,templateId=raw,property=publicationFile.pdf/icf_dokumentation_4_an wenderkonferenz, Zugriff: 17. Dezember 2008, 12.25 Uhr, S. 12–14.

Schian, H.-M. (2006) [b]: Schlusswort und Ausblick, in: Schian, H.-M.; Wegschneider, K.; Schönle, P. (Hrsg.): Teilhabe behinderter Menschen gezielt fördern! – Die ICF als globaler Maßstab – , Selbstverlag der Deutschen Vereinigung für Rehabilitation e.V., Heidelberg, S. 115–118.

Schian, H.-M.; Wegschneider, K.; Schönle, P. (2006): Teilhabe behinderter Menschen gezielt fördern! – Die ICF als globaler Maßstab – , Selbstverlag der Deutschen Vereinigung für Rehabilitation e.V., Heidelberg.

Schier, F. (2005): Wege der beruflichen Bildung junger Menschen mit Behinderung im dualen System, in: Bieker, R. (Hrsg.): Teilhabe am Arbeitsleben. Wege der beruflichen Integration von Menschen mit Behinderung, Verlag W. Kohlhammer, Stuttgart, S. 148–166.

Schiller, F. (1799): Das Lied von der Glocke, abgerufen unter: http://www.autoren-gedichte.de/schiller/das-lied- von-der-glocke.htm, Zugriff: 12. Dezember 2007, 16.45 Uhr.

Schilling, M. (2005): Die Träger der Sozialen Arbeit in der Statistik, in: Thole, W. (Hrsg.): Grundriss Soziale Arbeit. Ein einführendes Handbuch, 2. Aufl., VS Verlag, Wiesbaden, S. 415–430.

Schimank, U. (1996): Theorien gesellschaftlicher Differenzierung, Leske und Budrich, Opladen.

Schimank, U. (1998): Funktionale Differenzierung und soziale Ungleichheit: die zwei Gesellschaftstheorien und ihre konflikttheoretische Verknüpfung, in: Giegel, H.-J. (Hrsg.): Konflikt in modernen Gesellschaften, Suhrkamp Verlag, Frankfurt/Main, S. 61–88.

Schimank, U. (1999): Funktionale Differenzierung und Systemintegration der modernen Gesellschaft, in: Friedrichs, J.; Jagodzinski, W. (Hrsg.): Soziale Integration, Westdeutscher Verlag, Opladen, Wiesbaden, S. 47–65.

Schimank, U. (2002): Gesellschaftliche Teilsysteme und Strukturdynamiken, in: Schimank, U.; Volkmann, U. (Hrsg.): Soziologische Gegenwartsdiagnosen II, Leske und Budrich, Opladen, S. 15–49.

Schimank, U.; Volkmann, U. (2000): Soziologische Gegenwartsdiagnosen I. Eine Bestandsaufnahme, Leske und Budrich, Opladen.

Schimank, U.; Volkmann, U. (2002): Soziologische Gegenwartsdiagnosen II, Leske und Budrich, Opladen.

Schliehe, F. (2006) [a]: Das Klassifikationssystem der ICF. Eine problemorientierte Bestandsaufnahme im Auftrag der Deutschen Gesellschaft für Rehabilitationswissenschaften, in: Phys Med Rehab Kuror, H. 45, S. 258–271.

Schliehe, F. (2006) [b]: Fünf Jahre ICF - Wo stehen wir?, Abstract des Workshop-Vortrags, gehalten im Rahmen des Rehabilitationswissenschaftlichen Symposiums: „Therapeutisches Milieu und die Wahl des Reha-Settings" der Gesellschaft für Rehabilitationswissenschaften (GfR) e.V. und des Rehabilitationswissenschaftlichen Verbundes Berlin, Brandenburg und Sachsen am 14.12.2006 in Berlin, abgerufen unter: http://www.charite.de/bbs/infos/archiv/Symp.06_Abstracts_ICF_Workshop.pdf, Zugriff: 16. März 2008, 14.30 Uhr, S. 2-3.

Schmal, A. (1994): Ungleichheiten auf dem Arbeitsmarkt zwischen Bevölkerungsgruppen und Regionen, in: Montada, L. (Hrsg.): Arbeitslosigkeit und soziale Gerechtigkeit, Campus Verlag, Frankfurt/Main, New York, S. 87–106.

Schmid, G. (2000): Arbeitsplätze der Zukunft: Von standardisierten zu variablen Arbeitsplätzen, in: Kocka, J.; Offe, C. (Hrsg.): Geschichte und Zukunft der Arbeit, Campus Verlag, Frankfurt/Main, New York, S. 269–292.

Schmidt, C. (2008): Analyse von Leitfadeninterviews, in: Flick, U.; von Kardorff, E.; Steinke, I. (Hrsg.): Qualitative Forschung. Ein Handbuch, 6. Aufl., Rowohlt Taschenbuch Verlag, Reinbek bei Hamburg, S. 447–456.

Schmidt, C.; Froböse, I.; Schian, H.-M. (2006): Berufliche Rehabilitation in Bewegung - Herausforderungen und Perspektiven, in: Rehabilitation, H. 45, S. 194–202.

Schmidt, F.; Hunter, J. (1998): Messbare Personmerkmale: Stabilität, Variabilität und Validität zur Vorhersage zukünftiger Berufsleistung und berufsbezogenen Lernens, in: Kleinmann, M.; Strauß, B. (Hrsg.): Potentialfeststellung und Personalentwicklung, Hogrefe Verlag, Göttingen, S. 16–43.

Schmidt, F.R. (1998): Zurück zur Arbeit oder der Mensch im Hamsterlaufrad, Georg Olms Verlag, Hildesheim, Zürich, New York.

Schmidt, K.G. (1999): Europa ohne Arbeit? Arbeitslosigkeit, Beschäftigungspolitik, Integrationsprojekte, Leske und Budrich, Opladen.

Schmidt-Atzert, L. (2005) [a]: Beobachtungsfehler und Beobachtungsverzerrungen, in: Westhoff, K. et al. (Hrsg.): Grundwissen für die berufsbezogene Eignungsbeurteilung nach DIN 33430, 2. Aufl., Pabst Science Publishers, Lengerich, S. 77–81.

Schmidt-Atzert, L. (2005) [b]: Abschätzung der Prognosegüte von berufsbezogenen Eignungsbeurteilungen und darauf aufbauenden Entscheidungen, in: Westhoff, K. et al. (Hrsg.): Grundwissen für die berufsbezogene Eignungsbeurteilung nach DIN 33430, 2. Aufl., Pabst Science Publishers, Lengerich, S. 215–224.

Schmitthenner, H.; Bobke, M.H. (1990): Das Recht auf Arbeit in einer gesamtdeutschen Verfassung, in: Gewerkschaftliche Monatshefte, H. 10, S. 638–644.

Schmollinger, M. (2006) [a]: Kurze Einführung in die Thematik, in: Schian, H.-M.; Wegschneider, K.; Schönle, P. (Hrsg.): Teilhabe behinderter Menschen gezielt fördern! – Die ICF als globaler Maßstab –, Selbstverlag der Deutschen Vereinigung für Rehabilitation e.V., Heidelberg, S. 11–14.

Schmollinger, M. (2006) [b]: Beiträge von Rehabilitation International (RI) zur Diskussion um den ethischen Rahmen der Internationalen Klassifikation der Funktionsfähigkeit, Behinderung und Gesundheit (ICF) der Weltgesundheitsorganisation, in: Schian, H.-M.; Wegschneider, K.; Schönle, P. (Hrsg.): Teilhabe behinderter Menschen gezielt fördern! – Die ICF als globaler Maßstab – , Selbstverlag der Deutschen Vereinigung für Rehabilitation e.V., Heidelberg, S. 119–122.

Schmollinger, M. (2006) [c]: Wichtige Diskussionspunkte und Ergebnisse aus dem ICF-Workshop, in: Schian, H.-M.; Wegschneider, K.; Schönle, P. (Hrsg.): Teilhabe behinderter Menschen gezielt fördern! – Die ICF als globaler Maßstab – , Selbstverlag der Deutschen Vereinigung für Rehabilitation e.V., Heidelberg, S. 111–114.

Schmutzler, H.-J. (1994): Handbuch Heilpädagogisches Grundwissen. Einführung in die Früherziehung behinderter und von Behinderung bedrohter Kinder, Verlag Herder, Freiburg im Breisgau.

Schneider, J. (2004): Die Justiziabilität wirtschaftlicher, sozialer und kultureller Menschenrechte, Deutsches Institut für Menschenrechte, Berlin.

Schneider, M. (2001): Arbeitsassistenz, Arbeitsplatzassistenz, persönliche Assistenz am Arbeitsplatz für Schwerbehinderte – Begriffserklärungen und Kostenszenarien, in: Barlsen, J.; Hohmeier, J. (Hrsg.): Neue berufliche Chancen für Menschen mit Behinderung. Unterstützte Beschäftigung im System der beruflichen Rehabilitation, verlag selbstbestimmtes leben, Düsseldorf, S. 67–80.

Schneider, M. (2008): Unterstützungsleistungen des Integrationsamtes, in: Mecklenburg, H.; Storck, J. (Hrsg.): Handbuch berufliche Integration und Rehabilitation. Wie psychisch kranke Menschen in Arbeit kommen und bleiben, Psychiatrie-Verlag, Bonn, S. 225–230.

Schnell, R.; Hill, P.; Esser, E. (2005): Methoden der empirischen Sozialforschung, 7. Auflage, R. Oldenbourg Verlag, München, Wien.

Schnoor, H. (2007): Leben mit Behinderungen. Eine Einführung in die Rehabilitationspädagogik anhand von Fallbeispielen, Verlag W. Kohlhammer, Stuttgart.

Schreiber, L. (2007): Endlich arbeitslos. Wie ich eine Kündigung als Chance begreife, 2. Aufl., W. Bertelsmann Verlag, Bielefeld.

Schreiber, W. (1999): Beschäftigung auf dem zweiten Arbeitsmarkt am Beispiel der Neuen Arbeit Zollern- Achalm e.V., in: Längle, G.; Welte, W.; Buchkremer, G. (Hrsg.): Arbeitsrehabilitation im Wandel. Stand und Perspektiven der Integration psychisch kranker und geistig behinderter Menschen, Attempto Verlag, Tübingen, S. 130–134.

Schreiner, O. (1994): Arbeit für alle? Wege aus der Arbeitslosigkeit, Bund-Verlag, Köln.

Schröder, U. (2000): Lernbehindertenpädagogik. Grundlagen und Perspektiven sonderpädagogischer Lernhilfe, Kohlhammer, Stuttgart, Berlin, Köln.

Schubarth, W. (1993): Arbeitslosigkeit und Rechtsextremismus in den neuen Bundesländern, in: Kieselbach, T.; Voigt, P. (Hrsg.): Systemumbruch, Arbeitslosigkeit und individuelle Bewältigung in der Ex-DDR, Deutscher Studienverlag, Weinheim, S. 383–392.

Schüller, S. (2001): Die Auswirkungen des Konzeptes der Unterstützten Beschäftigung auf das System der beruflichen Rehabilitation am Beispiel der Werkstätten für Behinderte, in: Barlsen, J.; Hohmeier, J. (Hrsg.): Neue berufliche Chancen für Menschen mit Behinderung. Unterstützte Beschäftigung im System der beruflichen Rehabilitation, verlag selbstbestimmtes leben, Düsseldorf, S. 287–310.

Schüller, S. (2006): Qualifizierung zum Helfer/zur Helferin im Altenheim. Ein integratives berufliches Bildungskonzept zum Übergang aus der Werkstatt für behinderte Menschen in den allgemeinen Arbeitsmarkt, in: Hirsch, S.; Lindmeier, C. (Hrsg.): Berufliche Bildung von Menschen mit geistiger Behinderung. Neue Wege zur Teilhabe am Arbeitsleben, Beltz-Verlag, Weinheim, Basel, S. 240–253.

Schütt, P. (1983): In 22 Monaten Arbeitslosigkeit geht die Familie kaputt, in: Kürbisch, F. (Hrsg.): Entlassen ins Nichts, Reportagen über Arbeitslosigkeit 1918 bis heute, Verlag J.H.W. Dietz Nachf., Berlin, Bonn, S. 159–162.

Schuler, H. (1989): Die Validität des Assessment Centers, in: Lattmann, C. (Hrsg.): Das Assessment-Center- Verfahren der Eignungsbeurteilung: Sein Aufbau, seine Anwendung und sein Aussagegehalt, Physica- Verlag, Heidelberg, S. 223–250.

Schuler, H. (1992): Assessment Center als Auswahl- und Entwicklungsinstrument: Einleitung und Überblick, in: Schuler, H.; Stehle, W. (Hrsg.): Assessment Center als Methode der Personalentwicklung, 2. Aufl., Verlag für Angewandte Psychologie, Göttingen, Stuttgart, S. 1–35.

Schuler, H. (1996): Psychologische Personalauswahl. Einführung in die Berufseignungsdiagnostik, Verlag für Angewandte Psychologie, Göttingen.

Schuler, H. (2001): Lehrbuch der Personalpsychologie, Hogrefe Verlag, Göttingen, Bern, Toronto, Seattle.

Schuler, H. (2006): Lehrbuch der Personalpsychologie, 2. Aufl., Hogrefe Verlag, Göttingen, Bern, Toronto, Seattle.

Schuler, H.; Höft, S. (2001): Konstruktorientierte Verfahren der Personalauswahl, in: Schuler, H. (Hrsg.): Lehrbuch der Personalpsychologie, Hogrefe Verlag, Göttingen, Bern, Toronto, Seattle, S. 93–133.

Schuler, H.; Höft, S. (2006): Konstruktorientierte Verfahren der Personalauswahl, in: Schuler, H. (Hrsg.): Lehrbuch der Personalpsychologie, 2. Aufl., Hogrefe Verlag, Göttingen, Bern, Toronto, Seattle, S. 101–144.

Schuler, H.; Marcus, B. (2006): Biographieorientierte Verfahren der Personalauswahl, in: Schuler, H. (Hrsg.): Lehrbuch der Personalpsychologie, 2. Aufl., Hogrefe Verlag, Göttingen, Bern, Toronto, Seattle, S. 189–229.

Schuler, H.; Stehle, W. (1992): Assessment Center als Methode der Personalentwicklung, 2. Aufl., Verlag für Angewandte Psychologie, Göttingen, Stuttgart.

Schulz, H. (1989): Das Assessment-Center als hilfreiches Instrument individueller Personalentwicklung, in: Lattmann, C. (Hrsg.): Das Assessment-Center-Verfahren der Eignungsbeurteilung: Sein Aufbau, seine Anwendung und sein Aussagegehalt, Physica-Verlag, Heidelberg, S. 93–108.

Schulz, J. (2005): Selbstbestimmung und gesellschaftliche Teilhabe durch Arbeitsassistenz, in: Felkendorff, K.; Lischer, E. (Hrsg.): Barrierefreie Übergänge? Jugendliche mit Behinderungen und Lernschwierigkeiten, verlag pestalozzianum, Zürich, S. 86 –101.

Schulze, M. (2004): Von der Segregation zur Integration und weiter zur Inklusion – (neue) Wege zur sonderpädagogischen Förderung (?), in: Baudisch, W.; Schulze, M.; Wüllenweber, E. (Hrsg.): Einführung in die Rehabilitationspädagogik, Verlag W. Kohlhammer, Stuttgart, Berlin, Köln, S. 206–232.

Schultz-Wild, L. (1984): Arbeitslos leben, Otto Maier Verlag, Regensburg.

Schuntermann, M. (1999): Behinderung und Rehabilitation: Konzepte der WHO und des deutschen Sozialrechts, in: Die neue Sonderschule, Jg. 44, H. 5, S. 342–363.

Schuntermann, M. (2001): Internationale Klassifikation der Funktionsfähigkeit, Behinderung und Gesundheit (ICF) der Weltgesundheitsorganisation (WHO) – Kurzdarstellung, abgerufen unter: http://staff.fim.uni-passau.de/lehrstuehle/donner/medizin/kommvorl/bereichIII/klassifikationen/ICF- KURZ.PDF, Zugriff: 12. Oktober 2008, 07.45 Uhr.

Schuntermann, M. (2004) [a]: Grundsatzpapier der Rentenversicherung zur Internationalen Klassifikation der Funktionsfähigkeit, Behinderung und Gesundheit (ICF) der Weltgesundheitsorganisation (WHO), abgerufen unter: http://www.deutscherentenversicherung.de/nn_7112/SharedDocs/de/Inhalt/04Formulare__Publikationen/03__publikationen/Publikationen/Fachzeitschrift__DRV/DRV__Hefte__Deutsch/2003/1__2/schuntermann__grundsatzpapier__der__rv,templateId=raw,property=publicationFile.pdf/schuntermann_grundsatzpapier_der_rv, Zugriff: 10. Januar 2009, 17.50 Uhr.

Schuntermann, M. (2004) [b]: Deutsche Adaption der ICF: Erläuterungen und praktische Durchführung, abgerufen unter: http://www.dbfk.de/download/download/ICF-Adaptation.pdf, Zugriff: 22. Februar 2009, 19.50 Uhr.

Schuntermann, M. (2006) [a]: Die Internationale Klassifikation der Funktionsfähigkeit, Behinderung und Gesundheit (ICF) der Weltgesundheitsorganisation, in: Schian, H.-M.; Wegschneider, K.; Schönle, P. (Hrsg.): Teilhabe behinderter Menschen gezielt fördern! – Die ICF als globaler Maßstab – , Selbstverlag der Deutschen Vereinigung für Rehabilitation e.V., Heidelberg, S. 23–24.

Schuntermann, M. (2006) [b]: Die ICF-Checkliste: Vollständigkeit, Reduktionismus, Praktikabilität, in: Schian, H.-M.; Wegschneider, K.; Schönle, P. (Hrsg.): Teilhabe behinderter Menschen gezielt fördern! – Die ICF als globaler Maßstab – , Selbstverlag der Deutschen Vereinigung für Rehabilitation e.V., Heidelberg, S. 25–28.

Schuntermann, M. (2007): Einführung in die ICF. Grundkurs, Übungen, offene Fragen, 2. Aufl., ecomed MEDIZIN, Landsberg/Lech.

Schwarz, H. (1987): Arbeitsplatzbeschreibungen, 10. Aufl., Rudolf Haufe Verlag, Freiburg im Breisgau.

Schwarz, M.; Lehrenkrauss, E. (1996): Assessment Center-Varianten für das mittlere und obere Management, in: Sarges, W. (Hrsg.): Weiterentwicklung der Assessment Center-Methode, Verlag für Angewandte Psychologie, Göttingen, S. 179–188.

Schweer, T. (1997): Entstehungs- und Verlaufsformen von Alkoholkarrieren Arbeitsloser: Eine qualitative Studie, in: Klein, G.; Strasser, H. (Hrsg.): Schwer vermittelbar. Zur Theorie und Empirie der Langzeitarbeitslosigkeit, Westdeutscher Verlag, Opladen, S. 221–248.

Schwendy, A. (2008): Struktur und Entwicklungen des Arbeitsmarktes, in: Mecklenburg, H.; Storck, J. (Hrsg.): Handbuch berufliche Integration und Rehabilitation. Wie psychisch kranke Menschen in Arbeit kommen und bleiben, Psychiatrie-Verlag, Bonn, S. 235–243.

Schwendy, A.; Senner, A. (2005): Integrationsprojekte – Formen der Beschäftigung zwischen allgemeinem Arbeitsmarkt und Werkstatt für behinderte Menschen, in: Bieker, R. (Hrsg.): Teilhabe am Arbeitsleben. Wege der beruflichen Integration von Menschen mit Behinderung, Verlag W. Kohlhammer, Stuttgart, S. 296–312.

Schwinn, T. (2000): Inklusion und soziale Ungleichheit, in: Berliner Journal für Soziologie, H. 4, S. 471–483.

Schwinn, T. (2004): Differenzierung und soziale Ungleichheit. Die zwei Soziologien und ihre Verknüpfung, Humanities Online, Frankfurt/Main.

Schwuchow, K.; Gutmann, J. (2007): 2007_Jahrbuch Personalentwicklung. Ausbildung, Weiterbildung, Management Development, Luchterhand Verlag, München.

Searle, J.R. (1971): Sprechakte. Ein sprachphilosophischer Essay, Suhrkamp Verlag, Frankfurt/Main.

Seegers, J. (1996): Neue Instrumente für die Entwicklung von Management-Trainees: Planspielgestützte Assessment Center und 360 Grad-Analyse, in: Sarges, W. (Hrsg.): Weiterentwicklung der Assessment Center-Methode, Verlag für Angewandte Psychologie, Göttingen, S. 151–166.

Seidel, M. (2006): ICF und Teilhabeplanung für Menschen mit geistigen Behinderungen in der Eingliederungshilfe, in: Schian, H.-M.; Wegschneider, K.; Schönle, P. (Hrsg.): Teilhabe behinderter Menschen gezielt fördern! - Die ICF als globaler Maßstab - , Selbstverlag der Deutschen Vereinigung für Rehabilitation e.V., Heidelberg, S. 73–78.

Seifert, R. (1985): Die Werkstatt für Behinderte - Eine Einrichtung der beruflichen und sozialen Rehabilitation, in: Wieland, H. (Hrsg.): Zur Integration geistig behinderter Menschen in verschiedenen Lebensbereichen, Verlag Wulff, Dortmund, S. 21–46.

Selbach, R.; Pullig, K.-K. (1992): Handbuch Mitarbeiterbeurteilung, Gabler Verlag, Wiesbaden.

Senghaas-Knobloch (2005): Fürsorgliche Praxis und die Debatte um einen erweiterten Arbeitsbegriff in der Arbeitsforschung, in: Kurz-Scherf, I.; Correll, L.; Janczyk, S. (Hrsg.): In Arbeit: Zukunft. Die Zukunft der Arbeit und der Arbeitsforschung in ihrem Wandel, Westfälisches Dampfboot, Münster, S. 54–68.

Senner, A. (2008): Integrationsbetriebe, in: Mecklenburg, H.; Storck, J. (Hrsg.): Handbuch berufliche Integration und Rehabilitation. Wie psychisch kranke Menschen in Arbeit kommen und bleiben, Psychiatrie-Verlag, Bonn, S. 244–251.

Seyd, W. (1988): Vorwort, in: Dings, W. (Hrsg.): Berufliche Rehabilitation Erwachsener. Berufsförderungswerke in erziehungswissenschaftlicher Analyse, Hamburger Buchwerkstatt, Hamburg.

Seyd, W. (1997): Zielperspektiven beruflicher Bildung vor dem Hintergrund aktueller Entwicklungen auf dem Arbeitsmarkt, in: Ellger-Rüttgart, S.; Blumenthal, W. (Hrsg.): Über die große Schwelle: Junge Menschen mit Behinderungen auf dem Weg von der Schule in Arbeit und Gesellschaft, Universitätsverlag Ulm, Ulm, S. 13–28.

Sichler, R. (1996): Subjektivität und Intersubjektivität als methodische Prinzipien. Zu den dialogisch- interpretativen Grundlagen und zur Möglichkeit einer kommunikativen Validierung der Assessment Center-Methode, in: Sarges, W. (Hrsg.): Weiterentwicklung der Assessment Center-Methode, Verlag für Angewandte Psychologie, Göttingen, S. 17–40.

Siebert, H. (1995): Geht den Deutschen die Arbeit aus? Wege zu mehr Beschäftigung, Goldmann Verlag, München.

Siebert, H. (1996): Hundert Punkte für mehr Beschäftigung, Kieler Diskussionsbeiträge, Institut für Weltwirtschaft Kiel, Kiel.

Siebert, H. (2002): 75 Punkte gegen die Arbeitslosigkeit, Kieler Diskussionsbeiträge, Institut für Weltwirtschaft Kiel, Kiel.

Sierck, U. (1992): Arbeit ist die beste Medizin. Zur Geschichte der Rehabilitationspolitik, Konkret Literatur Verlag, Hamburg.

Sievers, U. (2006): Das Lüneburger Arbeitsvorbereitungsjahr. Ein Modell der beruflichen Integration junger Menschen mit einer Behinderung in den allgemeinen Arbeitsmarkt, in: Hirsch, S.; Lindmeier, C. (Hrsg.): Berufliche Bildung von Menschen mit geistiger Behinderung. Neue Wege zur Teilhabe am Arbeitsleben, Beltz-Verlag, Weinheim, Basel, S. 111–126.

Sonnentag, S.; Speier, C. (1997): Psychopathologie der Arbeit, in: Luczak, H.; Volpert, W. (Hrsg.): Handbuch Arbeitswissenschaft, Schäffer-Poeschel Verlag, Stuttgart, S. 280–284.

Speck, O. (1991): System Heilpädagogik: Eine ökologisch reflexive Grundlegung, Ernst Reinhardt Verlag, München, Basel.

Speck, O. (2003): System Heilpädagogik. Eine ökologisch reflexive Grundlegung, 5. Aufl., Ernst Reinhardt Verlag, München, Basel.

Speck, O.; Kanter, G.O. (1992): Schwer vermittelbar! Spezielle berufliche Eingliederungshilfen. Aufgezeigt am Modell Pro Integration e.V., Ernst Reinhardt Verlag, München, Basel.

Speidel, A. (2007): Molekulare und klinische Genetik neuroendokriner Tumoren des Gastrointestinaltrakts. Ein systematischer Literatur-Review, Dissertation, Universität Ulm, abgerufen unter: http://vts.uni- ulm.de/docs/2007/5912/vts_5912_7909.pdf, Zugriff: 11. Januar 2010, 09.45 Uhr.

Sperling, M. (2007): ICF in der beruflichen Rehabilitation. Projekt: Implementierung der ICF in die Arbeit der Berufsbildungswerke, in: Deutsche Rentenversicherung Bund (Hrsg.): Protokoll der Beiträge zur 5. ICF-Anwenderkonferenz am 28. März 2007, abgerufen unter: http://www.deutsche-rentenversicherungbund.de/nn_10462/SharedDocs/de/Inhalt/Zielgruppen/01sozialmedizin__forschung/04__klassifikationen/dateianh_C3_A4nge/icf__dokumentation__5__anwenderkonferenz,templateId=raw,property=publicationFile.pdf/icf_dokumentation_5_anwenderkonferenz, Zugriff: 1. November 2009, 10.00 Uhr, S. 35–43.

Spitzley, H. (1998): Arbeiten in einer zukunftsfähigen Gesellschaft. Strategien für neue Arbeit, ökologische Nachhaltigkeit und soziale Gerechtigkeit, in: Carl von Ossietzky-Universität Oldenburg (Hrsg.): Umbruch der Arbeitsgesellschaft und Kooperation, Universitätsverlag, Oldenburg, S. 77–89.

Stadt Saalfeld (2009): Zahlen und Fakten, abgerufen unter: http://www.saalfeld.de/files /11C5522A1B4/ ZahlenundFakten2008.pdf, Zugriff: 15. Juni 2009, 07.25 Uhr.

Stadler, H. (1992) [a]: Lebensbewältigung im Alltag – Hilfen zur beruflich-sozialen Eingliederung junger Körperbehinderter, in: Mühlum, A.; Oppl, H. (Hrsg.): Handbuch der Rehabilitation, Hermann Luchterhand Verlag, Neuwied, Kriftel, Berlin, S. 139–160.

Stadler, H. (1992) [b]: Ein Leben ohne Erwerbsarbeit als behindertenpädagogisches Problem, in: Mühlum, A.; Oppl, H. (Hrsg.): Handbuch der Rehabilitation, Hermann Luchterhand Verlag, Neuwied, Kriftel, Berlin, S. 161–186.

Stamm, T. (2004): Conceptualising the patient perspective of the International Classification of Functioning, Disability and Health (ICF), Dissertation, Ludwig-Maximilians-Universität zu München, abgerufen unter: http://edoc.ub.uni-muenchen.de/ 3937/1/Stamm_Tanja.pdf, Zugriff: 22. November 2008, 20.35 Uhr.

Stange, E. et al. (2003): Diagnostik und Therapie des M. Crohn – Ergebnisse einer evidenzbasierten Konsensuskonferenz der Deutschen Gesellschaft für Verdauungs- und Stoffwechselkrankheiten, in: Gastroenterol, H. 41, abgerufen unter: http://www. dgvs.de/media/ll_mcrohn_01_stange.pdf, Zugriff: 10. Januar 2010, 18.10 Uhr, S. 19–20.

Statistisches Bundesamt (2002): Lebenslagen der Behinderten – Ergebnis des Mikrozensus 1999, abgerufen unter: http://www.destatis.de/jetspeed/portal/cms/Sites/destatis/Internet/DE/Content/Publikationen/Querschnittsveroeffentlichungen/WirtschaftStatistik/Sozialleistungen/Lebenslagenbehi nderte99,property=file.pdf, Zugriff: 3. April 2008, 10.05 Uhr.

Statistisches Bundesamt (2004): Lebenslagen der behinderten Menschen, Ergebnis des Mikrozensus 2003, abgerufen unter: http://www.destatis.de/jetspeed/portal/cms/Sites/destatis/Internet/DE/Content/Publikationen/Querschnittsveroeffentlichungen/WirtschaftStatistik/Sozialleistungen/Lebenslagenbehinderte03,property=file.pdf, Zugriff: 3. April 2008, 10.15 Uhr.

Statistisches Bundesamt (2006) [a]: Lebenslagen der behinderten Menschen, Ergebnis des Mikrozensus 2005, abgerufen unter: http://www.destatis.de/jetspeed/portal/cms/Sites/destatis/Internet/DE/Content/Publikationen/Querschnittsveroeffentlichungen/WirtschaftStatistik/Sozialleistungen/Lebenslagenbehinderte05,property=file.pdf, Zugriff: 3. April 2008, 10.20 Uhr.

Statistisches Bundesamt (2006) [b]: Datenreport 2006. Zahlen und Fakten über die Bundesrepublik Deutschland, Auszug aus Teil I, Wiesbaden, abgerufen unter: http://www.destatis.de/jetspeed/portal/cms/Sites/destatis/Internet/DE/Content/Publikationen/Querschnittsveroeffentlichungen/Datenreport/Downloads/1ErwArbeitslos,property=file.pdf, Zugriff: 22. März 2008, 14.35 Uhr.

Statistisches Bundesamt (2007): Statistisches Jahrbuch 2007 für die Bundesrepublik Deutschland, Wiesbaden, abgerufen unter: https://www-ec.destatis.de/csp/shop/sfg/bpm.html.cms.cBroker.cls?cmspath= struktur,vollanzeige.csp&ID=1020700, Zugriff: 17. Februar 2008, 19.35 Uhr.

Statistisches Landesamt Baden-Württemberg (2008): Pressemeldung vom 20.06.2008, abgerufen unter: http://bildungsklick.de/pm/61187/weniger-als-6-prozent-der-abgaenger-aus-allgemeinbildenden- schulen-ohne-hauptschulabschluss/, Zugriff: 24. Oktober 2008, 21.15 Uhr.

Steffens, T. (2006): Orientierung der Sozialgesetzgebung am Modell der Funktionalen Gesundheit, in: Diakonisches Werk der Evangelischen Kirche in Deutschland e.V. (Hrsg.): Funktionale Gesundheit. Gesundheit und Behinderung im neuen Klassifikationssystem der Weltgesundheitsorganisation (ICF), abgerufen unter: http://www.diakonie.de/downloads/DD-04-2005.pdf, Zugriff: 12. August 2008, 17.55 Uhr, S. 67–76.

Stehle, W.; Brunöhler, A. (1992): Assessment Center als Instrument der Ausbildungsbedarfsermittlung und Ausbildungsberatung bei Führungskräften, in: Schuler, H.; Stehle, W. (Hrsg.): Assessment Center als Methode der Personalentwicklung, 2. Aufl., Verlag für Angewandte Psychologie, Göttingen, Stuttgart, S. 126–137.

Stein, R. (1994): Lernbeeinträchtigte nach der Schule: Arbeit oder Sozialhilfe?, in: Zeitschrift für Heilpädagogik, H. 8, S. 505–518.

Steinhagen, J.; Truhm, D. (1997): Neue Wege der beruflichen Bildung im Berufsbildungswerk Hamburg – dargestellt am Beispiel eines Modellversuchs zur beruflichen Ausbildung, in: Ellger-Rüttgart, S.; Blumenthal, W. (Hrsg.): Über die große Schwelle: Junge Menschen mit Behinderungen auf dem Weg von der Schule in Arbeit und Gesellschaft, Universitätsverlag Ulm, Ulm, S. 241–250.

Steinke, I. (2008): Gütekriterien qualitativer Forschung, in: Flick, U.; von Kardorff, E.; Steinke, I. (Hrsg.): Qualitative Forschung. Ein Handbuch, 6. Aufl., Rowohlt Taschenbuch Verlag, Reinbek bei Hamburg, S. 319–331.

Steinmayr, R.; Kersting, M. (2008): Verfälschbarkeit von Persönlichkeitstests - ein Problem für die soziale Akzeptanz?, in: Sarges, W.; Scheffer, D. (Hrsg.): Innovative Ansätze für die Eignungsdiagnostik, Hogrefe Verlag, Göttingen, Bern, Toronto, Seattle, S. 31–40.

Stichweh, R. (1988): Differenzierung des Wissenschaftssystems, in: Mayntz, R.; Rosewitz, B.; Schimank, U; Stichweh, R. (Hrsg.): Differenzierung und Verselbständigung. Zur Entwicklung gesellschaftlicher Teilsysteme, Campus Verlag, Frankfurt/Main, New York, S. 45–115.

Stichweh, R. (2002): Niklas Luhmann, in: Kaesler, D. (Hrsg.): Klassiker der Soziologie. Von Talcott Parsons bis Pierre Bourdieu, 3. Aufl., Verlag C.H. Beck, S. 206–229.

Stichweh, R. (2004): Zum Verhältnis von Differenzierungstheorie und Ungleichheitsforschung: Am Beispiel der Systemtheorie der Exklusion, in: Schwinn, T. (Hrsg.): Differenzierung und soziale Ungleichheit. Die zwei Soziologien und ihre Verknüpfung, Humanities Online, Frankfurt/Main, S. 353–370.

Stichweh, R. (2005): Inklusion und Exklusion. Studien zur Gesellschaftstheorie, transcript Verlag, Bielefeld.

Stihl, H.P. (1995): Die Arbeitslosigkeit ist nicht unüberwindbar, in: Papmehl, A.; Wollert, A. (Hrsg.): Wird Arbeit zum Luxus?, I.H. Sauer-Verlag, Heidelberg, S. 39–46.

Strasser, H. (1997): Einleitung: Langzeitarbeitslose zwischen diskontinuierlichen Erwerbsverläufen und sozialer Selektion, in: Klein, G.; Strasser, H. (Hrsg.): Schwer vermittelbar. Zur Theorie und Empirie der Langzeitarbeitslosigkeit, Westdeutscher Verlag, Opladen, S. 9–39.

Strittmatter, F.J. (1992): Langzeitarbeitslosigkeit im Wohlfahrtsstaat. Zu ihren Auswirkungen auf soziale Systeme und den Verarbeitungsstilen der Betroffenen, Institut für Arbeitsmarkt- und Berufsforschung der Bundesanstalt für Arbeit, Nürnberg.

Talo, S. (2005): Biopsychosocial ICF model compromising between medical and social definition of disability, abgerufen unter: http://www.uemass.com/media/lille2004 /talo.PDF, Zugriff: 29. Dezember 2009, 09.40 Uhr.

Tenambergen, T. (2008): Rechtliche Grundlagen der beruflichen Integration von Menschen mit psychischen Beeinträchtigungen, in: Mecklenburg, H.; Storck, J. (Hrsg.): Handbuch berufliche Integration und Rehabilitation. Wie psychisch kranke Menschen in Arbeit kommen und bleiben, Psychiatrie-Verlag, Bonn, S. 46–57.

Theunissen, G. (2005): Lebensperspektiven ohne Erwerbsarbeit - Arbeitsmöglichkeiten und tagesstrukturierende Maßnahmen für schwerst mehrfachbehinderte Menschen, in: Bieker, R. (Hrsg.): Teilhabe am Arbeitsleben. Wege der beruflichen Integration von Menschen mit Behinderung, Verlag W. Kohlhammer, Stuttgart, S. 335–346.

Theunissen, G.; Plaute, W. (2002): Handbuch Empowerment und Heilpädagogik, Lambertus Verlag, Freiburg im Breisgau.

Thiersch, H. (1999): Grußworte, in: Längle, G.; Welte, W.; Buchkremer, G. (Hrsg.): Arbeitsrehabilitation im Wandel. Stand und Perspektiven der Integration psychisch kranker und geistig behinderter Menschen, Attempto Verlag, Tübingen, S. 18–19.

Thierse, W. (2004): Was hält unsere Gesellschaft zusammen? Basis unserer Ethik. Rede am 14. März 2004 in der Frauenkirche Dresden, abgerufen unter: http://webarchiv.bundestag.de/archive/2005/0323/parlament/praesidium/reden/2004/004a.html, Zugriff: 5. März 2010, 23.20 Uhr.

Thimm, W. (1990): Das Normalisierungsprinzip - Eine Einführung, 4. Aufl., Bundesvereinigung Lebenshilfe für geistig Behinderte, Marburg.

Thole, W. (2005): Grundriss Soziale Arbeit. Ein einführendes Handbuch, 2. Aufl., VS Verlag, Wiesbaden.

Thomann, K.-D. (1978): Die gesundheitlichen Auswirkungen der Arbeitslosigkeit, in: Wacker, A. (Hrsg.): Vom Schock zum Fatalismus? Soziale und psychische Auswirkungen der Arbeitslosigkeit, Campus Verlag, Frankfurt/Main, S. 194–240.

Thornton, G. III et al. (1992): Die prädiktive Validität des Assessment-Centers - eine Metaanalyse, in: Schuler, H.; Stehle, W. (Hrsg.): Assessment Center als Methode der Personalentwicklung, 2. Aufl., Verlag für Angewandte Psychologie, Göttingen, Stuttgart, S. 36–60.

Timner, K. (2008): ICF Anwendung in der Deutschen Rentenversicherung Bund, Vortrag im Rahmen der 6. Anwenderkonferenz am 5. März 2008, abgerufen unter: http://www.deutsche-rentenversicherung-bund.de/nn_10462/SharedDocs/de/Inhalt/Zielgruppen/01__sozialmedizin__forschung/04__klassifikationen/dateianh_C3_A4nge/icf/2008__anwenderkonferenz__7__Klaus__Timner,templateId=raw,property=publicationFile.pdf/2008_anwenderkonferenz_7_Klaus_Timner, Zugriff: 12. Mai 2008, 07.25 Uhr.

Tippelt, R.; Mandl, H.; Straka, G. (2003): Entwurf und Erfassung von Kompetenz in der Wissensgesellschaft - Bildungs- und wissenstheoretische sowie methodische Perspektiven, in: Gogolin, I.; Tippelt, R. (Hrsg.): Innovation durch Bildung, Leske und Budrich, Opladen, S. 349–369.

Treibel, A. (2000): Einführung in soziologische Theorien der Gegenwart, 5. Aufl., Leske und Budrich, Opladen.

Triebel, A. (2008) [a]: Werkstatt für behinderte Menschen - ein besonderer Arbeitsmarkt, in: Mecklenburg, H.; Storck, J. (Hrsg.): Handbuch berufliche Integration und Rehabilitation. Wie psychisch kranke Menschen in Arbeit kommen und bleiben, Psychiatrie-Verlag, Bonn, S. 258–263.

Triebel, A. (2008) [b]: Der Berufsbildungsbereich in der Werkstatt für behinderte Menschen, in: Mecklenburg, H.; Storck, J. (Hrsg.): Handbuch berufliche Integration und Rehabilitation. Wie psychisch kranke Menschen in Arbeit kommen und bleiben, Psychiatrie-Verlag, Bonn, S. 134–139.

Trost, G.; Fay, E. (1990): Spezielle Leistungstests, in: Sarges, W. (Hrsg.): Management-Diagnostik, Verlag für Psychologie, Göttingen, Toronto, Zürich, S. 435–443.

Trost, R. (1999): Berufliche Perspektiven für Menschen mit geistiger Behinderung, in: Längle, G.; Welte, W.; Buchkremer, G. (Hrsg.): Arbeitsrehabilitation im Wandel. Stand und Perspektiven der Integration psychisch kranker und geistig behinderter Menschen, Attempto Verlag, Tübingen, S. 151–167.

Trube, A. (1997): Beschäftigungsförderung im Zweiten Arbeitsmarkt: Theoretische Überlegungen und empirische Befunde, in: Klein, G.; Strasser, H. (Hrsg.): Schwer vermittelbar. Zur Theorie und Empirie der Langzeitarbeitslosigkeit, Westdeutscher Verlag, Opladen, S. 253–268.

Tümena, T. et al. (2006): Die ICF in der geriatrischen Rehabilitation - EDV-basierte und praxisorientierte Anwendung der ICF, abgerufen unter: http://www.geridoc.de/ Publikationen/2006_03_Abtract_ ICF.pdf, Zugriff: 5. Oktober 2009, 09.25 Uhr.

Türk, K. (1995): Organisation und gesellschaftliche Differenzierung, in: Türk, K. (Hrsg.): Die Organisation der Welt: Herrschaft durch Organisation in der modernen Gesellschaft, Westdeutscher Verlag, Opladen, S. 155–216.

Türk, K. (1995): Die Organisation der Welt: Herrschaft durch Organisation in der modernen Gesellschaft, Westdeutscher Verlag, Opladen.

Tyrell, H. (1978): Anfragen an die Theorie der gesellschaftlichen Differenzierung, in: Zeitschrift für Soziologie, H. 7, S. 175–193.

Ueberle, M. (2006): ICF-orientierte Rehabilitation an der Asklepios Klinik Schaufling, in: Diakonisches Werk der Evangelischen Kirche in Deutschland e.V. (Hrsg.): Funktionale Gesundheit. Gesundheit und Behinderung im neuen Klassifikationssystem der Weltgesundheitsorganisation (ICF), abgerufen unter: http://www.diakonie.de/downloads/DD-04-2005.pdf, Zugriff: 12. August 2008, 17.55 Uhr, S. 25–29.

Ulrich, A. (2008) [a]: Integrationsfachdienst - Vermittlung für Menschen mit Psychiatrieerfahrung, in: Mecklenburg, H.; Storck, J. (Hrsg.): Handbuch berufliche Integration und Rehabilitation. Wie psychisch kranke Menschen in Arbeit kommen und bleiben, Psychiatrie-Verlag, Bonn, S. 162–170.

Ulrich, A. (2008) [b]: Integrationsfachdienst - Begleitung für Menschen mit Psychiatrieerfahrung, in: Mecklenburg, H.; Storck, J. (Hrsg.): Handbuch berufliche Integration und Rehabilitation. Wie psychisch kranke Menschen in Arbeit kommen und bleiben, Psychiatrie-Verlag, Bonn, S. 218–224.

Ulrich, H.; Probst, G.J.B. (1984): Self-Organization and Management of Social Systems. Insights, Promises, Doubts, and Questions, Springer, Berlin.

Uske, H. (1995): Das Fest der Faulenzer. Die öffentliche Entsorgung der Arbeitslosigkeit, DISS, Duisburg.

Van Dülmen, R. (2000): Arbeit in der frühneuzeitlichen Gesellschaft. Vorläufige Bemerkungen, in: Kocka, J.; Offe, C. (Hrsg.): Geschichte und Zukunft der Arbeit, Campus Verlag, Frankfurt/Main, New York, S. 80–87.

Van Koolwijk, J.; Wieken-Mayser, M. (1976): Techniken der empirischen Sozialforschung, Bd. 5, R. Oldenbourg Verlag, München, Wien.

Vereinte Nationen (1993): Resolution der Generalversammlung der Vereinten Nationen vom 20. Dezember 1993. Rahmenbestimmung für die Herstellung der Chancengleichheit für Behinderte, abgerufen unter: http://www.unric.org/html/german/resolutions/ A_RES_48_96.pdf, Zugriff: 28. Juli 2008, 21.35 Uhr.

Verwaltung Berlin (2006): Anforderungsprofile, abgerufen unter: http://www.verwaltberlin.de/seninn/ abteilung1/beurteilungswesen.html, Zugriff: 11. Februar 2009, 12.10 Uhr.

Vilmar, F.; Kißler, L. (1982): Arbeitswelt: Grundriß einer kritischen Soziologie der Arbeit, Leske und Budrich, Opladen.

Vogel, B. (1997): Neue Spaltungslinien am Arbeitsmarkt? Zur Frage der Produktion sozialer Ungleichheit durch Arbeitslosigkeit, in: Klein, G.; Strasser, H. (Hrsg.): Schwer vermittelbar. Zur Theorie und Empirie der Langzeitarbeitslosigkeit, Westdeutscher Verlag, Opladen, S. 129–144.

Vonderach, G.; Siebers, R.; Barr, U. (1992): Arbeitslosigkeit und Lebensgeschichte. Eine empirische Untersuchung unter jungen Langzeitarbeitslosen, Leske und Budrich, Opladen.

Von Ekesparre, D. (2000): Das ist der halbe Tod, in: Hirsch, M. (Hrsg.): Psychoanalyse und Arbeit. Kreativität, Leistung, Arbeitsstörungen, Arbeitslosigkeit, Vandenhoeck und Ruprecht, Göttingen, S. 51–75.

Von Rosenbladt, B. (1991): Arbeitslose in einer prosperierenden Wirtschaft, in: Mitteilungen aus der Arbeitsmarkt- und Berufsforschung, H. 1, S. 146–156.

Von Rothkirch, C. (1995): Wenig Hoffnung auf Besserung. Prognosen zur Arbeitsmarktentwicklung, in: Belitz, W. (Hrsg.): Wege aus der Arbeitslosigkeit, Rowohlt, Reinbek bei Hamburg, S. 15–32.

Voswinkel, S. (2001): Anerkennung und Reputation. Die Dramaturgie industrieller Beziehungen. Mit einer Fallstudie zum Bündnis für Arbeit, UVK Verlagsgesellschaft, Konstanz.

Wacker, A. (1978): Vom Schock zum Fatalismus? Soziale und psychische Auswirkungen der Arbeitslosigkeit, Campus Verlag, Frankfurt/Main.

Wacker, A. (1983): Arbeitslosigkeit. Soziale und psychische Folgen, 3. Aufl., Europäische Verlagsanstalt, Frankfurt/Main.

Wagner, G. (2000): Erwerbsarbeit sollte Zukunft haben, in: Kocka, J.; Offe, C. (Hrsg.): Geschichte und Zukunft der Arbeit, Campus Verlag, Frankfurt/Main, New York, S. 215–233.

Wälzholz, I. (1992): Was ist Pro Integration? Erfahrungen eines gemeinnützigen Vereins, der sich um die beruflich-gesellschaftliche Eingliederung behinderter junger Menschen bemüht, in: Speck, O.; Kanter, G.O. (Hrsg.): Schwer vermittelbar! Spezielle berufliche Eingliederungshilfen. Aufgezeigt am Modell Pro Integration e.V., Ernst Reinhardt Verlag, München, Basel, S. 26–31.

Wagner, S.J. (2005): Bildungsverläufe von Sonderschülerinnen und Sonderschülern, in: Felkendorff, K.; Lischer, E. (Hrsg.): Barrierefreie Übergänge? Jugendliche mit Behinderungen und Lernschwierigkeiten, verlag pestalozzianum, Zürich, S. 14–29.

Walter, N. (1995): Die Tarifautonomie frisst ihre Kinder, in: Belitz, W. (Hrsg.): Wege aus der Arbeitslosigkeit, Rowohlt, Reinbek bei Hamburg, S. 33–45.

Wansing, G. (2006): Teilhabe an der Gesellschaft. Menschen mit Behinderung zwischen Inklusion und Exklusion, VS Verlag für Sozialwissenschaften, Wiesbaden.

Weber, M (1988): Gesammelte Werke zur Wissenschaftslehre, herausgegeben von Johannes Winckelmann, 7. Aufl., J. C. B. Mohr Verlag, Tübingen.

Weber, P. (1992): Medizinische Rehabilitation in Reha-Kliniken, in: Mühlum, A.; Oppl, H. (Hrsg.): Handbuch der Rehabilitation, Hermann Luchterhand Verlag, Neuwied, Kriftel, Berlin, S. 227-253.

Weber, T. (2002): Von der Schule in die Arbeitswelt. Berufliche Qualifikation und Integration von Menschen mit geistiger Behinderung, Tectum Verlag, Marburg.

Wegscheider, K.; Schian, H.-M. (2006): Einleitung durch die Moderatoren, in: Schian, H.-M.; Wegschneider, K.; Schönle, P. (Hrsg.): Teilhabe behinderter Menschen gezielt fördern! - Die ICF als globaler Maßstab - , Selbstverlag der Deutschen Vereinigung für Rehabilitation e.V., Heidelberg, S. 19–22.

Weiand, E.-C. (2005): Aufgaben und Handlungsmöglichkeiten der Berufsberatung, in: Bieker, R. (Hrsg.): Teilhabe am Arbeitsleben. Wege der beruflichen Integration von Menschen mit Behinderung, Verlag W. Kohlhammer, Stuttgart, S. 117–132.

Weihrich, M.; Voß, G.G. (2002): tag für tag. Alltag als Problem - Lebensführung als Lösung?, Rainer Hampp Verlag, München, Mering.

Weinert, A. (1990): Persönlichkeitstests, in: Sarges, W. (Hrsg.): Management-Diagnostik, Verlag für Psychologie, Göttingen, Toronto, Zürich, S. 420–428.

Weinkopf, C. (1997): Gegen Langzeitarbeitslosigkeit - Plädoyer für eine Reform der öffentlichen Arbeitsverwaltung und einen breiten Einsatz arbeitsmarktpolitischer Instrumente, in: Klein, G.; Strasser, H. (Hrsg.): Schwer vermittelbar. Zur Theorie und Empirie der Langzeitarbeitslosigkeit, Westdeutscher Verlag, Opladen, S. 269–291.

Weis, I. (2005): Die ICF-Codierung (International Classification of Functioning) in der Praxis Sozialer Arbeit, abgerufen unter: http://dvsg.org/uploads/media/icfforum02-2004_01.pdf, Zugriff: 26. September 2009, 23.30 Uhr.

Weis, I.; Heinzel, S. (2007): ICF und Sozialarbeit. Inhaltsvalidität der ICF Core Sets für chronische Erkrankungen von der Sozialarbeiterperspektive, in: Deutsche Rentenversicherung Bund (Hrsg.): Protokoll der Beiträge zur 5. ICF-Anwenderkonferenz am 28. März 2007, abgerufen unter: http://www.deutsche-rentenversicherung-bund.de/nn_10462/SharedDocs/de/Inhalt/Zielgruppen/01__sozialmedizin__forschung/04__klassifikationen/dateianh_C3_A4nge/icf__dokumentation__5__anwenderkonferenz,templateId=raw,property=publicationFile.pdf/icf_dokumentation_5_anwenderkon ferenz, Zugriff: 1. November 2009, 10.00 Uhr, S. 71–74.

Weisschuh, B. (2003): DaimlerChrysler: Ganzheitliches Beurteilungsverfahren für die betriebliche Ausbildung, in: Cramer, G. (Hrsg.): Jahrbuch Ausbildungspraxis 2003, Deutscher Wirtschaftsdienst, Köln, S. 140–144.

Welte, W. (1999): Behinderung, Integration und berufliche Rehabilitation - Begriffsgeschichte und aktuelle Rahmenbedingungen, in: Längle, G.; Welte, W.; Buchkremer, G. (Hrsg.): Arbeitsrehabilitation im Wandel. Stand und Perspektiven der Integration psychisch kranker und geistig behinderter Menschen, Attempto Verlag, Tübingen, S. 23–36.

Wendt, R.W. (1992): Rehabilitation: Der ökosoziale Bezugsrahmen, in: Mühlum, A.; Oppl, H. (Hrsg.): Handbuch der Rehabilitation, Hermann Luchterhand Verlag, Neuwied, Kriftel, Berlin, S. 429–450.

Werner, H. (1992): Mythos und Realität der Erwerbsarbeit, Podium Progressiv, Mainz.

Werning, R.; Lütje-Klose, B. (2006): Einführung in die Pädagogik bei Lernbeeinträchtigungen, 2. Aufl., Ernst Reinhardt Verlag, München, Basel.

Westhoff, K. (2005): Methoden zur Operationalisierung von Eignungsmerkmalen, in: Westhoff, K. et al. (Hrsg.): Grundwissen für die berufsbezogene Eignungsbeurteilung nach DIN 33430, 2. Aufl., Pabst Science Publishers, Lengerich, S. 145–154.

Westhoff, K. et al. (2005): Grundwissen für die berufsbezogene Eignungsbeurteilung nach DIN 33430, 2. Aufl., Pabst Science Publishers, Lengerich.

Westhoff, K.; Strobel, A. (2005): Eignungsinterview, in: Westhoff, K. et al. (Hrsg.): Grundwissen für die berufsbezogene Eignungsbeurteilung nach DIN 33430, 2. Aufl., Pabst Science Publishers, Lengerich, S. 93–110.

WHO Collaborating Centre for the FIC in The Netherlands (2002): Newsletter 1, abgerufen unter: http://www.rivm.nl/who-fic/newsletter/newsletter2002.pdf, Zugriff: 22. Januar 2009, 14.35 Uhr.

WHO Collaborating Centre for the FIC in The Netherlands (2003) [a]: Newsletter 2, abgerufen unter: http://www.rivm.nl/who-fic/newsletter/newsletter2003-2.pdf, Zugriff: 24. Januar 2009, 11.10 Uhr.

WHO Collaborating Centre for the FIC in The Netherlands (2003) [b]: Newsletter 1, abgerufen unter: http://www.rivm.nl/who-fic/newsletter/newsletter2003-1.pdf, Zugriff: 29. Januar 2009, 22.05 Uhr.

WHO Collaborating Centre for the FIC in The Netherlands (2004): Newsletter 1, abgerufen unter: http://www.rivm.nl/who-fic/newsletter/newsletter2004-1.pdf, Zugriff: 27. Januar 2009, 07.15 Uhr.

WHO Collaborating Centre for the FIC in The Netherlands (2005): Newsletter 1, abgerufen unter: http://www.rivm.nl/who-fic/newsletter/newsletter2005-1.pdf, Zugriff: 29. Januar 2009, 06.55 Uhr.

Wieland, H. (1985): Zur Integration geistig behinderter Menschen in verschiedenen Lebensbereichen, Verlag Wulff, Dortmund.

Willibald, B. (1999): Rehabilitationseinrichtung für psychisch Kranke und Behinderte (RPK), in: Längle, G.; Welte, W.; Buchkremer, G. (Hrsg.): Arbeitsrehabilitation im Wandel. Stand und Perspektiven der Integration psychisch kranker und geistig behinderter Menschen, Attempto Verlag, Tübingen, S. 109–113.

Willke, G. (1998): Die Zukunft unserer Arbeit, Niedersächsische Landeszentrale für politische Bildung, Hannover.

Winter, J. (2005): Empfehlungen der ‚Entwicklungsinitiative: Neue Förderstruktur …' zur Fortschreibung des Fachkonzepts für die Berufsvorbereitenden Bildungsmaßnahmen der Bundesagentur für Arbeit: Bezugspunkte, Grundlagen, Einschränkungen, Perspektiven, abgerufen unter: http://www.ausbildungsvorbereitung. de/neuefoerderstruktur/publikationen/nf_pub_ empf._fk_intern.html, Zugriff: 15.09.2008, 14.10 Uhr.

Wocken, H. (2000): Leistung, Intelligenz und Soziallage von Schülern mit Lernbehinderungen. Vergleichende Untersuchungen an Förderschulen in Hamburg, in: Zeitschrift für Heilpädagogik, Jg. 51, S. 492–503.

Wolber, K. (1992): Rechtsgrundlagen der Rehabilitation, in: Mühlum, A.; Oppl, H. (Hrsg.): Handbuch der Rehabilitation, Hermann Luchterhand Verlag, Neuwied, Kriftel, Berlin, S. 471–491.

Wohlfarth, U. (1999): Die WfB für psychisch erkrankte und behinderte Menschen, in: Längle, G.; Welte, W.; Buchkremer, G. (Hrsg.): Arbeitsrehabilitation im Wandel. Stand und Perspektiven der Integration psychisch kranker und geistig behinderter Menschen, Attempto Verlag, Tübingen, S. 114–120.

Wolfering, M. (1990): Das Assessment-Center (AC), in: Rischar, K. (Hrsg.): Optimale Personalauswahl mit Assessment-Center, Verlag TÜV Rheinland, S. 89–122.

World Health Organization (2004): Family of International Classifications, abgerufen unter: http://www.who.int/patientsafety/taxonomy/WHOFICFamily.pdf, Zugriff: 17. Januar 2009, 09.15 Uhr.

World Health Organization (2005): Internationale Klassifikation der Funktionsfähigkeit, Behinderung und Gesundheit, abgerufen unter: http://www.dimdi.de/dynamic/de/klassi/downloadcenter/icf/endfassung/icf_endfassung-2005-10-01.pdf, Zugriff: 28. Juni 2008, 15.05 Uhr.

Wüllenweber, E. (2004) [a]: Ausgewählte Methoden der sozialen Rehabilitation für Menschen mit schweren Behinderungen, in: Baudisch, W.; Schulze, M.; Wüllenweber, E. (Hrsg.): Einführung in die Rehabilitationspädagogik, Verlag W. Kohlhammer, Stuttgart, Berlin, Köln, S. 259–281.

Wüllenweber, E. (2004) [b]: Lernbehinderung – zwischen Realität und Konstrukt, in: Baudisch, W.; Schulze, M.; Wüllenweber, E. (Hrsg.): Einführung in die Rehabilitationspädagogik, Verlag W. Kohlhammer, Stuttgart, Berlin, Köln, S. 76–103.

Wüllenweber, E. (2004) [c]: Menschen mit geistiger Behinderung und der Wandel der Auffassungen, in: Baudisch, W.; Schulze, M.; Wüllenweber, E. (Hrsg.): Einführung in die Rehabilitationspädagogik, Verlag W. Kohlhammer, Stuttgart, Berlin, Köln, S. 48–75.

Wüllenweber, E. (2004) [d]: Kinder und Jugendliche mit Verhaltensstörungen – zwischen sozialer Ausgrenzung und Unterstützung, in: Baudisch, W.; Schulze, M.; Wüllenweber, E. (Hrsg.): Einführung in die Rehabilitationspädagogik, Verlag W. Kohlhammer, Stuttgart, Berlin, Köln, S. 76–103.

Wüllenweber, E. (2004) [e]: Menschen mit seelischer Behinderung – Begriff und Versorgungssystem aus heilpädagogischer Sicht, in: Baudisch, W.; Schulze, M.; Wüllenweber, E. (Hrsg.): Einführung in die Rehabilitationspädagogik, Verlag W. Kohlhammer, Stuttgart, Berlin, Köln, S. 139–160.

Zapf, W. (2002): Entwicklung und Sozialstruktur moderner Gesellschaften, in: Korte, H.; Schäfers, B. (Hrsg.): Einführung in die Hauptbegriffe der Soziologie, 6. Aufl., Leske und Budrich, Opladen, S. 237–263.

Zoll, R. (1984): Die Arbeitslosen, die könnt ich alle erschießen!, Bund-Verlag, Köln.

Zwierlein, E. (1996): Handbuch Integration und Ausgrenzung. Behinderte Menschen in der Gesellschaft, Luchterhand Verlag, Neuwied.

FSC
www.fsc.org
MIX
Papier | Fördert
gute Waldnutzung
FSC® C083411

Kolibri 360 GmbH
Ferdinand-Jühlke-Straße 7
99095 Erfurt, Deutschland
produktsicherheit@kolibri360.de